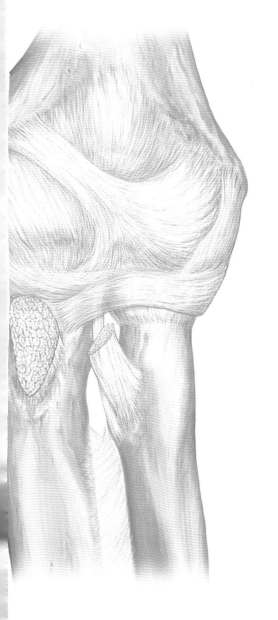

国家科学技术学术著作出版基金资助出版

"十三五"国家重点图书出版规划项目

BEIJING JISHUITAN HOSPITAL ILLUSTRATED TIPS AND TRICKS IN ORTHOPAEDIC TRAUMA SURGERY:

FRACTURES OF THE ELBOW

积水潭医院创伤骨科治疗技术

肘关节骨折

主编 蒋协远 公茂琪

北京科学技术出版社

图书在版编目（CIP）数据

积水潭医院创伤骨科治疗技术. 肘关节骨折 / 蒋协远，公茂琪主编. — 北京：北京科学技术出版社，2019.6

ISBN 978-7-5714-0063-7

Ⅰ.①积… Ⅱ.①蒋… ②公… Ⅲ.①肘关节—关节疾病—治疗 Ⅳ.①R68

中国版本图书馆CIP数据核字（2019）第005205号

积水潭医院创伤骨科治疗技术：肘关节骨折

主　　编：蒋协远　公茂琪
责任编辑：杨　帆
责任校对：贾　荣
责任印制：吕　越
封面设计：晓　林
出 版 人：曾庆宇
出版发行：北京科学技术出版社
社　　址：北京西直门南大街16号
邮政编码：100035
电话传真：0086-10-66135495（总编室）
　　　　　0086-10-66113227（发行部）　　0086-10-66161952（发行部传真）
电子信箱：bjkj@bjkjpress.com
网　　址：www.bkydw.cn
经　　销：新华书店
印　　刷：北京捷迅佳彩印刷有限公司
开　　本：889mm×1194mm　1/16
字　　数：500千字
印　　张：31.5
版　　次：2019年6月第1版
印　　次：2019年6月第1次印刷
ISBN 978-7-5714-0063-7/R · 2573

定　　价：328.00元

编者名单

（以姓氏笔画为序）

公茂琪　刘兴华　李　庭　张力丹

陈　辰　查晔军　蒋协远　韩　巍

序 | Foreword

　　《肘关节骨折》一书是"十三五"国家重点图书出版规划"积水潭创伤骨科手术技巧丛书"系列之一，并入选国家科学技术学术著作出版基金，迄今也是国内较为全面论述肘关节骨折的唯一专著。蒋协远、公茂琪两位教授领导的团队对"肘关节损伤"的研究被列入北京市登峰计划，多年来他们累积了丰富的临床与科研资料，共发表有关肘关节损伤方面的论文100余篇。在本市和其他省市多次举办不同形式的肘关节损伤学习班，他们传播积水潭医院的成功经验，切磋遇到的困难和问题，同时也汲取了其他兄弟单位的优异成果，在不断总结的基础上，经过几年的不懈努力，最终完成了以临床示范病例为主体的著作——《肘关节骨折》。

　　本书具有以下特点。其一，以多年丰富翔实的临床资料作为基础，图文并茂，全面阐述肘关节实用解剖、影像诊断、手术入路以及常见肘关节损伤的诊治策略与疗效分析。其二，近年来国际上针对肘关节旋转损伤以及引发的肘关节旋转不稳定的研究日益深入，该书与当前国际上的研究前沿内容紧密结合，关于肘关节后外侧旋转损伤与后内侧旋转不稳定，结合自己的病例与临床实践做了全面详尽的分析。其三，难能可贵的是，该书罗列并描述了临床上少见而又治疗困难的特殊类型的波及肘关节的前臂损伤，如Essex-Lopresti损伤、Criss-Cross损伤等。这些损伤在一般教科书中，难以寻觅到相关的全面介绍。其四：肘关节僵硬是肘关节损伤后较为常见的并发症，常给患者带来诸多生活上的不便与困难，书中强调论述了符合个性化的诊治方法，以及积极、稳妥地进行松解术后的康复锻炼，从而达到了满意的结果。其五：积水潭医院蒋协远教授自2003年开始在全国较早地开展了人工肘关节置换手术，至今积累了近400例病例，在严格选择适应证、操作技巧、并发症以及翻修术等方面，都具有自己独特的经验。

　　受邀作序，备感荣幸，书写序言也是自我知识更新、不断提高的学习过程，我个人从阅读中获益匪浅，并在此衷心祝贺《肘关节骨折》一书的出版，确信其必将成为创伤骨科医师案头参阅的良师益友。尤其重要的是，该书的出版恰逢建国七十周年大庆，正可作为献礼之作！

荣国威

2019年1月

前言 | Preface

　　相较于欧美国家，肘关节骨折的系统治疗在我国起步较晚，但近20年来取得了长足发展。作为积水潭医院创伤骨科的一线医师，我们能切身感受到本学科的巨大进步。这得益于与医学发达的欧美国家医生们的频繁交流，得益于骨科专业文献的网络共享，得益于各类肘关节专题讨论会的举行，更得益于我们的团队多年来对每一例病例精心细致的治疗和长期的经验积累。尽管如此，对肘关节骨折的治疗仍存在诸多争议，其中包括：桡骨头骨折的保守治疗和手术治疗指征的界定；鹰嘴骨折应用接骨板固定是否优于张力带固定；粉碎的肱骨外髁骨折应采用外侧入路还是鹰嘴截骨入路；肘关节复杂骨折脱位的损伤机制分析是否合理；肱骨远端骨折后行全肘关节置换应综合考虑哪些因素，等等。正因为如此，我们创伤骨科的同仁们仍然需要面对诸多难题和挑战，任重而道远。

　　临床上没有病情完全相同的两个病例，就像没有形状完全相同的两片树叶一样，但有众多相似的病例，正是这些相似的病例可以总结出很多共性。多年来我们积累了丰富的资料，总结了一定的经验，当然也有很多的教训。作为医师，将我们的经验总结出来与同行交流是我们多年的愿望，在此书即将刊印之际，我们激动的心情可想而知，但同时又非常惶恐。我们深知：众多的骨科同行工作条件千差万别，我们自认为是非常合理且又取得了良好效果的治疗方式在别的医院可能没有条件进行；各位同仁在长时间地摸索中因地制宜，尽己所能，采取了最佳诊疗方案，我们的方法是否会矫枉过正？但即便如此，我们也认为有必要把从常年亲身实践中得出的宝贵经验和教训总结出来呈现给尊敬的同行们，唯有如此才能有更多机会求教于同仁，与大家一起交流、探讨和进一步形成共识，希求向着完善的治疗更近一步。想到这些，即使这本书可能会引来众多的议论，乃至尖锐的批评，我们仍会感到非常的欣慰！

笔者还想在此说明一下，本书与以往的专业书籍有几处明显不同。其一，我们认为很有讨论价值的一些病例的原始影像不清晰甚至不完整，但能够反映要表达的内容，我们也选取了这样的资料。其二，各个章节由于要探讨的重点不同，书写格式会有较大不同。其三，肘关节复杂骨折脱位的诊疗目前仍存很大争论，我们并没有罗列各派观点，而是根据我们认可的学派结合自己的资料，介绍我们的经验和教训。其四，为了各章节的完整性，有些内容和病例资料会在不同章节有所重复，如孟氏骨折中有向后孟氏骨折的简单内容，鉴于其重要性，我们又单独成章详述。其五，波及肘关节的前臂损伤和特殊疾病，由于在临床上容易与陈旧骨折混淆，引起错误治疗，我们也选择性地进行了介绍。最后，文献资料并没有与章节中的内容逐句对应，而是将我们平日学习中受益的文献选择列出，形成自己的观点反映在文中。同时，也希望能给读者提供一个相关阅读的推荐列表。

书中一定存在不准确甚至错误之处，希望骨科同行不吝赐教。我们的目标只有一个——通过本书介绍我们的经验和教训，增加和骨科同仁互相学习交流的机会，让我们在真诚的探讨中共同提高我们的专业能力，更好地为患者服务。若能达此目标，吾等荣幸之至！

2019.01.15

目录 | Contents

第三篇

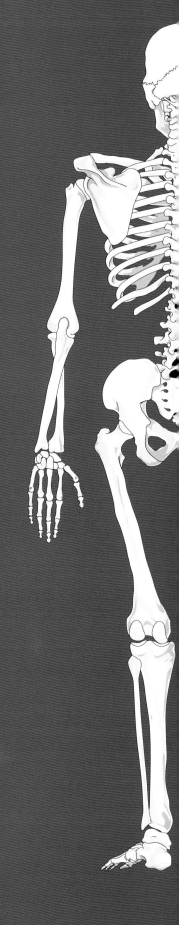

第一篇
总 论

|第1章|
肘关节损伤概述

蒋协远　陈　辰

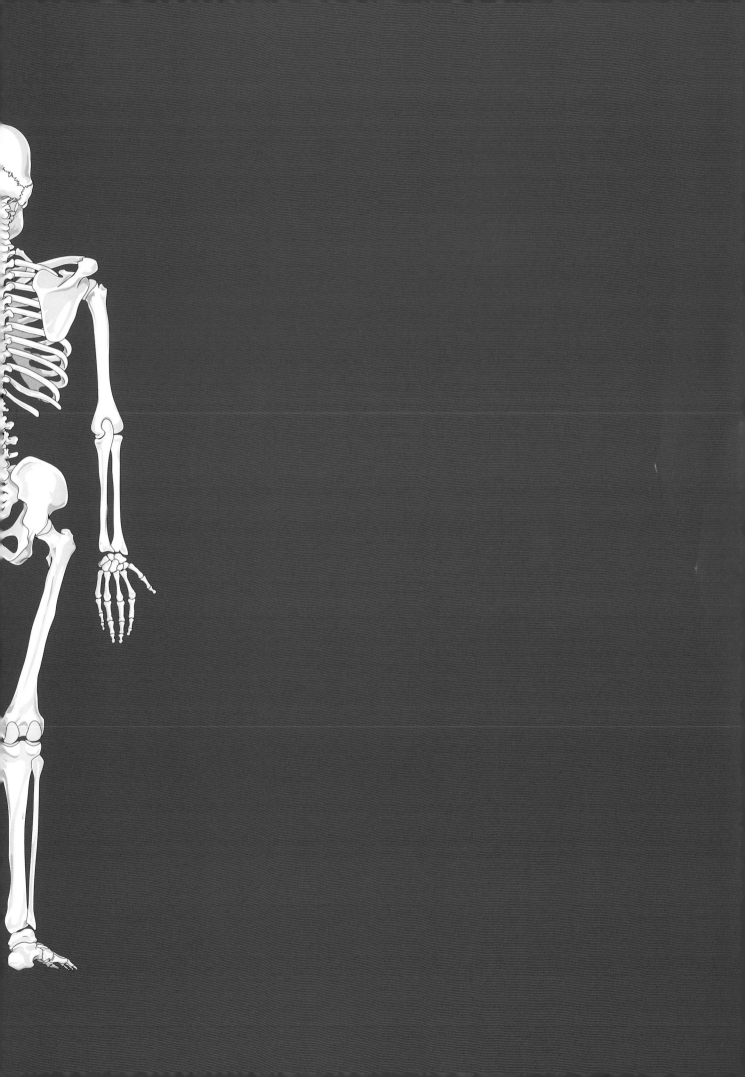

一、国外肘关节损伤的发展

肘关节相对其他关节较为特殊，为皮下关节，软组织覆盖较薄，极易触及；骨性结构复杂——在一个滑膜腔中包含有3个关节，即肱桡关节、肱尺关节和上尺桡关节；损伤机制复杂多变，损伤类型多种多样，治疗方法不一，极易导致关节僵硬和其他严重并发症，一直是创伤骨科领域的治疗难点。虽然自20世纪90年代以后，随着技术的进步和新型内固定物及假体的发明，肘关节损伤的治疗在20世纪末及21世纪初得到了显著发展，并发症较前显著降低，患者的肘关节功能得到了极大的改善，但在临床上，肘关节僵硬或其他严重影响生活质量的并发症仍比较多见，甚至因肱骨干或肱骨远端骨折、前臂单一骨折或前臂双骨折导致的肘关节僵硬也屡见不鲜。

谈及肘关节损伤与肘部疾患就不能不提当代肘关节大师Bernard F.Morrey教授。在学习和研究肘关节疾患的过程中，我们阅读了他撰写的很多文章和专业书籍，其学术思想深深地影响了我们。Morrey教授是梅奥医疗中心（Mayo Clinic）骨科名誉主席，同时兼任得克萨斯大学医学部骨科学系教授。Morrey教授曾任美国骨科医师协会（American Academy of Orthopaedic Surgeons，AAOS）主席、美国骨科协会主席以及美国肩肘外科医师协会主席。在任职多种医师团体成员的同时还曾担任过《骨与关节外科杂志》（*Journal of Boneand Joint Surgery*）以及《肩肘外科杂志》（*Journal of Shoulderand Elbow Surgery*）主编。Morrey教授同时拥有7项骨科装置专利，主编教材12本，涵盖4个不同的领域，同时发表375篇学术文章。Morrey教授主要专注于成人重建手术，尤其在肘关节外科方面享誉盛名。鉴于他的学术成就以及获得过多项荣誉，他也是布什总统夫妇的私人骨科医师。此外，Morrey教授还获得过"梅奥医疗中心及得克萨斯大学医学部杰出校友"称号。

Morrey教授出生于得克萨斯的沃斯堡，作为航天工程师在美国国家航空航天局（National Aeronauticsand Space Administration，NASA）工作2年后进入得克萨斯医学部学习医学。1972年开始在梅奥医疗中心见习，1976年在梅奥医疗中心完成住院医师培训，同时获得了明尼苏达大学的生物力学硕士研究生学位。

Morrey教授主编并亲自撰写的《肘关节及肘部疾患》（*The Elbow and Its Disorders*）于1983年第一次出版，自此一直被视为肘关节损伤治疗领域的"最终治疗方案"，目前共计修订四版，内容不断更新，被后来的肘关节外科医师视为"圣经"和学习的源泉。该书始终以"提高患者最终疗效、减轻患者痛苦"为宗旨，对肘关节疾患相关问题进行了清晰、简洁的描述，并提供了目前学界认可的最正确研究进展。该书汇合了多项Morrey教授自己的研究及骨科同行医师的研究，包含的许多细节问题均为作者多年领悟研究所得，并且是多年的临床应用结果。因此，该书一直被笔者认为是目前对肘关节疾患描述最为综合和精确的一本教科书，是治疗的"金标准"之一。

Morrey教授的另一伟大之处在于数十年均致力于观察、描述肘关节疾患并对其进行研究。对于已经存在的问题进行系统性研究，与同事及同行进行实验室研究，并最终将研究结果用于临床实践中，指导临床诊疗。Morrey教授在梅奥医疗中心培养了许多为肘关节疾患的治疗做出突出贡献的同事和学生，如O'Driscoll教授、Steinmann教授、Sanchez-Sotelo教授等人，同时还将其治疗理论传播到世界各地，使全世界的骨科医师都能共同学习其最新研究成果，造福全世界患者。Morrey医师不只传播自己的知识，还将如何识别肘关节疾患、评估存在的问题并最终解决问题的思维方法带给了更多肘关节专科医师。

2005年，Morrey教授受邀访问我院，为我们做了"全肘关节置换的临床应用""桡骨头骨折的治疗原则"以及"肘关节僵硬的治疗"等学术报告，受到了许多骨科医师的欢迎。2012年，Morrey教授又受邀在柏林举行的第13届欧洲骨科年会（European Federation of National Association of Orthopaedics and Traumatology，EFORT）做了有关"全肘关节置换"的精彩专题演讲，受到了广泛的赞誉。

对肘关节损伤的认识经过多年发展与研究，目前已得到很大的提高。从疾病分类上来讲，可将其大致分为单纯损伤和复杂损伤。单纯骨折根据损伤部位又可进一步细分为肱骨髁部骨折（内上髁、外上髁、内髁、外髁、肱骨滑车、肱骨小头）、肱骨髁间骨折、尺骨鹰嘴骨折、桡骨头骨折。合并多部位骨折或者韧带损伤、机制较为复杂的损伤则包括肘关节后外侧损伤（肘关节脱位、Mason Ⅳ型桡骨头骨折、冠状突骨折以及肘关节三联征）、肘关节内翻后内侧旋转不稳定损伤、向后孟氏骨折脱位等。此外，肘关节及前臂的少见特殊损伤包括外伤型桡骨头脱位、Essex-Lopresti损伤、Divergent损伤等。由于肘关节的特殊结构，损伤后并发症及相应的肘关节功能障碍也是多年来肘关节外科医师关注的重点，如肘关节僵硬、肘关节不稳定、肘关节内外翻畸形以及陈旧性脱位等问题均是近年来国内外研究的重点，也是近年来发展较快的研究方向。

肘关节损伤的诊断与治疗在近20年来得到了很大的发展。以前的研究在对日常生活的15项活动进行测量后，认为肘关节功能活动度为屈伸100°（即伸肘受限30°至屈肘130°），而前臂旋转的功能位为旋前50°至旋后50°，形成两个100°的功能弧。该标准多年来一直被认为是肘关节功能活动度的"金标准"，被沿用多年。但是随着社会的发展，人类对使用电脑和驾驶等动作的要求日益提高，2010年有学者对现代生活中人类对肘关节功能活动度的要求重新做了研究，认为现代人类对肘关节功能活动度的要求较之以前有明显提高，屈伸范围为1.33°～146.57°，旋前56°至旋后104°。由此可见，由于人们对肘关节功能活动度的要求更高，导致对治疗肘关节损伤的手术技术和术后康复的要求更高。肘关节影像学技术在过去的十几年内发展迅速，目前的诊断技术包括：X线（正侧位、斜位、桡骨头位、轴位以及应力位）、CT、MRI、超声、核素扫描/PET、血管造影。然而，目前评估肘关节的最佳方式仍为X线检查或CT检查。随着技术的发展，多层螺旋CT在骨与软组织疾患中的应用越来越广泛，而CT及MRI关节重建也在评估关节软骨损伤、关节内解剖结构和支持结构方面起着越来越重要的作用，其中MRI主要用于评估较为细微的骨性和软组织异常。

在肘关节损伤治疗方面，手术治疗及术后康复的相关理念也得到迅速发展和革新。肘关节的手术入路有多种，根据病灶位置及手术目的，可从外侧、后方、内侧以及前方进入暴露肘关节。目前内侧及外侧入路主要用于局限位置的骨折及相关损伤，对于复杂骨折及关节重建的术式，主要选用后方正中入路，后方正中入路被认为是肘关节的通用入路。但在具体的临床工作中，一定要根据患者的具体病变、需要帮助患者解决的问题，以及手术医师对手术入路的熟悉程度选择具体的手术入路，其基本原则是能够解决患者的问题，同时手术创伤较小，手术并发症亦较少。肘关节损伤的内固定物近年来也得到了长足的发展，从材料到使用方式上都随着生物力学研究的进展得到了不断革新，如肱骨远端骨折，从早期的垂直放置钢板，发展出平行放置钢板的方式，钢板种类也从非解剖钢板发展到了解剖钢板，也出现了针对冠状突骨折、桡骨头骨折等微小骨折的解剖钢板，使得手术更为便利，手术时间更短。但在选择内固定物时，还应遵循"应尽量选择对局部软组织影响小的内固定物"的原则，即能用简单的内固定物解决问题就不采用复杂内固定物，能用螺钉固定满足骨折固定的要求，就尽量不选择钢板固定。否则，内固定物将对肘关节局部软组织造成激惹，进而影响关节活动度或术后康复，最终影响患者的肘关节功能。而对于肘关节置换时用的假体也从最早的表面假体、限制型假体发展为目前最广泛应用的Coonrad-Morrey假体。随着对肘关节生物力学的进一步理解，甚至出现了各种最新的组配型假体，以更好地减轻磨损，延长假体寿命。由于肘关节术后易僵硬的特殊性，术后肘关节康复被认为是肘关节损伤治疗的关键一环。肘关节康复的目的是重建一个无痛、功能满足解剖及生理学要求的肘关节。经过多年发展，目前需遵守以下原则：①确立准确的诊断；②控制疼痛及炎症；③尽早进行无创活动；④重建肘关节的自主神经肌肉控制；⑤在动力链的范围内复健肘关节。

近20年来，肘关节损伤的诊治发展迅速，许多新型疾患都得到了一定的认识，一些难治性损伤的治疗效果也得到了明显的提高，很多之前无法手术治疗的损伤随着手术技术的进步现在也能得到较好的治疗。但是肘关节损伤目前仍因其治疗效果相对不佳、手术技术要求高等原因，成为创伤骨科治疗的一个难点，需要从生物力学、疾病诊断、手术技术、术后康复等方面再加深理解，进一步提高患者的治疗效果。

想要深入了解国外肘关节损伤诊治的发展历史，就必须对近30年来有巨大影响力的文章有基本的认识，下面对近年来质量较高、影响力较大的文章做一些介绍，主要目的是希望读者对国外肘关节损伤诊治的发展研究历史有所了解。

（1）成人孟氏骨折（Monteggia fractures in adults）。David Ring和Jesse Jupiter于1998年联合发表了关于成人孟氏骨折的研究。回顾了10年来治疗的48例患者，随访至少2年（2~14年，平均6.5年）。

他们的研究结果远好于之前的治疗结果，因此他们认为对于尺骨骨折（包括伴随的大块冠状突骨折）的牢固解剖固定可以使大部分成人孟氏骨折患者获得满意的疗效，固定方式应使用钢板及螺钉固定。向后孟氏骨折（Bado Ⅱ型）是最常见的骨折类型（38/48），68%的Bado Ⅱ型骨折合并桡骨头骨折，21%合并大块的冠状突骨折，同时伴有冠状突骨折和桡骨头骨折为治疗增加了难度，使得手术疗效欠佳。作者认为在成人孟氏骨折中，向后孟氏骨折即Bado Ⅱ型最为常见，治疗也颇为棘手。

（2）切开复位内固定治疗桡骨头骨折（open reduction and internal fixation of fractures of the radial head）。David Ring于2002年发表了研究结果，回顾了对桡骨头骨折进行切开复位内固定的临床疗效。研究纳入56例涉及关节面的桡骨头骨折，平均随访48个月。其中27例合并前臂或肘关节的骨折脱位或内侧副韧带的损伤。研究认为，对于部分关节面骨折，若仅为单一骨折块或完全关节面骨折但骨折块小于等于3块，切开复位内固定可提供有效固定，预后良好。而对于骨折粉碎，尤其是关节面塌陷、骨折块多于3块且小骨折块常为软骨下骨的骨折，固定往往困难，失效率高，最好行桡骨头切除，同时应考虑进行桡骨头假体置换。作者更为推荐进行关节假体置换，除非患者体弱无法完成手术或者功能要求较低。

（3）肘关节后脱位合并桡骨头和冠状突骨折（posterior dislocation of the elbow with fractures of the radial head and coronoid）。David Ring于2002年发表了关于肘关节"可怕三联征"（terrible triad）的临床研究，也是关于该损伤发表较早的一篇重要文献。研究纳入11位患者，随访至少2年。最终结果显示，合并冠状突和桡骨头骨折的肘关节骨折脱位非常不稳定，极易再发生脱位，并发症较多。识别冠状突骨折非常重要，因此当诊断存疑时应使用CT检查。对于手术治疗方式，应尝试重建肘关节的稳定性，维持肱桡关节间的充分接触（保留桡骨头或进行假体置换），同时修复外侧副韧带（LCL），尽量固定冠状突骨折，如不能使用内固定，可进行钻孔缝合。此种损伤很容易出现术后不稳定，若术中肘关节存在不稳定，建议使用铰链式外固定架固定。手术的目的是重建肘关节的稳定性。

（4）肱骨髁间骨折的手术治疗（intercondylar fractures of the humerus: An operative approach）。自从Desault在1811年首次对肱骨髁间骨折进行描述以来，肱骨髁间骨折一直是治疗的难点，治疗方式众多，并不统一，且病例报道均较少，无法评估疗效。Jupiter在1985年首次对肱骨髁间骨折的治疗做了一项病例数较多的研究，研究纳入34例患者，平均随访达5.8年。这篇文献提出使用鹰嘴截骨入路可良好暴露关节面，同时相较于肱三头肌劈开入路或舌形瓣入路可以更好地保护软组织。同时Jupiter等提出，对于肱骨髁间骨折尽量不要保守治疗，术后应尽快进行坚强内固定的临床疗效很好，且并发症发生率较低。手术的重点是精确恢复肱骨滑车的解剖学形态。这篇文献对于手术技术、内固定使用方式、术后康复、分型系统、术后评价系统首次做出了系统的阐释，对肱骨髁间骨折的治疗产生了巨大的影响，影响了许多医师的治疗理念，并影响了一系列后续研究。

（5）向后孟氏损伤（The posterior Monteggia lesion）。Jupiter在1991年发表了一篇关于向后孟氏损伤的研究，纳入了1980—1988年收治的13例患者。这篇文献的重要意义在于他在Bado分型的基础上进一步对Bado Ⅱ型损伤（向后孟氏损伤）进行了细分。①ⅡA型：骨折位于尺骨近端，涉及冠状突；②ⅡB型：骨折位于冠状突远端、尺骨干与干骺端交界处；③ⅡC型：骨折位于尺骨干部位；④ⅡD型：尺骨骨折复杂，从尺骨鹰嘴延伸至骨干部位。同时还根据尺骨骨折块的数量和是否合并桡骨头骨折做了进一步详细分型。随着高能量损伤的逐渐增多，向后孟氏损伤也逐渐增多，因此该分型在发表后被许多研究相继参考使用，逐渐成为目前应用最为广泛的向后孟氏损伤分型。

（6）肘关节脱位合并桡骨头和冠状突骨折的"标准"手术原则（standard surgical protocol to treat elbow dislocations with radial head and coronoid fractures: Surgical technique）。合并桡骨头和冠状突骨折的肘关节脱位也称之为肘关节"可怕三联征"，由于其具有易复发性、不稳定性，以及长时间制动易造成僵硬，临床治疗效果一直欠佳。McKee在2005年发表了一篇研究结果，回顾了36例肘关节"可怕三联征"损伤，他们采用标准治疗化流程，结果良好。这一项研究病例数量较大，提供了肘关节"可怕三联征"的标准化治疗方式，为当时尚存争议的治疗方式提供了模板。具体治疗方式为：①对桡骨头骨折进行固定或置换；②固定冠状突骨折；③修复外侧副韧带复合体以及相关的二级稳定结构，如伸肌腱起点和（或）后外侧关节囊；④对于仍存在不稳定的患者，应行内侧副韧带修补或者进行铰链式外固定架固定。修复顺序为通过外侧入路从深到浅修复：冠状突、前方关节囊、桡骨头、外侧韧带复合体、伸肌腱起点。该治疗方法可有效重建肘关节完整性、允许早期活动、改善功能以及减少并发症。

（7）切开复位内固定与全肘关节置换治疗老年肱骨远端移位关节内骨折的多中心前瞻性随机对照研究（A multicenter, prospective, randomized, controlled trial of open reduction—internal fixation versus total elbow arthroplasty for displaced intra-articular distal humeral fractures in elderly patients）。老年患者常具有骨质疏松、软组织条件差等特点，对于老年患者的粉碎肱骨髁间骨折采取何种治疗方式一直存在争议。McKee在2009年发表了一项多中心、前瞻性随机对照研究，比较了对存在移位的肱骨髁间骨折患者，进行切开复位内固定和一期全肘关节置换的临床疗效。研究最后显示，对于老年（≥65岁）肱骨髁间骨折患者，术后2年随访时，

Mayo肘关节功能评分（MEPS）以及上肢、肩、手残疾评分（DASH）全肘关节置换组均好于切开复位内固定组，全肘关节置换组的并发症发生率也低于切开复位内固定组。研究中25%的骨折内固定患者最终因骨折过于粉碎无法完成内固定，最终行全肘关节置换。这也说明了老年人因骨质疏松，骨折常较为粉碎，行内固定术存在难度，此时应行肘关节置换。这项研究首次用高质量的研究（证据等级I级）和较大量的病例支持了全肘关节置换在老年肱骨髁间骨折治疗方面的应用，对全肘关节置换的推广具有宝贵意义。

（8）肘关节后外侧旋转不稳定（Posterolateral rotatory instability of the elbow）。O'Driscoll于1991年首次提出肘关节后外侧旋转不稳定的概念，并对其病理学机制、临床表现、诊断以及慢性肘关节后外侧旋转不稳定的治疗做出了阐释。肘关节后外侧旋转不稳定是一种桡骨和尺骨相对于肱骨远端向外侧旋转的疾患，造成桡骨头相对于肱骨小头向后侧脱位或半脱位。上尺桡关节完整，并作为一个整体产生旋转。肘关节后外侧旋转不稳定需要与单纯桡骨头脱位鉴别，后者上尺桡关节分离且肱尺关节面是完整的。O'Driscoll指出，外侧韧带复合体、桡骨头以及冠状突是肘关节后外侧旋转的重要限制结构，在肘关节后外侧旋转不稳定中均遭到破坏。对于这种疾患的诊断，首先需要提高临床警惕性，同时进行主动/被动恐惧试验和麻醉下的不稳定试验十分重要。手术治疗需重建损伤结构以及外侧副韧带复合体，及时行手术治疗者临床疗效满意。这项研究首次提出了肘关节后外侧旋转不稳定的概念，并进行了详细阐述，在肘关节不稳定的诊治领域影响较大。

（9）复杂肘关节骨折的治疗要点与"陷阱"（difficult elbow fractures pearls and pitfalls）。2003年，O'Driscoll、Jupiter、David Ring、Mckee等联合发表了一篇论文，对复杂肘关节骨折的治疗难点进行了综合阐述。其中首次提出了冠状突骨折的前内侧面分型，影响较大，且该分型一直沿用至今。此前冠状突骨折一直使用根据骨折高度确定的Regan-Morrey分型，该文首次提出应根据骨折线的解剖位置、冠状突骨折块数量、粉碎程度、对肘关节稳定性影响以及伴随损伤对冠状突骨折进行分型。该文将冠状突骨折分为尖部骨折、前内侧面骨折以及基底部骨折。尖部骨折再根据骨折线高度是否小于等于2mm分为1型和2型。前内侧面骨折分为3型：①前内侧缘骨折；②前内侧缘骨折伴随尖部骨折；③前内侧缘骨折伴随高耸结节骨折。基底部骨折也分为2型：①冠状突及基底部骨折；②骨折线穿过尺骨鹰嘴的冠状突基底部骨折。该分型首次考虑到冠状突骨折的解剖位置，并强调了冠状突前内侧面的重要性，为后续内翻后内侧旋转不稳定的诊断和治疗提供了分型依据，并指导了治疗。因此，该分型在冠状突骨折以及相关的肘关节不稳定研究领域意义重大。

二、国内肘关节损伤的发展

手的功能对于人类的重要性是不言而喻的，而肘关节是连接手和躯干最重要的关节，只有通过功能良好的肘关节才能使手的功能得以发挥。临床上肘关节损伤非常常见，肘关节骨折约占全身骨折的5%，肘关节脱位是成人第二常见、儿童第一常见的关节脱位，更有很多种机制复杂、程度严重的肘关节骨折脱位。

然而，肘关节损伤治疗的效果却在各种损伤中是最令人担忧的！根据统计，肱骨远端骨折并发症发生率为40%~50%，桡骨头骨折并发症发生率最高也达到58.1%。

我院作为一个重要的创伤治疗中心，一直以来就非常重视这些复杂肘关节损伤的研究和治疗。因此，在科室领导支持下我们于1997年成立了专门的肘关节专业组，旨在建立肘关节损伤的诊疗规范，并加以应用和推广，从而确实提高肘关节损伤的治疗效果。专业组成立以后，我们对肘关节损伤不断深入研究，并积极地与国际知名专家进行交流，先后邀请Bernard F.Morrey、Jupiter、David Ring、McKee以及O'Driscoll等医师来院交流。通过与这些国际知名专家的交流，我们紧跟国际学界，不断地提高本院医师对肘关节损伤的认识，治疗水平也得到了很大的提高。同时，我们也注重对新型疾病的学习，记得当时刚开始遇到Essex-Lopresti损伤及内翻后内侧旋转不稳定时，仍对这些疾患不十分了解，治疗后并发症出现十分迅速，治疗效果较差。于是我们组织专业组内的医师对文献进行了仔细研究，发现仅不久前国际才见到这些疾患的相关报道，便结合文献和自己的治疗经验，对后续疾患进行了治疗，效果良好，并在国内首先提出并推广这些疾病的诊疗方案。后来我们不断在院内进行推广和交流，目前这些疾病在我院急诊已经得到了充分的认识，漏诊、误诊率显著降低，治疗水平明显提高。

近年来，我们多次举办国家级培训班，培训肘关节专门技术人员100余人，国家/国际级会议发言、论文已推广肘关节专门技术20余次，更发表了150多篇相关论文，旨在推动对肘关节损伤相关治疗的认识，提高患者疗效。然而不幸的是，肘关节损伤的治疗效果在各种损伤中仍是较差的！不管是在临床实践过程中碰到的，还是日常生活中见到的，大量的肘关节损伤在经过痛苦的治疗后依然留有严重影响生活和工作的残疾。我院每年诊治1000例以上因一期治疗不当导致肘僵硬或肘关节陈旧脱位等严重并发症的患者，每年还手术治疗300余例新鲜的复杂肘关节损伤患者。多次手术给患者造成了较大痛苦，严重影响生活质量，更严重浪费了经济及社会资源。

由此可见，即使经过多年的推广和教育普及，即便目前肘关节损伤的诊治水平已较前有显著的提高，但是目前国内肘关节损伤的诊治水平仍是不能令人满意，仍与国际水平存在一定差距。究其原因，一是因为很多肘关节损伤的确复杂、严重，诊疗难度非常大；二是因为医师对肘关节及其损伤的认识程度较差，治疗混乱，导致很多陈旧难治的损伤、治疗失败的病例等屡屡出现。在肘关节专业组的研究过程中，我们深刻感受到目前国内肘关节损伤治疗的局限性主要在于：第一，骨科医师对于很多损伤缺乏认识，对损伤机制及手术方式欠缺认真学习、钻研，产生漏诊、误诊，导致恢复效果不理想；第二，在治疗新认识的损伤时没有诊疗规范可供借鉴，而且也不仔细参考已有文献，仅依靠自己的经验摸索，导致治疗方式多样且大多不正确；第三，即使是对于经典的肘关节常见损伤，我们对其基本概念、损伤机制等并没有正确的理解，也没有有效的治疗策略，从而导致诊疗混乱。

针对上述问题，近年来，我们围绕复杂肘关节损伤进行了系统性的临床随访及前瞻性对照研究，同时结合基础医学生物力学试验，在损伤机制、临床诊断及手术方式等方面取得了一些创新突破及成果，同时也极大地提高了对复杂肘关节损伤的认识、诊断及治疗水平。

（1）国内较早引入AO理念，属于国内较早对肱骨远端骨折患者进行双钢板90°双平面内固定的对照研究，并发表较多病例的临床随访结果；首次应用解剖型锁定钢板，同时进行解剖型锁定钢板两种固定方式的临床对照研究。代表文章：2001年黄雷等《肱骨髁间骨折的手术治疗》，2013年李庭等《解剖型平行双钢板和垂直双钢板治疗肱骨髁间骨折》。

（2）国内较早系统性提出桡骨头骨折的保守及手术治疗方式，在国内较早进行桡骨头置换术治疗桡骨头骨折，并进行报道。代表文章：2005年蒋协远等《人工桡骨头置换治疗肘关节不稳定的桡骨头粉碎性骨折》。

（3）较早系统性提出肘关节"可怕三联征"的规范化诊断与治疗方式，并使用外侧单一切口进行治疗且进行了大样本量的报道。代表文章：2007年蒋协远等《肘关节"可怕三联征"的诊断与治疗》，2009年李庭等《肘关节"可怕三联征"的诊断与治疗》，2014年查晔军等《单一外侧切口治疗肘关节"三联征"》。

（4）采用单纯张力带固定、张力带加螺钉固定及张力带加重建钢板或半管状钢板固定治疗尺骨近端经鹰嘴骨折脱位。代表文章：2000年蒋协远等《尺骨鹰嘴骨折合并肘关节前脱位的手术治疗》。

（5）国内较早引入尺骨近端向后孟氏损伤的概念，介绍其损伤机制及治疗方法，并报道了相关临床病例。代表文章：2009年李庭等《成人尺骨近端向后孟氏损伤的诊断与治疗》。

（6）国内较早提出肘关节内翻后内侧旋转不稳定的概念，并对其损伤机制进行深入研究，通过病例随访明确诊断标准、影像学表现，同时通过对照研究提出损伤的规范化手术治疗方式。代表文章：2012年查晔军等《肘关节内翻-后内侧旋转不稳定的诊断与治疗》，2012年蒋协远等《肘关节内翻-后内侧旋转不稳定的诊断与治疗》。

（7）国内较早提出Essex-Lopresti损伤的概念，并提出诊断建议以及治疗方式，通过病例随访研究明确具体手术治疗方式，显著改善患者术后功能。代表文章：2003年李庭等《Essex-Lopresti损伤》，2005年李庭等《Essex-Lopresti损伤的诊断与治疗》。

（8）较早报道下尺桡关节脱位合并桡骨头脱位损伤。代表文章：2011年李庭等《下尺桡脱位合并桡骨头脱位的诊断与治疗》。

（9）国内较早系统性应用铰链式外固定架治疗肘关节创伤（包括肘关节不稳定、肘关节三联征、肘关节内翻后内侧旋转不稳定），以及应用于肘关节松解术，并报道了系列临床结果。代表文章：2004年蒋协远等《可活动的铰链外固定架在肘部创伤治疗中的应用》，2007年李莹等《肘关节僵硬的原因分析与切开松解手术治疗》，2008年刘兴华等《手术松解治疗创伤后肘关节僵硬初步疗效报告》，2009年刘兴华等《上尺桡关节松解改善肘部创伤后前臂旋转受限》，2010年查晔军等《活动铰链式外固定支架在肘关节松解术中的应用》，2015年公茂琪等《肘关节松解术治疗创伤后肘关节僵硬:附258例报告》。

（10）国内较早采用Coonrad-Morrey半限制型假体开展全肘关节置换术，并系统性应用于临床。代表文章：2009年蒋协远等《Coonrad-Morrey半限制型假体全肘关节置换的临床应用》，2011年黄聪等《双钢板内固定与人工全肘关节置换术治疗老年肱骨髁间C型骨折的早期疗效比较》，2016年查晔军等《肘关节置换术操作技术的进展》。

肘关节创伤的病种繁多，要提高我国的肘关节损伤治疗水平，最重要的是要具有先进的治疗理念，掌握基本的治疗原则和治疗方法，通过早期合理规范的治疗，提高治疗效果，改善患者的肘关节功能，而不是盲目追求最新的固定方式或内固定物。这也是本书的目的所在：结合我院肘关节组多年来的治疗经验以及国际公认的研究成果，比较系统性阐述肘关节损伤的诊疗体系，给各位同行提供参考，以便更加方便、快捷地学习比较前沿、比较正确的治疗技术，对肘关节疾病的理解更加完善。助力提高我国骨科界对于肘关节损伤的整体认识和理解，争取使我们对肘关节损伤诊疗水平获得显著提高。

三、肘关节损伤手术治疗的指征及治疗现状

（一）肘关节损伤手术治疗的指征

根据美国统计，上肢损伤保险赔付占全部工伤赔付的10%，而国内也多见上肢

功能障碍患者，这给患者带来了巨大的痛苦。这其中不只是急性创伤造成的患者肘关节功能障碍，更多的是治疗不良造成的陈旧损伤。由于肘关节属于皮下关节的特殊性以及肘关节容易发生僵硬的特性，不论是错误地选取手术治疗还是对应手术的患者采取了保守治疗，都会造成肘关节损伤治疗并发症。肘关节是全身最易发生关节僵硬的部位，且肘关节由肱桡关节、肱尺关节和上尺桡关节组成，其中任何一个关节出现异常均可导致肘关节屈伸或旋转功能障碍，临床上因单纯鹰嘴骨折或桡骨头骨折导致肘关节僵硬的患者屡见不鲜。

谈及肘关节损伤手术治疗的指征，首先得确定肘关节损伤的手术治疗目标，亦即肘关节的基本功能和个体化的功能要求。肘关节损伤手术绝对不只是重建解剖结构这么简单，应该优先考虑患肢肘关节最终可能恢复的功能，而不能仅仅想着恢复解剖结构，固定骨折。临床上常见骨科医师仅注重复位固定骨折，不仅切口较大，手术创伤重，且放入了很多内固定物，虽然骨折愈合，但是最终出现了肘关节僵硬，患者肘关节功能严重丢失。很明显这种选择是错误的，也许此时选择非手术治疗反而优于手术治疗。

肘关节的基本功能主要体现在3个方面：①通过肘关节把手放在任一位置；②提供支点以及力量，以进行提举动作；③作为上肢和手的连接，在力量动作及精细工作时起到稳定作用。肘关节的基本功能是：活动度、力量和稳定，然而最终决定功能发挥、影响日常生活的是疼痛因素。因此，当处理肘关节损伤时，肘关节手术指征应基于以上因素，以重建一个活动度满足日常生活条件、有力、稳定、无痛的肘关节作为治疗原则。根据研究，肘关节活动受限30°、45°、60°可分别使手的功能减少28%、39%、60%，当肘关节活动度减少达50%时，则可使肩部功能减少80%。因此，重建肘关节的活动度非常重要。1981年，Morrey等提出日常生活中肘关节功能活动度是屈伸100°（即伸肘受限30°至屈肘130°），前臂旋转100°（即旋前50°至旋后50°），只要保留两个100°的活动度即可满足绝大多数日常生活和工作需要。但2011年Sardelli等重新定义了现代日常生活中的肘关节功能范围，认为现代日常生活所必需的肘关节功能活动度比过去报道的更大，如使用键盘鼠标等需要更多的前臂旋前，接听手机时则需要最大的肘屈曲。因此，应该根据患者的个体化需求进行治疗，根据年龄、损伤类型、功能需求进行综合判断，选取合适的治疗措施，如对于老年患者若要求不是很高，可行保守治疗，而对于年轻人或者肘关节功能需求较高者，则需要根据肘关节所需活动度进行个体化治疗。

对于伤情的判断并不能局限于骨性损伤，由于肘关节的支持结构相对于其他关节较少，因此绝不能忽视合并的软组织结构如韧带、关节囊等的损伤。例如，肘关节三联征在重建冠状突和桡骨头的稳定性后，还需采用经骨缝合的方式或用缝合锚修复外侧副韧带复合体、伸肌总腱止点和（或）后外侧关节囊，否则术后易引起肘关节陈旧性持续不稳定和创伤后关节退变。同时，也不能仅仅只关注肘部损伤，由于肘关节作为上肢和手的连接点,暴力常会沿肘关节向上或向下传导,因此一定要检查是否存在肩关节、锁骨或者前臂及腕部损伤。如Essex-lopresti损伤,急诊常以肘关节疼痛就诊,X线检查常见桡骨颈或者桡骨头骨折,此时一定要注意是否合并下尺桡关节脱位或不稳定,因为这意味着骨间膜损伤,而非单纯桡骨头颈部骨折。以前,Essex-Lopresti损伤未得到有效重视,很多病例未得到正确处理,导致术后患肢功能障碍,功能不良。

因此,在处理肘关节损伤时,首先要严格把握手术指征,对于移位明显的骨折首先应明确手术的目的是重建一个无痛、有力、稳定且活动度良好的关节,若手术疗效在以上4个方面均优于非手术治疗,可选取手术治疗,否则也许应选择保守治疗。在考虑手术时还要结合患者的实际情况,从患者的损伤方式、一般状况、对于功能的需求等多个方面综合考虑,以确定患者的治疗方式或者手术方式。因此,在处理肘关节损伤时,需要医师清楚地了解各种不同损伤的机制,明确诊断,不漏诊不误诊,同时最重要的是明确治疗的目的,了解肘关节的基本功能和患者需求,而不仅仅是固定骨折。

(二)肘关节损伤的治疗现状

目前国内在肘关节损伤方面的认识和治疗水平已有了很大的提高,但临床上肘关节损伤的总体治疗效果仍不令人满意,是治疗难点之一。治疗后出现内固定失效、骨折不愈合、关节对合异常及肘和前臂功能障碍仍十分常见,迫切需要在国内就其治疗理念、治疗原则和治疗方法达成共识。正规合理的早期治疗可获得比较满意的疗效,可避免晚期挽救性手术;即使早期不能获得满意疗效,也可为二期改善关节功能奠定基础。现从以下几个方面探讨肘关节损伤的治疗现状和笔者的体会。

1.
肱骨髁间骨折

随着手术技术的进步和内固定器械的改进,肱骨髁间骨折的疗效有了明显改善,但结果仍不满意,优良率为60%~80%,且并发症较多,包括内固定失效、骨折不愈合或畸形愈合、异位骨化、肘关节僵硬、尺神经炎等。在手术入路和固定方式的选择、尺骨鹰嘴截骨后的固定和尺神经的处理等方面仍存在较大的争议。

(1)手术入路的选择。充分的手术显露对关节面的解剖复位和有效内固定十分重要。手术时一般取后正中入路,目前关于是否行鹰嘴截骨入路存在一定的争议,许多学者建议从肱三头肌内外侧入路或劈肱三头肌腱进行暴露,但笔者仍认为绝大多数肱骨髁间粉碎骨折的最佳手术入路是经鹰嘴截骨入路,可更好地恢复关节面。通常建议在尺骨近端关节面的裸区进行"V"形鹰嘴截骨。开始时使用摆锯进行截骨，并使用骨刀完成最终截骨，以在截骨部位形成不规则断端，减少骨量丢失，避免关节软骨破坏。肱三头肌内外侧入路或劈肱三头肌腱适用于较简单的骨折，若需要在术中再决定是进行内固定还是关节置换，采用这一入路就很有好处，但显露相对局限，且一旦肱三头肌愈合出现问题可引起伸肘无力。

（2）肱骨髁间骨折的固定方式。AO组织提出了经典的垂直钢板固定方法并获得了广泛应用，即：1枚或2枚螺钉固定关节面骨块，再用2块垂直钢板固定（一块固定在后外侧，另一块固定在内侧）。Sanchez-Sotelo等提出采用平行钢板固定技术，将2块钢板分别放置在内、外侧柱的侧方固定，他们认为这种固定方式对远端关节面的支撑更佳，且可以更好地进行髁上部位的加压。肱骨髁间骨折固定方式的争议主要在于使用经典的垂直钢板固定方法还是采用较新的平行钢板固定方法，很多生物力学试验也证实了平行钢板的力学强度优于垂直钢板，但在临床上的优势并不明显。笔者认为术者首先应选用最熟悉的固定方式做到坚强固定即可，同时还要考虑骨折的类型。无论如何双平面双钢板的固定方式已经获得了公认，但可惜的是，在国内仍常见因使用克氏针、单钢板、"Y"形钢板、重建钢板造成内固定失效的病例。这可能与国内部分地区的经济水平不高和医师的认识不足有关。

目前许多医师对鹰嘴截骨端采用钢板固定，但若肘关节周围软组织条件不佳，则可发生切口裂开及钢板外露，必须综合考虑钢板固定的优势和风险。近期*Injury*杂志上发表了一篇文章，认为尺骨鹰嘴骨折钢板内固定的最突出问题就是"突出"。因为鹰嘴截骨后是一种简单骨折，笔者建议采用张力带固定，内固定物越少，后期功能恢复越佳，软组织出现问题的可能也越小。

手术过程中必须显露并全程保护内侧的尺神经，在手术结束时将其在无张力下与内固定物相间隔，但是否需要前置仍存争议，并无定论。笔者建议进行间隔和前置，避免置于原位造成严重粘连。

2.
尺桡骨近端骨折 | 尺桡骨近端骨折包括单纯桡骨头骨折、尺骨冠状突骨折和尺骨鹰嘴骨折。

（1）桡骨头骨折。以前因为没有合适的内固定物及对其认识不够，对较为严重的桡骨头骨折常采取单纯桡骨头切除治疗，常合并许多潜在并发症，包括肘部疼痛、不稳定、切除端新骨形成、桡骨向近端移位、下尺桡关节半脱位、肘外翻加大、迟发性尺神经炎等。随着对桡骨头生物力学及合并损伤的认识加深，以及小型内固定物及金属人工假体的应用，使得其疗效明显改善。在实际操作中，若用钢板固定，则注意一定要将其放置在"安全区"内，否则将影响前臂旋转，目前多建议用较小的内固定物，同时也要注重保守治疗。大部分桡骨头骨折属轻度移位，对于相对稳定者，体检如发现对前臂旋转不构成骨性阻挡，可采取非手术治疗，大多疗效满意。目前临床有手术扩大化趋势，需尽量避免。

对于Mason Ⅱ、Ⅲ型桡骨头骨折，采取埋头螺钉或微型钢板固定可获得满意的疗效。但若桡骨头骨折碎裂超过4块以上，建议应首先考虑人工桡骨头置换，这类患者绝大多数合并内侧副韧带、下尺桡关节等其他部位损伤，不要轻易行切除术，可选择组配型非水泥固定的桡骨头假体。

（2）尺骨冠状突骨折。尺骨冠状突骨折绝大多数合并其他的骨折和损伤，O'Driscoll根据不同损伤机制中冠状突的不同表现，提出了一种新的分类方法，将其分为冠状突尖部、前内侧面、基底部骨折三种类型，这有助于指导手术治疗和入路的选择。冠状突前内侧面骨折常合并外侧副韧带的损伤，常因摔倒时前臂受到内翻、后内侧旋转及轴向应力所致，仅表现为轻度的关节不匹配，易漏诊，很快造成关节退变。应避免漏诊，积极采取手术治疗。对冠状突骨折采取内侧支撑钢板结合克氏针进行固定，修复外侧副韧带或用铰链式外固定架固定。经鹰嘴骨折脱位包括半月切迹断裂、桡骨头骨折和（或）脱位、冠状突骨折，可分为向前和向后两类。这两类损伤的治疗主要是恢复尺骨半月切迹的骨性解剖和稳定性，并对桡骨头进行固定或置换。通常恢复骨性结构后可获得良好的稳定性，但向后的损伤相对较重，有时需要修复外侧副韧带。这类骨折时常合并冠状突基底部骨折，但有时还会合并冠状突尖部骨折。

（3）尺骨鹰嘴骨折。张力带法治疗鹰嘴骨折在很早以前就得以普及，大部分治疗结果满意。但近年来逐渐认识到有些复杂粉碎骨折，如向后孟氏骨折、经鹰嘴骨折脱位等，单纯用张力带并不能获得有效稳定性，需根据不同骨折的特点选用合适的内固定物口。对于鹰嘴骨折，首先要明确诊断和鉴别诊断，了解不同损伤的特点，之后采取针对性治疗。

3.
肘关节复杂骨折脱位

肘关节复杂骨折脱位可分为三大类（5种类型），即后外侧旋转不稳定（包括Mason Ⅳ型桡骨头骨折和肘关节三联征）、经鹰嘴骨折脱位（向前和向后两种）、内翻后内侧旋转不稳定。

（1）后外侧旋转不稳定（postero-lateral rotational injury，PLRI）。通常是摔倒时手部撑地，肘部受到外翻、旋后和轴向应力，尺骨近端相对滑车发生向后外侧移位。接着发生一系列损伤，自外侧开始，向前或向后旋转至内侧，此种损伤类型通常称为Horii环。外侧副韧带复合体常自其外上髁止点撕脱，是最早损伤的结构之一。内侧副韧带前束则是最后的受损结构，肘关节脱位时内侧副韧带前束也可能保持完整。根据能量消散的方式不同，这种损伤可造成单纯关节囊韧带损伤和单纯肘脱位，也可造成复杂骨折脱位，即肘脱位伴桡骨头骨折（即Mason Ⅳ型）或肘脱位伴桡骨头和冠状突骨折（即肘关节三联征）。后者因易引起陈旧性持续不稳定和创伤后关节退变，治疗效果不佳，被称为肘关节"恐怖三联征"或"可怕三联征"，但随着手术技术和治疗理念的进步，也可获得满意疗效，因此建议将其统称为"肘关节三联征"。此类损伤的治疗目标是：重建肘部同心圆性复位及可靠的稳定性；术后早期活动，恢复良好的功能；减少并发症。治疗原则及流程：①急诊尽量先行手法复位并临时制动；②通常可通过单一的外侧入路按由深至浅的顺序进行固定，即先固定冠状突，再固定或置换桡骨头，最后修复外侧副韧带，只有少数情况下若显露或操作困难可考虑加用内侧入路；③重建冠状突稳定性，尽量复位内固定，若骨折块太小或粉碎不能行内固定，则套索缝合前方关节囊；④重建桡骨头稳定性，尽量复位内固定，不能固定者则可考虑金属假体置换；⑤修复外侧副韧带复合体、伸肌总腱止点和（或）后外侧关节囊，可采用经骨缝合或用缝合锚修复；⑥经上述操作后，肘部仍不能达到同心圆性中心复位或稳定性仍不能达到早期活动的要求，则使用可活动的铰链式外固定架；⑦术后注意早期功能康复治疗。

（2）经鹰嘴骨折脱位。经鹰嘴骨折脱位包括半月切迹断裂、桡骨头骨折和（或）脱位、冠状突骨折，即肘部所有骨性稳定结构均发生损伤，可分为向前和向后两类。

a. 向前鹰嘴骨折脱位（经鹰嘴骨折脱位）：经鹰嘴的肘关节骨折脱位常因在屈肘时前臂背侧受到高能量直接打击所致。此类损伤表现为尺骨鹰嘴或尺骨近端复杂骨折、前臂向前脱位、上尺桡关系正常，尺骨近端结构获得解剖复位固定后，肘部常可恢复稳定。

b. 向后鹰嘴骨折脱位（向后孟氏损伤）：向后孟氏损伤是肘关节向后骨折脱位的其中一种类型。常由摔倒时肘关节着地所致，表现为桡骨头向后脱位、尺骨近端粉碎骨折、冠状突骨折（基底部骨折第2亚型）、肱尺关节不稳定。与向前鹰嘴骨折脱位相反，恢复骨性稳定结构后，肘关节可能仍然存在不稳定。

这两类损伤均可采用后正中切口，经骨折端对冠状突和半月切迹进行复位和固定，并用钢板对尺骨近端进行坚强固定，接着采取Boyd入路或外侧Kocher入路对桡骨头进行固定或置换。安装假体时要避免发生"过度填塞"，即假体位置不能过高，否则不仅影响肘屈伸，还可导致前臂旋转障碍。通常恢复骨性结构后可获得良好的稳定性，个别患者需要修复外侧副韧带。

（3）内翻后内侧旋转不稳定（varus-posteromedia-lrotationalinjury，VPMRI）。内翻后内侧旋转不稳定常因摔倒时肩关节外展前伸、上肢伸直、手部撑地，使前臂受到内翻、后内侧旋转及轴向应力，造成外侧副韧带复合体自外上髁止点撕脱，同时冠状突内侧缘撞击内侧滑车，导致冠状突前内侧面骨折。此种不稳定可仅表现为轻度的关节不匹配，易漏诊，但很快造成肘关节退变。应避免漏诊，积极采取手术治疗。对冠状突骨折采取内侧支撑钢板结合克氏针进行固定，修复外侧副韧带或用铰链式外固定架固定。

4.
全肘关节置换

全肘关节置换最早用于治疗肘关节各种关节炎，但近10年来已广泛应用于低位粉碎、关节面严重破坏、严重骨质疏松的老年患者。要严格把握手术的适应证，对于年龄大于等于65岁（老年人标准：发达国家为≥65岁，发展中国家为≥60岁）、剧烈活动少、骨质疏松明显、骨折粉碎难以良好复位和有效固定，全肘关节置换可较好地恢复患者的肘关节功能，提高老年人生活质量。但笔者建议严格把握年龄和手术适应证，对可获得牢固固定、开放骨折和体力活动较多者，禁忌行全肘关节置换。对于年轻的患者，即使也能获得较好的结果，但假体使用寿命、力量受限等局限性可能会造成较严重的后果，因而笔者并不建议对年轻患者行假体置换，而是尽可能采取内固定治疗，骨缺损严重者可考虑行关节融合。

5.
肘关节僵硬

对创伤后肘关节僵硬严重影响上肢功能，保守治疗至少6个月仍无效，有强烈改善肘关节功能愿望者，可考虑采取手术松解，其疗效可靠。而一部分特殊职业者，即使其肘活动可达到比较满意的功能范围而仅有轻度的伸肘或屈肘受限，也会要求改善关节活动度，目前也逐渐将此类患者纳入关节松解的范围，可行切开或关节镜下松解。对关节面破坏、缺乏透明软骨覆盖者，不能单纯行关节松解术，而应采取间隔式关节成形术。对老年患者，可进行人工全肘关节置换。而存在活动性感染、皮肤条件差、患者依从性差则为手术禁忌。

严重肘关节僵硬的患者常合并不同程度的异位骨化，其手术时机仍有争论。一般认为应在异位骨化成熟后切除，目前大多建议在伤后6个月切除，若异位骨化切除过早，容易导致其复发；若切除过晚，由于肘部周围组织挛缩加重，关节软骨退化明显，则可使切除后的疗效不佳。Garland等提出，若异位骨化合并脊髓损伤者，则建议在伤后12个月切除；合并脑部损伤者，建议在伤后18个月切除。笔者认为对于这类患者也可尝试保守治疗6个月，若无效即可尽早手术，避免关节软骨退变。术前可给予单次局部低剂量放疗或术后口服非甾体类抗炎药物预防异位骨化复发。

手术松解对改善关节功能疗效可靠。选择手术入路应考虑之前存在的手术切口、异位骨化的部位和范围、是否有尺神经损伤、是否存在前臂旋转受限等。采取内、外侧联合入路可清楚显露前、后方关节囊及增生组织，并可完整将其切除，也可对尺神经进行松解。若患者已存在后侧切口，也可以再次采用后侧入路，其优点是可完整显露内、外侧，但缺点是需要广泛剥离，术后锻炼时切口所承受的张力较大，可能出现皮下血肿、皮肤坏死等。笔者曾对肘关节松解时采用的后正中入路和内外侧联合入路进行了对比研究，发现两种手术入路均可进行有效的松解，获得明显的功能改善，但内外侧联合入路可避免后正中入路时的切口并发症，如血肿、切口裂开等。

对严重肘关节僵硬者，术中需要彻底松解，即使对松解的外侧副韧带（特别是外侧尺骨副韧带）进行重新附丽，也可能造成术后关节不稳定，或术者因担心术后出现不稳定而没有彻底松解。对此类患者，可在彻底松解后加用可活动的铰链式外固定架，有助于最大限度恢复关节功能并维持关节稳定，还可用外固定架牵开关节间隙。笔者曾通过对照研究，发现用铰链式外固定架者尽管术前僵硬程度更重，但术后活动度改善明显优于不用外固定架的单纯松解者。术后使用腋路置管镇痛、按照加速康复外科的理念让患者在无痛状态下早期开始主动及辅助功能锻炼对功能康复也很重要。

四、对将来肘关节损伤治疗的预测

整个创伤骨科未来的发展趋势都是微创、无创，随着技术的发展和对于肘关节解剖、生物力学理解的发展，许多肘关节损伤的手术治疗均已经较前大为改进，切口更小、对软组织的损伤更少、术后功能恢复更好。如肘关节三联征的治疗，原来都是选用双侧切口，分别处理冠状突和桡骨头骨折，而近年来已经发展到只使用外侧切口，单一切口就可以固定骨折、修复损伤。而对于一些微小骨折，如冠状突尖部骨折，以前多采用切开复位，不止手术难度大，还有可能在术中出现再骨折，造成大骨折块变成小骨折块，小骨折块不得不切除的结果，而随着技术的发展，这些损伤目前可考虑非手术治疗，或者采用外固定架固定，维持肘关节稳定性的同时等待骨折愈合，均取得了不错的效果。肘关节损伤的治疗已经在过去十几年取得了长足的进步，在将来，一定会随着技术的进步，出现更多微创或者无创的技术，以减轻患者的痛苦，更好地恢复肘关节功能。

随着现代生活环境的不断变化，人类对于上肢的功能要求也在不断变化着，对于肘关节的功能要求也越来越高，因此未来的治疗趋势也一定是以功能性为导向，将重建肘关节功能作为治疗的目的。同时随着技术的发展，精准化的医疗也一定是未来的方向，对手术技术的要求也越来越高，如何精准地复位骨折，如何精确地置入内固定物，都将是未来发展的方向。目前术中计算机导航的应用已经减少了肘关节外固定架旋转轴的定位时间，简化了操作，降低了技术难度，将来一定会有更加先进的手段用于治疗肘关节损伤。未来科技的发展一定会从内置物材料到置入方式上都进行革新，使得在肘关节的狭小空间内的内置物更牢固。而由于肘关节容易僵硬的特殊性，未来对肘关节僵硬的基础性研究也将是一大热点，如何在成功的手术后最大化地改善患者的肘功能是所有骨科医师应该努力的目标。

随着老年社会的到来，低能量肘关节损伤也逐渐增多，肘关节损伤的复杂性也逐渐增加。而对于目前国内的肘关节损伤治疗现状，如何加强肘关节损伤治疗的培训教育是目前面临的问题。由于肘关节的复杂性，对肘关节损伤的认识普遍不足，平均治疗水平仍有待提高，近年来本院治疗的陈旧性肘关节损伤和手术失败病例逐年增多。早期恢复肘部正常的骨性和软组织解剖结构非常重要，即使肘关节功能活动度不佳，也可通过二期松解手术改善关节功能。如何正确地认识、处理、治疗肘关节损伤也会成为未来一段时间的重点。

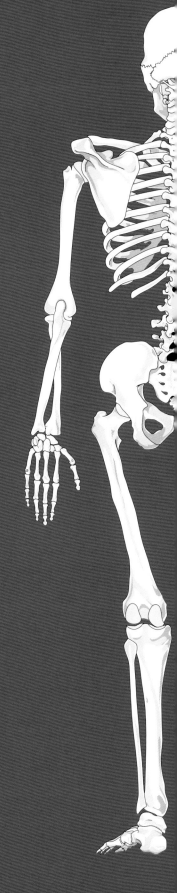

| 第2章 |

肘关节外科的
实用解剖

张力丹

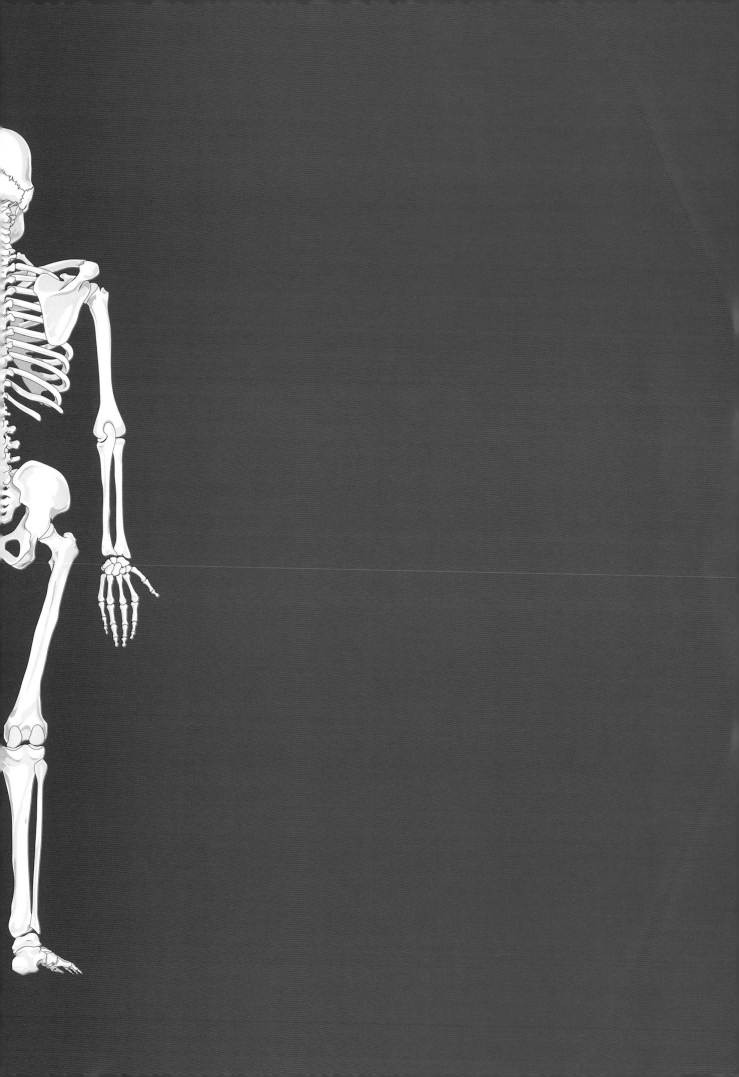

肩肘腕构成上肢的三大关节，它们协同作用以充分发挥手的操作功能。肘关节位于上肢的中部，主要通过伸屈作用调节手到躯干的距离，同时还参与前臂的旋转活动从而调节手的朝向。解剖上虽然只有一个关节腔，但在关节腔内有肱骨远端、尺骨近端和桡骨近端三个骨结构共同组织，并两两间对合均相互构成可活动的关节：肱尺关节、肱桡关节和上尺桡关节。在生理上这三个关节完成了两种不同方向的运动——旋前和旋后运动发生在上尺桡关节，屈伸运动发生在肱桡关节和肱尺关节。肘部创伤在临床上比较常见。严重肘关节创伤治疗后发生肘关节功能受限的情况比较常见，治疗不当还可导致慢性疼痛和永久性功能丧失。了解正常肘关节的解剖结构和功能特点，正确处理好各种肘关节创伤就显得特别重要，以最大限度地恢复功能，减少残疾和疼痛。获得一个有良好活动度、稳定有力和无痛的肘关节是临床医师的追求目标和治疗目的。

第一节　肘关节的体表标志

肘关节连接上臂和前臂，在上肢中部形成一横向宽、前后短的椭圆形柱体，超过肘关节后，成锥形向前臂延续。在肘关节周围有三个骨性结构可在体表比较容易触及：肱骨外髁、肱骨内上髁和尺骨鹰嘴。在肘关节后方，肘关节处于伸直位时，肱骨内上髁、外髁和鹰嘴处于同一直线水平，此直线在体表前方投影接近于肘横纹，也近似于肘关节伸屈运动轴。在屈肘90°时，鹰嘴向远端移动，与肱骨外髁和内上髁三者组成一个等腰三角形（图2-1）。肱骨外髁、内上髁、鹰嘴分别向近端远端延续，可分别触及肱骨外侧嵴、肱骨内侧嵴和尺骨干后缘，这些标志为术中手术操作提供了位置标志。在肱骨内上髁后方，可触及尺神经沟的凹陷，大多数人在此可触及条索样软组织结构——尺神经。肘关节前方可见肘窝，其中可触及肱二头肌腱。另一个体表标志是肘关节后外侧凹陷，其中可触及肱骨小头的外侧缘和桡骨头，被动旋转前臂时更易触及。在肘关节积液时，早期可表现为此凹陷消失。桡骨

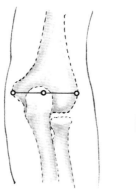
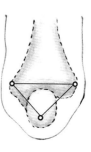

图2-1　肘后三角与肘横纹

头体表投影位置位于肘横纹远端，接近肱桡肌最丰满处（图2-2）。

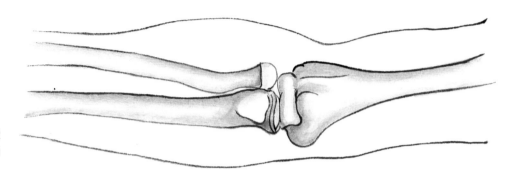

图2-2 桡骨头在体表的投影位于肘横纹的下方

第二节 骨性解剖与关节对合

一、肱骨远端

肱骨干向远端延续变宽变薄，干骺端处形成内外侧骨嵴和中间薄弱的鹰嘴窝，再向远端延续，连接肘关节的近端关节面—肱骨滑车和肱骨小头。滑车关节面的上方有3个凹陷：前侧有冠状突窝和桡骨头窝，屈肘时容纳冠状突和桡骨头；后侧为鹰嘴突窝，伸肘时容纳鹰嘴末端。有时鹰嘴突窝与冠状突窝两窝之间的薄骨板缺如，两窝直接相通。若有其他组织位于此处，比如移位的骨折块甚或内固定材料等，必然会影响关节活动，包括伸肘和屈肘。

肱骨远端骨质比较坚硬的部分位于冠状突窝和鹰嘴突窝的两侧，形成支柱状，称之为内侧柱和外侧柱，向远端延伸张开，由鹰嘴窝分隔；再进一步靠远端，由滑车分隔。外侧柱与肱骨干纵轴约成20°偏斜角，而内侧柱与肱骨干纵轴成40°～45°偏斜角。肱骨远端内外侧柱向下连接肱骨小头和肱骨滑车，共同构成了一个三角形支撑结构（图2-3）。

肱骨小头与肱骨滑车共同构成了肘关节近端的关节面。肱骨小头与肱骨滑车相连，肱骨小头、尺侧滑车和桡侧滑车横向相连，类似3个球形串珠，球心位于同一条直线上，球的直径依次变大（图2-4）。肱骨滑车的关节面类似于圆柱或卷轴，内、外缘明显突出，对维持内外侧的稳定非常重要。内缘和外缘的中心是中央沟，与尺骨近端半月切迹相吻合，其直径大约是内侧缘直径的一半，前方起自冠状突窝，后方终止于鹰嘴突，几乎环绕整个滑车。在滑车的侧桡侧和半球形的肱骨小头之间，

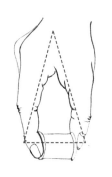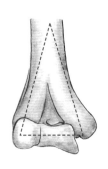

图2-3 肱骨远端的三角形结构

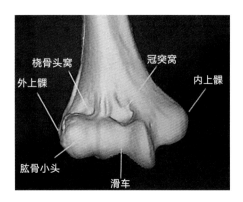

图2-4 肱骨小头与肱骨滑车的同轴连接

有一条沟将内髁与外髁分开，称之为"小头-滑车间沟"，它与桡骨头周缘相关节。

肱骨小头和滑车关节面自肱骨远端向前、向下倾斜，与肱骨干成角30°~45°，但内外髁的旋转中心都处于同一水平面上。当对肱骨髁间骨折进行复位和重建时，在复位关节面的同时，也要保证肱骨内外髁的旋转中心轴的对位。

二、桡骨近端

桡骨近端包括关节面呈盘状的桡骨头、桡骨颈及桡骨结节。桡骨头和部分桡骨颈位于关节内。桡骨头并不呈圆形，而是呈椭圆形，长轴在前后位并且稍斜行，长轴与短轴长度的比例为8:7，直径为24~28mm，其浅凹状关节面与肱骨小头凸状关节面相关节，完全位于关节囊内，周围无任何韧带、肌腱附着（2-5）。桡骨头的血供在骨骺愈合之前完全靠附着于桡骨颈周围的滑膜内血管供给。桡骨头边缘的关节面与位于鹰嘴半月切迹桡侧的桡骨切迹相关节，并且有环状韧带环绕，称之为上尺桡关节。桡骨结节属关节外结构，后方粗糙，为肱二头肌腱附丽处；前方光滑，将肌腱与桡骨结节分开。由于桡骨头位于手和前臂传导应力至上臂的力线上，当前臂旋转和轴向负荷向上传导时，桡骨头与桡骨颈就会受到冲击，故临床上桡骨头、桡骨颈骨折比较多见。

桡骨头顶部和外周均有软骨覆盖，其分布特点与其功能相适应。桡骨头顶面为浅凹状，与肱骨小头接触形成肱桡关节。其顶面的软骨分布均匀，边缘软骨稍薄。桡骨头周边软骨分布并不均匀，与尺骨接触侧软骨宽厚，而不与尺骨接触的部分（所谓的"安全区"）表面覆盖的软骨窄而薄。

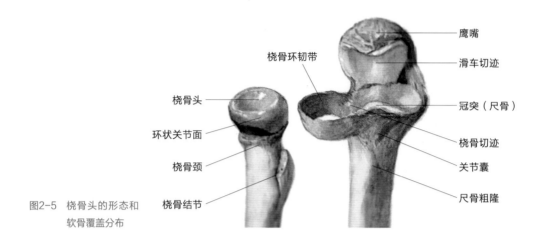

图2-5 桡骨头的形态和
软骨覆盖分布

桡骨环韧带
鹰嘴
滑车切迹
桡骨头
环状关节面
冠突（尺骨）
桡骨颈
桡骨切迹
关节囊
桡骨结节
尺骨粗隆

三、尺骨近端

　　尺骨近端向肱骨滑车后方延伸，形成一个弧形钩状结构，形似老鹰的嘴喙，被称为"鹰嘴"。鹰嘴按关节面软骨的分布，可分为鹰嘴突、冠状突两部分，共同组成半月切迹。半月切迹有一条纵形的骨嵴，起于上方的鹰嘴突，向下、向前延伸，止于冠状突，其形态与滑车中央沟形态相一致，嵴的两侧为凹面，与滑车的凸状关节面相吻合，提供了肘关节的内在稳定。内、外侧副韧带附丽于尺骨近端，肱三头肌也附丽于鹰嘴后方的宽阔区域，前方还有肱肌附丽于冠状突远端。位于尺骨近端冠状突侧方有桡骨切迹容纳桡骨头（图2-6）。

　　尺骨鹰嘴的鹰嘴突和冠状突两部分相对中间的连接部分宽大，连接部窄小且关节软骨覆盖较少或缺如，这部位常为手术时行鹰嘴截骨所选区域。尺骨鹰嘴纵轴方向与尺骨干长轴并不在一条直线上，尺骨近端的鹰嘴纵轴与尺骨干纵轴形成大约4°的外翻角，此角度大小因人而异，有人可能超过10°。所以在进行尺骨鹰嘴骨折张力带穿针固定时，要沿尺骨干纵轴方向穿针而不是沿尺骨鹰嘴纵轴方向穿针，以免克氏针从尺骨内侧穿出（图2-7）。

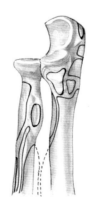
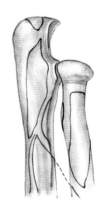

A
B

图2-6 尺骨鹰嘴的形态（A和B）

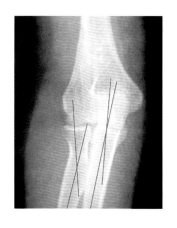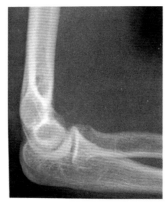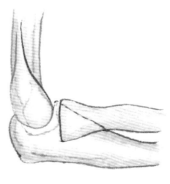

图2-7 尺骨鹰嘴的外翻角（左2图）

图2-8 肱尺关节的对合弧度（右图）

四、肱尺关节的对合

尺骨近端的半月切迹和肱骨滑车对合，构成了肱尺关节。肱骨滑车软骨面为凸形，在矢状面上软骨覆盖的弧度值约为330°；鹰嘴半月切迹为凹圆，其弧度值约为190°。两者相差140°，是肘关节伸屈活动度的形态学依据（图2-8）。

尺骨的滑车切迹（半月切迹）超过180°弧度包裹肱骨滑车，使肘关节具有了很强的骨性稳定优势。肱骨远端关节前倾30°，与滑车切迹的后倾相适应。尺骨冠状突从前方尖部向基底部逐渐增宽，在基底部形成与肱骨滑车等宽的软骨面与之相接触。宽阔的接触面提供了两者间结构的稳定。滑车呈线轴样，且其冠状面有一深沟与鹰嘴切迹相咬合，从而增加了关节的稳定。

肘关节稳定主要指的是肱尺关节的稳定，它不仅保证了前后稳定，也提供了内外及旋转稳定。尽管对影响此关节的稳定结构尚未进行深入研究，但鹰嘴对抗各种载荷的相关作用研究表明，其与尺骨近端的切除范围呈线性关系。鹰嘴关节面需保持一定长度，至少30%以上，这也是侧副韧带附丽的位置，以维持肱尺关节的稳定。冠状突对维持肘部稳定也很重要，保留冠状突高度的50%以上，才能维持肱尺关节的正常功能。临床上可通过测量张开角来判断冠状突高度及是否影响肘部功能。张开角是指鹰嘴尖与冠状突尖的连线与尺骨纵轴之间的夹角，正常应大于30°（图2-9）。冠状突的50%发生骨折，则此角度可减小至0°。冠状突基底部骨折则从两方面影响了关节稳定：它不仅破坏了滑车切迹的稳定结构，也使止于冠状突基底部的内侧副韧带受到损伤，骨折块较大时也有可能涉及肱肌止点，而后者有助于关节的静态和动态稳定。

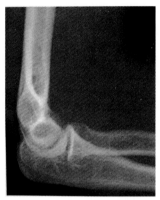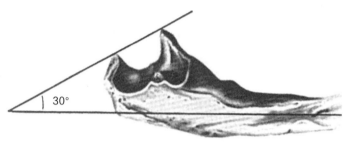

图2-9　鹰嘴的张开角

五、肱桡关节的对合

在肘关节桡侧，肱骨远端的肱骨小头与桡骨近端的桡骨头相对合形成了肱桡关节。肱骨小头沿肱骨干方向向前倾斜约30°，其凸圆表面软骨覆盖的弧度值约为180°，桡骨头顶面轻度凹陷，弧度值约为40°，两者相差140°，与肱尺关节相同。因此，肘关节屈伸范围约为140°，儿童及女性可有10°~20°的过伸。

肘关节的伸屈运动是肱桡关节和肱尺关节围绕同一运动轴旋转完成的，尺骨鹰嘴近端部分位于肱骨滑车旋转轴后方或下方；尺骨鹰嘴的冠状突部分与桡骨头平齐，在肱骨滑车和肱骨小头的下方或前方围绕同一运动轴旋转。桡骨头的位置与鹰嘴冠状突平齐，从而位于尺骨鹰嘴突出部分的前外侧（图2-10）。

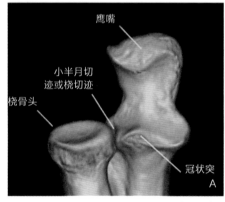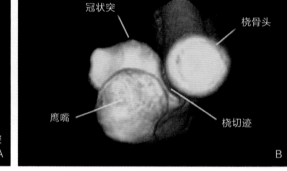

图2-10　上尺桡关节与鹰嘴的位置关系（A和B）

六、上尺桡关节的对合关系

桡骨近端桡骨头的侧面与尺骨冠突旁的桡骨切迹相对合，构成上尺桡关节。桡骨头周边360° 有软骨覆盖，上尺桡切迹有80°～100° 的弧度。但桡骨头由于前臂骨间膜的限制，并不能360° 的旋转，通常旋前可达70°～80° ，旋后可达90° ，旋转活动度一般小于170° 。这170° 加上90° 的桡骨切迹弧度，一共为260° ，与桡骨头360° 的外周相差大约100° 的弧度。桡骨头外缘这100° 的弧度范围，在桡骨旋转过程中是不会与尺骨的桡骨切迹相接触的，这个区域就是所谓的桡骨头骨折内固定置放位置的"安全区"（图2-11）。

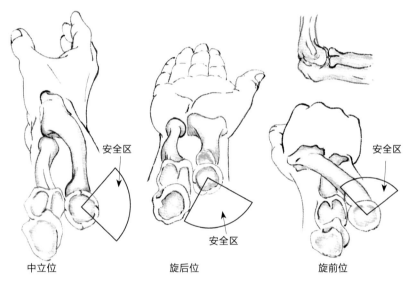

| 中立位 | 旋后位 | 旋前位 |

图2-11　桡骨头的安全区

七、肱骨远端形态与肘关节提携角

对于大多数人来讲，都可见到在肘关节伸直时，上臂与前臂不在一条直线上，而是形成一个外翻角度，在骨科学中此角度被称为"外翻角"。拥有一个合适的外翻角已被人们视为上肢外形的一种美观认同。既往文献很早就发现了肘关节在伸肘位，肱骨干轴线与前臂轴线并不在一条直线上，形成的提携角，男性为10°～15° ，女性为20°~25°。现大多数文献解释提携角的构成是由肱骨滑车的形态决定的：尺侧小，桡侧大，且滑车关节面倾斜。由于肱尺关节面的倾斜，在伸肘位产生了携带角，比正常范围增大时为肘外翻，比正常范围减小时为肘内翻。

从一个杆状物体围绕一个直线轴进行旋转运动的空间分析中我们可以发现，当这个杆状物体与运动轴相交成90°时，这个杆状物体的空间运动轨迹为一个平面；而当这个杆状物体与运动轴相交不是90°时，这个杆状物体的空间运动轨迹为一个锥面（图2-12）。

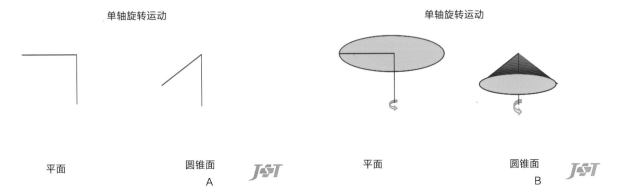

图2-12 杆状物围绕直线轴旋转时的运动轨迹（A和B）

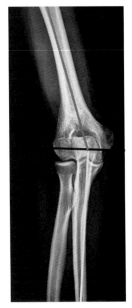

图2-13 肱骨角

通过对肘关节的解剖观察，我们发现肱骨干纵轴与肘关节运动轴通常形成了一个小于90°的外翻角，而前臂纵轴与肘关节运动轴相交则接近于90°。所以，在肘关节伸屈过程中，前臂在空间运动的轨迹接近于一个平面，而肱骨干则在一个锥面上运动。这就从理论上解释了在宏观上观察到的肘关节在伸屈过程中从肘外翻变为肘内翻的现象（图2-13）。而滑车的大小变化和关节面的倾斜正是适应这一机械运动发育而成。

第三节 肘关节周围关节囊韧带和肌肉的分布

肘关节的关节囊在肱骨前方附着于桡骨头窝和冠状突窝的近端，后方附着于鹰嘴窝的近端。在尺骨近端，肘关节囊紧密附着于尺骨半月切迹和冠状突的边缘。而在桡骨近端肘关节囊则附着于桡骨头以远的桡骨颈处（图2-14）。关节囊内面附有滑膜，在冠状突窝与鹰嘴窝内有脂肪组织充填。

肘关节囊两侧，关节囊由自身纤维组织加强，途经的肌腱组织的相互编织分别构成了外侧韧带复合体和内侧韧带复合体。在组织解剖中（特别是在活体手术中），这些复合体中的韧带结构大都没有明确的边界，在解剖上根据一些增粗组织主要纤维的走行方向，对这些组织结构进行了韧带命名。

（1）肘关节内侧韧带复合体。肘关节内侧韧带复合体是肘内侧重要的稳定结构，是肘关节内侧关节囊的组成部分。起于肱骨内上髁的下缘，呈扇形止于尺骨鹰嘴边缘。其中前方止于冠状突前内侧增厚的纤维束称为前束，为坚强的圆形束，伸肘时紧张；止于鹰嘴后内侧的纤维束成为后束，较薄弱，屈肘时紧张；自冠状突到鹰嘴内后侧有一束斜行纤维，加深了滑车切迹，被称为横束（图2-15）。在肱骨内上髁下方至鹰嘴半月切迹内侧中点，关节囊亦有一束增粗纤维，为肘关节囊跨越肘关节的最短纤维束，在此称之为内侧短束韧带，对肘关节内侧的稳定起重要作用。

（2）肘关节外侧韧带复合体。在肘关节外侧，桡骨头周围的关节囊形成一束坚强的环形纤维，称为环状韧带，是构成肘关节外侧韧带复合体的一部分。环状韧带围绕桡骨头附着于尺骨上端桡骨切迹的前后缘，是维持桡骨头位置的重要结构。它由坚强的纤维构成，其内面衬一薄层软骨，与桡骨切迹的软骨衬里连续，构成一个完整的纤维骨环。肱骨外上髁处有伸肌总腱与外侧关节囊的共同起点。外侧关节囊纤维也呈扇形分布。在前方有一束纤维加强于环状韧带前部；中束在外侧加强环状韧带的中部，称肘关节外侧副韧带；后束止于尺骨近端的旋后肌嵴近端，称为外侧尺骨副韧带，为肘关节稳定的重要结构之一（图2-16）。

（3）方形韧带。方形韧带起于尺骨上端桡骨切迹的下缘，止于桡骨颈，覆盖肘下方滑膜层，薄而松弛。其前部纤维限制桡骨的过度旋后，后部纤维限制桡骨的过分旋前。当环状韧带损伤时，完整的方形韧带和骨间膜可维持桡骨头位置，保持肱桡关节正常对合不脱位。

跨越肘关节的肌肉共有15块，根据肌肉起止点的分布，可将其分为3类。

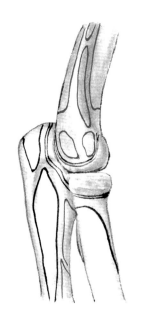
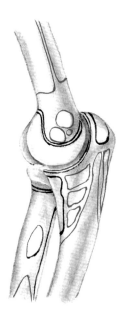

图2-14 肘关节囊的骨性附着分布

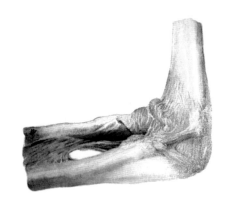
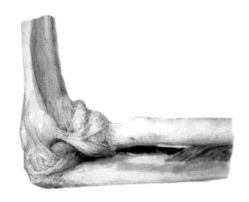

图2-15　肘关节内侧韧带
　　　　复合体（左图）

图2-16　肘关节外侧韧带
　　　　复合体（右图）

（1）上臂肌群。起自肱骨近端，止于尺桡骨近端，共3块。肱二头肌、肱肌位于肱骨前方，肱三头肌位于肱骨后方。肱二头肌和肱肌由肌皮神经支配，主要起屈肘作用；肱二头肌有强有力的前臂旋后作用；肱三头肌由桡神经支配，主要起伸肘作用。

（2）肘关节周围肌。起自肱骨远端，止于尺桡骨近端，共2块，分别是肘肌和旋后肌。肘肌由支配肱三头肌内侧头的桡神经分支支配，它的主要作用是稳定肘关节，也有伸肘的作用。旋后肌由桡神经支配，其有前臂旋后的作用。

（3）前臂肌群。起自肱骨远端，止于尺桡骨远端，共10块。根据分布位置和功能上的不同，又可将其分为两组。

a. 桡侧伸肌群。共5块，位于肘关节桡侧，起自肱骨外髁，止于桡尺骨远端及手腕部。它们分别是肱桡肌、桡侧腕长伸肌、桡侧腕短伸肌、伸指肌总腱、尺侧腕伸肌。它们都由桡神经支配，除肱桡肌外，都对肘关节伸直起作用。肱桡肌是有力的屈肘肌。

b. 尺侧屈肌群。共5块，位于肘关节尺侧，多起自肱骨内上髁，止于桡尺骨及手腕部。它们分别是旋前圆肌、桡侧腕屈肌、掌长肌、屈指浅肌、尺侧腕屈肌。旋前圆肌、桡侧腕屈肌、掌长肌、屈指浅肌由正中神经支配，尺侧腕屈肌由尺神经支配。它们都对肘关节屈曲起作用。旋前圆肌是前臂旋前的动力，但作用小于肱二头肌。

跨越肘关节的肌肉，在空间分布上可分为近端前方的屈肌群、近端后方的伸肌群、远端桡侧的伸肌群、远端尺侧的屈肌群。肌肉组织是肢体中容量最大的组织结构，体现了肢体的外形。在肘关节周围的肌肉分布，有着"在近端为前后分布、在远端为左右分布"的分布规律。

第四节　关节的运动与肘关节的稳定

肘关节的伸屈运动发生于肱尺关节和肱桡关节，两关节共同围绕同一近似直线的单一运动轴做圆周运动。不同学者对此运动轴有大同小异的描述。从理论上来说，此运动轴位于肱骨远端肱骨小头中心、尺侧滑车中心和桡侧滑车中心的连线上；在侧位上，此三中心为肱骨小头、尺侧滑车、桡侧滑车前方圆弧的圆心，三点可连接在一条直线上或重叠为一个圆心点。在影像学上，肱骨远端侧位片上可见到肱骨干远端前方皮质向远端的延长线通过此运动中心。在解剖上，肘关节伸屈运动轴在外侧位于肱骨小头的圆心位置，此点与肱骨外上髁重叠，是外侧韧带复合体的主要附着部位。肘关节伸屈运动轴在肘关节内侧位于尺侧滑车的中心，此点与肱骨内上髁的前下方重叠，肘关节内侧副韧带各束的主要纤维都附着于此。外侧肱骨小头的圆弧中心与内侧肱骨滑车的圆弧中心连线可认为是肘关节伸屈活动的运动轴。

肘关节中的上尺桡关节和下尺桡关节协同完成了前臂的旋转活动。前臂的旋转运动轴位于桡骨小头中心与尺骨小头中心的连线上，此运动轴近端与桡骨颈的纵轴相重合。在前臂的旋转活动中，在桡尺骨远端以桡骨绕尺骨旋转为主。在腕关节固定的情况下，在桡尺骨近端尺骨也可围绕桡骨头旋转。

在肘关节的运动过程中，能够保持关节的正常对合，视为肘关节有良好的稳定性。关节的稳定性由关节的骨性结构、韧带、肌肉共同协作完成。关节的正常对合依赖于关节两端的正常解剖形态的相互适合。关节两端正常对合后，骨组织的刚度使得关节两端的骨结构的接触贴合有个极限限制位置，而关节两端骨结构的分离就是靠关节周围的韧带、肌肉组织限制了。

关于肘关节的骨性对合已在前面章节讨论过了，下面着重讨论肘关节在运动过程中有哪些肌肉、韧带结构为防止关节脱位（分离）起主要作用。

由于肱骨滑车和尺骨鹰嘴骨性接触大于180°的弧度，肱尺关节在骨性结构上有天然的稳定性。在人体运动过程中，肘关节前方的肱肌和后方的肱三头肌对肱尺关节有着动力稳定作用。限制肱尺关节分离的关节囊韧带主要为肘关节内侧短束韧带和外侧尺骨副韧带。当肱尺关节发生脱位时，这两条韧带中至少有一条会发生断裂。肘关节的外侧尺骨副韧带是通过稳定肱尺关节的对位，而间接地稳定肱桡关节。当单纯肘关节脱位复位时，由于肱尺关节的骨性稳定的存在，在肱肌和肱三头肌的动力作用下，通常不用手术修复侧副韧带就能保持肱尺关节的稳定。

肘关节外侧的桡骨头和尺骨构成上尺桡关节，和肱骨小头构成肱桡关节。相对肱尺关节，肱桡关节和上尺桡关节是不稳定关节。上尺桡关节的稳定不仅依靠环状韧带的束缚，起作用的还有骨间膜和方形韧带。在前臂骨间膜和方形韧带完整的情况下，损伤或手术切开的环状韧带通常不用修复，一般就能维持桡骨头的稳定性。由于肱桡关节和肱尺关节的骨性对合接触面积小，稳定性欠佳，在桡骨或尺骨骨折后，恢复桡尺骨间的匹配长度和使桡骨颈的轴线复位于前臂旋转轴线上，是恢复桡骨头稳定性的骨性基础。

▌ 参考文献

1. Morrey BF, Sanchezsotelo J. The elbow and its disorders [M]. 3rd edition. Philadelphia, PA: WB Saunders, 2000: 13-42.

2. Barco R, Antuña S. Avoiding Complications in Elbow Surgery: The Anatomy Revisited[M]. In: Essential Techniques in Elbow Surgery. Springer International Publishing, 2016.

3. Lawrence CR, East B, Rensburg LV. Regarding elbow radiographic anatomy: measurement techniques and normative data. Journal of shoulder and elbow surgery 2012;21(9):1236-1246 [J]. Journal of Shoulder & Elbow Surgery, 2016, 25(3):e80-e81.

4. Debski RE, Mcmahon PJ, Thompson WO, et al. A new dynamic testing apparatus to study glenohumeral joint motion [J]. Journal of Biomechanics, 1995, 28(7):869-874.

5. Nauth A, Mckee MD, Ristevski B, et al. Distal humeral fractures in adults [J]. Journal of Bone & Joint Surgery-american Volume, 2011, 93(7):686-700.

6. Henley MB. Intra-articular distal humeral fractures in adults [J]. Orthopedic Clinics of North America, 1987, 18(1):11.

7. Morrey BF, Askew LJ, Chao EY. A biomechanical study of normal functional elbow motion[J]. Journal of Bone & Joint Surgery-american Volume, 1981, 63(6):872-877.

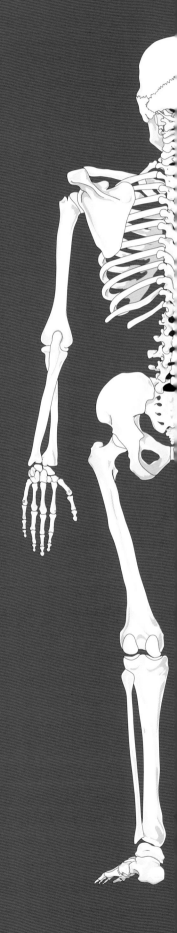

| 第3章 |

急性肘关节
损伤的影像

韩　巍

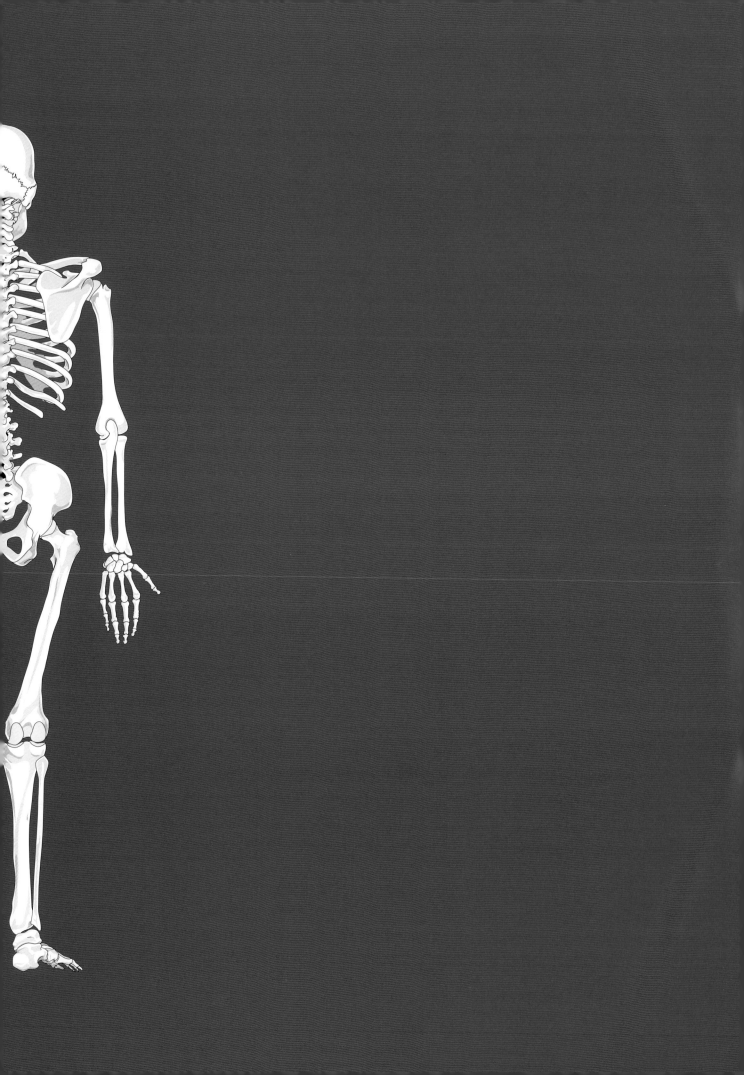

　　由于年轻人和老年人参与锻炼活动的比例持续增加，急性和慢性肘部损伤也相应增加。影像的作用是提供患者受伤后症状的支持性数据，并指导医师的治疗选择。当然，理解这个复杂关节的解剖和生物力学、各种损伤机制以及损伤对静态和动态稳定结构的影响将有助于提高诊断的准确性。

　　肘关节的复杂解剖学和生物力学是上肢完成复杂运动、搬运、持重、提供关节稳定性等能力的重要组成部分。静态或动态稳定结构损伤可能导致不稳定、早期关节退变和功能丧失。为了更好地理解急性损伤的影像学，理解肘部解剖、生物力学和损伤机制是十分必要的。本章影像介绍的重点是临床和放射学解剖。

一、影像解剖学及生物力学

　　肘部包括肱骨、尺骨和桡骨之间的3个关节：滑车尺骨关节、肱骨小头桡骨关节和上尺桡关节（图3-1）。这种构造产生更大的自由度允许两种类型的运动而不牺牲稳定性：在肱尺关节和肱桡关节处的屈曲伸直，类似于铰链的活动以及在上尺桡关节处的旋转活动。屈曲伸直运动的正常范围为140°～0°，前臂旋前旋后各90°。要进行大多数日常生活的正常活动，需要30°～130°度屈曲度和100°前臂旋转范围，所以治疗上尽可能恢复这个活动度。肘部的正常外翻携带角度允许关节无阻碍运动，其17°的角度来自于滑车和尺骨轴的夹角（图3-2）。相对于肱骨长轴，滑车有4°～8°的外翻倾斜，3°～8°的内旋。

　　骨结构的力线对维持肘关节稳定性和发挥肘关节功能至关重要。肱骨远端关节面由矢状面上具有30°前倾角的滑车和肱骨小头组成，与尺骨近端30°后倾的滑车

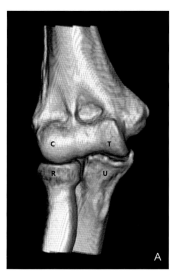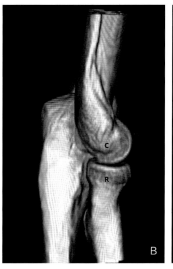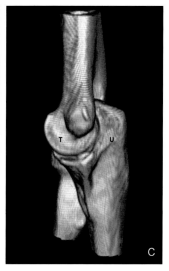

图3-1 肘关节由3个关节组成：滑车尺骨关节、肱骨小头桡骨关节和上尺桡关节。三维CT重建显示了正面（A）和侧面（B和C）视图上的所有3个隔室。C—肱骨小头；R—桡骨；T—滑车；U—尺骨

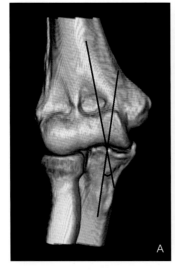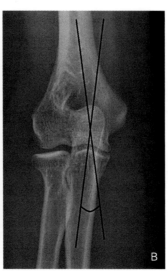

图3-2 三维CT重建（A）
和肘部的前后位黑
白片（B），显示
肘部的正常外翻携
带角度

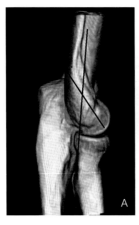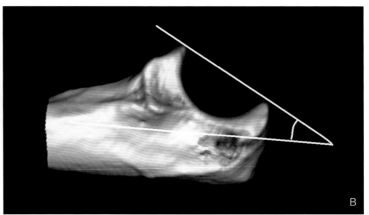

图3-3 三维CT重建，显
示肱骨远端的前倾
角度（A）和匹配
的滑车切迹的后倾
角度（B）

切迹相关节（图3-3）。这使滑车尺骨关节具有了高度匹配，并且允许尺骨的鹰嘴和冠状突在运动范围极限的时候，进入肱骨远端处相对应的凹窝，成为约束肘关节内翻的主要静态稳定结构。在90°屈曲度时，肱尺关节起到75%的内翻稳定性作用，而在完全伸直时，对内外翻的整体稳定性贡献55%的作用。线轴形状的滑车，其中心凹槽与鹰嘴的矢状脊相互锁定，其将滑车环绕近180°，进一步提供稳定性（图3-4）。香槟软木塞形状的桡骨头颈部与尺骨轴形成大约15°的夹角。这个角度有助于肱桡关节的负载传输，手部施加的60%的负载通过这个关节被传送到了肱骨。

二、影像解剖与评估

X线平片配合体格检查通常是急性肘部损伤时的第一步评估，以确定是否需要保

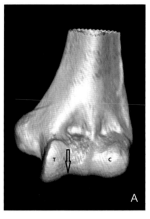
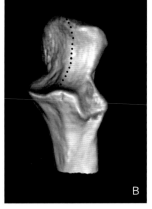
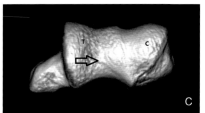

图3-4 肱骨远端的正面视图（A）；滑车切迹的正面视图（B）；肱骨远端的关节面视图（C）。肘关节的内在稳定性的很大一部分来自于滑车尺骨关节的构型。线轴状的滑车（T）具有中心凹槽（箭头），其与鹰嘴的矢状脊（虚线）相互交锁，其将滑车环绕近180°

守治疗或接受手术治疗。急性损伤患者无法完全伸直肘部时，无法拍摄黑白片甚至CT，建议患者5~7天症状缓解后复诊。

　　在我院，对急性损伤患者需要拍摄肘关节正侧位黑白片，在其他国家和地区，有的医院还要拍摄桡骨头位。拍摄前后位（AP）黑白片时，肘部完全伸直，前臂位于旋转中立位，放射线中心束垂直于关节。肱骨髁、肱骨小头、滑车、桡骨头和携带角都可以在前后位进行良好的评估（图3-5A）。在儿童肘部损伤，Baumann角（图3-5B）用于评估肱骨髁上骨折中的对位，这个夹角由沿着肱骨长轴绘制的线和肱骨外髁骨骺线相交形成。Baumann认为其正常范围为75°~80°，也有研究表明平均测量值为72°。虽然这个角度的正常范围存在争议，但是这种测量的意义在于与正常侧对照，骨折复位后对照偏差大于5°提示对位不良。

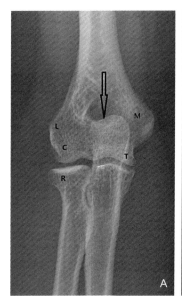
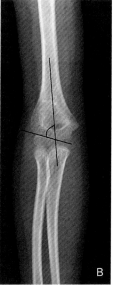

图3-5 前后位的正常放射学解剖（A）。C—肱骨小头；L—外上髁；M—内上髁；R—桡骨头；T—滑车；箭头-鹰嘴。通过肱骨长轴和肱骨小头骨骺的绘制线测量Baumann角（B）

侧位黑白片是在肩部外展位拍摄的，前臂的尺侧放置在接收端上。肘部弯曲90°，前臂旋前位，投照以桡骨头为中心。标准的侧位片上，可以看到由鹰嘴窝和冠状突窝形成的"X"征，并且由肱骨小头、肱骨滑车在侧位片上形成同心圆形影像，但是这种"标准侧位"并不容易拍摄到。在侧位片上应全面评估鹰嘴、冠状突、桡骨头前半部、脂肪垫征、肱骨前线和桡骨肱骨小头线（图3-6A）。

在侧位片上，肱骨前线沿着肱骨的前皮质，并且通常穿过肱骨小头的中间1/3，这是由于肱骨远端有一定的前倾（图3-6B）。此结构关系的任何偏差均表示骨折，特别是儿童髁上骨折。桡骨肱骨小头线可以用来评估肱桡关系，通过桡骨颈长轴的连线应该通过肱骨小头中心，将肱骨小头平分为两半，而且不论肘关节的屈曲角度和X线投照角度如何改变，这种肱桡关系都是成立的（图3-6C）。

前后脂肪垫分别位于冠状突和鹰嘴窝中。通常前侧脂肪垫在侧位片上可见，形状非常像直角三角形，直角相对的边位于前方（图3-7A）。肘关节内的张力增高使前轮廓弯曲，形成了一个凸起的边，即所谓的三角帆帆船标志（图3-7B）。后脂肪垫位于鹰嘴窝的深处，并且被侧面黑白片上的骨结构遮盖不容易看到。在受到创伤后，前脂肪垫的位移或后脂肪垫的存在是关节内渗出或者出血的高度可靠征象，通常是发生了关节内骨折（图3-7C）。但是，很多医师的研究开始质疑脂肪垫征和骨折的关系，但是出现这种征象让我们高度怀疑关节内骨折，以免造成漏诊的意义仍然十分重要，进一步行其他影像检查或者定期复查是必需的。

拍摄内翻或外翻应力像有助于诊断韧带撕裂或肘部不稳定，正常施加应力时不应出现"开口征"，若关节间隙与健侧相比大于1mm，可视为异常，有诊断意义。在急性创伤时拍摄应力片会增加患者痛苦，所以通常在麻醉下操作，进行手术前及手术中的评估（图3-8）。

急性肘关节创伤时，计算机断层扫描（CT）检查在隐匿骨折或者复杂骨折等特殊情况时起着补充作用。通常用于诊断复杂骨折或骨折脱位，以更好地显示解剖结

图3-6　侧位的正常影像解剖图（A）。长箭头—冠状突；三角箭头—冠状突窝；短箭头—鹰嘴窝。肱骨前线和桡骨肱骨小头线（B）。肱骨前线（白线）沿着肱骨的前皮质绘制，通常穿过肱骨小头中间1/3。桡骨肱骨小头线（黑线）沿着桡骨颈的长轴，通过肱骨小头中心。手术中更容易拍摄到"标准侧位"，可以看到肱骨小头及滑车形成的同心圆，术者将肘关节旋转轴定位针置于圆心，定位针在侧位上显示为一个点（C）

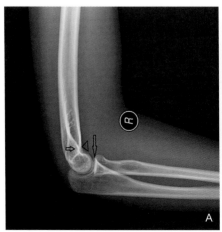
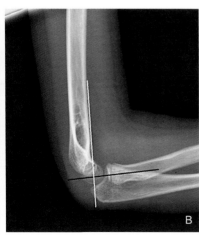
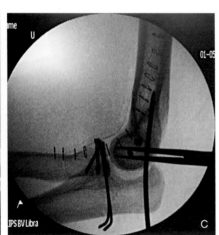

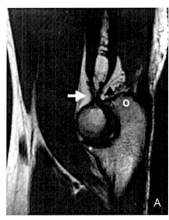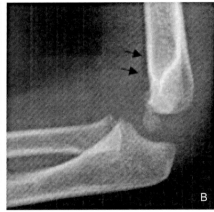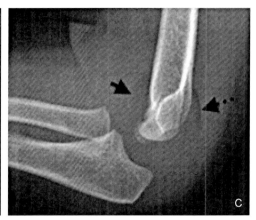

图3-7 肘部脂肪垫。矢状T₁加权磁共振图像显示冠状突窝内正常的前脂肪垫（白色箭头），注意前边缘是直的；后脂肪垫（虚箭头）位于鹰嘴窝内，通常在黑白片上被骨结构遮盖；O—鹰嘴；星号—冠状突（A）。儿童的侧位黑白片；箭头指示前脂肪垫的正常直前轮廓（B）。后脂肪垫不可见。同一儿童患肢的侧位黑白片显示正前方的脂肪垫（箭头）和后脂肪垫（虚线箭头）（C）

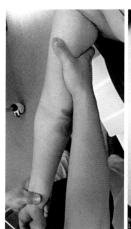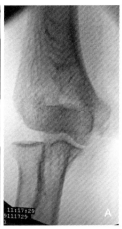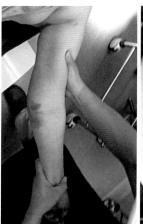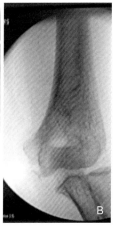

图3-8 麻醉下进行肘关节稳定性评估。施加内翻应力时，可见外侧肱桡间隙增宽（A）；施加外翻应力时，可见内侧肱尺关节间隙增宽（B）

构、明确骨折分型、评估关节内游离体，并辅助进行术前规划（图3-9）。

肘关节的影像纷繁复杂，对于急性肘关节创伤，普通黑白片仍然是评估肘部损伤的主要影像，CT通常用于发现隐匿骨折及评估复杂骨折或骨折脱位。MRI可用于检测隐匿性骨折、骨软骨损伤和急性韧带或软组织损伤。更常见的MRI用于慢性或运动性损伤患者，而不是急性创伤患者。为了准确地描述肘关节的任何影像，需要我们对受伤机制、骨折形态及分型以及韧带软组织损伤有充分的理解。其他影像检查还包括超声、放射性核素扫描、血管造影等，多用于非急性的或者特定病例，例如慢性肘关节不稳定、肘关节感染、肘关节松解术前评估动脉等，在本章节不多加介绍。

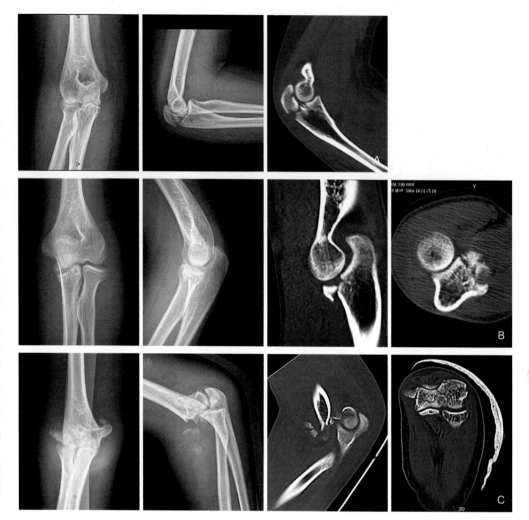

图3-9 黑白片并不能显示尺骨鹰嘴骨折的关节面累及程度，CT关节面压缩塌陷提示骨折不能使用张力带固定方式，并且做好局部植骨准备（A）；黑白片不能显示损伤严重程度，可能导致错误的治疗选择甚至漏诊，CT显示冠状突骨折移位明显，肱尺关节半脱位，有手术指征（B）；CT可以显示出肱骨髁间粉碎程度以及冠状面骨折，提示医师选择尺骨鹰嘴截骨入路，并准备好微型埋头加压螺钉固定微小骨折块（C）

▌ 参考文献

1. Morrey BF, Sanchezsotelo J. The elbow and its disorders [M]. 3rd edition. Philadelphia, PA: WB Saunders, 2000: 13-42.

2. Palmer AK, Glisson RR, Werner FW. Ulnar variance determination[J]. Journal of Hand Surgery, 1982, 7(4):376-379.

3. Athwal GS, Rouleau DM, Macdermid JC, et al. Contralateral elbow radiographs can reliably diagnose radial head implant overlengthening [J]. Journal of Bone & Joint Surgery American Volume, 2011, 93(14):1339-46.

4. Kissoon N, Galpin R, Gayle M, et al. Evaluation of the role of comparison radiographs in the diagnosis of traumatic elbow injuries [J]. 1995, 15(4):449-453.

5. Weller SC, Mann NC. Assessing rater performance without a "gold standard" using consensus theory [J]. Medical Decision Making, 1997, 17(1):71-79.

6. Carson S, Woolridge DP, Colletti J, et al. Pediatric Upper Extremity Injuries[J]. Pediatric Clinics of North America, 2006, 53(1):41-67.

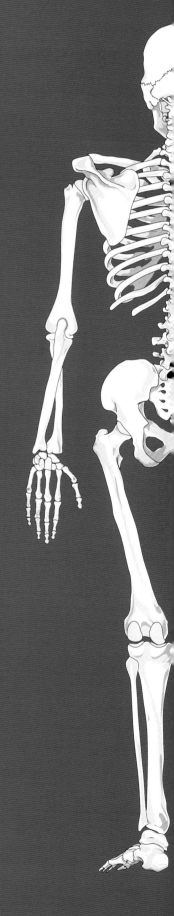

|第4章|

肘关节损伤
的手术入路

查晔军

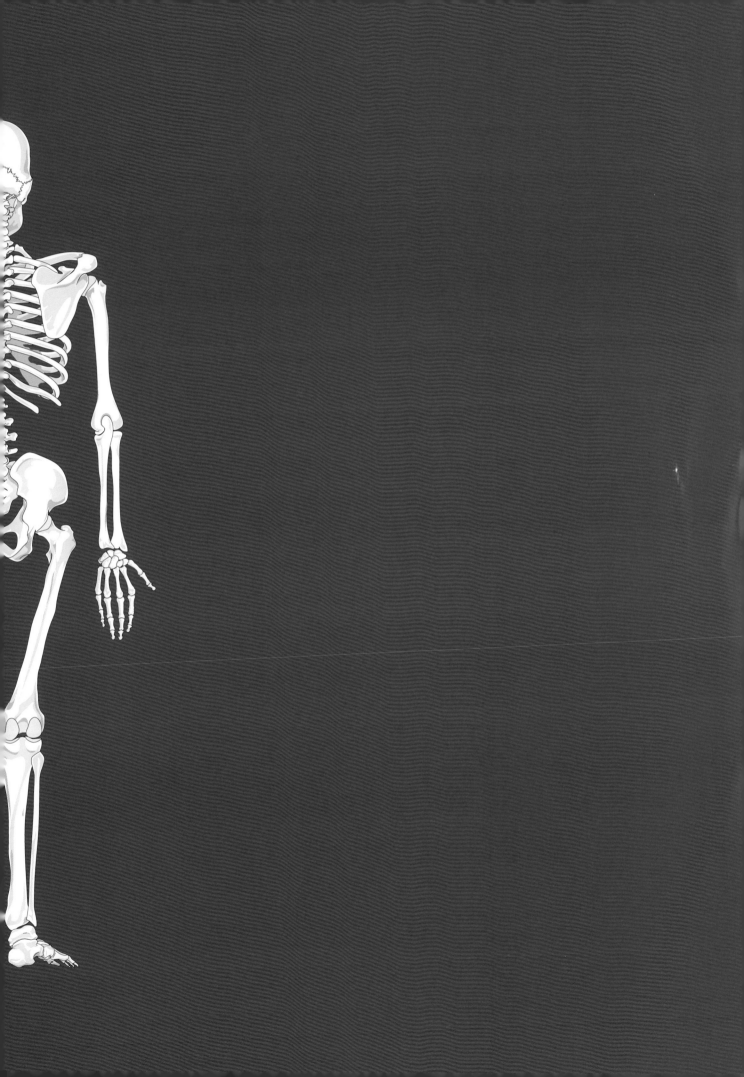

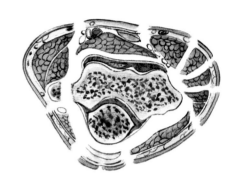

肘关节外科医师应充分了解肘关节的功能及手术相关解剖，以避免损伤神经和血管等。目前有许多作者介绍了多种肘关节手术入路（图4-1），以改善手术效果并减少并发症。每种入路应首先考虑肘关节与其周围神经血管的关系。

图4-1 肘关节周围手术入路示意图

所有肘部损伤的重建手术均可以通过有限或延长的内侧、外侧或后侧切口经安全的神经界面完成，个别情况下也可联合应用。由于神经血管并发症发生率很高，近年来经肘窝肱桡肌和旋前圆肌间隙的前方入路（即延长的Henry入路）使用较少，本章不进行介绍。

一、外侧入路

适应证包括：

- 桡骨头或肱骨小头骨折；
- 肱骨远端外侧柱骨折和冠状面剪切骨折；
- 外侧副韧带和环状韧带的修复或重建；
- 外侧网球肘的止点清理手术；
- "肘关节三联征"等复杂性肘关节不稳定；
- 肘关节脱位或半脱位的延迟治疗；
- 骨间背侧神经（PIN）的松解或重建；
- 合并或不合并关节炎的创伤后肘关节挛缩的松解术；
- 桡骨头切除或置换术。

患者仰卧位，上肢放在桌上，绑止血带，肘关节屈曲，前臂旋转中立位。或采用过胸位操作。

（一）Kocher入路（图4-2）

切口起自肱骨外侧髁上嵴，沿着肱骨外上髁，经桡骨头，直到尺骨后缘（约8cm）。游离皮下组织时，需要保护外侧皮神经的终末支。

近端的解剖标志是位于肱三头肌的肱骨后方止点和桡侧腕长伸肌之间的外侧柱，经外上髁往下，通过深筋膜下的一条薄束脂肪带找到Kocher间隙（肘肌和尺侧腕伸肌之间的肌间隙）。切开深筋膜，牵开肘肌和尺侧腕伸肌，电凝骨间动静脉返支的小分支：显露关节囊、外侧副韧带复合体、旋后肌的后缘。必须小心识别外侧副韧带复合体的后束和环状韧带。在急性创伤性后外侧旋转不稳定中，外侧副韧带通常已断裂。找到外侧副韧带复合体后，沿着断裂部位继续显露桡骨头。对于无法修复的桡骨头骨折，必须考虑桡骨头切除的高度以进行金属假体置换，并对外侧副韧带复合体和伸肌起点在外上髁上进行解剖重建。对于不伴有肘关节不稳定的桡骨头急性骨折，或桡骨头畸形愈合、不愈合等陈旧性损伤，如果外侧副韧带没有断裂，外侧副韧带后束和环状韧带可以辨认。为预防后外侧旋转不稳定，在外侧副韧带前方切开环状韧带：术毕环状韧带很容易缝回原处而保留外侧副韧带前束和环状韧带功能。如果需置入金属桡骨头假体，需剥离旋后肌在尺骨近端的附丽2~3cm以显露桡骨颈。该入路更有助于保护骨间背侧神经，其距离桡骨头关节面平均约5.9cm。为了减少神经损伤的风险，可将前臂完全旋前，贴着尺骨游离旋后肌，将旋后肌的两个头牵向内侧，使骨间后神经远离术野。通过这种方法，可以在桡神经安全范围内显露桡骨颈：结合适当的桡骨头假体置入技术，可以安全正确地切除桡骨颈。如果桡骨头骨折不伴有肘关节不稳定，有限切开尺侧腕伸肌后，于外侧副韧带复合体前缘切开前方关节囊：复位骨折并用微型螺钉固定，螺钉可置于桡骨头边缘的非关节区，即无论在前臂完全旋前还是完全旋后时均不与尺骨相关节的部位。

图4-2 Kocher入路示意图（A和B）

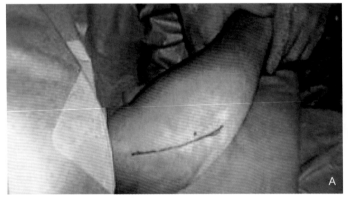
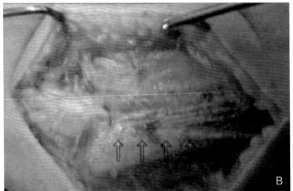

（二）外侧柱入路（图4-3）

此入路适用于治疗无关节内损伤的伸直型或屈曲—伸直型肘关节挛缩。外上髁近端的髁上嵴及其前后方统称为"柱"。使用骨膜剥离子将肱桡肌和桡侧腕长伸肌的止点自肱骨髁上嵴剥离并牵开，并在外侧柱的前方游离肱肌，远端可选用桡侧腕长短伸肌间隙或Kaplan入路，从而游离前侧关节囊，用Homann拉钩牵开前外侧肌肉和神经并保护，然后切除增厚的前方关节囊。

如果肘关节不能达到完全的屈伸活动度，则还需要松解肘关节后方：自肱骨后

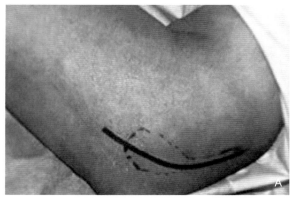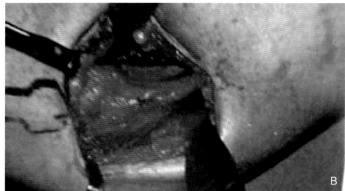

图4-3 外侧柱入路示意图（A和B）

外侧柱游离肱三头肌，切除后方关节囊，清除鹰嘴窝内组织，切除鹰嘴尖。

（三）指总伸肌劈开入路（图4-4）

笔者更喜欢采用外侧柱的指总伸肌（EDC）劈开入路，该入路比Kaplan入路显露的范围更广，比Kocher入路对外侧尺骨副韧带的损伤机会更小，而且可以尽可能地保留外侧尺骨副韧带的止点。可以沿肱骨外上髁和桡骨头中线劈开指总伸肌，向上在肱三头肌与肱桡肌之间切开，将前关节囊与前方软组织作为一个整体拉开，可以很好地显露滑车的内侧半或冠状突。再以内侧软组织为铰链，将肘关节轻度内翻，增宽外侧间隙，可以清晰地显露骨折和复位情况。指总伸肌劈开入路最早由Hotchkiss所报道，Pollock等通过尸体研究分析比较了指总伸肌劈开入路和Kaplan入路显露肱骨远端及冠状突的范围，发现指总伸肌劈开入路的创伤较小，可以提供更大、更可靠的显露，适用于肱骨小头和滑车骨折、桡骨头骨折、肘关节三联征等复杂骨折、复杂的肘关节僵硬松解术、滑囊切除术、骨折脱位和清理式关节成形术。

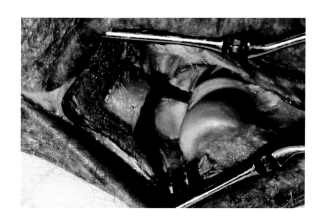

图4-4 指总伸肌劈开入路

二、内侧入路

适应证包括：

- 肘关节僵硬松解术；
- 后内侧骨赘或异位骨化切除；
- 肘管内尺神经损伤或嵌压；
- 内翻后内侧旋转不稳定；
- 内侧副韧带损伤的治疗；
- 冠状突骨折切开复位内固定（ORIF）；
- 肱骨内上髁炎的治疗。

患者仰卧于手术台上，上肢外旋，置于床旁手术桌上，扎止血带。皮肤切口可以是有限的内侧直切口或延长的后内侧切口，通常以内上髁为中心，远近端各延长4~5cm（总长度：8~10cm）。游离皮下组织时，要注意识别和保护经过切口的上臂和前臂内侧皮神经的分支。损伤皮神经可能形成痛性神经瘤。切开皮下组织后可见到内上髁、前方的旋前-屈肌肌群和肱肌，以及后方的肱三头肌腱和鹰嘴。

（一）内侧"过顶"（"over the top"）入路（图4-5）

Hotchkiss介绍的内侧"过顶"入路允许显露肘关节内侧、前侧和后侧。皮肤切口位于肘关节后内侧，长15~20cm。骨性标志是肱骨内侧髁上嵴、内上髁以及鹰嘴和尺骨后内侧缘。该入路于皮下组织中游离并保护前臂内侧皮神经的终末支和肘管内的尺神经。在远端要找到深筋膜下尺侧腕屈肌（FCU）两个头之间的Osborne弓状纤维束：尺神经位于肘管支持带下面。尺神经可在近端髁上水平进入肘管之前被触摸到。

必须了解神经血管（肱动脉和正中神经）与内上髁和冠状突的平均距离分别是3~4cm和1.5cm。向深层显露时的解剖标志，在近侧是肱三头肌与肱肌之间的肌间隔，远侧是旋前-屈肌肌群与尺侧腕屈肌肱骨头之间的间隙。必须显露、松解尺神经，并将其于内侧旋前-屈肌肌群表面前置，以减少术中损伤的风险。近端可切除内侧肌间隔，小心钳夹经过其基底的尺侧副动脉大分支。用骨膜起子于肱骨前侧皮质剥离肱肌并用拉钩牵开。远侧于尺侧腕屈肌（尺神经支配）和桡侧腕屈肌或掌长肌（正中神经支配）之间的神经界面劈开旋前-屈肌肌群。此界面的标志是有小血管穿出深筋膜。游离掌长肌、桡侧腕屈肌和旋前圆肌在内上髁的止点约2cm。牵开旋前-屈肌肌群显露前方关节囊。将旋前-屈肌肌群向外侧牵开以保护正中神经和肱动脉。切除前方关节囊，保留内侧副韧带前束，通过此入路可以切除异位骨化，治疗滑车和冠状突骨折，重建内侧副韧带。该入路也可以向后延伸，从肱骨后面牵开肱三头肌后可显露后侧关节囊，从而允许切除关节周围挛缩的软组织和后方关节囊。

（二）内侧柱入路（图4-6）

该入路是采用有限内侧切口，松解合并或不合并异位骨化、肱尺关节退行性关节炎的肘关节僵硬，也可重建内侧副韧带。其目的是当骨关节解剖正常的情况下，通过有限的切口松解前方关节囊，并安全切除冠状突、鹰嘴的骨赘或异位骨化。

皮肤切口近端沿肱骨内侧髁上嵴向下至内上髁。显露皮下神经和内侧肌间隔，必要时松解尺神经。切开内侧肌间隔后，使用Cobb剥离器和宽拉钩自肱骨前面剥离并拉开前部肌肉，显露前侧关节囊、冠状突和内侧副韧带。仔细完成关节内或关节外操作。如需切除关节囊，从内上髁部分切断并牵开屈肌总腱，显露前侧关节囊；用拉钩牵开肱肌同时保护正中神经和肱动脉。内侧副韧带后束瘢痕性增厚致肘关节屈曲受限时，要松解内侧副韧带后束；切除内侧副韧带后束和后侧关节囊以改善肘关节屈曲活动度。保留旋前屈肌的肱骨头和内侧副韧带前束。

三、后侧入路

后侧纵向皮肤切口在鹰嘴尖弧向内侧或外侧，这是肘关节手术的通用切口。后侧入路具有可延伸性，可以显露肘关节所有内、外和前方深层结构，可以进行绝大多数的肘关节手术。"肘关节的正门在后方"，通过游离内外侧全厚筋膜皮瓣（图4-7），可以治疗肘关节内侧和外侧所有创伤或疾患：内侧通过Hotchkiss的"过顶"入路，外侧通过Kocher入路或指总伸肌劈开入路。

适应证包括：

- 肱骨远端骨折的复位和内固定；
- 骨折畸形愈合或不愈合的治疗；
- 对闭合复位失败的肘关节半脱位或脱位进行手术复位；
- 外伤后肘关节僵硬的手术治疗；
- 肱三头肌肌腱损伤；
- 鹰嘴骨折合并桡骨头后脱位（向后孟氏损伤）；

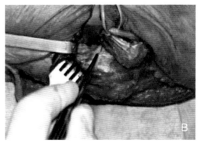

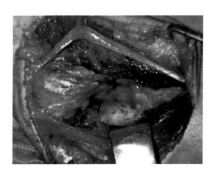

图4-5　Hotchkiss介绍的内侧"过顶"（"over the top"）入路（A和B）

图4-6　内侧柱入路，可显露肱骨远端后内侧和前内侧

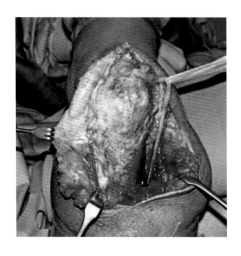

图4-7 所有的后正中入路，首先都要显露尺神经

●肘关节骨性关节炎的清理术；

●全肘关节置换术。

患者体位可采用仰卧过胸位；也可采用俯卧位，上肢外展90°，肘关节屈曲，前臂垂直悬空；还可采用健侧卧位，上臂置于垫枕上，前臂垂直悬空。

后侧切口（正中线、后内侧或后外侧）非常灵活，可以显露后侧、内侧和外侧所有深层结构。目前常首选以鹰嘴为中心的正中线直切口，要避开鹰嘴尖。切口开始于鹰嘴尖近侧8~10cm，沿中线向远侧延长，稍弧向鹰嘴的内侧或外侧，继续沿尺骨中线向远侧延长8~10cm。切开肱三头肌表面筋膜，向两侧游离形成内和（或）外侧全厚筋膜皮瓣。确定鹰嘴后面与内外上髁间的关系。肱骨内上髁近端可触及尺神经。桡神经分别位于内上髁和外上髁近侧约20cm和12cm。在肘管内显露、游离尺神经直到支配尺侧屈腕肌的第一个运动支为止。肘后侧入路时，正确处理肱三头肌肌腱等伸肘装置可以进行充分显露。

特别是行肘关节置换术时，建议将肱三头肌从尺骨止点剥离，最大限度地显露肘关节。而进行所有肘关节翻修术时更需如此。不过肱骨远端骨折和骨折不愈合时行肘关节置换术，可保留肱三头肌在鹰嘴的止点。由于鹰嘴截骨入路可以最大限度地显露肱骨远端关节面，因此非常适用于治疗复杂的肱骨远端关节内骨折。

根据处理肘关节伸肌装置的不同，入路分为以下几种：

●肱三头肌劈开入路（triceps splitting）；

●肱三头肌翻转入路（triceps reflecting）；

●保留肱三头肌入路（triceps preserving）；

●肱三头肌腱膜舌形瓣入路（triceps splitting and tendon reflection）；

●尺骨鹰嘴截骨入路；

●肱三头肌肘肌肌瓣翻转入路（triceps reflecting anconeus pedicle，TRAP）。

（一）肱三头肌劈开入路（Campbell后侧入路）（图4-8）

沿后侧中线劈开肱三头肌，骨膜下向两侧锐性剥离肱三头肌腱的鹰嘴附丽，分别与内侧尺侧腕屈肌和外侧肘肌保持连续性，向两侧牵开显露肱骨远端后侧和肘关节。切开内上髁和外上髁部分肌腱附丽，切开关节囊和切除鹰嘴尖显露滑车。术后需在鹰嘴尖钻孔，以5号不可吸收线缝合固定肱三头肌腱。

适应证如下：

- 全肘关节置换术；
- 无法闭合复位的肘关节脱位和肱骨髁上骨折；
- 肘关节强直；
- 肱骨远端骨折不愈合或畸形愈合。

（二）肱三头肌翻转入路（Bryan-Morrey入路）（图4-9）

肱三头肌翻转入路（Bryan-Morrey入路）是从肱骨和尺骨鹰嘴上游离伸肘装置，将肱三头肌内侧缘从肱骨上进行骨膜下游离，并沿尺骨近端内侧缘切开前臂筋膜，保留肱三头肌、肘肌、前臂筋膜和尺骨骨膜的连续性，将伸肘装置作为一个整体自内侧向外侧翻转。进行半限制型全肘关节置换术时，切除后方关节囊和鹰嘴尖，切开内外侧韧带，完全屈曲关节和外旋肱骨，显露肘关节。术毕，用粗的不可吸收线通过鹰嘴和尺骨所钻骨孔重新缝合固定伸肘装置。

适应证如下：

- 肘关节成形术；
- 无法闭合复位的肘关节脱位；
- 肱骨髁上骨折；
- 肘关节滑膜切除术；
- 肘关节僵硬。

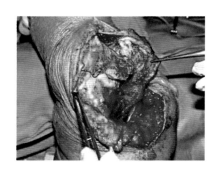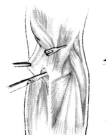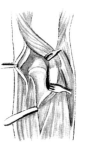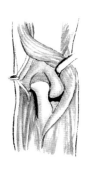

图4-8 肱三头肌劈开入路，即Campbell入路，术后需打孔修复肱三头肌（左图）

图4-9 肱三头肌翻转入路，即Bryan-Morrey入路，主要用于全肘关节置换（右图）

（三）保留肱三头肌入路或经肱三头肌内外侧入路（图4-10）

对于肱骨髁上骨折或关节面不太粉碎的肱骨髁间骨折，无须剥离肱三头肌腱的鹰嘴附丽。该入路还可在关节内粉碎性骨折的老年患者进行肘关节假体置入时使用，以降低类风湿关节炎患者全肘关节置换术后肱三头肌失效的风险。Alonso-Llames称此入路为经肱三头肌内外侧入路（bilateral tricipital approach）。

术中需松解内侧关节囊，游离内侧副韧带、旋前-屈肌肌群止点，显露关节后内侧面。通过Kocher间隔松解外侧副韧带和前方关节囊，将肱三头肌和肘肌从肱骨远端和尺骨上剥离并牵向内侧。于内、外侧从肱骨远端牵开肱三头肌，显露鹰嘴窝、肱骨内外侧柱、内外侧副韧带；若需置入半限制型全肘关节假体，则要切开韧带附着点。

适应证如下：
- 肱骨髁上骨折或非粉碎的肱骨远端"T"形髁间骨折的切开复位内固定；
- 老年骨质疏松患者的全肘关节置换术；
- 类风湿关节炎或炎性关节炎患者在骨与软组织条件较差时的全肘关节置换术。

（四）肱三头肌腱膜舌形瓣入路（图4-11）

切开10cm长，呈倒"V"形的肱三头肌腱膜，并像舌头一样翻向远侧。切开肱三头肌剩余部分（内侧头）并牵开。虽然这种入路可以增加肘关节屈曲范围，非常适用于肱三头肌挛缩的患者，但许多作者报道会发生肱三头肌肌力减弱、肱三头肌去血管化、肱三头肌断裂或粘连等并发症。

进行肱三头肌腱膜舌形瓣入路之前，手术医师必须掌握肱三头肌远端的解剖。肱三头肌长头和外侧头位于内侧头浅面，在中线合成一浅层腱膜，止于鹰嘴近端后方。深层的内侧头是肌肉结构，主要附着于鹰嘴和关节囊，内侧头的肌纤维也附着于浅层腱膜的深面。将肱三头肌浅层腱膜舌形切开并翻转，保留了其鹰嘴的止点，

图4-10 保留肱三头肌入路（经肱三头肌内外侧入路），保留肱三头肌连续性（左图）

图4-11 肱三头肌腱膜舌形瓣入路，损伤较大（右图）

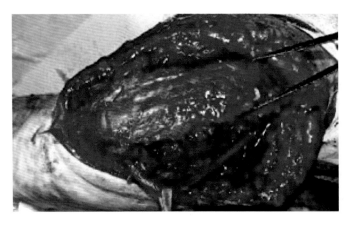
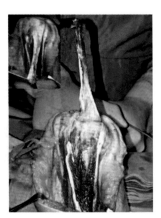

而对于深层的内侧头，不同的学者采用了不同方式进行切开：从近端内侧到远端外侧的斜形切开；或正中线切开，向内外侧牵开。为了降低肱三头肌深头失神经支配的风险，我们建议舌形切开并翻转肱三头肌浅层腱膜后，于内1/3切开深层肌肉，并游离其鹰嘴附着。将内侧头肌瓣（"L形部分"）牵向外侧，显露肘关节后面。

切取肱三头肌腱膜舌形瓣时，必须小心从肌性的深层分离浅层的腱膜瓣。于内1/3切开深层的内侧头，外侧不要将其与浅层腱膜分离，再游离其鹰嘴附着。将肱三头肌内侧头的外侧部分和外侧腱膜一起牵向外侧，并和肘肌保持连续性。肱三头肌内侧头瓣保留了支配肘肌的神经。分离时，要仔细将鹰嘴脂肪垫与其深层鹰嘴窝内的滑膜组织分离，与其表面的肱三头肌内侧头一起牵开。这样，可以保留脂肪垫，避免术后肱三头肌和肱骨之间的粘连。关闭手术切口时，将肱三头肌深层肌肉缝合于鹰嘴和背侧腱膜内侧缘，将肱三头肌腱膜舌形瓣缝合于原来的位置。

（五）尺骨鹰嘴截骨入路（图4-12）

Mac Ausland首次采用尺骨鹰嘴截骨入路，其方法是于滑车切迹后部经关节面横向截骨。Muller提出仅保留肱三头肌附着部的关节外鹰嘴截骨术。近几年尺骨鹰嘴截骨最常见的改进是"V"形截骨术（chevron osteotomy）。"V形"截骨术的截骨位置是鹰嘴"裸区"中间，此处无透明软骨覆盖。此型截骨术的优点是：扩大了截骨接触面，增加了稳定性，有利于骨愈合；截骨入点恰位于关节面中远侧的裸区；在鹰嘴裸区可以接受截骨处复位有轻度的不匹配。

游离皮瓣后显露并游离尺神经。显露肱尺关节后侧关节囊，切开关节囊后，术者找到半月切迹的裸区，并用克氏针标记，确定"V"形截骨的水平。可以使用持骨钳帮助牵开关节。"V"形截骨的顶点位于远侧，仔细确定截骨的水平。使用摆锯进行截骨，最终关节面的截骨使用薄骨刀完成，将鹰嘴截骨块连同附着的肱三头肌向近侧掀起。这样，可以对肱骨远端滑车的粉碎骨折进行解剖复位和坚强固定。术毕固定截骨的方法有张力带、鹰嘴接骨板或者松质骨螺丝钉结合张力带固定。

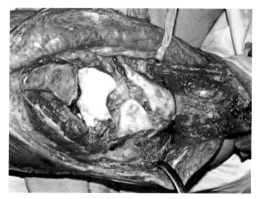

图4-12 尺骨鹰嘴"V"形截骨，可有效显露关节面

鹰嘴截骨入路能够充分显露肱骨远端、肱骨滑车和肱骨小头的前面，但其并发症包括：截骨部位不愈合；由于肱三头肌和鹰嘴间的解剖分离，使肘肌出现失神经支配；截骨端未解剖复位可发生关节内粘连和骨关节炎。

适应证如下：

● 髁部"T"或"Y"形骨折的手术治疗；

● 肱骨远端关节内粉碎性骨折；

● 关节内骨折畸形愈合的手术治疗。

（六）改良的尺骨鹰嘴截骨入路，即肘肌瓣尺骨鹰嘴截骨入路（图4-13）

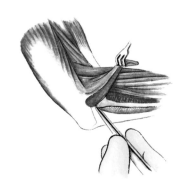

近些年来有学者改良了尺骨鹰嘴截骨入路，即保留肱三头肌和肘肌之间的关系，该入路被称为"肘肌瓣尺骨鹰嘴截骨入路"。此手术入路避免损伤支配肘肌的神经和血管，这样保留了肌肉的神经支配和鹰嘴截骨近端的血供，降低了截骨不愈合率。

深层显露时，近端起自外上髁，沿Kocher间隙切开直到肘肌的尺骨止点，之后沿尺骨后缘进行骨膜下游离。在尺骨骨膜下和外上髁游离肘肌，直到其位于髁上嵴的止点。内侧沿尺骨后缘切开骨膜。骨膜下游离肘肌在尺骨上的附着，直至尺骨鹰嘴正确的截骨平面，将带有骨膜瓣的鹰嘴截骨块牵向近侧（包括与肱三头肌相连的肘肌）。

图4-13 保留肘肌的尺骨鹰嘴截骨入路

（七）肱三头肌肘肌肌瓣翻转入路（triceps reflecting anconeus pedicle，TRAP）（图4-14）

肱三头肌肘肌肌瓣翻转入路由O'Driscoll首先报道，结合内侧肱三头肌翻转入路（Bryan-Morrey入路）和外侧改良Kocher入路进行深层显露，骨膜下游离肱三头肌鹰嘴附着部和肘肌尺骨附着部，连同尺骨骨膜作为一个整体向近端翻起，完全屈曲肘关节，此时能充分显露肘关节。

结合肘关节内侧入路和外侧入路进行深层显露。于内侧显露、游离尺神经。外侧沿Kocher间隔切开，从尺骨骨膜下剥离肘肌，保留外侧副韧带、环状韧带，保留伸肌总腱、桡侧腕长伸肌和肱桡肌的起点。近端沿髁上嵴自肱三头肌和肱骨后缘之间进入。内侧，类似肱三头肌翻转入路（Bryan-Morrey入路），将肱三头肌自肘关节后面游离并牵开。沿着尺侧屈腕肌切开尺骨背侧缘骨膜至鹰嘴以远10cm。自内向外将肱三头肌和肘肌从尺骨上进行骨膜下游离。游离肱三头肌肌腱于鹰嘴的附着后，以缝线在肌腱上做出标记：以便术毕将肱三头肌腱重新准确地修复于原位，以恢复正常的长度和张力。肱三头肌和肘肌肌瓣作为一个整体从尺骨剥离并向近侧翻起。完全屈曲肘关节可以显露肱骨远端，如同尺骨鹰嘴截骨入路常显露的那样，但很难显露滑车的前方关节面。术后必须将肱三头肌腱重新准确地修复于鹰嘴，用5号不可吸收缝线于肱三头肌肌腱原标记处进行缝合修复。缝合的主要并发症是肱三头肌继发性肌力减弱，原因是肱三头肌肌腱从鹰嘴部分或完全游离。也发生过由于肱三头肌腱修复后张力过大导致肱三头肌肌腱变性。在尺骨上钻两个相互交叉的骨孔，缝合线穿肌腱和骨孔后打结，将肌腱固定于鹰嘴。

适应证如下：

●肱骨远端关节内粉碎性骨折的切开复位内固定；

●肱骨远端骨折不愈合；

●老年患者肱骨远端骨折的手术治疗，保留鹰嘴的完整性，从而可以进行切开复位内固定或全肘关节置换。

（八）Boyd入路（图4-15）

采用尺骨近端的后侧入路，沿鹰嘴两侧显露尺骨近端骨折，包括鹰嘴骨折和冠状突骨折，可通过骨折断端清楚显露冠状突骨折。外侧沿肘肌和肱三头肌间隙（Boyd间隙）进入，显露桡骨头骨折，进行桡骨头骨折的固定或置换。

适应证如下：

●合并桡骨头骨折或脱位的复杂鹰嘴骨折（孟氏损伤）；

●经鹰嘴的肘关节前脱位或向后骨折脱位。

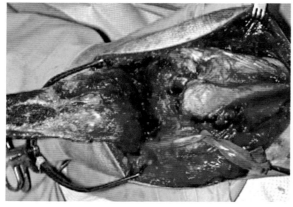

图4-14 肱三头肌肘肌肌瓣翻转入路

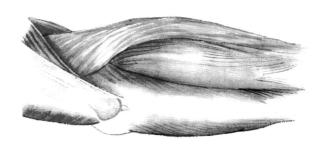

图4-15 Boyd入路，沿尺骨嵴桡侧，近端沿肘肌和肱三头肌间隙进入

▌ 参考文献

1. Morrey BF, Sanchezsotelo J. The elbow and its disorders [M]. 3rd edition. Philadelphia, PA: WB Saunders, 2000: 13-42.

2. Stanley D, Winson IG. A surgical approach to the elbow[J]. Journal of Bone & Joint Surgery British Volume, 1990, 72(4):728-729.

3. Cohen AP, Redden JF, Stanley D. Treatment of osteoarthritis of the elbow: a comparison of open and arthroscopic debridement [J]. Arthroscopy the Journal of Arthroscopic & Related Surgery, 2000, 16(7):701-706.

4. Gervasio O, Zaccone C. Surgical approach to ulnar nerve compression at the elbow caused by the epitrochleoanconeus muscle and a prominent medial head of the triceps[J]. Neurosurgery, 2008, 62(1):192-193.

5. Assmus H, Antoniadis G, Bischoff C, et al. Cubital tunnel syndrome - a review and management guidelines [J]. Central European Neurosurgery, 2011, 72(02):90-98.

6. Gorder V, George W. Surgical approach in supracondylar 'T' fractures of the humerus requiring open reduction [J]. Jbjs, 1940, 22(1):39-40.

7. Mckee MD, Kim J, Kebaish K, et al. Functional outcome after open supracondylar fractures of the humerus. The effect of the surgical approach [J]. J Bone Joint Surg [Br], 2000, 82(5):646-651.

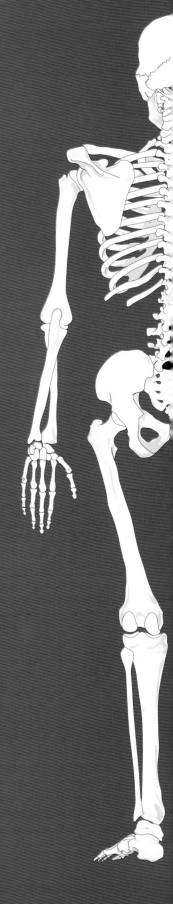

| 第5章 |

肘关节损伤术后疗效
分析及并发症

查晔军

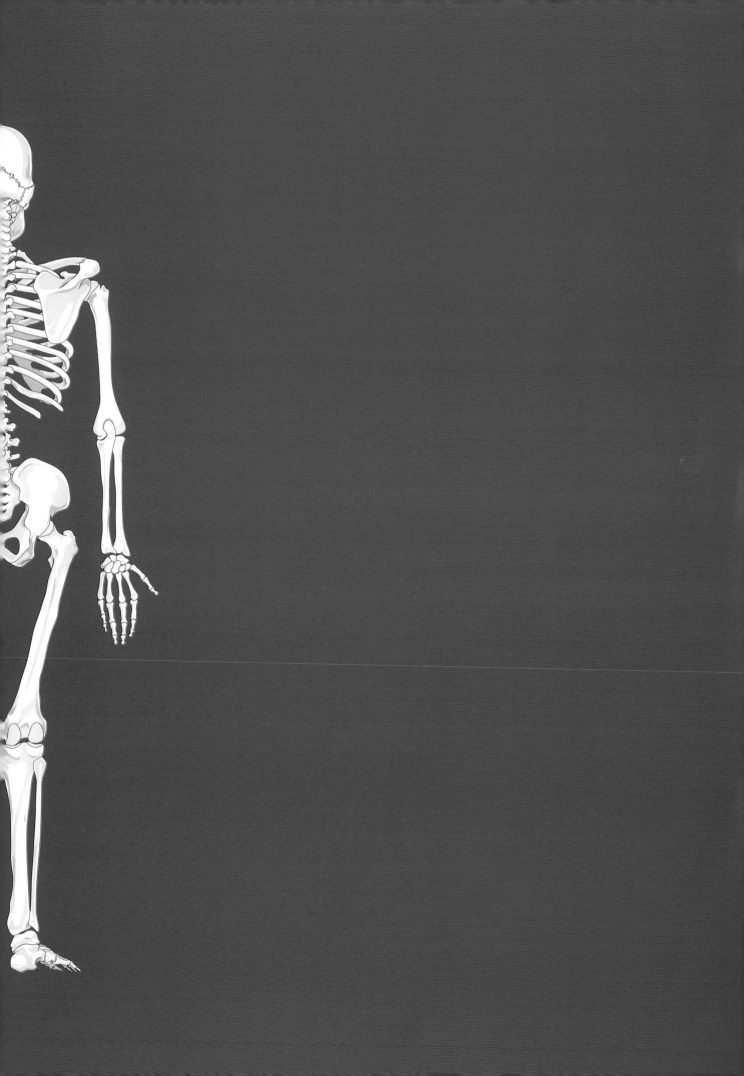

一、肘关节损伤术后疗效分析

肘关节损伤术后，通常用肘关节是否稳定、有无疼痛、是否有力、能否达到功能活动度等指标进行评价。

近年来，越来越重视患者对治疗结果的主观感受。因此设计了很多专门针对肘关节和上肢的评价工具，这些工具是为了评价疾病和治疗对患者功能和生活质量的影响。如美国肩与肘协会评分系统（American Shoulder and Elbow Surgeons Elbow Form，ASES-e）是基于医师和患者双方的评价；DASH评分全球应用较广，可完整记录肩肘手上肢功能；HSS评分（Hospital for Special Surgery Elbow Assessment）；Broberg and Morrey Scale（Functional Rating Index）；ELBEX评分；患者肘关节评价（The Patient-Related Elbow Evaluation，PREE）使用视觉量表来评估疼痛和日常功能，既包括了患者的特殊症状，也包括了生理、社会和心理的功能状态。

外科医师可选择合适的评价方法对疗效进行评估，目前国内通常使用Mayo肘关节功能评分（Mayo Elbow Performance Score，MEPS）对肘部及前臂功能进行量化（表5-1）。

表5-1　Mayo 肘关节功能评分（MEPS）

	功能分值
疼痛（45分）	
无	45
轻微	30
中度	15
严重	0
运动（20分）	
>100°	20
50°~100°	15
<50°	5
稳定性*（10分）	
稳定	10
中度稳定	5
不稳定	0
日常生活功能	
梳头	5
自己吃饭	5
清洁会阴	5
自己穿衣	5
自己穿鞋	5

续表

功能分值

总分	100

注：*稳定 = 临床上没有明显的内、外翻松弛；中度稳定 = 小于10°的内、外翻松弛；不稳定 = 10°或10°以上的内、外翻松弛。优，90或90分以上；良，75～89分；可，60～74分；差，60分以下

摘自：Morrey BF, Bryan RS, Dobyns JH and Linscheid RL. Total elbow arthroplasty. A five year experience at the Mayo Clinic. J Bone Joint Surg (Am) ,1981, 63-A: 1050-1063

二、肘关节损伤术后常见并发症

1.
肘关节僵硬
Stiffness

肘关节僵硬是肘关节外伤后最常见的并发症。肘关节比其他关节更容易发生创伤后关节僵硬，具体原因尚不清楚，其复杂的解剖结构有一定作用：一个关节腔内包含3个相互匹配的关节；在肘关节整个运动过程中，外侧副韧带和内侧副韧带常处于紧张状态；紧邻肌腱、肌肉和皮肤。肘关节僵硬主要表现为关节周围软组织挛缩、异位骨化（HO）、骨关节不匹配等方面。通常，伸肘受限比屈肘受限更常见。僵硬的程度与早期损伤的能量、异位骨化的程度以及术后开始活动的时间有关。治疗方法包括：静态夹板、异位骨化切除和关节囊松解。

2.
异位骨化
Heterotopic
Ossification

关节周围异位骨形成是创伤后的一个常见后遗症，表现为成熟的骨组织形成，替代了周围损伤的软组织，病因目前尚不清楚，可能是创伤后间质细胞或成纤维细胞在骨形态发生蛋白（BMP）存在的条件下分化增殖成成骨细胞。相关因素有头部创伤、烧伤、严重创伤、制动、手术时机选择不当、强力被动活动等。直接创伤及其程度是异位骨化最常见的原因。根据文献报道，单纯肘关节脱位后异位骨化的发生率为3%。而伴有桡骨头骨折的肘关节复杂不稳定时，异位骨化的发生率从15%上升到20%。若肘关节创伤合并有中枢神经系统损伤，异位骨化的发生率将明显上升。文献中，合并颅脑损伤的肘关节和前臂创伤的异位骨化发生率是33%～76%。骨性或软组织损伤、颅脑损伤和烧伤的程度越严重，异位骨化的发生率也越高。创伤后制动或神经源性肌肉挛缩引起活动逐渐受限，可促进异位骨化的形成。异位骨化通常出现于手术或神经系统损伤后2～3

周，此时应采取积极措施避免关节活动功能逐步丧失。

异位骨化通常发生于水肿和充血的组织中。常见于前方关节囊和肱肌之间、后方关节囊和肱三头肌之间。对于切除的理想时间，目前并没有统一的意见，许多术者建议X线平片上可见骨小梁时，应切除异位骨化。目前一般认为需至少满6个月后才考虑手术。为预防异位骨化发生，术后可口服非甾体类药物如吲哚美辛6周。使用鲑鱼降钙素鼻喷剂2周可能比口服非甾体类药物更有效。对于伴有闭合性颅脑损伤的异位骨化高危患者也可采用单次低剂量放疗进行预防，但其预防作用并不明确，有可能影响骨折愈合。

Hastings和Graham提出了肘关节异位骨化的X线与临床分型。Ⅰ型：出现异位骨化但没有功能限制；Ⅱ型：有异位骨化；ⅡA：屈伸活动受限；ⅡB：旋转活动受限；ⅡC：屈伸和旋转活动均受限；Ⅲ型：关节强直。

3. 不稳定/再脱位 Instability/Dislocation

单纯肘关节后脱位复位后较少出现持续不稳定或再脱位，但在复杂骨折脱位时则易出现，术中对软组织过多剥离也是造成不稳定或再脱位的原因之一。术者对骨折或韧带损伤认识不足、术中没有进行有效的修复，或治疗失败、骨折继发移位、韧带修复失效等是发生复发性不稳定常见的原因。其治疗方法包括：修复关节囊韧带；重建断裂或变薄弱的韧带结构；骨折的内固定；人工桡骨头置换；对骨折畸形愈合或骨缺损的部位施行截骨或植骨，并使用铰链式肘关节外固定架固定。处理不当者很快就会发生创伤后关节炎。

4. 创伤后关节炎 Post-traumatic Arthritis

高能量损伤后，发生关节炎很常见，可能与关节面严重破坏、早期软骨受到压缩有关。伤后肘关节持续不稳定、未能重建肘关节的对合关系常可导致严重的关节炎，更多见于复杂的肘关节骨折脱位患者。对年轻患者，可选择筋膜间隔式关节成形术；对老年且活动量较小的患者，则可选择全肘关节置换术。

5. 神经损伤

肘部外伤后及术后均可能出现桡神经、尺神经或正中神经的损伤。最常见的是在手术显露过程中的尺神经损伤。桡骨近端手术时桡神经也容易被损伤。发生原因与下列因素有关：直接损伤神经、术中过分牵拉神经、神经周围发生血肿、直接机械压迫神经、由于绷带或肿胀刺激神经等。应仔细检查以及时发现伤后神经功能受损情况。若术后立即出现尺神经的运动功能减退以及神经支配区域的严重疼痛且不能确定神经存在的状态，是立即手术探查减压的指征。若属神经支配区的感觉减退，特别是不完全性的感觉减退，可进行观察，多自行恢复，不需要手术探查。伤后3个月神经功能仍无恢复，经肌电图检查证实，可行手术探查。晚期尺神经麻痹常是由于肘关节伸直受限以及尺神经沟内瘢痕压迫所致。

6.
血管损伤

肱动脉破裂最常见。应及时复位骨折移位或关节脱位以恢复血管灌注。若复位后动脉灌注仍未恢复，应行血管造影明确血管损伤部位，必要时行动脉重建。

7.
骨筋膜室综合征
（Volkmann挛缩）

常由于软组织损伤所致的严重肿胀。复位后应注意抬高患肢，避免肘关节过屈。动态持续观察神经血管功能及检测骨筋膜室压力，必要时行前臂筋膜切开减压。

8.
内固定失效/骨折不
愈合

术后内固定失效与骨折的粉碎程度、固定的稳定性及术后康复过程中对骨折固定的保护相关。根据文献报道，骨折不愈合的发生率为5%~15%。Coonrad认为诊断骨折不愈合的标准是：至少6个月骨折在临床或黑白片上表现为无愈合进展，局部可有疼痛、不同程度的关节不稳定和活动受限。若骨折获得了纤维愈合，局部无疼痛，屈肘超过90°，可不予处理；若骨折不愈合，伴有疼痛或肘屈伸受限较严重时，应予手术治疗，对年轻患者可采用内固定加植骨，术中应注意切除骨折断端的硬化面，再根据具体情况决定是否用植骨块充填缺损。

9.
骨折畸形愈合

肘关节骨折漏诊、骨折块复位欠佳、关节面对合不良，或后期骨折复位丢失均可造成骨折畸形愈合，引起外观严重者可出现创伤后关节炎。

10.
感染

文献报道肘部创伤术后感染率为0~6%。一旦感染，需要切开引流、清创、大量冲洗，以及根据伤口细菌培养合理应用抗生素。如果内固定牢固，则不需要取出，因为即便感染大多数骨折仍能愈合。如果软组织的感染严重已累及骨折端，则需要使用外固定架固定，保持伤口开放并需多次扩创。

11.
肘外翻畸形

外髁骨折、桡骨头骨折或肱骨小头骨折时复位不当或内固定失效，以及骨块切除会导致肘外翻，造成迟发性尺神经麻痹，需行尺神经前移。

12.
肘内翻畸形

肱骨髁间骨折、髁上骨折或内髁骨折时复位不当或内固定失效可出现肘内翻畸形。

13.
缺血坏死

相对少见，常见于肱骨小头和桡骨头。

14.
下尺桡关节脱位或
疼痛

慢性手腕疼痛提示可能存在其他合并的损伤，如骨间膜损伤、下尺桡关节损伤或三角纤维软骨复合体损伤。早期正确诊断这些合并损伤非常重要，特别是对于可能需要切除桡骨头的Mason Ⅲ、Mason Ⅳ型桡骨头骨折。对于已经存在桡骨向近端移位者，为防止移位及症状加重，可能需行尺桡骨融合。

15.
创伤后尺桡骨融合

常在尺桡骨近端骨折处理不当时发生，造成患者手臂旋转受限，需要手术切除进行松解。

16.
桡骨头脱位

尺桡骨近端骨折及向前或向后孟氏损伤时，尺骨近端没有达到解剖复位，常可出现肱桡关节不匹配，桡骨头向前或向后脱位。

17.
全肘假体松动、磨
损和不稳定

肘关节的骨性结构相对比较复杂而软组织覆盖较少。既往进行过多次手术、既往存在严重肘部疾患（如类风湿关节炎或创伤后关节炎等）、老年患者严重骨质疏松、术中处理不当均可能造成全肘关节假体的松动、磨损和不稳定。这些并发症有的不仅需要再次手术治疗，也会影响最终的治疗效果。

18.
肱三头肌肌力
弱triceps
weakness

所有侵犯伸肌装置的手术入路都会导致肱三头肌肌力减弱。例如，全肘关节置换时的肱三头肌翻转入路（Bryan-Morrey入路），鹰嘴截骨术后愈合不良和截骨端分离等。类风湿关节炎患者的肱三头肌肌腱质量较差，也容易造成肱三头肌修复失效。一般认为术后早期肌力减弱可能是由疼痛引起，但肱三头肌分离也可导致肌力减弱。如果发生肱三头肌断裂或分离，需立即进行修补或重建手术。

19.
假体周围骨折

在钢板内置物周围发生骨折，也可称为"假体周围骨折"。如果术中发生假体周围骨折，应进行内固定。但更多见于全肘置换后，假体周围骨折可累及肱骨的上髁部位（Ⅰ型），后遗症较少；也可发生在骨-假体混合节段的骨干骨折（Ⅱ型）或肱骨柄尖部的近端肱骨骨折或尺骨柄尖部的远端尺骨骨折（Ⅲ型）。假体的松动增加了发生上述各种骨折的危险性。处理原则类似于股骨假体周围骨折。如ⅡA型，若假体仍稳定，固定牢固，可用钢丝环扎或接骨板螺丝钉固定骨折；若假体已发生松动，可更换为长柄假体，使其通过骨折端进行固定；若骨折发生在假体柄的近端，原来的假体仍保持稳定，则可使用接骨板或皮质骨板进行固定骨折，若原来的假体已发生松动，则应更换为长柄假体。

20.
其他不适 | 术后内固定物引起的不适症状中有34%~66%需要取出内固定物。桡骨头骨折保守治疗或手术治疗后都可发生复杂区域疼痛综合征，可能与创伤本身有关。

▍ 参考文献

1. Gschwend N, Simmen BR, Matejovsky Z. Late complications in elbow arthroplasty[J]. Journal of Shoulder & Elbow Surgery, 1996, 5(2):86-96.

2. Ikävalko M, Lehto MU, Repo A, et al. The Souter-Strathclyde elbow arthroplasty. A clinical and radiological study of 525 consecutive cases [J]. Journal of Bone & Joint Surgery British Volume, 2002, 84(1):77.

3. Voloshin I, Schippert DW, Kakar S, et al. Complications of total elbow replacement: A systematic review[J]. Journal of Shoulder & Elbow Surgery, 2011, 20(1):158-168.

4. Zumstein MA, Pinedo M, Old J, et al. Problems, complications, reoperations, and revisions in reverse total shoulder arthroplasty: a systematic review [J]. Journal of Shoulder & Elbow Surgery, 2011, 20(1):146-157.

5. Michener LA, Mcclure PW, Sennett BJ. American Shoulder and Elbow Surgeons Standardized Shoulder Assessment Form, patient self-report section: reliability, validity, and responsiveness [J]. Journal of Shoulder & Elbow Surgery, 2002, 11(6):587-594.

6. Frankle M, Levy JC, Pupello D, et al. The reverse shoulder prosthesis for glenohumeral arthritis associated with severe rotator cuff deficiency. a minimum two-year follow-up study of sixty patients surgical technique [J]. Journal of Bone & Joint Surgery American Volume, 2005, 87(8):178-190.

7. Boileau P, Watkinson D, Hatzidakis AM, et al. Neer Award 2005: The Grammont reverse shoulder prosthesis: results in cuff tear arthritis, fracture sequelae, and revision arthroplasty[J]. Journal of Shoulder & Elbow Surgery, 2006, 15(5):527-540.

第二篇
各部位损伤的治疗

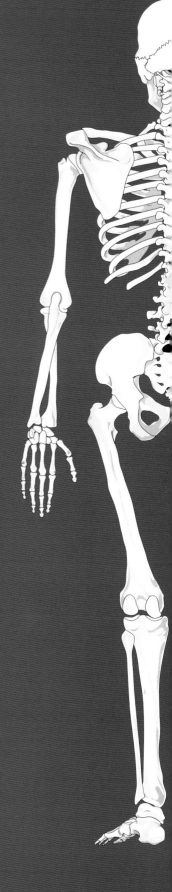

| 第6章 |

肱骨髁部骨折

韩 巍 公茂琪

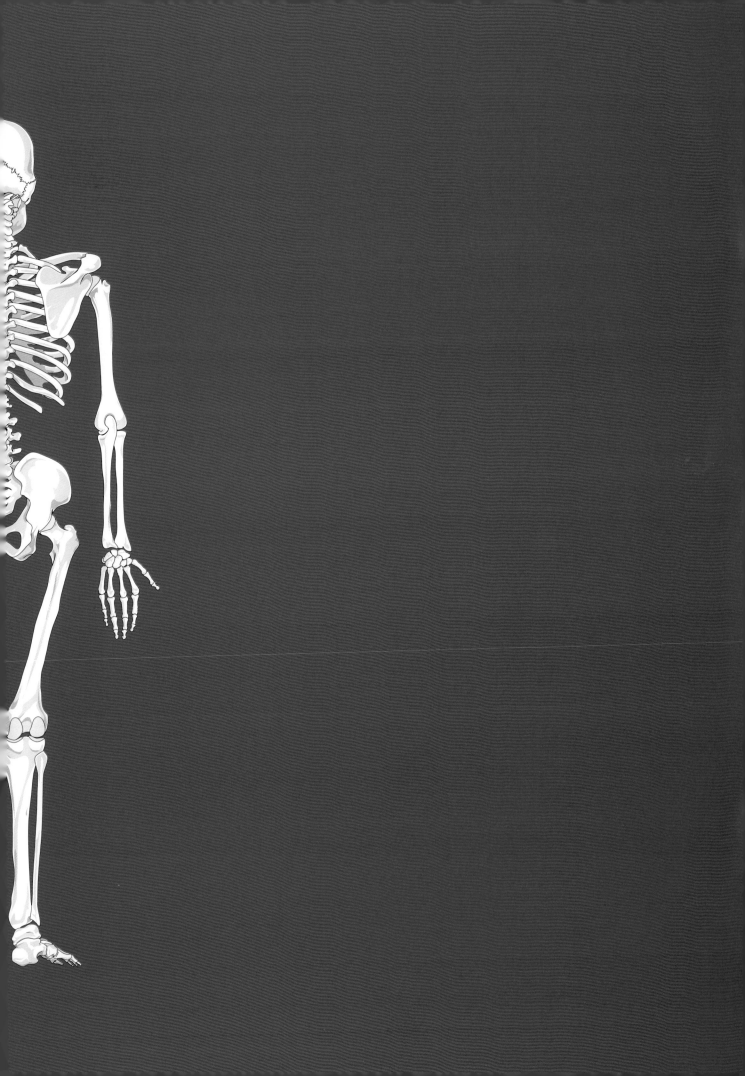

第一节 肱骨内上髁骨折

肱骨内上髁骨折约占所有儿科肘部骨折的12%。这种骨折最常发生在9~14岁的儿童身上，通常，男孩的发生率是女孩的4倍。其中，50%的儿童发生肱骨内上髁骨折与肘关节脱位相关，15%~18%的儿童发生内上髁骨块嵌顿在肘关节内。据报道，10%~16%的骨折儿童存在尺神经功能障碍。

关于肱骨内上髁骨折的治疗尚存在争议，包括测量黑白片上骨折移位距离的可靠性、手术治疗适应证以及手术治疗和非手术治疗的结果。鉴于儿童和青少年比成人更多地参与体育运动，甚至有的从事专业竞技体育有重返高运动水平的愿望，这些都是重要的考虑因素。

一、相关解剖

肱骨内上髁骨化中心出现在4~9岁，是肱骨远端骨化中心中最后融合的，一般在15~20岁融合。内上髁是肱骨远端后内侧面的一个隆起，由于受到牵拉作用，会导致撕脱骨折。作为一个隆起，它不会使骨纵向生长。它是屈曲旋前肌群和尺侧副韧带（UCL）的起点，在年幼的儿童身上，关节囊的部分可以延伸到隆突近端，但在大龄儿童，随着外膜向近侧移动，骨折处通常在关节外。尺神经会经过内上髁后方的肘管，所以内上髁骨折时存在尺神经损伤的风险。

二、损伤机制

导致肱骨内上髁骨折的损伤机制包括直接暴力以及较常见的撕脱损伤。直接暴力会导致内上髁碎裂，而撕脱骨折可以以几种方式发生：肘关节伸直并外翻，手腕背伸撑地时，由屈曲旋前肌群牵拉导致；单纯的屈曲旋前肌群牵拉引起的撕脱骨折，例如发生在摔跤运动中；撕脱骨折也以由内侧副韧带的牵拉引起，与肘关节脱位同时发生。

三、骨折分型

肱骨内上髁骨折有很多分型系统，大都将骨折分为轻微位移、移位且旋转、骨折嵌入肘关节同时伴有或不伴有肘关节脱位（图6-1）。临床上Watson Jones分型最常应用，Ⅰ型骨折（移位小于5mm）以非手术治疗为主，Ⅲ型（不伴有脱位）和Ⅳ型骨折（伴有脱位）需要手术治疗，而对于Ⅱ型骨折（移位大于5mm）的治疗仍然存在争议。

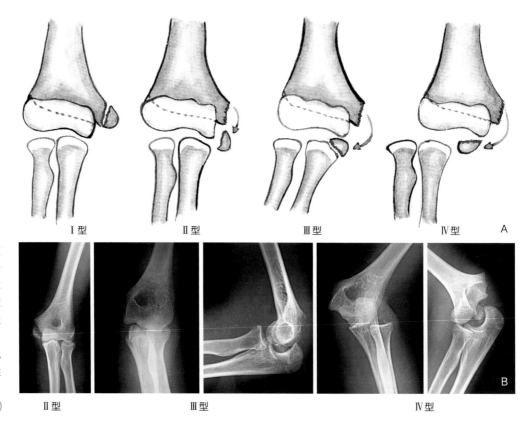

图6-1　Watson Jones肱骨内上髁骨折分型。Ⅰ型：移位小于5mm，无旋转；Ⅱ型：移位大于5mm，有旋转；Ⅲ型：嵌顿，无脱位；Ⅳ型：嵌顿性脱位。示意图（A）与X线检查可见（B）

四、体格检查

肱骨内上髁骨折具有骨折的一般特点：软组织肿胀、肘部内侧触痛、骨擦音和畸形。肘关节的活动度可能会因嵌顿骨块或继发性疼痛而减少。另外，这种骨折也可能伴随其他部位损伤，包括桡骨远端、桡骨头、桡骨颈、冠状骨和鹰嘴。要进行详细的神经血管检查，特别注意尺神经功能。

五、影像学表现

有的文献中建议肱骨内上髁骨折拍摄肘关节前后位、侧位及内斜位黑白片，也有建议拍摄肘关节的轴位片。但是在我们的临床工作中，对于肘关节外伤就诊的患者通常只拍摄前后位及侧位黑白片，诊断内上髁骨折之后，也不会加拍上述特殊体位的黑白片。影像表现包括：皮质失去连续性，骨骺线两侧边缘的平行度丧失，并且宽度增加（需要与健侧对照）。通常不存在肘部脂肪垫征，因为损伤是关节外骨折。如果肘部存在广泛的肿胀，就必须高度怀疑肘关节脱位或肘部的其他骨折。在尚未出现滑车骨化中心的年龄（小于8岁）见到"骨化中心"，以及明确可见内上髁骨块出现在关节水平，都应该视为嵌顿，被嵌顿骨块通位于滑车和尺骨鹰嘴半月切迹之间，通常伴有肘关节脱位或者脱位已经自行复位。

有医师借助CT或者尸体骨折模型测量内上髁骨折的真正移位距离，认为常规的正侧位黑白片明显低估了骨折移位程度，因为骨块移位方向与标准的正位投照并不垂直，而内斜位以及轴位片才能最大限度地准确显示移位距离。但是这种测量上的误差对临床上患者的诊断、治疗方式选择以及预后会产生多大影响尚不清楚，而且目前并没有公认标准化的、可操作性最佳的、高度精确的测量方法。另外，放射技术人员的操作误差也很难控制，所以我们仍然采用常规的正侧位拍摄黑白片并简单测量移位距离。

六、治疗

手术治疗绝对指征是开放性骨折或嵌顿的内上髁骨折（图6-2）。相对适应证包括尺神经功能障碍、肘关节不稳定、骨折移位大，以及运动员对迅速恢复高水平训练的要求。对内上髁骨折特别是移位无嵌顿类型的最佳治疗是存在争议的，有证据显示手术和非手术治疗都有良好的效果。大多数的治疗评估都是基于移位的程度。移位距离也存在争议，从几毫米至1厘米以上，可是如上所述，传统测量移位的方法可能都会低估移位程度，因此，之前将手术适应证和治疗结果与移位距离联系起来的研究结果可能是无效的。

（一）非手术治疗

非手术治疗通常使用长臂石膏将肘关节固定在90°位，制动3~4周。对于骨块

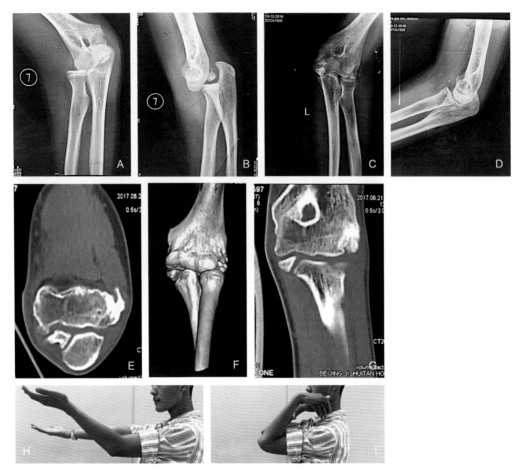

图6-2　嵌顿的内上髁骨折，未经复位，错误的治疗导致严重的肘关节功能障碍（A~I）

嵌顿的患者可以采用Roberts手法试行手法复位，即肘部施加外翻应力，前臂旋后位，腕关节和手指背伸，依靠屈肌来牵拉出嵌顿的关节内骨块，将Ⅲ型变为Ⅱ型之后可以采用非手术治疗（图6-3）。肱骨内上髁骨折的非手术治疗具有很好的结果。多个长达30多年的随访研究证实，对移位5~15mm的肱骨内上髁骨折，采用非手术治疗及手术治疗进行对照，尽管非手术组不愈合率高达63%~89%，但非手术组和手术组都取得"良好"的结果（图6-4）。甚至对于运动要求较高的患者，例如专业运动员，接受非手术治疗的选手也能够恢复其专业水平。因此，尽管在大多数非手术治疗的骨折中发生不愈合，患者仍然能获得良好的功能结果。在我们医院的实际工作中，对于Watson Jones分型中的Ⅱ型骨折、移位无嵌顿的闭合肱骨内上髁骨折，均建议非手术治疗。

（二）手术治疗

手术固定的方法包括缝线、克氏针、空心螺钉、微型接骨板。通常建议在年幼的儿童身上使用克氏针，而在大龄的儿童身上使用空心螺钉。如果骨块太小不能使

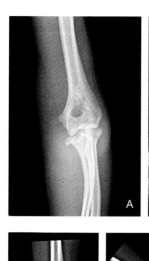
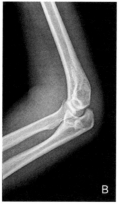
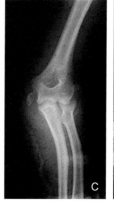
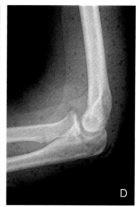

图6-3 患者男性，15岁，Ⅲ型骨折，内上髁骨块嵌顿，使用Roberts手法复位后，采用非手术治疗（A~D）

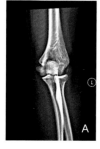
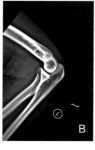
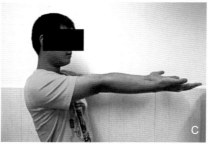
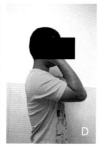

图6-4 陈旧肱骨内上髁骨折不愈合，患者肘关节活动度不受限（A~D）

用螺钉，可以使用克氏针或者缝线。当使用空心螺钉时，使用垫片可以帮助增大加压的表面积，避免螺钉头穿透骨块。少数骨折类型也可以使用微型接骨板进行固定。由于内上髁是偏后部结构，要注意螺钉的方向，通常是从内侧到外侧、从后方到前方倾斜的。必须避免固定物进入鹰嘴窝，导致肘关节无法完全伸直。术后可以短时间石膏外固定7~10天，然后早期功能活动，但是注意避免外翻应力（6-5，6-6）。

尺神经不需要常规探查或转位前置。伤后尺神经功能障碍的发生率为10%~16%，如果发生骨折块关节内嵌顿时，可以高达50%。但是绝大多数能够自行完全恢复。如果术后无法恢复或术后出现迟发性尺神经麻痹，可以采取手术松解。

七、结论

肱骨内上髁骨折约占儿童肘部骨折的12%，有时存在骨折块关节内嵌顿、肘关节脱位、尺神经损伤以及其他上肢骨折。最近的文献对测量骨折移位程度的准确性提出质疑。目前对于有移位的骨折的最佳治疗方式尚存争议。我们的观点是，Watson Jones分型中Ⅱ型骨折，尽管有较高的不愈合率，由于功能结果良好，建议采用非手术治疗。

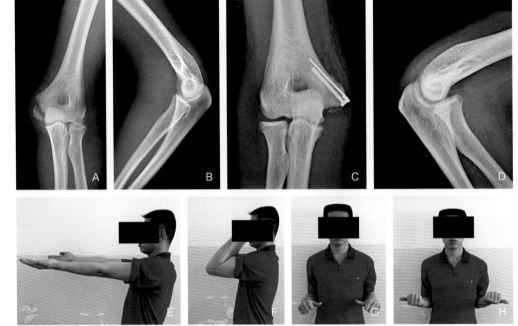

图6-5 Watson Jones
Ⅱ型骨折，采取手
术治疗，使用克氏
针加1枚空心螺钉
固定，正确的手术
方式及术后康复方
案，患者肘关节功
能良好（A~H）

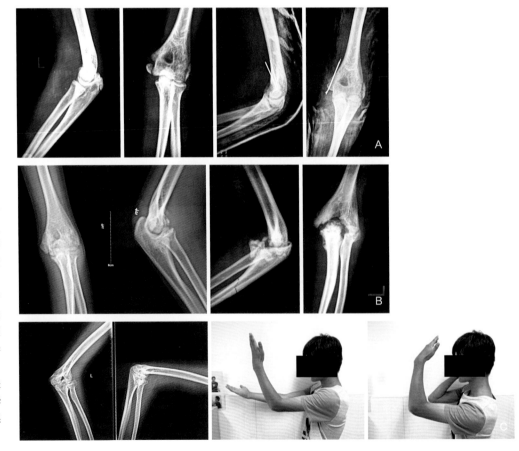

图6-6 患者男性，15岁，
因肱骨内上髁骨
折，在当地医院行
切开复位内固定
术，内固定位置不
当，术后石膏固定
2个月（A）；
因肘关节僵硬，于
术后16个月行肘关
节松解术，在康复
过程中强力锻炼导
致尺骨骨折（B）；
受伤后6年，肘关
节骨性结构明显异
常，活动度受限
（C）

第二节 肱骨外上髁骨折

肱骨外上髁骨折极为罕见（图6-7），成人损伤机制为直接暴力或者撕脱骨折。治疗方案一般采取制动、对症止痛，10~14天即可行功能范围活动。并发症主要包括骨折不愈合，以及部分患者出现活动时肘、腕关节的疼痛不适。

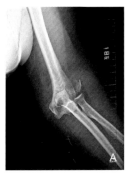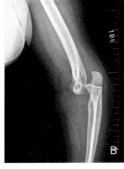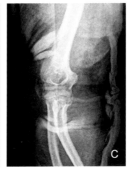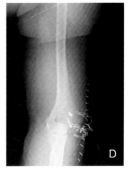

图6-7 肱骨外上髁骨折合并肘关节脱位，骨折小且未累及肱桡关节，手术使用1枚空心螺钉固定及缝合锚钉辅助缝合固定（A~D）

第三节 肱骨外髁及肱骨内髁骨折

肱骨外髁骨折占所有儿童肱骨远端骨折的12%~20%，是第二常见的儿童肘部骨折，仅次于肱骨髁上骨折。这种骨折很容易被漏诊，从而导致骨折不愈合和畸形愈合等并发症。成人肱骨外髁及肱骨内髁骨折只占肱骨远端骨折的5%以下，肱骨外髁骨折比肱骨内髁骨折常见。

Malgaigne在1874年描述了肱骨外髁骨折，但是我们对单髁骨折的了解大多来自Milch，他第一次将这种骨折进行分型。

一、损伤机制

对于儿童肱骨外髁骨折，一种理论认为是桡骨头撞击肱骨远端造成的，而如果应力沿着尺骨向上和向外会导致鹰嘴和冠状突撞击肱骨远端，造成外髁骨折脱位。另外一种理论认为，肱骨外髁骨折是撕脱骨折。桡侧腕长伸肌、桡侧腕短伸肌和肱桡肌附着在外侧髁上，这些肌肉收缩导致肱骨外侧髁撕裂。最有可能的原因是两种机制的结合。Milch Ⅰ型骨折很可能是在肘伸直位时，由桡骨头撞击肱骨小头造成的。累及滑车的Milch Ⅱ型骨折很可能是在鹰嘴将力作用于滑车时，由作用在髁上的肌肉牵拉造成的。

成人的单髁骨折，是由于肘关节处于伸直位时，在内翻外翻应力下，桡骨头或尺骨与髁部直接撞击导致的。

二、临床表现

肱骨单髁骨折通常表现为局部肿胀、瘀斑、触痛以及畸形。

三、影像学表现

对于怀疑肱骨单髁骨折的患者，特别是骨骺尚未闭合的儿童，有多种影像方法可供选择以避免漏诊和误诊（图6-8）以及获得更多骨折信息，例如，黑白片、CT、MRI、超声以及关节造影等。对于成人患者，常规黑白片及CT即可得到足够的骨折信息。应注意肱骨外髁骨折合并损伤，包括腕关节骨折、肱骨内上髁骨折以及并不少见的尺骨鹰嘴骨折（图6-9）。

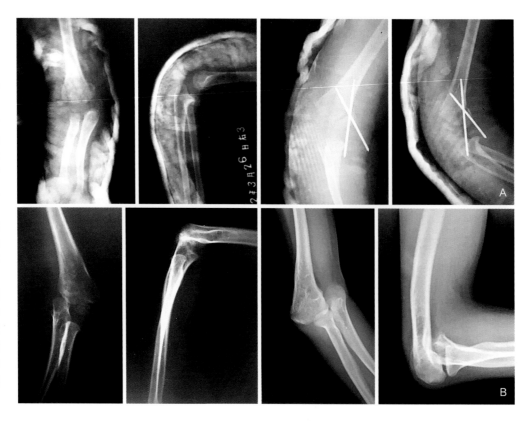

图6-8 误诊以及错误治疗病例。患儿2岁时，摔伤导致肱骨远端Ⅱ型骨骺损伤，干骺端骨块位于内侧，医师诊断为内髁骨折，并且行切开手术治疗，复位不好而且干扰了内侧的骨骺生长（A）；滑车发育不良，导致肘内翻，肱尺关节逐渐出现脱位（左侧两张为6岁时），成年之后的黑白片显示肘关节脱位，肘关节明显内翻（右侧两张为17岁时）（B）

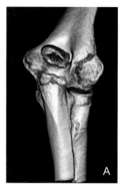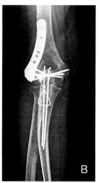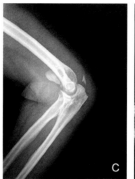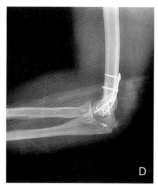

图6-9 肱骨外髁骨折合并尺骨鹰嘴骨折或者撕脱骨折并不少见，注意避免漏诊和手术入路的选择（A~D）

四、骨折分型

　　Milch描述了两种单髁骨折模式：肱骨外髁骨折和肱骨内侧骨折（图6-10）。肱骨小头-滑车间沟是肱骨小头与滑车关节面的分界，滑车外侧嵴是进行单髁部骨折分型的关键解剖结构。在Milch Ⅰ型骨折中，滑车外侧嵴没有被骨折累及，还能够维持关节的骨性稳定。在Milch Ⅱ型骨折中，滑车外侧嵴与骨折的单髁一同移位，造成尺桡骨由内向外脱位。这个分型体系在治疗骨折时用途较少，而且不能涵盖所有的骨折类型（图6-11），其价值很大程度上是历史价值。

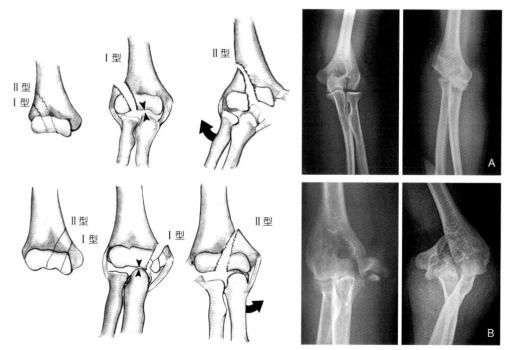

图6-10 肱骨外髁骨折：Ⅰ型中滑车外侧嵴完好，关节稳定；Ⅱ型中外侧嵴骨折，内侧韧带关节囊结构破裂导致关节脱位（A）。肱骨内髁骨折：Ⅰ型中滑车外侧嵴未受累及，关节稳定；Ⅱ型中累及外侧嵴，外侧韧带和关节囊结构破裂导致关节脱位（B）

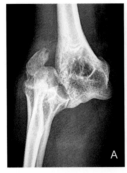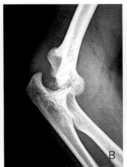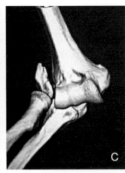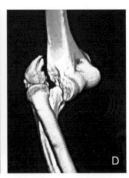

图6-11　正侧位及三维CT重建显示肱骨外髁骨折合并肘关节脱位，但是骨折线并未按照Milch Ⅱ型描述的那样通过滑车外侧壁，仍然出现了脱位，所以Milch分型仍存在不足（A~D）

五、非手术治疗

移位小于等于2mm的骨折采用保守治疗。用长臂石膏可以获得有效的固定，肘关节屈曲90°，外髁骨折时前臂放在旋后位，内髁骨折时前臂放在旋前位，以减少肌肉牵拉。在固定的前3周，建议7天进行一次X线评估，对于儿童进行6周、成人不超过3周的固定。

六、手术治疗

尽管有闭合复位克氏针固定、关节镜辅助复位克氏针固定等微创治疗方式可供选择，大多数手术治疗还是需要切开复位内固定。外髁骨折通常使用外侧肌间隔入路，利用肱桡肌和肱三头肌之间的间隙（图6-12，6-13）；内髁骨折通常使用内侧肌

图6-12　中年男性肘关节损伤后正位和侧面片，显示肱骨外髁骨折合并关节面剪切骨折（A）；手术中采用外侧切口，复位后使用埋头加压螺钉固定剪切面骨折，使用外侧接骨板可以在髁内打入较长的螺钉（B）

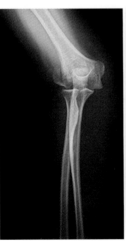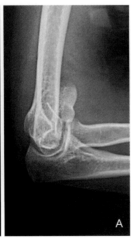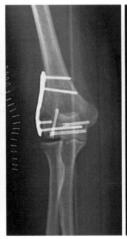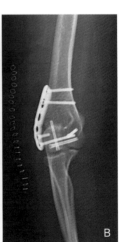

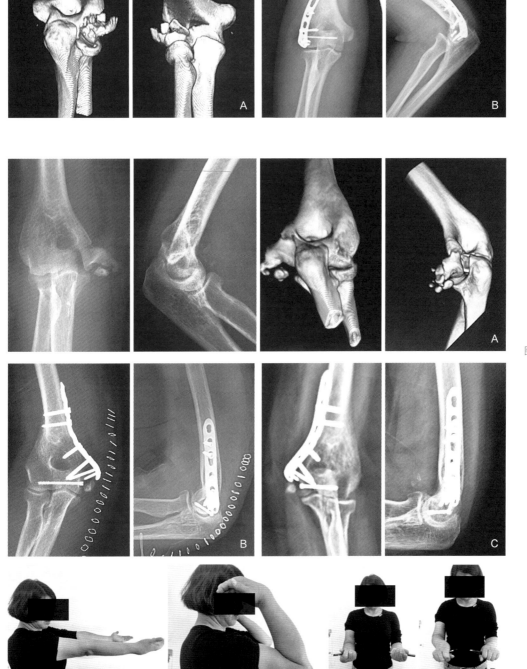

图6-13 中年男性三维CT重建显示外髁粉碎骨折（A）；手术中采用外侧切口，复位后使用空心钉加压固定矢状面骨折线，后方铺设接骨板（B）

图6-14 中年女性肘关节损伤后正位、侧位以及三维CT重建显示Milch I型肱骨内髁骨折（A），患者既往有肱骨内上髁陈旧骨折不愈合，但是肘关节功能良好；手术中采用内侧切口，复位后使用拉力螺钉固定关节面骨折，并使用内侧接骨板固定骨折远近端（B）；1年后黑白片显示骨折愈合良好（C）；患者肘关节功能结果良好（D）

间隔入路（图6-14）。手术中只需必要的显露，注意尽量减少软组织损伤。

在复位之后，儿童可以使用多枚克氏针固定，而且需要在手术切口外放置。钢针可以留置在皮外，这样在取出钢针时不再需要额外的麻醉，但是留置在皮下可以降低感染的风险。成人则根据骨折的形态，选择接骨板安放的位置，一般选择外侧或者后方（图6-12，6-13），远端尽可能使用更长的螺钉增加把持力，如果骨折累及肱骨小头及滑车，建议使用埋头螺钉从前向后予以固定。肘关节远端螺钉固定时，要特别注意螺钉的方向和长度，容易出现的错误是把螺钉打入鹰嘴窝，导致严重的肘关节活动受限（图6-15）。特殊情况下，需要采用尺骨鹰嘴截骨以充分显露累及广泛的关节内骨折（图6-16，6-17）。

成人的肱骨外髁粉碎骨折并不少见，如果手术中无法获得骨折的牢固固定，特别是伴有外侧副韧带损伤时，为了保护骨折的稳定以及修复的韧带，可以使用肘关节铰链式外固定架辅助固定，这样可以允许患肢进行早期的功能锻炼（图6-18）。

在少数肱骨外髁严重粉碎骨折并且伴有严重骨质疏松时，

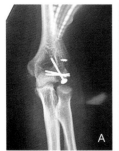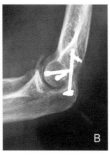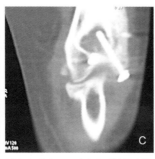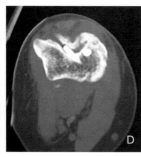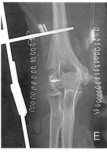

图6-15　手术医师没有注意螺钉方向，其中一枚螺钉进入鹰嘴窝，导致患者肘关节功能明显受限，后期取出原内固定，并且行肘关节松解术（A~E）

图6-16　青年男性肘关节损伤后正位及侧位黑白片显示MilchⅡ型肱骨内髁骨折合并肘关节脱位（A）；为了充分显露关节内滑车骨折，采用后正中入路，尺骨鹰嘴截骨进行复位固定（B）

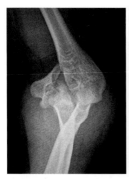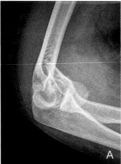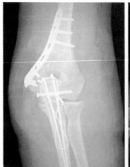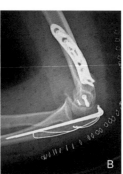

图6-17　中年男性肘关节损伤后正位及侧位黑白片显示肱骨外髁骨折累及部分滑车（A）；为了充分显露关节内骨折，采用尺骨鹰嘴截骨进行复位固定（B）

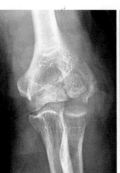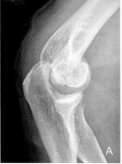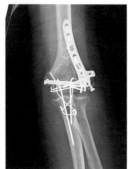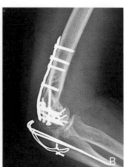

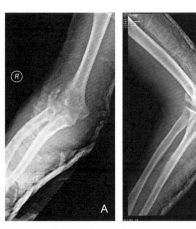
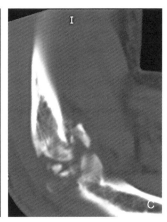
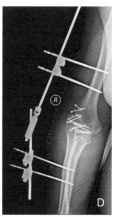
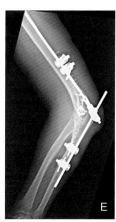

图6-18　手术中使用肘关节铰链式外固定架辅助固定，尽管骨折及韧带不够稳定，但是借助与肘关节同旋转轴的外固定架，允许患者早期功能锻炼（A~E）

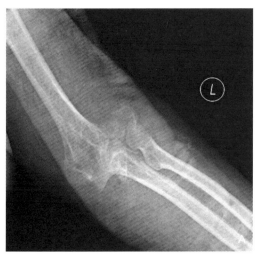
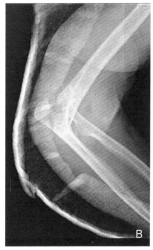
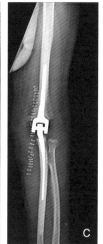

图6-19　患者女性，80岁，外髁粉碎骨折伴严重骨质疏松，采用人工全肘关节置换，虽然外髁完全切除，但半限制型假体仍可有效保证肘关节稳定性（A~C）

由于无法进行有效固定，为了获得较好的活动度，可以进行人工肘关节置换。国外有报道仅置换肱骨远端侧，在我们医院则采用半限制型假体人工全肘关节置换（图6-19）。

七、并发症

肱骨外髁骨折并发症包括生长停滞、骨折不愈合、迟发性尺神经损伤、肘关节僵硬等。外髁骨折容易发生肘外翻、鱼尾样畸形。内髁骨折累及肱尺关节时容易出现创伤后关节炎、肘内翻等并发症（图6-20）。

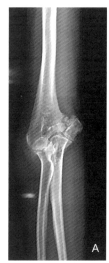
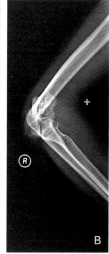

图6-20　陈旧内髁骨折不愈合1例，患者主诉内侧疼痛不适，以及肘关节"内偏"，黑白片显示肘关节内翻，骨折线可见，内髁滑车发育不良（A和B）

第四节　陈旧肱骨外髁骨折

肱骨外髁骨折是小儿常见骨折，约占肱骨远端骨折的16.9%，平均受伤年龄为6岁。最常用Milch分型：Ⅰ型，骨折线位于滑车外侧；Ⅱ型，骨折线通过肱骨滑车。对移位的骨折行切开复位内固定是"金标准"。在小儿发生的骨折发生漏诊或非手术治疗失败在成人即为陈旧肱骨外髁骨折，也按新鲜骨折的分类分为Ⅰ型和Ⅱ型（图6-21）。

在部分患者，特别是儿童陈旧肱骨外髁骨折，由于未长时间持重及体力劳动，除外观异常外（肘内侧凸起、外侧活动骨块、肘外翻），无明显临床症状。但大多数陈旧肱骨外髁骨折患者有临床症状，包括：疼痛（内侧、外侧）、尺神经炎症状、关节不稳定及活动受限。儿童患者多为改善外观而就诊，但成人患者多因活动疼痛、尺神经炎症状及关节不稳定而就诊。

对肱骨外髁骨折的治疗方法目前仍有很大争议。其治疗方法主要包括：减少持重观察、肱骨髁上内翻截骨（尺神经前置或不前置）及骨折固定加植骨。目前关于陈旧肱骨外髁骨折治疗的文献绝大多数是讨论儿童骨折，儿童由于成骨能力强、关节不易僵硬等与成人的治疗方法有所不同。

我们总结了对成人陈旧肱骨外髁骨折的治疗：对Milch Ⅰ型，行肱骨髁上截骨，接骨板内固定，术前有尺神经炎症状者行前置术（图6-22）；对Milch Ⅱ型，由于患者多因疼痛及不稳定就诊，我们行陈旧外髁接骨板固定，骨折端清理取髂骨植骨（图6-23），对要求改善外观者，二期行肱骨髁上截骨术。

陈旧肱骨外髁骨折，由于受伤时骨骺未闭，在发育过程中外髁骨块移位，受外翻应力的影响，滑车大多发育异常而失去正常的形态（如图6-21中陈旧肱骨外髁骨折所见）。

对陈旧Milch Ⅰ型骨折，外髁骨块常变小并失去正常的关节面，桡骨头上移高于

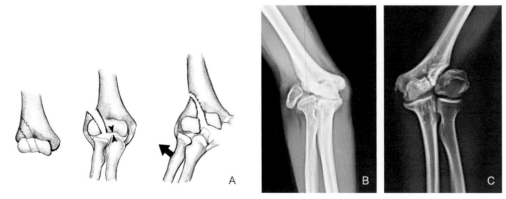

图6-21　新鲜肱骨外髁骨折的Milch分型（A）；B（Milch Ⅰ型）和C（Milch Ⅱ型）为骨折陈旧后的形态

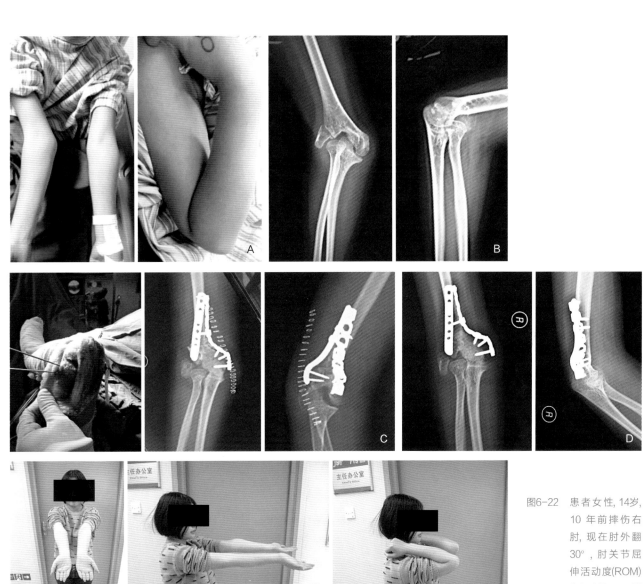

图6-22 患者女性,14岁,10 年前摔伤右肘,现在肘外翻30°,肘关节屈伸活动度(ROM)为0~145°,属于Milch I 型骨折(A和B);肘后方纵行切口行肱骨髁上截骨手术,术后影像显示肘外翻得以纠正(C);术后18 个月随访显示截骨端愈合(D);术后18个月随访,外翻矫正良好,肘关节屈伸及前臂旋转正常,前置后的尺神经症状消失(E)

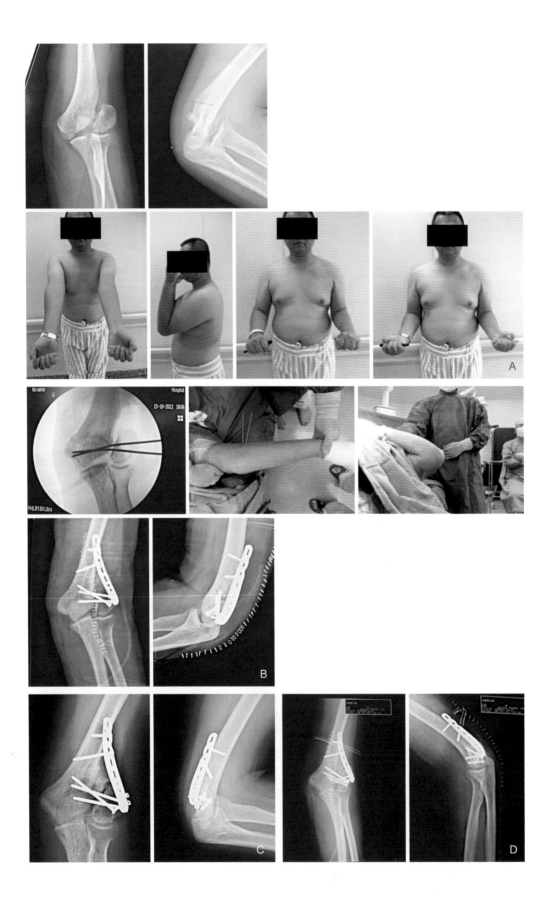

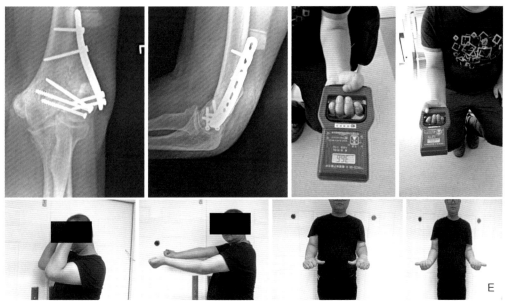

图6-23　患者男性，25岁，17 年前摔伤左肘致Milch Ⅱ型骨折，以承重时肘外侧疼痛1年余就诊。入院时行X线、肘
　　　　关节及前臂活动度检查（A）。术中临时穿针固定外髁检查活动度，活动度减小约20°；接骨板螺钉原位固
　　　　定，取自体髂骨植骨，包括结构性骨块置入防止关节面变窄，同时增加稳定性；用磨钻处理骨折端使骨折
　　　　端陈旧面新鲜化（B）。术后2个月复查发现螺丝钉松动，骨折端清晰；术后1年骨折间隙变宽，提示不愈合
　　　　（C）。二次手术：更换螺钉增加稳定，取髂骨植骨（D）。二次术后7个月，骨折愈合，外髁处承重时疼痛
　　　　消失，肘关节屈曲较术前减少25°（E）

关节面，桡骨头变形呈蘑菇头状，且与变形的肱骨外髁及主骨外侧部分形成假的关
节。在这种情况下对很小的外髁骨块进行固定会影响关节活动，而且也难于获得稳
定的固定及愈合，我们通常采用肱骨髁上截骨来纠正力线、改善疼痛及不稳定，针
对伴发尺神经炎症状者同时行前置术（图6-22）。采用肘后正中入路，由肱三头肌
腱两侧进入截骨区域，术前根据计划的截骨角度计算出截骨三角的底边长度（内侧
柱），截骨三角的第一条截骨线位于鹰嘴窝近端0.5~1cm，先穿克氏针透视下定位，
再根据底边长度决定近端截骨线，也穿克氏针定位，沿克氏针用低速电锯截骨。与
小儿不同，成人在截骨后很难保留外侧软组织合页的完整性，且为防止截骨后对合
时内侧"台阶"过大，常将远端向外侧移位以使远近端对合平衡。需要强调的是，
与正常的肱骨远端骨结构不同，因无外髁的支撑，截骨后无法固定外侧柱，而纠正
外翻的手术应用1块接骨板对成人来说有时会因内固定强度不够而失效，因此，我们
常应用2块接骨板固定截骨端（图6-22, 6-24）。

　　对陈旧Milch Ⅱ型骨折，肱桡关节对应相对完好，对出现疼痛、不稳定的患者，
过去大都因为担心固定后影响肘关节活动度及剥离固定造成肱骨小头缺血坏死，而采
用单纯肱骨髁上内翻截骨改善症状，但也有少数病例报道固定后活动度受影响不大。
对年轻患者，单纯截骨不能完全解决不稳定及因骨块异常活动引起的疼痛。我们通过
术中先穿针固定外髁骨块，然后活动肘关节来判断对肘关节活动度的影响，常发现活

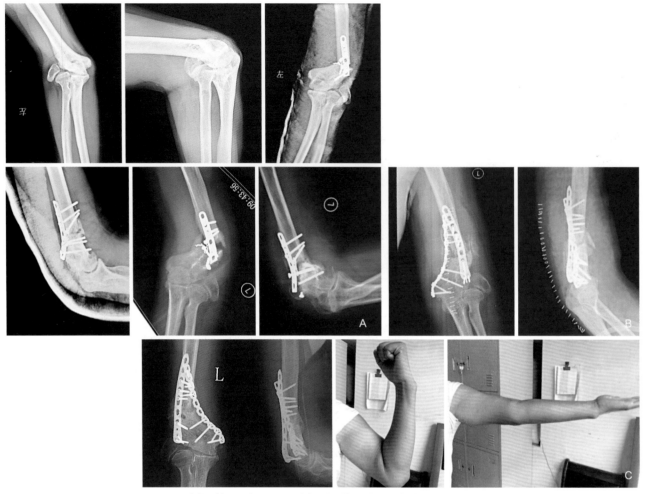

图6-24 患者男性，33岁，Milch I 型陈旧肱骨外髁骨折。在外院初次手术行肱骨髁上截骨，1块接骨板内固定强度明显不足，术后失效（术后3年的影像片）（A）；翻修手术，我们应用2块接骨板固定，取自体髂骨植骨（B）；二次术后12个月黑白片，骨折愈合，肘关节屈曲120°，伸直10°（C）

动度减少不明显（麻醉下常不超过10°）。我们用固定外髁的方法治疗了一组病例，术后肘关节活动度减少最多者为25°。所有患者术前疼痛及不稳定均减轻或完全消除。

取肘近端后外侧切口沿肱三头肌外侧缘进入显露骨折端，不对外上髁部位的附着做剥离，仅处理陈旧骨折端。咬除瘢痕组织后，用磨钻处理使骨折端新鲜化，根据骨折端间隙先取大块髂骨行结构植骨，不改变关节面的宽度，用螺丝钉结合后外侧接骨板固定，再取髂骨骨条填塞缺损处。对术前合并尺神经炎者，需加肘内侧切口行神经松解前置术。我们治疗的病例仅1例出现了骨折端不愈合，通过二次手术加强固定，骨折获得了愈合（图6-23）。我们的病例未发生肱骨小头缺血坏死。

对成人陈旧肱骨外髁骨折要求改善外观者，为防止局部血运破坏大造成陈旧骨折端及截骨面不愈合，我们建议先行外髁固定，待骨折愈合后再二次行肱骨髁上内翻截骨（图6-25）。

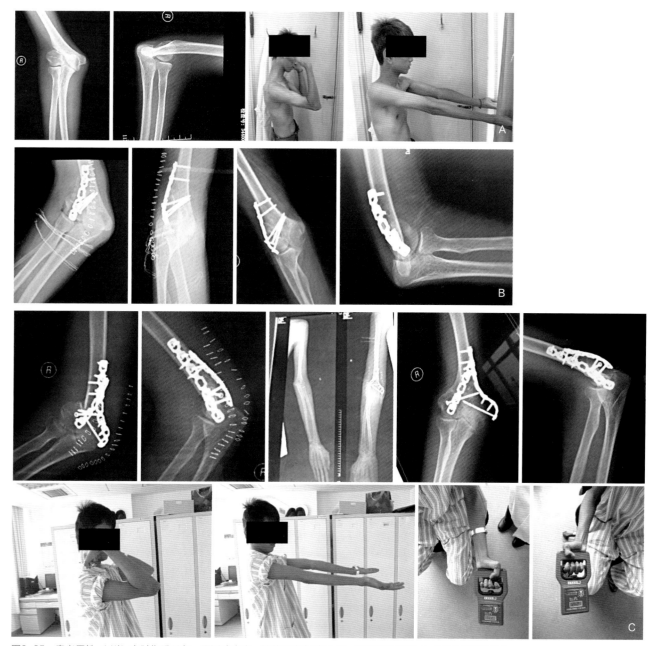

图6-25 患者男性，14岁，右肘伤后13年，因活动疼痛、关节不稳定1年入院，肘关节外翻35°。MilchⅡ型肱骨外
髁骨折不愈合，肘关节屈曲115°，伸直0°（A）；行外髁固定手术，用后外侧接骨板结合螺钉固定，取
髂骨植骨，术后3个月骨折愈合（B）；第一次术后7个月，行髁上截骨矫正外翻畸形，2块接骨板固定，术
后14个月显示骨折愈合好，肘关节屈曲130°（较术前增加15°），伸直5°（C）

▌ 参考文献

1. Peterson CA, Peterson HA. Analysis of the incidence of injuries to the epiphyseal growth plate [J]. J Trauma, 1972, 12:273-279.

2. Landin LA, Danielsson LG. Elbow fractures in children. An epidemiological analysis of 589 cases [J]. ActaOrthopScand, 1986, 57:309-312.

3. Milch H. Fractures and fracture dislocations of the humeral condyles [J]. J Trauma, 1964, 4:592-607.

4. Jakob R, Fowles JV, Rang M, et al. Observations concerning fractures of the lateral humeral condyle in children [J]. J Bone Joint Surg Br, 1975, 57:430-436.

5. Editorial. Fractures of the lateral condyle of the humerus in children [J]. Injury,1985, 16:363.

6. Zeir FG. Lateral condylar fracture and its many complications [J]. Orthop Rev, 1981, 10:49-55.

7. Conner A, Smith MGH. Displaced fracture of the lateral humeral condyle in children [J]. J Bone Joint Surg Am,1970, 52:460-464.

8. Wilkins KE, Beaty JH, Chambers HG, et al. Fractures and dislocations of the elbow region. In: Rockwood CA Jr, Wilkins KE, Beaty JH. Fractures in children, 4th edn, vol 3. Philadelphia: Lippincott-Raven, 1996: 653-904.

9. Flynn JC. Nonunion of slightly displaced fractures of the lateral humeral condyle in children: an update [J]. J PediatrOrthop, 1989, 9:691-696.

10. Flynn JC, Richards JF Jr, Saltzman RI. Prevention and treatment of nonunion of slightly displaced fractures of the lateral humeral condyle in children: an end-result study [J]. J Bone Joint Surg Am, 1975, 57:1087-1092.

11. Hardacre JA, Nahigian SH, Froimson AI, et al. Fractures of the lateral condyle of the humerus in children [J]. J Bone Joint SurgAm, 1971, 53:1083-1095.

12. Haraldsson S. Vascularization of the distal end of the humerus [J]. ActaOrthopScand, 1959, 38:1.

13. Kim HT, Lee JS, Yoo CI. Management of cubitusvarus and valgus [J]. J Bone Joint Surg Am, 2005, 87:771-780.

14. Masada K, Kawai H, Kawabata H. Osteosynthesis for old, established nonunion of the lateral condyle of the humerus [J]. J Bone Joint Surg Am, 1990, 72:32-40

15. Shimada K, Masada K, Tada K. Osteosynthesis for the treatment of nonunion of the lateral humeral condyle in children [J]. J Bone Joint Surg Am, 1997, 79:234-240.

16. Toh S, Tsubo K, Nishikawa S, et al. Osteosynthesis for nonunion of the lateral humeral condyle [J]. ClinOrthopRelat Res, 2002, 405:230-241.

17. Wattenbarger JM, GerardiJ JCE. Late open reduction internal fixation of lateral condyle fractures [J]. J PediatrOrthop, 2002, 22:394-398.

18. Shibata M, Yoshizu T, Tajima T. Long-term results of osteosynthesis for established non-union of lateral humeral condyle in children [J]. OrthopSurg Trauma, 1992, 35:1165-1172.

19. Eamsobhana P, Kaewpornsawan K. Should we repair nonunion of the lateral humeral condyle in children? [J] IntOrthop, 2015, 39:1579-1585.

20. Roye DP Jr, Bini SA, Infosino A. Late surgical treatment of lateral condylar fractures in children [J]. J PediatrOrthop, 1991, 11:195-199.

21. Gong MaoQi, Huang XiaoWen, Wang Cheng, et al. Management of chronic neglected lateral condyle elbow non-union in adults: functional results of a cohort study and a proposed treatment algorithm [J]. IntOrthop, 2016:1-8.

第五节　肱骨小头和滑车骨折

肱骨远端的冠状面剪切骨折可能仅累及肱骨小头，然而大多数情况下会向内侧延伸涉及滑车的一部分。有文献报道单独的滑车骨折，但是这种骨折特别罕见。肱骨小头骨折占肱骨远端骨折的6%及肘部骨折的1%，所以也相对少见。

切开复位内固定是肱骨远端大多数移位冠状面剪切骨折的首选治疗方法。其他几种治疗方案包括闭合复位、骨块切除、关节镜辅助复位和内固定。对于老年人关节内肱骨远端骨折不能达到稳定的内固定的情况下，还可以使用关节置换术，但是关节置换术应用于这种骨折尚未得到很好的研究。

这些骨折的治疗结果仍然是不确定的，因为没有科学完善的比较研究，而且现有研究各自使用不同的评估方法来报道临床结果。

大多数肱骨小头骨折是由低能量损伤引起的，常见于跌倒后腕关节背伸位撑地，肘关节处于不同程度的屈曲角度。生物力学研究尚未证实造成肱骨远端冠状面剪切骨折的机制。根据跌倒后腕关节背伸位撑地损伤的情况，推断出导致骨折的两种机制：第一种机制，通过桡骨的轴向载荷将能量直接传递到肱骨小头之后发生骨折；第二种机制，骨折可以在肘关节不稳和（或）外侧副韧带损伤之后发生，肱骨小头和滑车可能会被桡骨头和冠状突剪切损伤，后外侧半脱位或肘关节脱位时再自动复位。

一、骨折分型

目前有多种用于肱骨远端冠状面剪切骨折的分型系统。Bryan和Morrey提出了基于3种骨折类型的肱骨小头骨折的分类（图6-26）。Ⅰ型骨折（Hahn-Steinthal）仅累及肱骨小头，并带有较多软骨下骨部分；Ⅱ型骨折（Kocher-Lorenz）主要累及覆盖肱骨小头的关节软骨；Ⅲ型骨折（Broberg-Morrey）定义为肱骨小头粉碎骨折；Ⅳ型骨折（McKee）后来被添加到该分型系统中，肱骨小头骨折向内侧累及肱骨滑车部分。

美国骨创伤协会（OTA）分型系统定义肱骨远端的部分关节内骨折为13-B型（图6-27）。其中冠状面的部分关节内骨折被分类为13-B3。该冠状面骨折又进一步细分为仅涉及肱骨小头（13-B3.1）、仅涉及滑车（13-B3.2）或两者均涉及（13-B3.3）。

Dubberley及其同事在对28例接受切开复位内固定术的患者回顾研究中定义了另外一种分型（图6-28）。这种分型系统

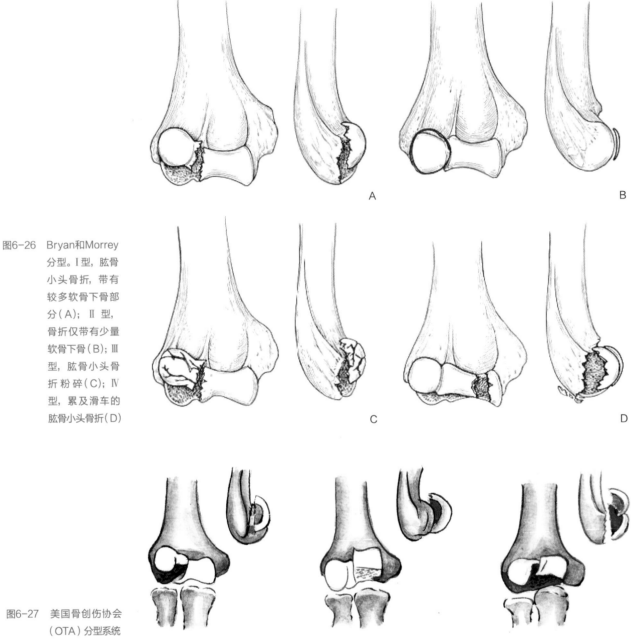

图6-26 Bryan和Morrey
分型。Ⅰ型，肱骨
小头骨折，带有
较多软骨下骨部
分（A）；Ⅱ型，
骨折仅带有少量
软骨下骨（B）；Ⅲ
型，肱骨小头骨
折粉碎（C）；Ⅳ
型，累及滑车的
肱骨小头骨折（D）

图6-27 美国骨创伤协会
（OTA）分型系统

的优势在于它有助于指导手术治疗方案，并提供基于骨折分型的功能预后。1型骨折仅累及肱骨小头或者延伸累及滑车的外侧脊部分。2型骨折形成一个完整的骨折块，该骨折块累及肱骨小头和大部分滑车。2型骨折内侧部分的显露和操作需要更加扩展的入路。3型骨折累及的肱骨小头和滑车是两个独立的骨折块，有可能需要尺骨鹰嘴截骨才能充分显露及固定。另外，用B型来标注同时存在外侧后髁粉碎骨折，这种情况下可能需要植骨充填骨缺损和应用外侧柱接骨板来维持关节内骨折的复位。

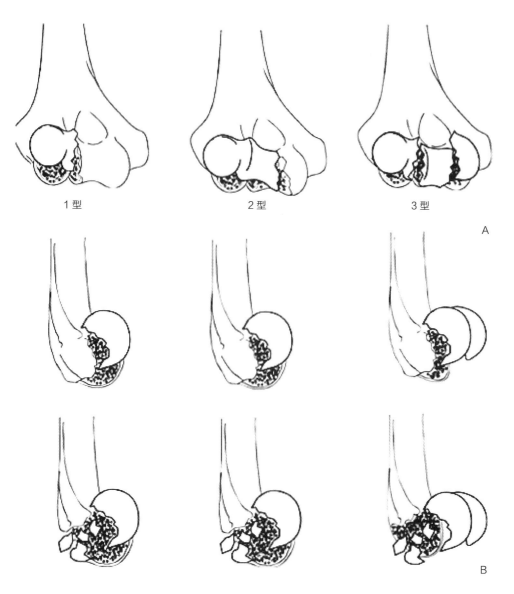

图6-28 肱骨小头和滑车骨
折的Dubberley分
类（A和B）

Jupiter和Ring分型（图6-29）是根据手术中发现的典型骨折模式，将肱骨远端关节面分为五部分（1—5）。 1型骨折累及肱骨小头和滑车的外侧部分（标记为1）。2型是延伸到外上髁的1型骨折（1＋2）。3型是2型骨折进一步累及肱骨小头后方的干骺端（1＋2＋3）。4型是3型骨折累及滑车后部（1＋2＋3＋4）。5型是延伸至内上髁的4型骨折（1+2＋3＋4＋5）

二、患者体位

患者最初取仰卧位，在全身麻醉或臂丛麻醉后，可以在X线透视下施加应力来

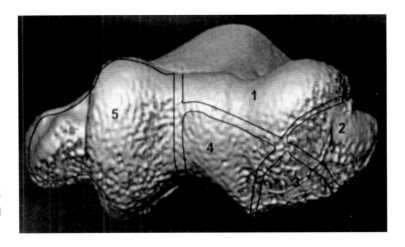

图6-29　肱骨小头和滑车骨折的Jupiter和Ring分型

评估相关的内翻、外翻或后外侧旋转稳定性。手术过程中患者的体位取决于骨折类型、手术切口选择和手术医师的偏好。选择单一内或外侧切口时，可以将患者取仰卧位，患肢放置在手术床旁的手术台上，在这个体位，肘关节外侧及前方可以清晰地显露，也便于显露内侧的滑车。选择后方入路时，可以将患者取侧卧位或侧仰卧位，将患者手臂横跨胸部，在这个体位，便于进行尺骨鹰嘴截骨，从后方显露肘关节。在所有情况下，应准备应用无菌止血带。

三、手术入路

有几种手术入路可供选择，最佳选择取决于骨折特征、合并的其他关节周围损伤和手术医师的熟悉程度。

外侧扩展入路是最常使用的入路（图6-30）。适用于大多数冠状面剪切类型的肱骨小头和滑车骨折，该手术入路可以显露肘关节前方，适用于处理大多数的内侧滑车骨折、关节面压缩骨折、后方的粉碎骨折以及合并的桡骨头颈骨折。皮肤切口以外上髁为中心，远端至桡骨头以远约2cm，深部分离近端经外侧肌间隔显露肘关节前方，在前臂旋前的位置使骨间背神经远离手术区域，远端可以选择Kocher/Kaplan/指总伸肌劈开入路显露肘关节前方。当肱骨外髁后方存在粉碎骨折时，可以将肱三头肌从肱骨后侧剥离显露远端后方骨折，特别注意要保护外侧尺骨副韧带的完整性，如果存在外侧尺骨副韧带止点骨折时，可以将骨折向远端掀开以增加显露范围。

尺骨鹰嘴截骨入路在临床上也比较常用，适用于外侧扩展入路无法有效显露的内侧骨折、关节面塌陷以及后方粉碎骨折（图6-31）。

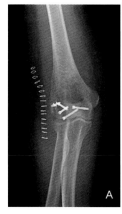
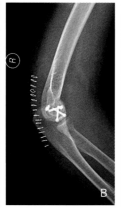
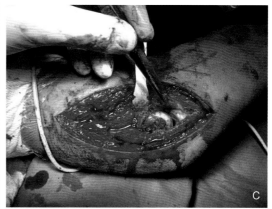

图6-30 扩展的外侧入路可以广泛显露肘关节前方,并且适用于多种内固定方式(A~C)

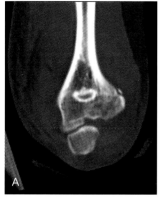
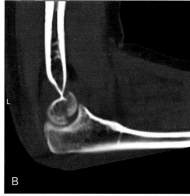
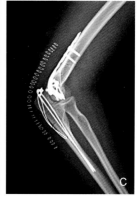
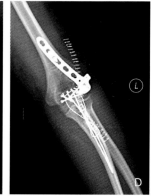

图6-31 CT显示肱骨小头骨折粉碎,为了获得充分的显露,手术采用尺骨鹰嘴截骨进行骨折的复位及固定(A~D)

内侧"过顶"("over the top")入路(图6-32)适用于显露单独滑车骨折,或者使用外侧入路无法有效显露的滑车骨折。以肱骨内上髁为中心的纵行切口,显露尺神经的位置,注意不用过多游离以避免损伤,在尺侧腕屈肌前缘劈开屈曲-旋前肌群并适当剥离掀起,显露内侧的肘关节前方。

前侧入路适用于肱骨髁后方完整的、单纯剪切机制的冠状面骨折。取肘关节前方偏外侧纵行切口,切口位于肘横纹近端,于肱桡肌和肱肌之间显露桡神经,将肱桡肌和桡神经拉向外侧,纵行劈开肱肌,显露前方关节囊及骨折,方便由前向后使用螺钉固定骨折块,以获得更好的生物力学固定,但是该入路并不比前外侧入路更有优势(图6-33)。

四、骨折处理

骨折充分暴露后,小心地去除血肿,并进一步确定骨折的形态、粉碎程度、移位程度和是否存在后方粉碎骨折。注意尽可能保留残存的软组织附着,以最小化骨

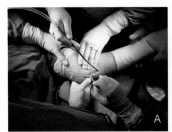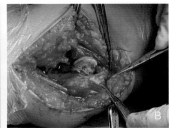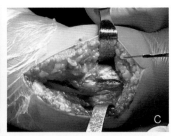

图6-32　肱骨滑车骨折内侧"过顶"入路：由内侧显露尺神经，避免损伤，切开并掀起屈曲-旋前肌群显露骨折（A~C）

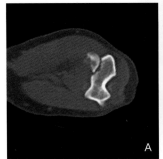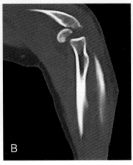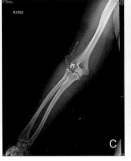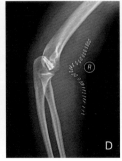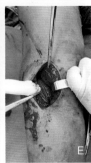

图6-33　单纯肱骨小头关节面骨折，使用前方入路进行显露，从前向后使用埋头加压螺钉固定（A~E）

块缺血坏死的风险，肘关节的伸直有助于剪切骨折块的复位。

有多种固定方法治疗肱骨远端冠状面剪切骨折，包括细克氏针、可降解吸收螺钉、无头加压螺钉和接骨板。在我院对于大多数剪切骨折患者采用外侧扩展入路，后方完整的骨折复位之后由前向后使用多枚无头加压空心螺钉固定（图6-34），特别是骨块缺少足够的软骨下骨时，由前向后使用加压螺钉是唯一的固定方式，即使是陈旧骨折，比如伤后漏诊的情况下，也尽可能复位骨块以降低发生创伤后关节炎的风险（图6-35）。如果后方存在粉碎骨折，使用接骨板铺设在后外方辅助固定（图6-36）。根据骨折粉碎缺损程度决定是否需要植骨。根据术中探查的外侧尺骨副韧带是否损伤以及骨折固定后应力试验评估肘关节的稳定性，决定是否需要修复外侧副韧带以及是否需要辅助铰链式外固定架提供稳定（图6-37），铰链式外固定架的作用除了提供关节稳定性，同时可以牵开关节间隙以减少骨折端承受的应力。在绝大多数情况下，内侧副韧带不需要修复。

骨块切除适用于极少数特殊情况，比如陈旧损伤时无法复位固定的骨折块（图6-38）。对于新鲜冠状面骨折，只有骨折粉碎并且累及范围很广泛，以及无法有效复

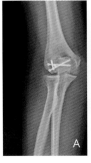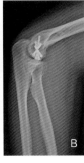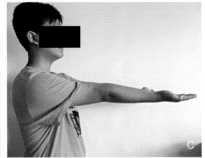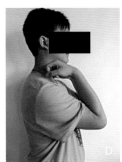

图6-34　前后方向多枚螺钉固定，需要后方髁部完整，是大多数肱骨小头骨折的固定方式（A~D）

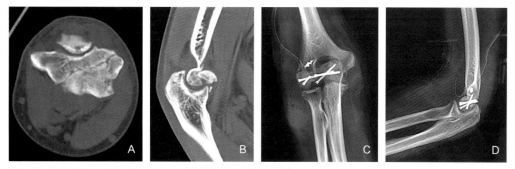

图6-35　陈旧肱骨小头伤后2个月余，肘关节僵硬，屈伸活动度仅有20°，骨折端可以看到硬化改变，骨折块形成骨性阻挡，行骨折重新固定及肘关节松解术，关节面已经无法完全恢复平整（A~D）

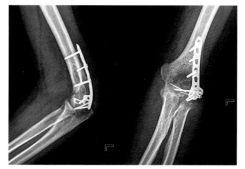

图6-36　后方髁部有骨折时，使用接骨板支撑固定

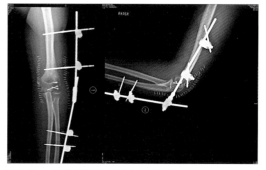

图6-37　手术中使用细空心钉固定骨折，锚钉修复外侧尺骨副韧带，并予以铰链式外固定架固定，术后既保护小骨折块及韧带修复的稳定，又能使患者早期进行全范围功能锻炼

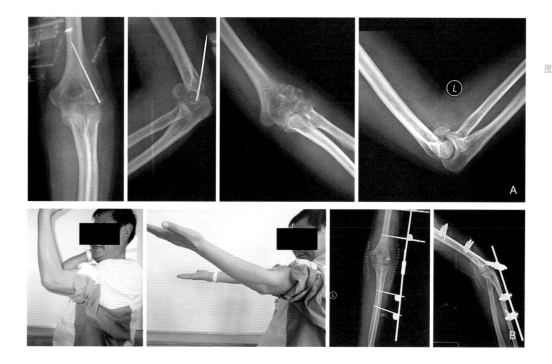

图6-38　患者男性，49岁，肱骨小头骨折使用克氏针固定后失效，再次手术拆除克氏针，骨折未予处理（A）；制动时间过长，骨折块阻挡导致肘关节僵硬，手术行肘关节松解，骨折块无法复位固定，并且不影响骨性稳定，予以切除，采用锚钉修复外侧副韧带结构，并予以铰链式外固定架固定（B）

位固定的老年骨质疏松性骨折，才考虑行肘关节置换术。

滑车骨折少见，骨折块大多完整，新鲜骨折复位后通常采用前后方向的空心螺钉加压固定（图6-39）。陈旧滑车骨折针对患者功能及外观需求，可进行肘关节松解和（或）畸形矫正手术（图6-40）。

五、术后护理

软组织闭合后，手术中再次评估肘关节稳定性和活动度，以及透视下检查关节匹配情况。并根据手术中骨折固定的牢固程度决定术后的开始功能锻炼的时间，肘部夹在稳定位置2周。

除非另有禁忌，否则患者需每日服用25mg吲哚美辛，连续服用3周，以预防异位骨化形成。

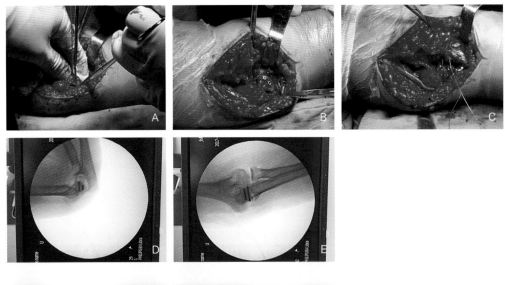

图6-39　复位后使用空心螺钉从前内侧加压固定，术中透视证实复位固定满意，然后缝合修复肌腱（A~E）

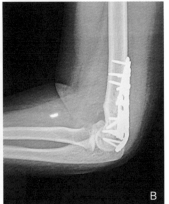

图6-40　患者陈旧滑车骨折，内髁部分完整，注意与内髁骨折鉴别，患者主诉内翻畸形，要求改善外观，肘关节活动度良好，手术行外翻截骨矫形术，术后没有尺神经症状，活动度同术前（A和B）

六、康复和恢复

根据手术中骨折固定的牢固程度决定术后开始功能锻炼的时间。如果骨折足够稳定，术后患者肿胀疼痛可耐受，一般术后去除引流管后就可以开始练习屈伸活动；如果术中骨折固定欠可靠或者修复韧带，屈伸活动通常在术后2周开始，而且在屈伸过程中不要有内外翻的应力，必要时可以使用带屈伸活动轴的肘关节支具（图6-41）。

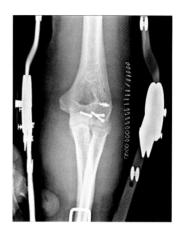

图6-41 带有屈伸活动轴的支具可以避免肘关节出现内外翻应力

▌ 参考文献

1. Cobb TK, Morrey BF. Total elbow arthroplasty as primary treatment for distal humeral fractures in elderly patients[J]. Injury-international Journal of the Care of the Injured, 2000, 31(9):687-692.

2. Mckee MD, Wilson TL, Winston L, et al. Functional outcome following surgical treatment of intra-articular distal humeral fractures through a posterior approach [J]. Journal of Bone & Joint Surgery American Volume, 2000, 82-A(12):1701.

3. Kamineni S, Morrey BF. Distal humeral fractures treated with noncustom total elbow replacement. Surgical technique [J]. Journal of Bone & Joint Surgery-american Volume, 2005, 86(Pt 1):41.

4. Gustilo RB, Mendoza RM, Williams DN. Problems in the management of type III (severe) open fractures: a new classification of type III open fractures [J]. Journal of Trauma & Acute Care Surgery, 1984, 24(8):742-746.

5. Nestor BJ, O'Driscoll SW, Morrey BF. Ligamentous reconstruction for posterolateral rotatory instability of the elbow [J]. Jbjs, 1992, 74(8):1235-1241.

6. Cobb TK, Morrey BF. Total elbow arthroplasty as primary treatment for distal humeral fractures in elderly patients[J]. Injury-international Journal of the Care of the Injured, 2000, 31(9):687-692.

7. O'Driscoll SW, Morrey BF. Arthroscopy of the elbow. Diagnostic and therapeutic benefits and hazards [J]. Journal of Bone & Joint Surgery-american Volume, 1992, 74(1):84-94.

8. Gofton WT, Macdermid JC, Patterson SD, et al. Functional outcome of AO type C distal humeral fractures[J]. Journal of Hand Surgery, 2003, 28(2):294-308.

9. Nauth A, Mckee MD, Ristevski B, et al. Distal humeral fractures in adults [J]. Journal of Bone & Joint Surgery-american Volume, 2011, 93(7):686-700.

10. Sanders RA, Sackett JR. Open reduction and internal fixation of delayed union and nonunion of the distal humerus [J]. Journal of Orthopaedic Trauma, 1990, 4(3):254-259.

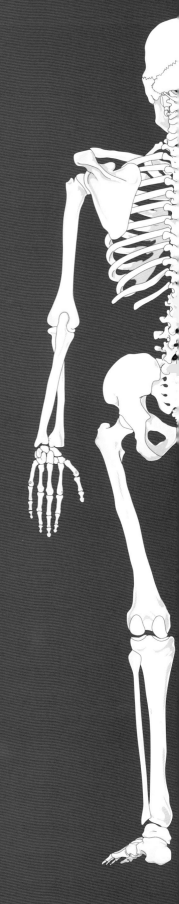

|第7章|

肱骨髁间骨折

李　庭

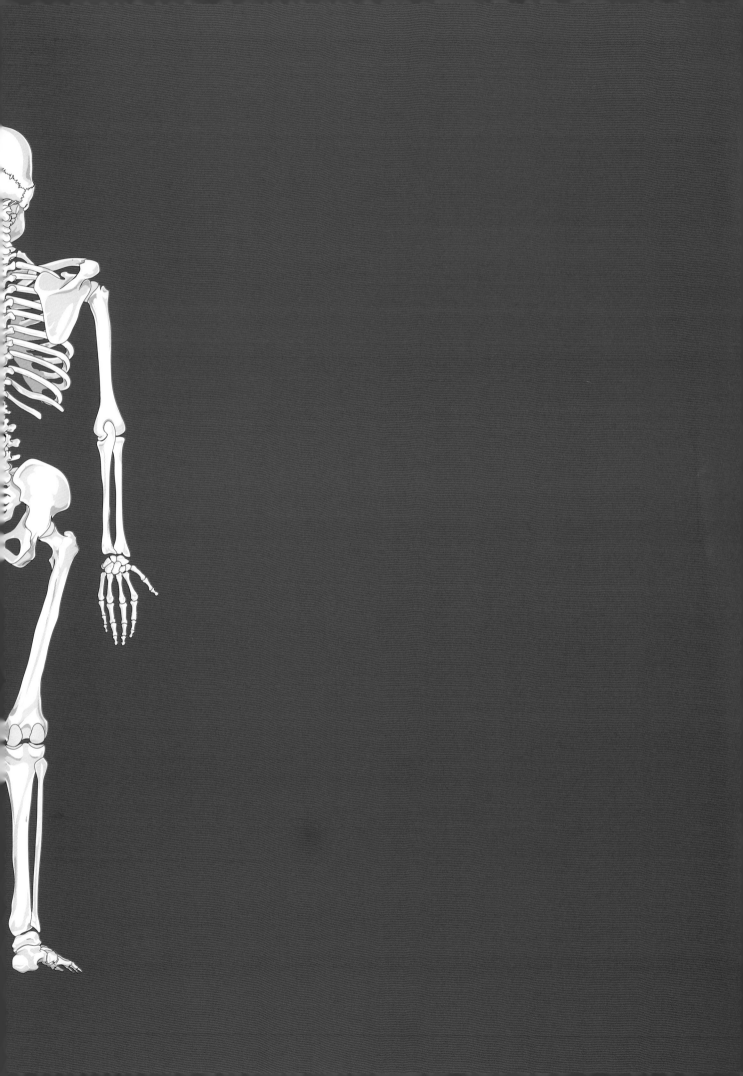

肱骨髁间骨折是肱骨远端完全关节内骨折，内髁和外髁常分离为独立的骨块，呈"T"形或"Y"形，与肱骨干之间失去联系，并且有旋转移位。

肱骨髁间骨折属于肱骨远端骨折中最复杂、最严重的类型。由于肘关节复杂的解剖形态、用于放置内固定的空间狭小、骨折常常存在粉碎或骨质疏松，使得其治疗具有很大的挑战性，治疗不当会导致严重的功能障碍或残疾。

据文献报道，肱骨远端骨折占全身所有骨折的0.5%～2%，约占肱骨骨折的30%。有文献统计，绝大部分成人肱骨远端骨折（96%）属肱骨髁间骨折，即涉及内外侧两个柱和关节面。成人肱骨远端骨折总发生率约为5.7例/10万人。它主要发生在两类人群：一类为年轻患者，多由高能量损伤所致；另一类为老年骨质疏松患者，通常是由低能量损伤所致。成人的肱骨远端骨折多数（96%）累及内外侧柱，且骨折线延伸到关节内，即肱骨髁间骨折。

1946年，著名学者Watson-Jones就认为肱骨髁间骨折是"很难处理的少数几个骨折之一"，时至今日，它仍然被认为是一种比较常见的复杂关节内骨折，其治疗仍具有很大的挑战性。非手术治疗需要长期制动，容易出现肘关节僵硬、骨折不愈合、骨折端不稳定等并发症，因为只适用于存在手术禁忌证或拒绝手术治疗的患者。随着对内置物的研究进展、手术技术的改进和围手术期的综合处理，治疗疗效也获得了很大改善。但治疗方法的选择与骨折形态、患者的年龄、骨质情况、骨折粉碎程度及患者的全身情况有关。由于内髁和外髁常分离为独立的骨块，呈"T"形或"Y"形，与肱骨干之间失去联系，并且有旋转移位，因此对年轻患者应尽可能进行切开复位内固定术，治疗目的是重建关节的正常对合关系，获得良好的对位对线并给予稳定的内固定；对年纪较大伴骨质疏松且骨折粉碎，不可能获得满意的内固定患者，可一期或择期行全肘关节置换术。

一、功能解剖

肱骨远端的解剖比较复杂，全面详细地了解其解剖特点对手术恢复肱骨远端形态以及放置内固定物非常重要。肱骨远端为三角形，同时与尺骨和桡骨相关节，允许肘关节发生多个平面的活动，包括屈伸、旋前旋后和轻度的内外翻活动。肱骨远端由内外侧柱和中间的髁组成（图7-1），生物力学上它类似于用手指捏住一个线轴，内外侧柱有坚实的骨质，支撑着远端关节面（图7-2）。这个三角形的中央区域骨质薄弱，构成鹰嘴窝和冠状突窝。因此，在治疗肱骨髁间骨折时，就要注意恢复这个三角形区域的骨性稳定结构，即既要解剖重建肱骨远端关节面，也要很好地复位和固定肱骨远端内外侧柱。这也能理解为什么现在的肱骨髁间骨折治疗，无论怎么争

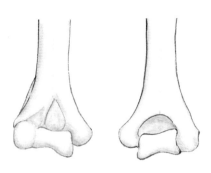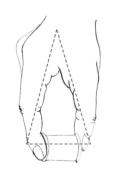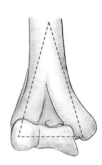

图7-1　肱骨远端前、后面观　　　　　　图7-2　肱骨远端三角形结构

论，共同点还是要对内外侧柱都牢固固定，单侧固定是不够的。

内外侧柱相对于肱骨干纵轴的偏斜角是不同的，外侧柱的偏斜角约为20°，而内侧柱为40°~45°。同时，外侧柱后方较平坦、宽大，而内侧柱后方相对窄小（图7-3）。因此，我们在固定外侧柱时，可以将钢板置于后方或侧方；而固定内侧柱时，往往将钢板置于侧方，置于后方相对困难。

另外，肱骨小头和滑车关节面自肱骨远端向前、向下倾斜，与肱骨干成角为30°~45°（图7-4）。因此，我们在复位和固定肱骨髁间骨折时要注意恢复远端的这个倾斜角，否则会造成屈肘受限。

当然，除了骨性结构外，了解肘关节其他的静力稳定结构和动力稳定结构，对选择手术入路、避免医源性损伤、维持肘关节的稳定非常重要。这些将会在其他章节详述。

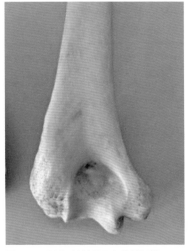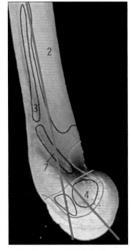

图7-3　肱骨远端关节面向外侧倾斜　　　图7-4　肱骨远端向前、下
　　　　　　　　　　　　　　　　　　　　　　倾斜角

二、放射学检查

正位和侧位黑白片可帮助医师评估骨折移位和粉碎程度，这对骨折进行整体评估和认识非常必要。需注意的是，骨折真实情况常比黑白片的表现还要严重和粉碎。判断骨折粉碎程度还可行多方向拍片或CT检查，CT检查对于肱骨髁间骨折很有意义，能更好地了解髁间和髁上局部粉碎的程度、骨折线的走行及粉碎骨折块的分布。了解粉碎程度，有助于正确的术前计划及充分的术前准备。但因大多数骨折呈明显粉碎，术前很难判断小骨块的原始位置。对无移位或轻度移位者，必须仔细阅读黑白片，以便区分纵向的髁间骨折和简单的髁上骨折。在外力牵引下拍摄黑白片有助于判断骨折粉碎程度和骨折线的延伸范围。

三、骨折分型

Riseborough和Radin（1969）根据骨折的X线表现，提出了一种比较简单、实用的分型方法（图7-5）。某种程度上，该分型方法可指导治疗和判断预后，也有助于进行疗效对比。Ⅰ型：骨折发生在肱骨小头和滑车之间，无移位；Ⅱ型：肱骨小头与滑车分开，但骨折在冠状面上无明显旋转；Ⅲ型：骨折块之间发生明显分离和旋转；Ⅳ型：关节面严重粉碎，肱骨髁明显变宽、分离。

Müller等（1979）也提出了一种分型方法（即AO分型），主要是根据骨折是否涉及髁上部位及骨折的粉碎程度进行区分。具体方法是，将肱骨远端骨折分为A、B、C三型，其中C型为肱骨髁间骨折：C1型为"T"形骨折伴移位；C2型为干骺端粉碎，髁间为简单骨折；C3型为干骺端与髁间均为粉碎（图7-6）。

临床上一般根据骨折移位程度，特别是关节内骨折的移位程度预测预后。影响功能恢复的最重要因素是关节内骨折的移位和粉碎程度，若关节内骨折畸形愈合或不愈合，则临床疗效很差。一旦骨折获得愈合，有轻度的移位或成角畸形也可以接受，但不能有明显的肘内翻畸形。

四、治疗方法

治疗目的是重建关节的正常对合关系，获得良好的对位对线并给予稳定的内固

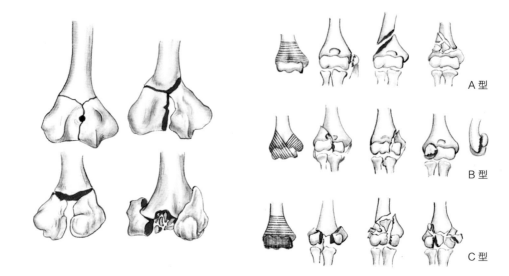

图7-5 肱骨髁间骨折的 Riseborough和Radin分型

图7-6 肱骨髁间骨折的 AO分型

A 型

B 型

C 型

定，最终获得无痛、稳定、功能满意的肘关节。

年轻患者应尽可能获得关节面的解剖复位；老年骨质疏松患者，若骨折粉碎，内固定效果差，或不可能获得满意的固定，可行一期或二期全肘关节置换术，以便早期恢复肘部活动。无论采取何种治疗，一旦需要术后延长制动时间，即可导致关节纤维化和僵硬，但有时最终的X线表现并不一定与功能疗效一致，特别是在老年患者。

（一）非手术治疗

对于骨折的治疗，我们都必须首先想到非手术治疗。尽管对于肱骨髁间骨折来说，非手术治疗的指征非常有限，但是对于因各种原因无法接受手术治疗的患者，我们还是需要了解一些非手术治疗的手段。例如，石膏固定、尺骨鹰嘴牵引等。

（二）手术治疗

以往有各种手术治疗方法，如针与石膏的结合、有限切开复位内固定、外固定架术等。但近年来大家基本公认切开复位内固定是最好的选择。

因此，切开复位内固定治疗肱骨髁间骨折也是本章节重点讨论的内容。

1.
手术入路

手术切口一般都采用后正中切口，注意避开尺骨鹰嘴尖，以防此部位的瘢痕产生触痛。将皮瓣向两侧牵开，并在肘内侧尺神经沟内将尺神经进行显露并保护，之后有很多种方式可显露骨折。总体来说分为经尺骨鹰嘴截骨（图7-7）或不截骨。其中不做尺骨鹰嘴截骨的入路又有很多方式，如肱三头肌腱膜舌形瓣、经肱三头肌内外侧、肱三头肌劈开、肱三头肌翻转、肱三头肌翻转肘肌蒂入路等。其中肱三头肌腱膜舌形瓣入路因对前方和远端显露较差，且对软组织损伤大，而且由于切断了肱三头肌伸肘装置，术后早期进行主动活动时有断裂的风险，并且肌肉的瘢痕愈合也限制了术后的早期功能锻炼，可严重影响肘关节的功能恢复，目前已很少采用。对于尺骨鹰嘴截骨入路来说，有明确的优点，即显露充分，但缺点是增加了一处人为的骨折、需要额外的固定，且有可能出现骨折延迟愈合、不愈合、内固定失效等并发症。

一般来说，对于关节内骨折粉碎程度轻、髁上骨折水平较高的肱骨髁间骨折，我们建议试行不截骨的入路。而对于关节内骨折粉碎严重、髁上骨折水平低或通髁骨折等，应采用尺骨鹰嘴截骨入路增加显露，更好地复位和固定骨折。

2.
复位和内固定

常规来说，复位和内固定的顺序是先髁间骨折再髁上骨折，即把关节内骨折先变成关节外骨折，也就是说把复杂骨折先变成简单骨折。肱骨远端关节面解剖复位并固定，在骨质接触良好的前提下可以用半螺纹松质骨螺钉对骨折端施行加压固定，然后复位髁上骨折，将内外侧柱分别解剖复位，克氏针临时固定，再分别用钢板固定（图7-8）。

在过去的20年里，对于治疗肱骨髁间骨折有两点已基本达成共识：一是应该复位和内固定；二是临床疗效与内固定稳定性相关。目前来说，内固定的稳定性是问题的关键。

多年来，骨科医师及学者一直在努力探讨不同的内固定方式及内固定物以达到足够的稳定固定，如克氏针固定、螺钉固

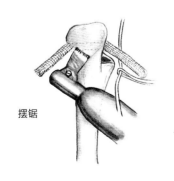
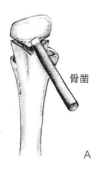
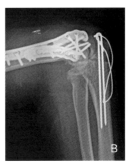
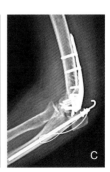

摆锯　骨凿

A　B　C

图7-7　经尺骨鹰嘴截骨入路（A）；尺骨鹰嘴截骨延迟愈合（B）；尺骨鹰嘴截骨内固定失效（C）

定、双钢板固定、"Y"形钢板固定等。尤其是近年来AO组织提出的双钢板90°双平面固定对于肱骨髁间骨折的治疗做出了很大的贡献，也已逐渐被许多骨科医师接受。肱骨髁间骨折的治疗效果也在逐步提高。但是，很多采用这种方式固定的报道仍普遍有20%~25%的结果不满意。1985年，Jupiter等报道34例肱骨远端关节内骨折，优良率79.4%；1987年，Henley等报道33例，随访18个月，优良率92%，并发症发生率45%；1995年，Papaioannou等报道21例，随访48个月，优良率88%；2003年，Gofton等报道，优良率93%，并发症发生率48%；2004年，Tyllianakis等报道26例，优良率80%；2004年，Soon等报道15例，优良率87%；2004年，Huang等报道40例，优良率87.5%。

　　我院于1989年6月~1998年8月采用双钢板双平面固定方式手术治疗肱骨髁间骨折患者212例，结果不满意者占31.6%（评分结果为中和差），尤其对于鹰嘴窝水平以远的C3型骨折还不能完全用这种固定方式获得牢固的固定。

　　从临床的实际情况及大量的文献来看，目前肱骨髁间骨折治疗不满意的主要原因有2个：①最常见的并发症是肘关节僵硬，原因是内固定不够稳定而采取的术后制动；②肱骨髁上水平的骨折不愈合。因此，学者们均认为肱骨髁间骨折内固定的

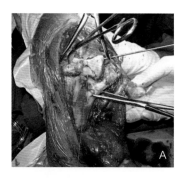
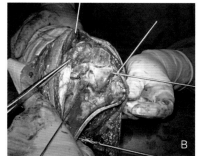
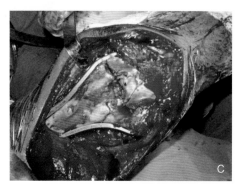
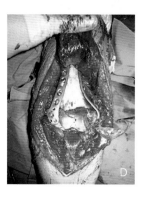

图7-8　肱骨髁间骨折的复位和内固定（A~D）

稳定性至今仍是很大的挑战，尤其对于严重粉碎以及骨质疏松的骨折。Jupiter等还曾建议用3块钢板来固定严重粉碎的肱骨髁间骨折。Gofton等根据这一理念，报道的病例中有40%的患者使用3块钢板。但这种3块钢板的放置本身就有很多问题。

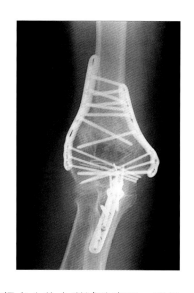

图7-9　平行钢板固定

为解决这些问题，近年来出现了新的理念和新的内固定物设计，最具代表性的一个是"侧方平行固定"理念（图7-9），另一个是肱骨远端解剖锁定板设计。

经典的理论和生物力学试验结果表明，双钢板90°双平面固定与以往的内固定方式相比，具有最佳的牢固性和稳定性。

近年来平行双钢板的固定方式逐渐流行，而且有很多生物力学试验表明，平行双钢板固定的方式在生物力学表现上优于传统垂直双钢板固定。这些研究表明，垂直固定时，后外侧的钢板均为普通的3.5mm板【重建板、有限接触动力加压钢板（LCDCP）或锁定加压钢板（LCP）】。垂直固定的缺点：一是远端可置入螺钉数量少，往往仅为1～2枚；二是从后向前置入螺钉的长度较短。

最近的一项生物力学试验表明，使用新型设计的解剖锁定垂直和平行钢板固定，这两种固定方式对于固定肱骨远端粉碎骨折的生物力学效果相当，而垂直钢板抗扭转应力更强。另有研究也表明，使用新型设计的解剖锁定垂直和平行钢板的生物力学强度相当。Schwartz等认为，平行固定和垂直固定在生物力学表现上各有优劣，术者可以根据骨折固定的需要选择固定方式。在这些试验中，由于使用了新型设计的解剖锁定板，远端可以使用更多、更细的锁定螺钉（2.7mm）以及更合理的钉孔排列，因此远端可经钢板向肱骨髁内置入更多、更长的螺钉，甚至在垂直固定时，也可以经外侧钢板从外向内置入通髁的长螺钉。钢板本身的设计也均加强了干骺端部分的强度和结构稳定性。因此也可以推测，这种新型设计的垂直双钢板在生物力学方面会有更好的固定稳定性，也会有更好的临床结果。

许多临床研究的结果表明，新型设计的解剖锁定平行和垂直钢板均可到达很高的愈合率（90%以上）和活动度。对于解剖锁定板的两种固定方式的临床研究并不多。

我们进行了一个对照研究，对比新型设计的解剖锁定钢板平行固定和垂直固定的临床结果。结论是，新型设计的解剖锁定平行双钢板和垂直双钢板治疗肱骨髁间骨折均有很好的临床效果，均能达到稳定固定肱骨髁间粉碎骨折、维持解剖复位，并允许进行早期锻炼的效果。均较传统内固定方式的治疗结果有明显提高。平行固定可能对于严重粉碎的肱骨髁间骨折有更好的复位和固定作用，但对于髁间骨折的冠状面骨折固定有明显劣势。医师可以根据骨折的形态、患者的情况等选择适合的内固定方式。

（三）不同类型的肱骨髁间骨折的手术治疗

下面我们将重点针对不同类型的肱骨髁间骨折讨论手术方案设计、手术技巧及注意事项等。

1.常规病例

病例一，患者男性，44岁，滑冰摔伤，具体情况见图7-10~7-14；病例二，患者女性，49岁，摔伤，具体情况见图7-15~7-19。

对于肱骨髁间骨折的手术治疗，常规的手术步骤及注意事项如下：①采取后正中入路；②显露并保护尺神经；③尺骨鹰嘴截骨（髁上骨折低位）或不截骨（髁上骨折高位）；④先复位固定髁间骨折，在复位固定髁上骨折；⑤2块钢板分别固定内外侧柱；（垂直或平行）；⑥2块钢板尽量不要等长，防止应力集中；⑦重视术中克氏针临时固定的应用；⑧1/3管状板强度可能不够，尤其预弯时；⑨术后鹰嘴克氏针刺激皮肤时——可考虑局麻下拔出。

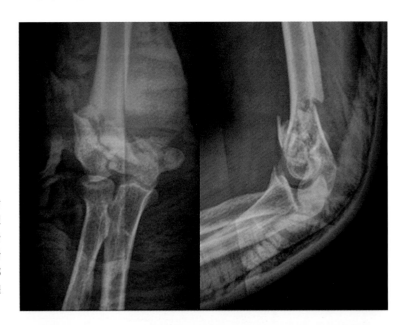

图7-10 从正侧位黑白片可以诊断为典型的肱骨髁间骨折，髁上骨折粉碎较严重，但部分骨折的粉碎程度不是很明显

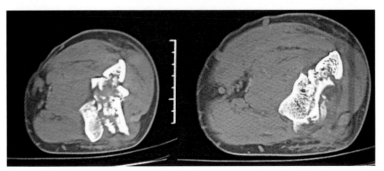

图7-11 CT扫描显示髁间骨折亦严重粉碎，既有矢状面骨折也有冠状面骨折。因此可以诊断此骨折为C3型肱骨髁间骨折

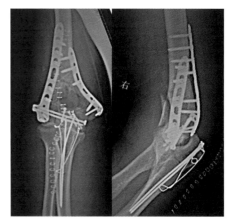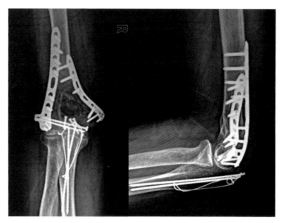

图7-12 治疗采用切开复位内固定术。因髁间骨折粉碎严重，只有行尺骨鹰嘴截骨入路才能较好地显露髁间粉碎的骨折。按照先髁间后髁上的顺序，先复位髁间骨折，用多枚螺钉固定，再分别复位髁上的内外侧柱，分别用解剖锁定钢板采用垂直双平面的方式固定。术后黑白片显示骨折复位固定满意

图7-13 术后4年随访。黑白片显示骨折愈合，内固定位置好

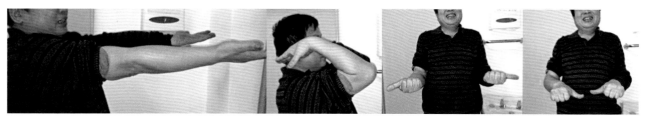

图7-14 术后4年随访时患者体位像。患肢功能基本恢复同健侧，未诉不适，亦无内固定物局部刺激症状。患者非常满意

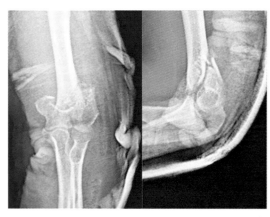

图7-15 X线平片示肱骨髁间骨折，髁上骨折线位置较高，两侧髁比较完整，髁间无明显粉碎

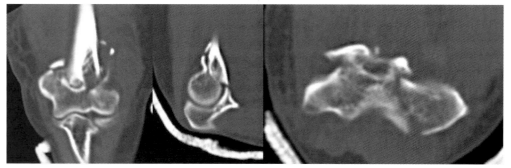

图7-16 CT扫描证实了X线的表现，髁间骨折比较完整，髁上骨折线水平较高

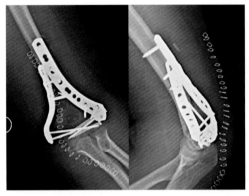

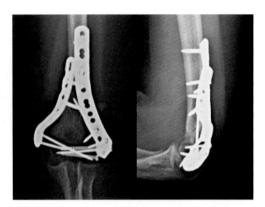

图7-17 治疗采用切开复位内固定术。由于髁上骨折线较高，髁间骨折比较完整，因此采用三头肌内外侧入路。先复位髁间骨折，用空心钉固定；再复位固定髁上骨折，内外侧柱分别用垂直双平面的解剖锁定板固定

图7-18 术后7个月。骨折已愈合，内固定位置好

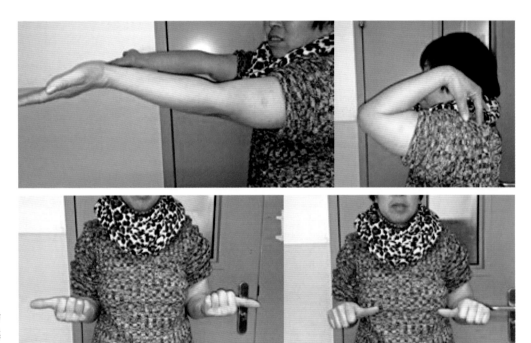

图7-19 术后7个月随访时，患肢功能基本恢复同健侧

2.
一侧髁粉碎严重

　　一侧髁骨折粉碎严重，而另外一侧髁骨折块相对完整或其上有一定复位标志，这种情况对于严重肱骨髁间骨折还是比较常见的。此时，我们就不能拘泥于前面所说的常规手术顺序（先复位固定髁间骨折再复位固定髁上骨折）。我们要充分利用相对比较完整的一侧髁的复位标志，尽量将其和髁上主骨折端解剖复位，使一侧柱得以复位和稳定，再以此为标志和模板，进一步复位或重建另一侧髁，继而稳定另一侧柱。

　　由于一侧髁及关节面的骨折粉碎严重或有缺损，往往存留

的骨折已无法重建完整的髁和柱，此时我们需要取髂骨来重建。因此，我们在手术计划和准备时要注意髂骨供区的准备。

现列举一例临床病例，具体情况见图7-20，7-21。

因此，我们对于这一类骨折的治疗心得如下：①手术顺序，先复位较完整的髁与髁上骨折，再以此作为复位标志和模板，复位或重建另一侧；②必要时取髂骨进行重建或植骨；③细空心钉的应用是一种有效的手段；④钢板放置位置要根据实际需要灵活调整。

3.
髁间滑车关节面粉碎严重或有缺损

这种情况常发生于老年患者或骨质疏松严重者，髁间滑车关节面骨折粉碎严重时，复位后会发现滑车骨质有缺损，如果强行折端加压固定则会造成滑车关节面的缩窄，严重影响肱尺关节的对合关系，导致活动受限或关节不稳定及创伤后关节炎。因此，我们需要在术前有充分的计划和髂骨供区准备，这就要求我们在术前仔细复习影像学资料，预计这种情况的可能性，CT检查在这种情况下就显得尤为重要了。

先列举两例临床病例，具体情况见图7-22~7-37。

对于这一类骨折的治疗心得如下：①术前CT检查很重要；②术前准备要充分——备髂骨、内固定物，麻醉、体位、时间预计，等等；③一定要尽量重建滑车和内外侧柱的三角形稳定

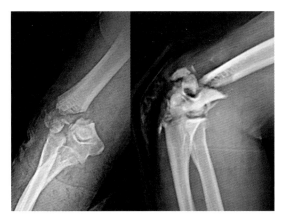

图7-20　患者男性，30岁，开放伤，伤后1个月后来就诊。来我院时开放伤口愈合好，无红肿等炎症反应，各项检查也除外有感染可能。黑白片显示肱骨远端骨折及尺骨近段骨折，均粉碎严重，并有缺损。似乎很难进行复位和重建，但仔细阅片发现，这个肱骨髁间骨折的特点是外侧髁粉碎严重，而内侧髁相对完整，有可能有复位的标志

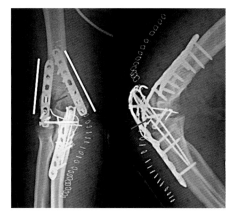

图7-21　手术时，我们经过尺骨近端骨折将肱三头肌掀起，相当于尺骨鹰嘴截骨入路。由于外侧髁严重粉碎及缺损，无法首先复位髁间骨折，因此，我们先将较完整的有复位标志的内侧髁与干骺端尽量解剖复位，用锁定板固定。然后以此为模板，复位并取髂骨重建外侧髁，使得髁间和外侧柱尽量完整重建，用螺钉与内侧髁固定，用锁定板与干骺端固定

图7-22 患者男性，47岁，车祸伤。黑白片显示肱骨髁间骨折及尺骨近端骨折严重粉碎

图7-23 三维CT能更直观地显示骨折粉碎的严重程度。但两侧柱的侧方皮质尚有复位或重建的可能

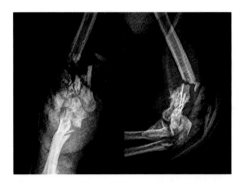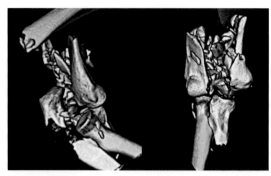

图7-24 术中可见骨折粉碎严重，有大量很小的游离骨折片。折端清理后折端有大量的缺损

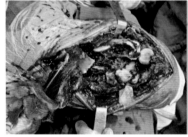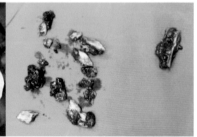

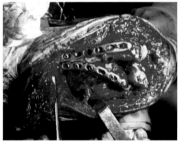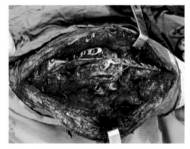

图7-25 两侧柱皮质复位后尚有部分接触，关节面也基本复位固定，可以用螺钉固定，两侧柱用锁定板固定后，可以重建肱骨远端的三角形稳定结构

图7-26 完成对肱骨髁间骨折的复位固定后，复位并固定尺骨近端骨折

图7-27 术中拍片，显示干骺端和鹰嘴窝周围有大量缺损。但内固定可以重建肱骨远端的三角形稳定结构及尺骨近端的关节面及连续性

图7-28 取髂骨植于干骺端缺损处。否则，干骺端骨质接触过少，很难愈合并稳定，继而会出现内固定失效

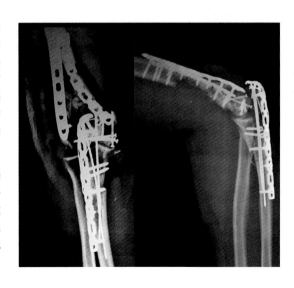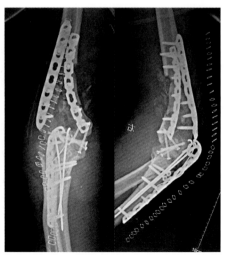

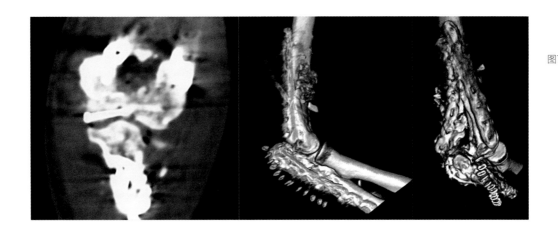

图7-29 术后CT显示骨折复位固定好。植骨比较充分，且没有影响鹰嘴窝。在不影响肱骨远端三角形稳定结构及骨折愈合的情况下，鹰嘴窝及周围可以允许一定的骨质缺损

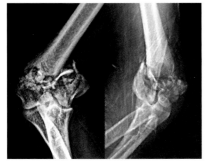

图7-30 患者男性，43岁，车祸伤。黑白片显示，肱骨髁间骨折粉碎严重

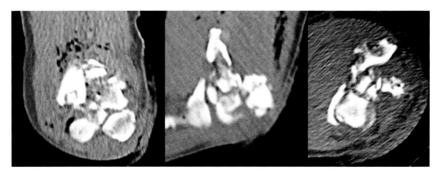

图7-31 CT扫描显示除髁上部分骨折粉碎严重外，髁间骨折可能会有缺损。这也提示术前需要做更充分的准备，如髂骨供区的准备等

图7-32 手术采用尺骨鹰嘴截骨入路，能充分显露骨折。术中清理骨折端，试行复位，发现肱骨滑车及关节面有明显的缺损

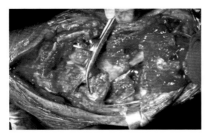

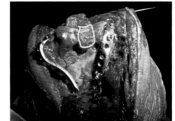

图7-33 术中取三面带皮质的髂骨骨块做结构性植骨，重建滑车的宽度，从而重建肱骨远端的三角形稳定结构

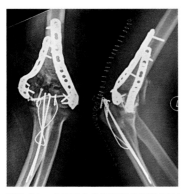

图7-34 术后黑白片显示骨折复位固定满意

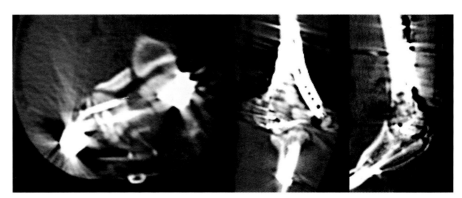

图7-35 术后CT扫描显示肱骨远端滑车重建满意，骨折复位固定好

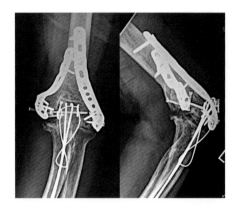

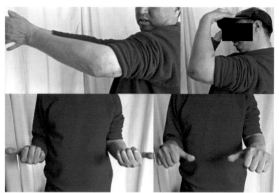

图7-36 术后13个月。骨折及植骨区均愈合。肘关节有一定的退行性变表现，但关节对合关系好，还有一定的关节间隙

图7-37 患侧肘关节屈伸活动度可达30°~100°，旋转无明显受限。患者对功能结果表示满意

结构；④取髂骨重建滑车时，要注意皮质的方向以及滑车宽度；⑤尽量保持骨量，鹰嘴窝-冠状突窝区域适当骨缺损可接受；⑥手术需要细心和耐心，注意软组织保护及无菌原则——减少骨折不愈合、感染、异位骨化等并发症。

4.
髁上部分骨折粉碎严重或有缺损

由于肱骨髁间骨折并发症最常见的是髁上部分骨折不愈合或内固定失效，因此髁上部分的牢固固定非常重要，而骨折良好的复位、折端良好的骨性接触是保障骨折愈合及避免内固定失效最好的基础。如果髁上部分骨折粉碎严重或有缺损，无法良好地复位，折端也没有良好的骨性接触，则可以牺牲一点长度，将折端适当短缩以实现折端良好的骨性接触及复位，在此基础上再对折端施行加压，从而使得髁上骨折获得更好的稳定性以及更好的愈合。肱骨短缩可接受的范围3cm

现列举例一临床病例，具体情况见图7-38~7-44。

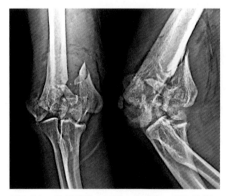

图7-38 患者男性，39岁，车祸伤，开放骨折。伤后1个月来诊。来诊时原开放伤口愈合好，无炎症反应及感染迹象。X线示肱骨髁间骨折、髁上骨折均粉碎严重

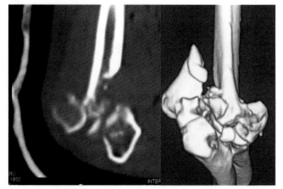

图7-39 CT示髁上髁间骨折均粉碎，尤其是外侧柱的髁上部分，可能有骨缺损

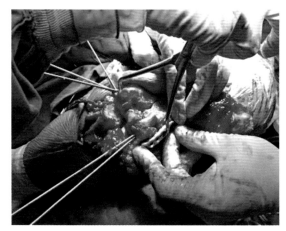

图7-40 术中能复位髁间骨折及关节面。但髁上部分有骨缺损，无法很好复位并获得良好的骨性接触。因此，适当使干骺端短缩，使得干骺端有更好的复位及充分的骨性接触，并对干骺端进行加压。用平行固定的方式，用2块解剖锁定板在两侧固定

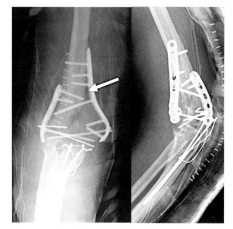

图7-41 术后黑白片显示骨折复位固定好。由于外侧柱有缺损，为了使外侧柱有充分的骨性接触，在黄色尖头处适当短缩内侧柱，从而使得整个干骺端有很好的复位、充分的骨性接触，并获得加压固定

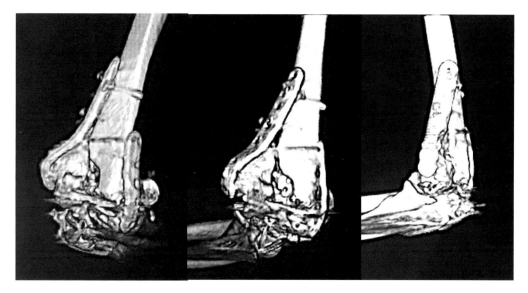

图7-42 术后的三维CT显示骨折复位固定好

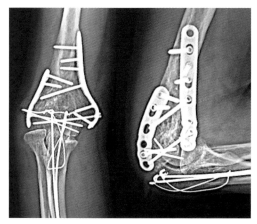

图7-43 术后3个月，X线显示骨折已愈合

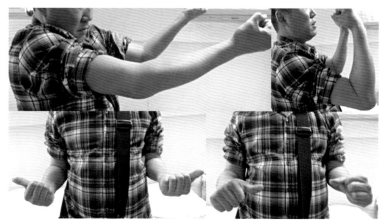

图7-44 术后3个月随访，患者已能获得较满意的功能

5.

骨质疏松或骨折粉碎严重，2块钢板无法稳定

现列举一例临床病例，患者女性，52岁，车祸伤，具体情况见图7-45~7-48。

对于这一类骨折的治疗心得如下。①必要时可考虑使用第三块钢板。②由于外侧柱后面较平坦宽大，有可能在外侧柱使用2块钢板，可分别置于侧方和后方。③注意尽量减少软组织剥离。④避免内固定物影响关节活动。例如，钢板或螺钉进入鹰嘴窝影响肘关节活动。

6.

陈旧损伤

现列举一例临床病例，患者男性，32岁，车祸伤，具体情况见图7-49~7-55。

图7-45　组织条件差，伤后3周待软组织条件允许后手术

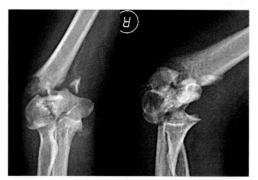

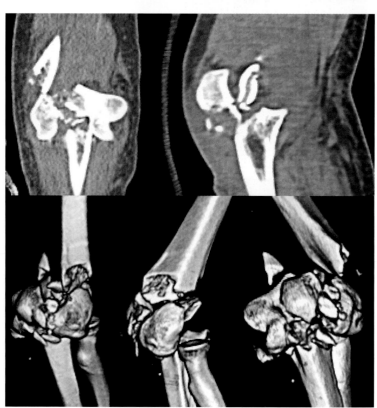

图7-46　CT示骨折粉碎严重，髁上髁间均明显粉碎

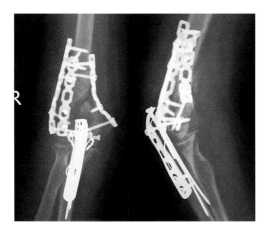

图7-47 尺骨鹰嘴截骨入路显露骨折,术中发现除骨折粉碎严重外,骨质疏松也很严重。复位骨折,用2块钢板从两侧平行固定后,仍不能达到牢固固定。由于外侧柱后面较平坦宽大,在后外侧加用一块钢板后才能达到稳定

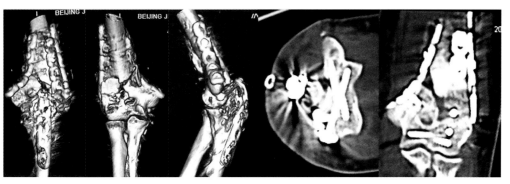

图7-48 术后CT平扫及三维重建示骨折复位固定好

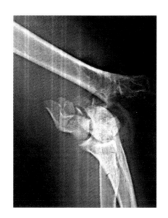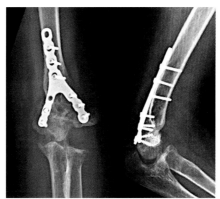

图7-49 根据伤后的黑白片,诊断为肱骨髁间骨折

图7-50 一期手术行骨折切开复位内固定术,使用了一块"Y"形钢板在后方行单平面的固定。术后10个月,患者主诉患侧肘关节疼痛,严重不稳定来诊。黑白片示肘关节脱位,骨折是否愈合判断不清

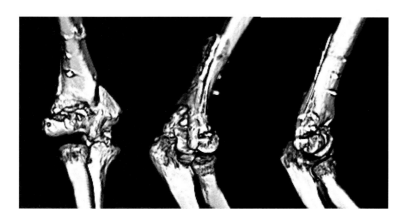

图7-51 CT三维重建示骨折不愈合。肱尺关节、肱桡关节对合均不良,肱桡间隙明显增大,肘关节不稳定

图7-52　手术行原内固定取出，重新内固定。取掌长肌腱重建外侧尺骨副韧带，可活动铰链式外固定架固定

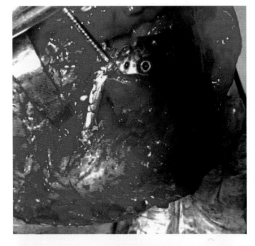
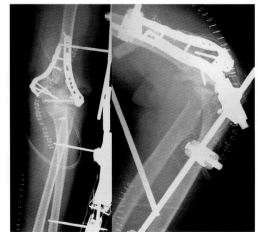

图7-53　术后黑白片示关节脱位及骨折复位固定好

图7-54　术后3个月。骨折已有部分愈合，肘关节稳定

图7-55　术后5个月，患者随访时的体位像。肘关节稳定、有力，活动度恢复满意

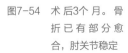
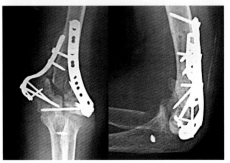
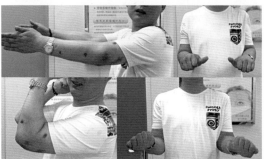

　　对于这一类骨折的治疗心得如下：①陈旧骨折无明显复位标志，注意力线恢复，注意术中透视或拍片；②锁定钢板的应用；③适当松解，注意保护软组织；④注意肘关节稳定性，必要时重建韧带结构，并使用外固定架维持稳定性，术后早期活动；⑤取骨植骨；⑥尺神经前置。

▌ 参考文献

1. Riseborough EJ, Radin EL. Intercondylar T. Fractures of the humerus in the adult. A comparison of operative and non-operative treatment in twenty-nine cases[J]. J Bone Joint Surg Am, 1969, 51:130-141.

2. 王满宜，曾炳芳，主审. 骨折治疗的 AO 原则 [M].2 版. 上海：上海科学技术出版社，2010:455-467.

3. O' Driscoll SW.Optimizing stability in distal humeral fracture fixation[J]. J Shoulder Elbow Surg, 2005,14(1 Suppl S):186S-194S.

4. Pollock JW, Faber KJ, Athwal GS. Distal humerus fractures[J]. Orthop Clin North Am, 2008, 39(2):187-200.

5. Got C, Shuck J, Biercevicz A, et a1. Biomechanical comparison of parallel versus 90-90 plating of bicolumn distal humerus fractures with intra-articular comminution[J]. J Hand Surg(Am), 2012, 37(12):2512-2518.

6. Fajolu O, Iyengar K, Litts CS. Distal humerus fractures: handling of the ulnar nerve[J]. J Hand Surg(Am), 2012, 37(8):1696-1698.

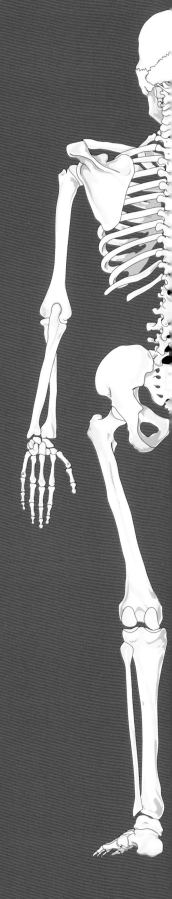

| 第8章 |

尺骨鹰嘴骨折

公茂琪　刘兴华

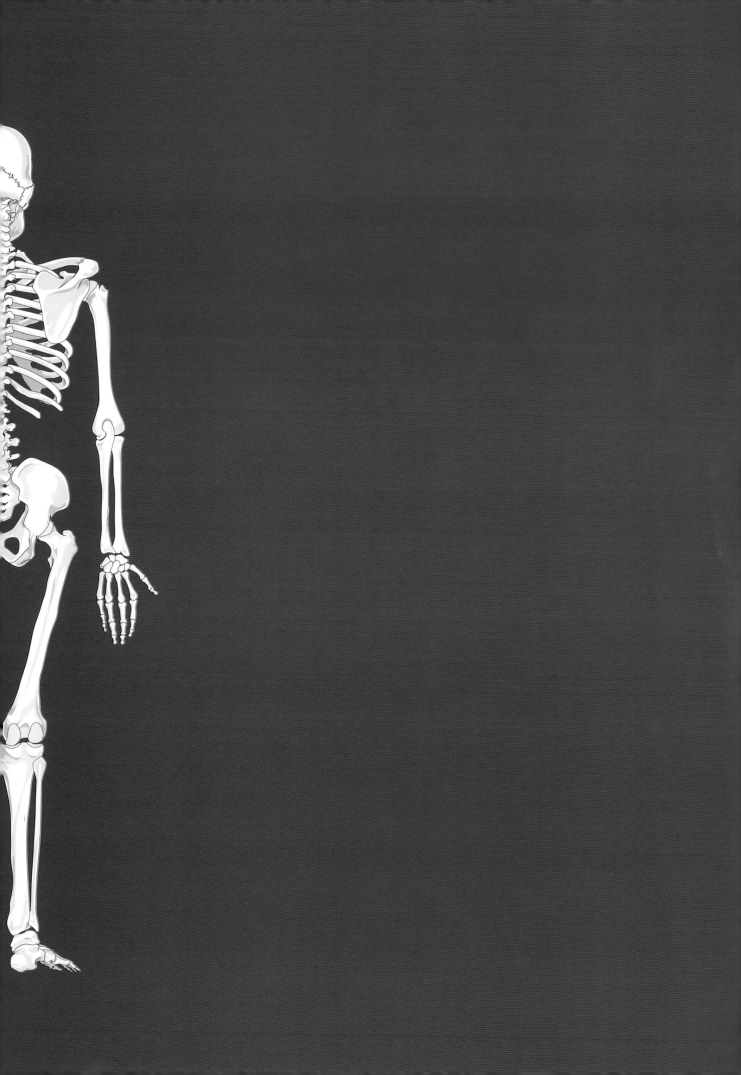

尺骨鹰嘴骨折是肘部常见的骨折，约占肘关节骨折的10%。

尺骨鹰嘴骨折比较常用的分型包括Schatzker分型（图8-1）和Morrey分型（图8-2）。

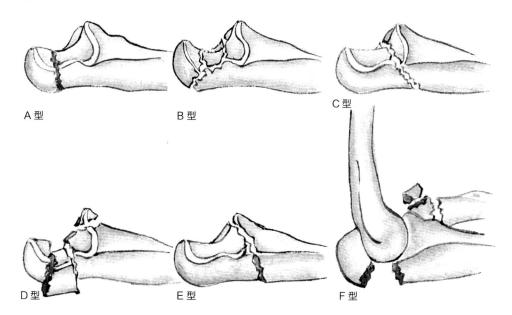

图8-1　尺骨鹰嘴骨折Schatzker分型。其中A型为横行骨折；B型为横行骨折并关节面有压缩；C型为斜行骨折；D型为粉碎骨折；E型为经冠状突的斜行骨折；F型为骨折脱位型

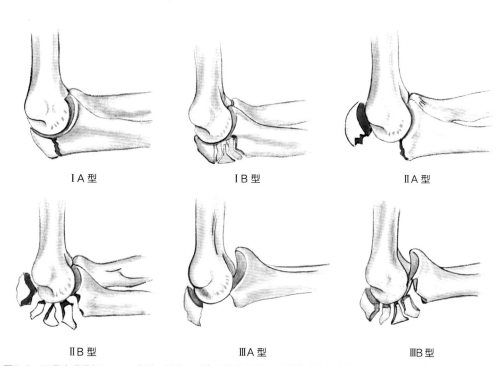

图8-2　尺骨鹰嘴骨折Morrey分型。其中Ⅰ型为无移位骨折；Ⅱ型为移位稳定骨折；Ⅲ型为不稳定骨折。然后，各型又按骨折粉碎与否分为A和B两个亚型

尺骨鹰嘴位置表浅，骨折后容易诊断，但临床治疗上存在很多问题，因鹰嘴骨折治疗后出现肘关节僵硬的病例比例很高，有必要对其治疗进行探讨。

对于无移位的稳定骨折（移位小于2mm，轻柔屈肘至90°位或抗重力伸肘位置不发生变化），可以考虑长臂石膏固定于屈肘90°位制动3~4周。之后，保护下行功能锻炼（图8-3）。对于此种骨折，不建议完全伸肘固定，如需完全伸肘以维持复位，建议手术治疗。

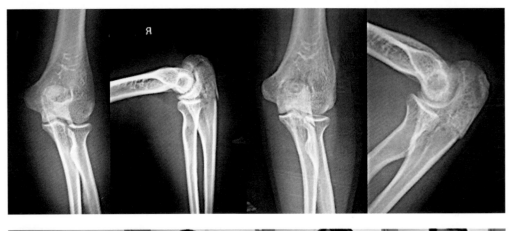

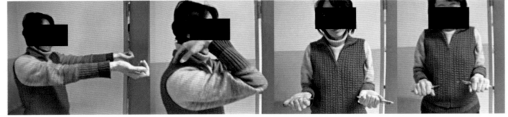

图8-3 相对稳定、轻微移位的尺骨鹰嘴骨折行保守治疗，固定3周后开始功能锻炼，功能恢复良好

临床上可遇到一些行保守治疗的患者，尺骨鹰嘴骨折断端发生分离，或原始即为移位的骨折未行手术手术复位固定，但最终关节活动好，仅有伸肘力弱，如为老年患者或非体力劳动者，不建议重新手术治疗，以免影响关节活动（图8-4）。

对尺骨鹰嘴骨折行保守治疗时，切忌为了骨折愈合牢固而长时间固定。通常固

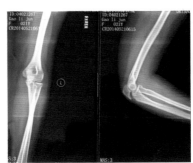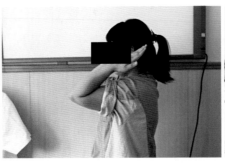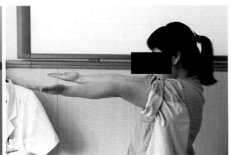

图8-4 患者女性，21岁，左尺骨鹰嘴骨折漏诊，3个月后复查，骨折不愈合，肘关节活动正常

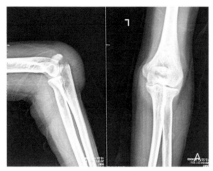
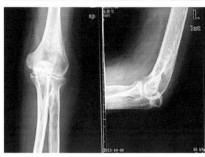
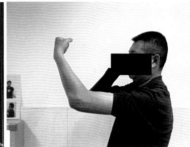
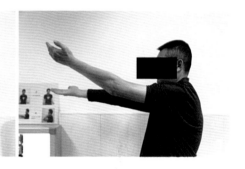

图8-5 患者男性，50岁，左尺骨鹰嘴骨折保守治疗，石膏制动6周。原始黑白片（A）；伤后9个月复查，骨折愈合，肘关节活动严重受限（B）

定3周以内就需要开始活动锻炼，逐渐增大活动幅度。长时间固定可造成僵硬，严重影响功能（图8-5）。

对于移位的Morrey Ⅱ-A型骨折，首选行张力带固定或张力带加螺钉固定。在临床上应用张力带时，大多将两枚克氏针穿入髓腔，操作简单（图8-6）。但两枚克氏针穿入髓腔的把持力相对较差，临床上可见到术后早期克氏针退出刺激皮肤的情况，严重时需要提前取出内固定，甚至需要重新固定（图8-7）。为减少退针的发生，建议使用尽可能长的克氏针，尾端弯钩剪成斜尖状，打入鹰嘴的骨内。

应用张力带固定时，强调骨折端良好复位后，应拧紧钢丝时在骨折端加压以获

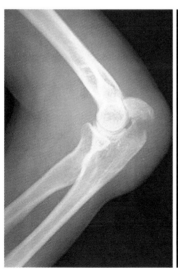
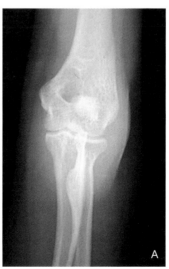
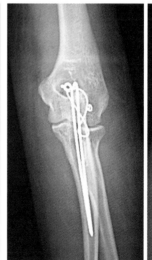
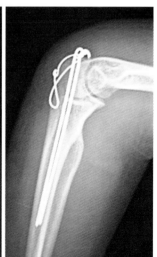

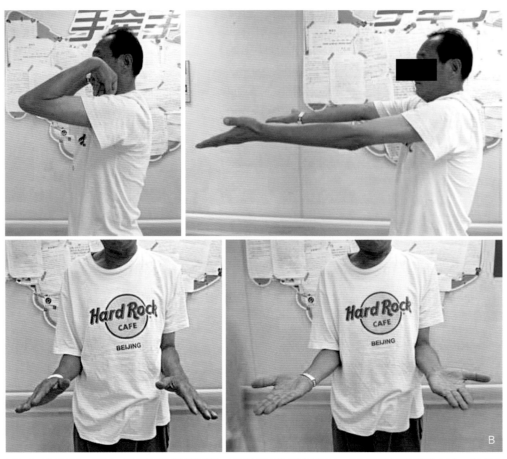

图8-6 患者男性，65岁，简单鹰嘴骨折分离移位。手术复位后行张力带固定，2枚克氏针穿入髓腔（A）；术后6个月复查，骨折愈合好，关节活动好（B）

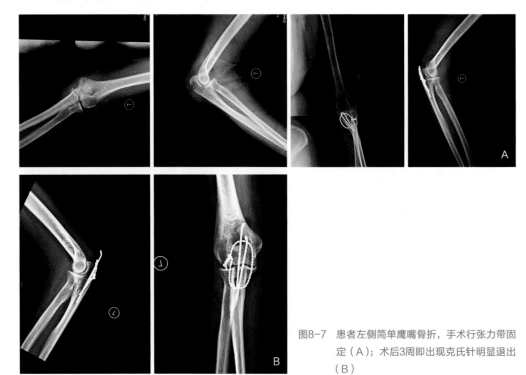

图8-7 患者左侧简单鹰嘴骨折，手术行张力带固定（A）；术后3周即出现克氏针明显退出（B）

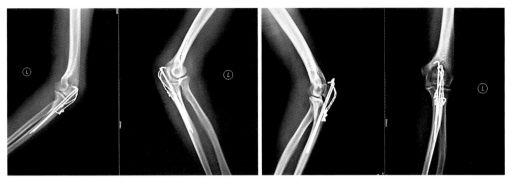

图8-8 尺骨鹰嘴骨折应用
张力带固定，术后
骨折端分离，骨折
不愈合

得稳定，否则会发生骨折移位，造成骨折不愈合（图8-8）。

应用张力带固定时，将克氏针尖端自尺骨前方皮质穿出会增加把持力，可以防止退针（图8-9）。术中应防止尖端穿出过长，向前或内侧穿出过长会损伤血管或神经（图8-10），向外侧穿出过长会阻挡桡骨旋转，造成前臂旋前受限（图8-11）。

应用张力带固定时，还有一个并发症应引起重视。在尺骨背侧皮质钻孔穿过钢

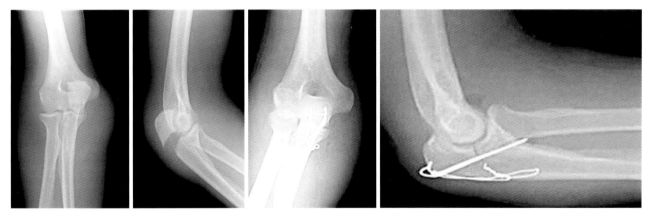

图8-9 简单鹰嘴骨折分离移位。应用张力带固定，克氏针尖端自尺骨前方皮质穿出增加把持力

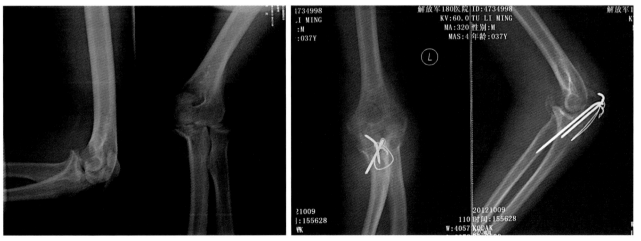

图8-10 脱位型鹰嘴骨折不应该应用张力带固定，图中1枚克氏针自尺骨前内侧穿出过长，容易损伤神经及血管，应当避免

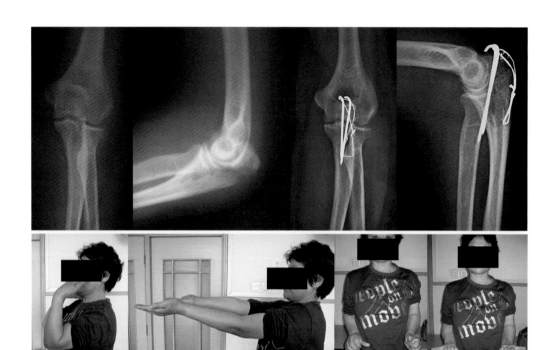

图8-11 患者女性，54岁。左尺骨鹰嘴骨折，手术行张力带固定，克氏针自尺骨前方穿出过长，正侧位均显示与桡骨近端接触造成阻挡。患者体位像显示左前臂不能旋前

丝时，孔道不能离背侧皮质太近，否则会发生钢丝脱出，影响固定效果（图8-12）。

　　临床上或书籍中还有很多种固定尺骨鹰嘴的方法，包括螺丝钉、螺丝钉结合钢丝、单用钢丝等，但就固定的稳定性而言，张力带固定简单鹰嘴骨折仍是金标准，其固定强度也经过长时间检验。

图8-12 肱骨髁间骨折，鹰嘴截骨后应用张力带固定，钻孔穿钢丝处离背侧皮质缘过近，导致术后脱出，造成骨折端分离

　　目前使用接骨板固定鹰嘴骨折有些应用过度。虽然有很多应用张力带发生骨化、僵硬的病例（图8-13），但肘关节是容易发生骨化和僵硬的关节，其发生与很多因素有关，包括过度制动、强行被动活动、多发创伤、个人体质等，但手术中的进一步剥离损伤也是一重要因素。应用接骨板固定较之应用张力带固定需要更大范围

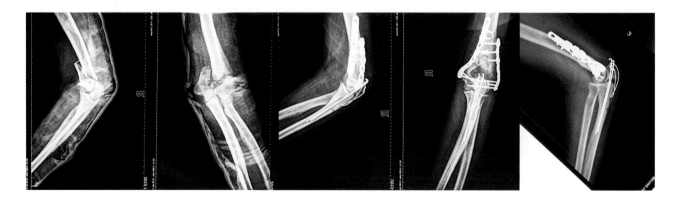

的软组织剥离，且鹰嘴位于皮下，较大体积的固定物会更显著地刺激皮肤软组织，影响活动，接骨板贴合不严时更是如此（图8-14）。临床上虽然也有很多应用接骨板固定后活动良好的病例（图8-15），但接骨板固定造成严重骨化和僵硬的患者较之应用张力带者更多见（图8-16）。

我们主张对简单的鹰嘴骨折尽量行张力带固定，如果骨折线倾斜明显，应用张力带加压时向一侧移位，可以应用一枚螺钉先加压，然后应用体积小的固定系统加

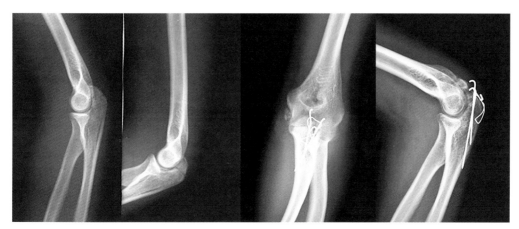

图8-13　无明显移位的鹰嘴骨折，应用张力带固定后，后方及尺神经沟区域出现明显骨化

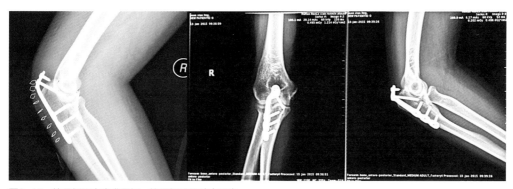

图8-14　接骨板固定鹰嘴骨折，接骨板明显贴合不良

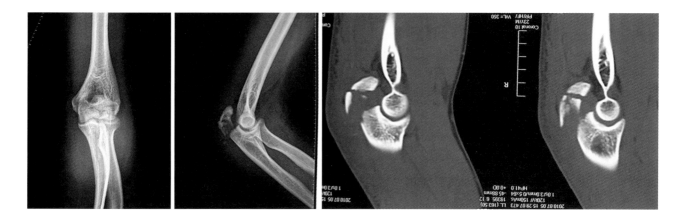

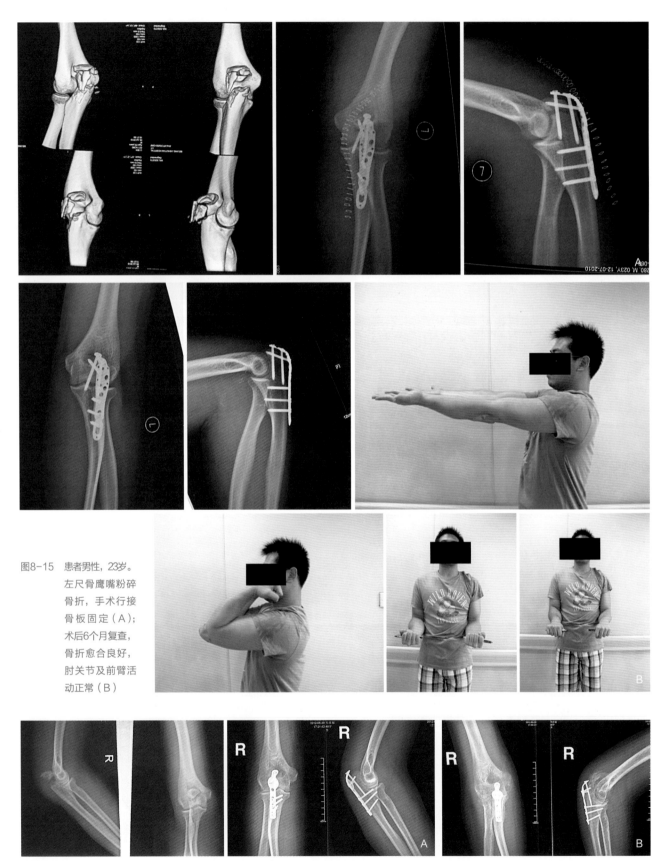

图8-15　患者男性，23岁。
　　　　左尺骨鹰嘴粉碎
　　　　骨折，手术行接
　　　　骨板固定（A）；
　　　　术后6个月复查，
　　　　骨折愈合良好，
　　　　肘关节及前臂活
　　　　动正常（B）

图8-16　患者男性，48岁。右尺骨鹰嘴横断骨折，行接骨板固定，明显不贴服（A）；术后3个月，肘关节后方及内侧出现严重骨化（B）

强固定（图8-17）。

　　还有一类较简单的鹰嘴骨折，骨折块较小，应用张力带钢丝抽紧时容易造成切割，建议用接骨板固定（图8-18）。

　　对粉碎的鹰嘴骨折（图8-19，8-20）或骨折脱位型的鹰嘴骨折（图8-21，8-22），

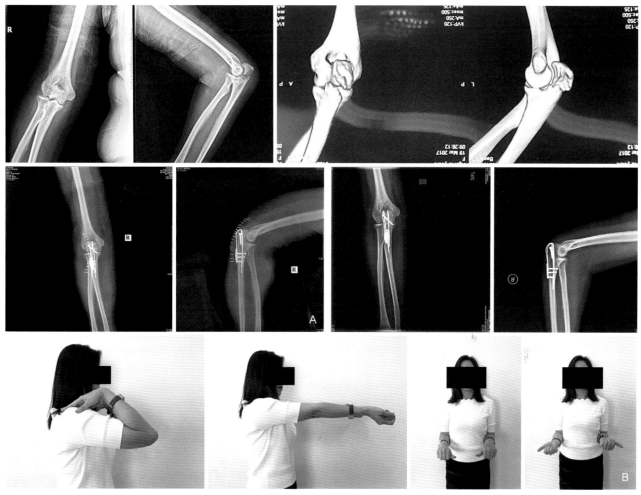

图8-17　患者女性，40岁。右尺骨鹰嘴骨折，骨折线呈较大的斜形，用一枚螺丝钉加压固定骨折端后，应用雪橇板系统加强固定（A）；术后1年，骨折愈合，肘关节及前臂活动正常（B）

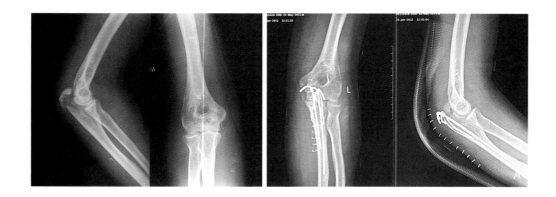

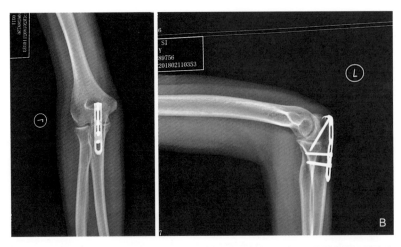

图8-18　薄片状骨折，应用张力带穿针时恰位于最薄弱处，固定后骨折块断裂，固定失效（A）；建议对此类骨折应用带锐利尖端的薄钢板，钩在腱骨交界处进行固定（B）

单独应用张力带固定强度不够，建议应用接骨板或接骨板结合张力带固定，以获得稳定的固定，便于早期进行功能锻炼。

向前鹰嘴骨折脱位属于肘关节复杂骨折脱位的一种类型，将在后面相应的章节进行详细叙述。

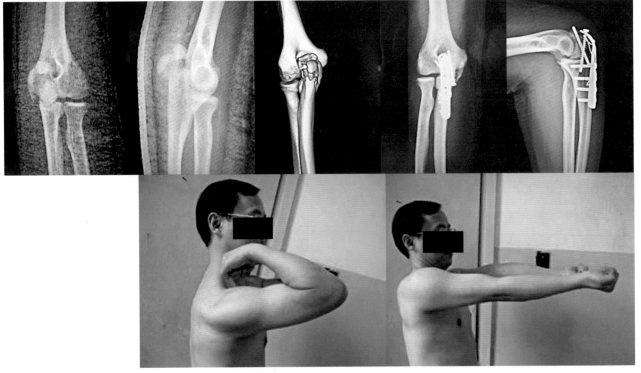

图8-19　患者男性，45岁。尺骨鹰嘴粉碎骨折，用接骨板结合螺丝钉及钢丝固定，术后肘关节活动良好

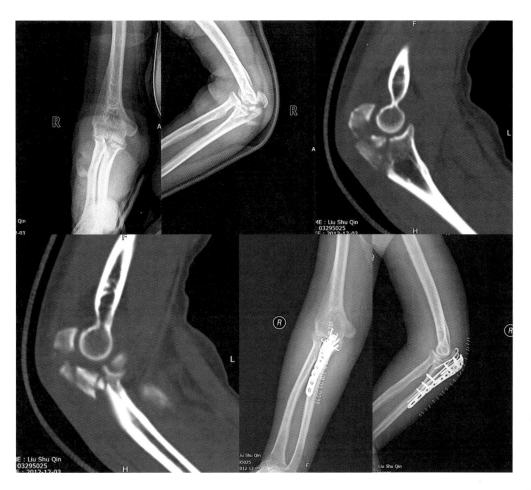

图8-20 尺骨鹰嘴粉碎骨
折，关节面塌
陷，接骨板结合
多枚克氏针固定

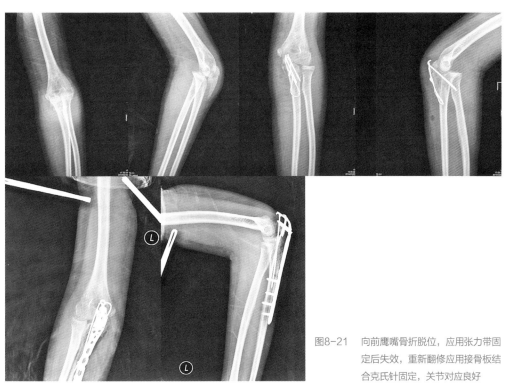

图8-21 向前鹰嘴骨折脱位，应用张力带固
定后失效，重新翻修应用接骨板结
合克氏针固定，关节对应良好

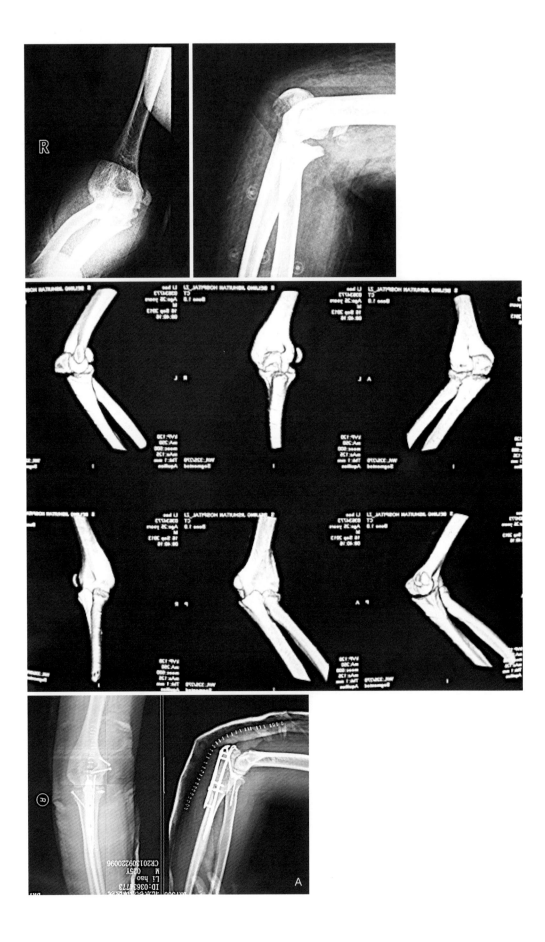

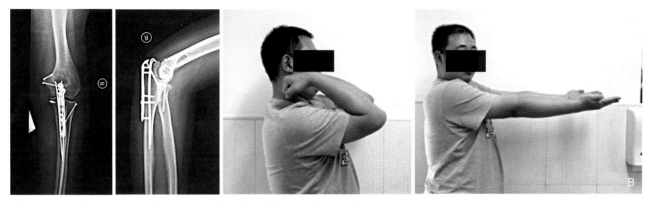

图8-22　患者男性，25岁，右肘摔伤。右肘向前鹰嘴骨折脱位，合并肱骨内上髁骨折及少见的桡骨头骨折，手术行切开复位，尺骨鹰嘴接骨板结合克氏针固定，内上髁及桡骨头螺钉固定（A）；术后1年黑白片显示对位良好，骨折愈合，肘关节活动良好（B）

▌ 参考文献

1. Colton CL. Fractures of the olecranon in adults: classification and management[J]. Injury,1973,5(2): 121-129.

2. Morrey BF. Current concepts in the treatment of fractures of the radial head the olecranon and the coronoid[J]. Instr Course Lect, 1995, 44: 175-185.

3. 蒋协远，王满宜，黄强，等. 尺骨鹰嘴骨折合并肘关节前脱位的手术治疗 [J]. 中华骨科杂志，2000，20(3): 154-155.

4. Veillette CJH, Steinmann FSR. Olecranon fractures[J]. Orthop Clin North Am, 2008, 39(2):229-236.

5. Karlsson MK,Hasserius R,Karlsson C,et al. Fractures of the olecronan: a 15 to 25-year follow up of 73 patients[J]. Clin Orthop Relat Res,2002,(403):205-212.

6. Chalidis BE, Sachinis NC, Samoladas EP, et al. Is tension band wiring technique the "gold standard" for the treatment of olecronan fractures. A long-term functional outcome study[J]. J orthop Surg Res,2008,3:9.

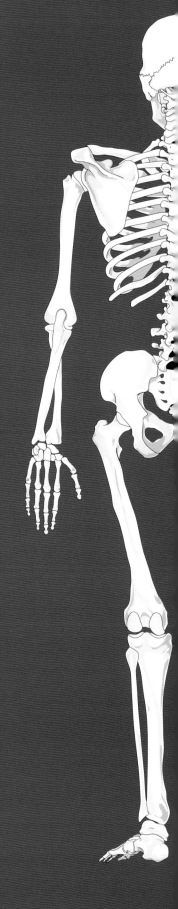

| 第9章 |

桡骨头骨折

刘兴华　公茂琪

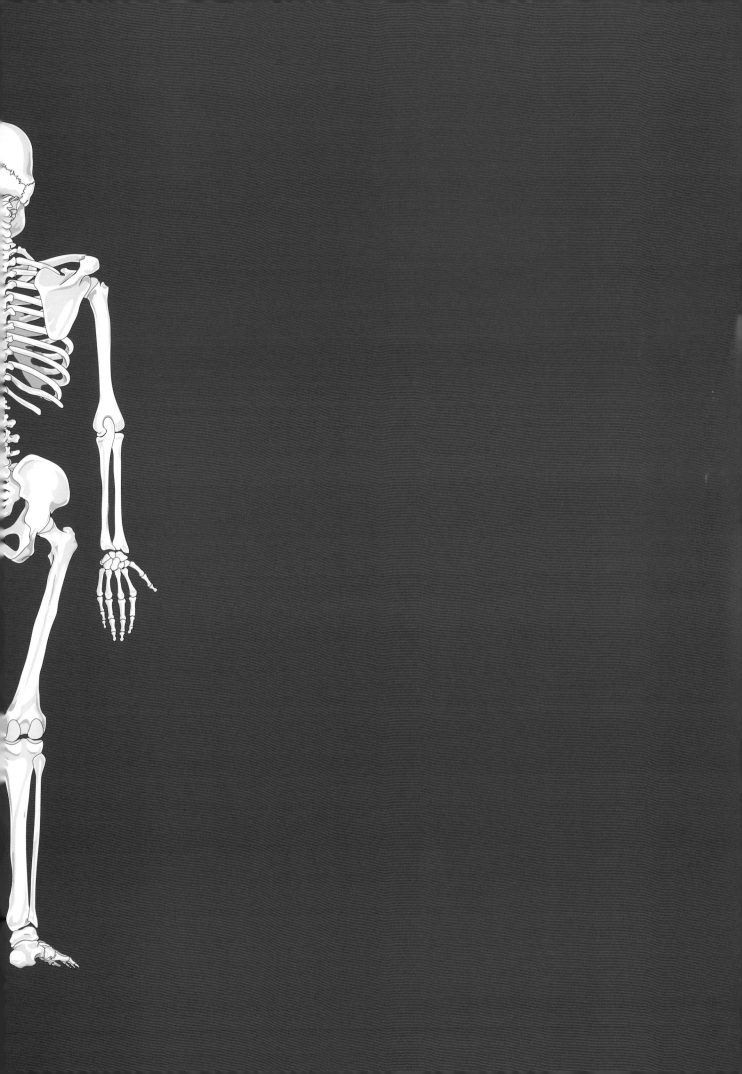

桡骨头骨折是常见的骨折，约占所有骨折的4%，约占肘关节骨折的1/3。

桡骨头骨折比较常用的分型包括Schatzker & Tile 分型（图9-1）和Mason分型（图9-2）。

Schatzker & Tile分型中，Ⅰ型为移位或不移位骨折；Ⅱ型为撞击骨折，部分桡骨头颈未受损，骨块旋转粉碎程度不一定；Ⅲ型为严重粉碎骨折，桡骨头颈与骨干无关联，粉碎严重。

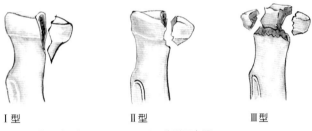

图9-1　桡骨头骨折Schatzker & Tile分型示意图

Mason分型中，Ⅰ型为小骨折或边缘骨折，移位不明显；Ⅱ型为边缘骨折，有移位；Ⅲ型为粉碎骨折。

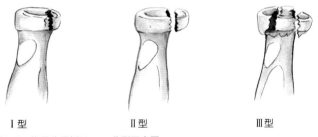

图9-2　桡骨头骨折Mason分型示意图

目前在临床上对于桡骨头骨折的治疗有些过度，有很多可以行非手术治疗的病例进行了手术内固定治疗。其实桡骨头骨折内固定失效在临床上很常见，复位不佳是主要原因，桡骨颈部位有缺损未植骨增加稳定者失效率更高。桡骨头骨折术后肘关节僵硬也很常见。

目前对桡骨头骨折治疗的主要原则如下。

（1）对移位小的桡骨头骨折，包括Mason各型，如果对肘关节屈伸及前臂旋转不形成明显阻挡（麻醉后检查最准确），原则上首先选择非手术治疗。对年龄偏大的患者，保守治疗的适应证应更广。

（2）对移位大的桡骨头（颈）骨折行内固定时，应尽量选择体积小的固定物，能用螺钉固定者尽量不用接骨板固定。

（3）需要应用接骨板固定桡骨头（颈）骨折时，应放置在"安全区"，避免影响前臂旋转。

（4）单纯桡骨头粉碎骨折且移位大者，如果患者年龄较大，可以单纯行桡骨头切除而不强行固定，或选择桡骨头置换。对于年轻患者，选择桡骨头置换，尽量不单纯切除桡骨头，以免出现晚期各种并发症。

（5）在复杂骨折脱位中合并的桡骨头骨折，不能行一期切除，否则容易发生不稳定。对复杂骨折脱位合并的桡骨头粉碎骨折，相较于单纯桡骨头粉碎骨折，更倾向于行桡骨头金属假体置换。在复杂骨折脱位损伤中行桡骨头置换比不稳定的内固定能更好地维持整个肘关节或桡骨纵向的稳定性，可以尽早活动，利于功能恢复。

在临床上很多桡骨头（颈）骨折病例未进行手术治疗，早期即进行活动锻炼，获得了很好的功能（图9-3，9-4）。

图9-3 患者女性，27岁。右桡骨颈骨折，倾斜移位小于30°，吊带制动1周后开始主动活动。伤后3个月复查，骨折愈合，活动正常

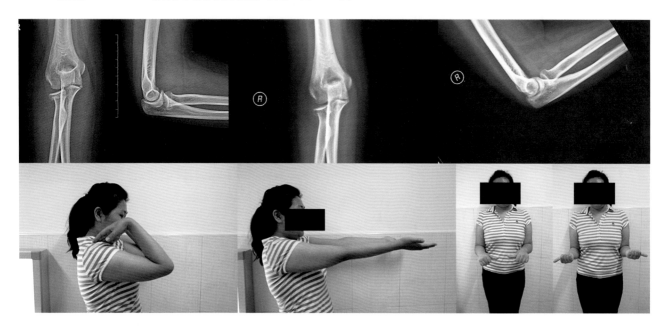

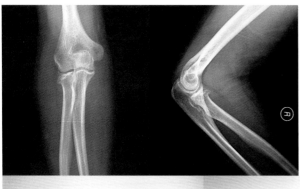

图9-4 患者男性，49岁。Mason Ⅱ型桡骨头骨折，非手术治疗，伤后1周开始活动。伤后1年复查，活动正常

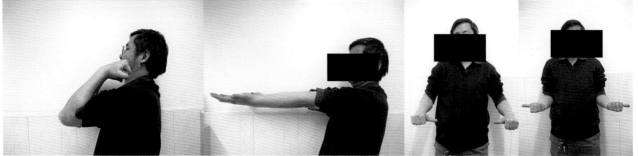

有时，要求不高的Mason Ⅲ型桡骨头骨折也可以行保守治疗。术后早期活动也可获得良好的功能（图9-5）。

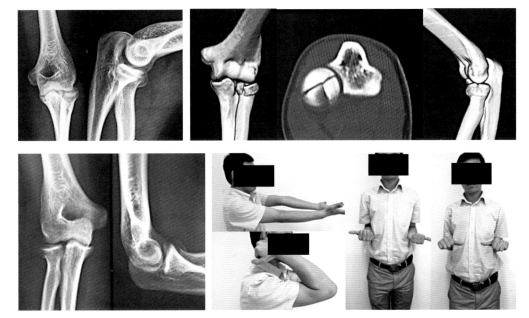

图9-5　患者男性，23岁。右MasonⅢ型桡骨头骨折，保守治疗，伤后6个月复查，活动基本正常

对Mason Ⅱ型桡骨头骨折和成角大的桡骨颈骨折，综合考虑骨块位置、移位程度、患者年龄和需求选择保守或手术治疗。

手术治疗多采用Kocher入路，自肘肌和尺侧腕伸肌之间进入，如图9-6所示。注意保护外侧尺骨副韧带。缝合时，注意修复切开的肘肌和尺侧腕伸肌筋膜间隙（图9-7）。

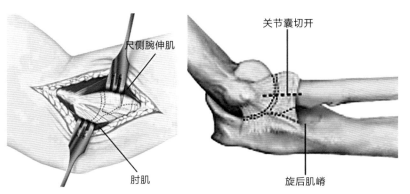

图9-6　桡骨头骨折手术治疗的Kocher入路示意图

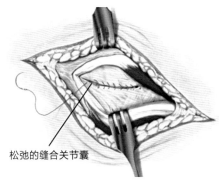

图9-7　修复切开的肘肌和尺侧腕伸肌筋膜间隙

选择手术治疗时，尽量选择体积小的固定物进行固定，能用螺丝钉固定者就不用接骨板固定（图9-8，9-9），以减小损伤，防止骨化和阻挡。对儿童或年轻患者桡骨颈骨折，有时可以采用由桡骨远端置入的弹性针固定（图9-10，9-11），减少肘关节损伤。

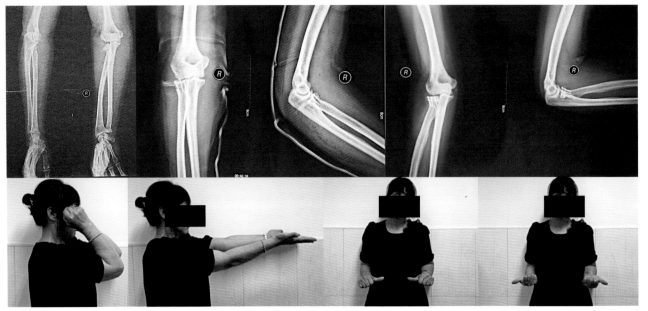

图9-8　患者女性，右桡骨颈骨折，成角移位大。手术切开复位，螺丝钉固定。术后9个月复查，骨折愈合，肘关节
及前臂活动好

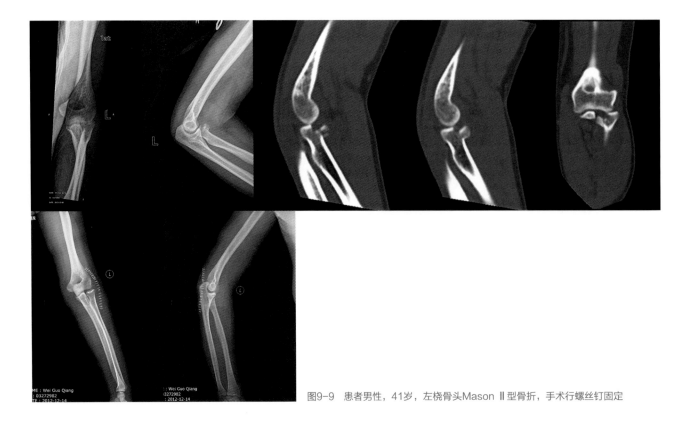

图9-9　患者男性，41岁，左桡骨头Mason Ⅱ型骨折，手术行螺丝钉固定

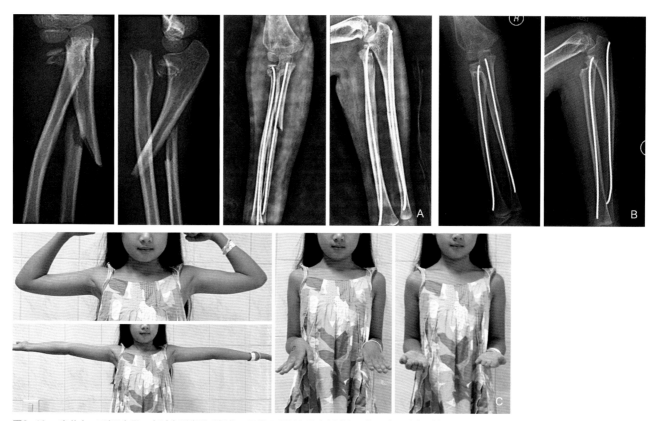

图9-10 患儿女，7岁5个月。右肘Ⅰ型类孟氏损伤：尺骨干骨折向前内侧成角，桡骨头颈分离，桡骨颈断端向前内侧移位。手术行闭合复位，弹性髓内针固定（A）；术后1年骨折愈合，肱桡关节对应好，给予内固定取出（B）；术后1年患儿功能体位像，前臂旋前略受限（C）

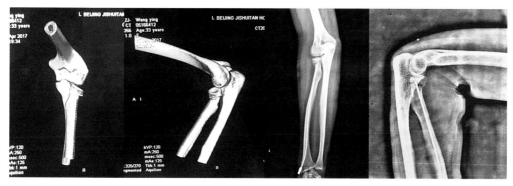

图9-11 患者女性，33岁。右侧桡骨颈骨折，行弹性髓内针复位固定。

　　Mason Ⅲ 型桡骨头骨折，骨块多于三块或桡骨颈部粉碎严重者，过去多行桡骨头切除。近些年随着对肘关节及前臂稳定性认识的深入，以及微型内固定物的发展，应用接骨板固定桡骨头粉碎骨折成为主要治疗方法。应用接骨板固定桡骨头骨折，应置放在"安全区"，以免影响前臂旋转（图9-12～9-14）。

　　"安全区"是指前臂旋转中立位以桡骨头外侧中线偏前10°虚拟线为中心前后各55°的区域。"安全区"即前臂旋转时关节面不进入尺骨近端桡骨切迹的部分。

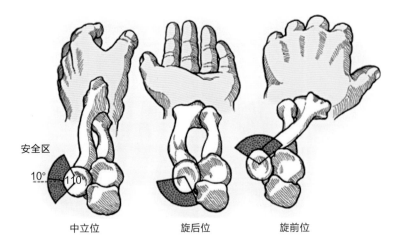

安全区

10° 110°

中立位　　　　　旋后位　　　　　旋前位

图9-12　桡骨头"安全区"示意图

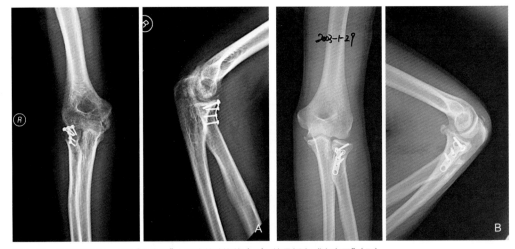

图9-13　接骨板偏前，不在"安全区"，影响前臂旋前（A）；接骨板在"安全区"（B）

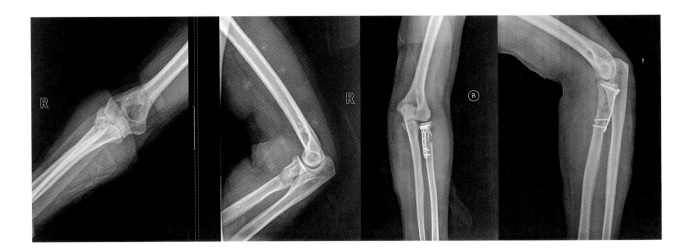

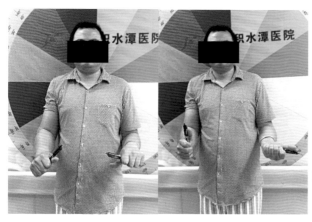

图9-14 患者男性，36岁，右桡骨近端骨折，接骨板不在"安全区"，偏后明显，前臂不能旋后

　　对桡骨头、颈骨折应用接骨板固定时，由于桡骨头并不是完全的圆形而是椭圆形，且桡骨颈与桡骨干长轴成一定角度，手术时如果桡骨头出现侧方移位或存在旋转，在前臂旋转时，桡骨头在尺骨近端桡骨头切迹内承受应力，很容易发生内固定失效及骨折不愈合（图9-15）。

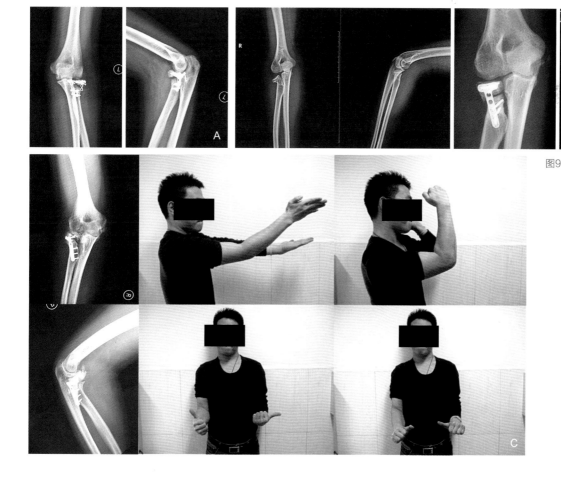

图9-15 桡骨头、颈骨折内固定后失效，骨折不愈合临床上常见。桡骨头粉碎骨折，双接骨板固定，不在安全区，术后6个月内固定失效，骨折不愈合（A）；桡骨颈骨折，复位接骨板固定，未在骨缺损处植骨，术后1年不愈合（B）；桡骨头粉碎骨折，手术骨折复位差，术后1年骨折不愈合（C）

对桡骨头骨折，尽量选择小的内固定物，但无论是用螺丝钉还是接骨板固定，都需要解剖复位，固定后活动关节检查稳定性，确定没有阻挡，才有可能获得好的功能（图9-16，9-17）。

当桡骨头粉碎严重时，很难对其进行解剖复位和稳定的固定，勉强固定容易发生内固定失效和骨折不愈合，如附加外固定时间长，即使愈合，也常发生严重骨化，很容易导致关节僵硬（图9-18）。

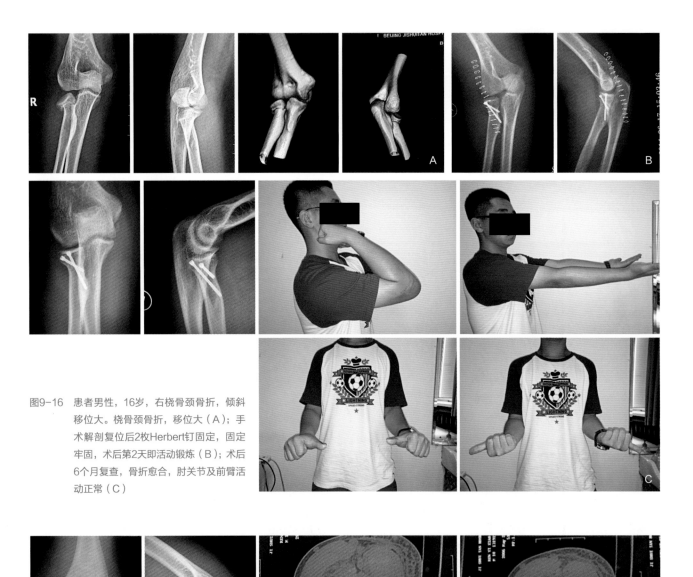

图9-16 患者男性，16岁，右桡骨颈骨折，倾斜移位大。桡骨颈骨折，移位大（A）；手术解剖复位后2枚Herbert钉固定，固定牢固，术后第2天即活动锻炼（B）；术后6个月复查，骨折愈合，肘关节及前臂活动正常（C）

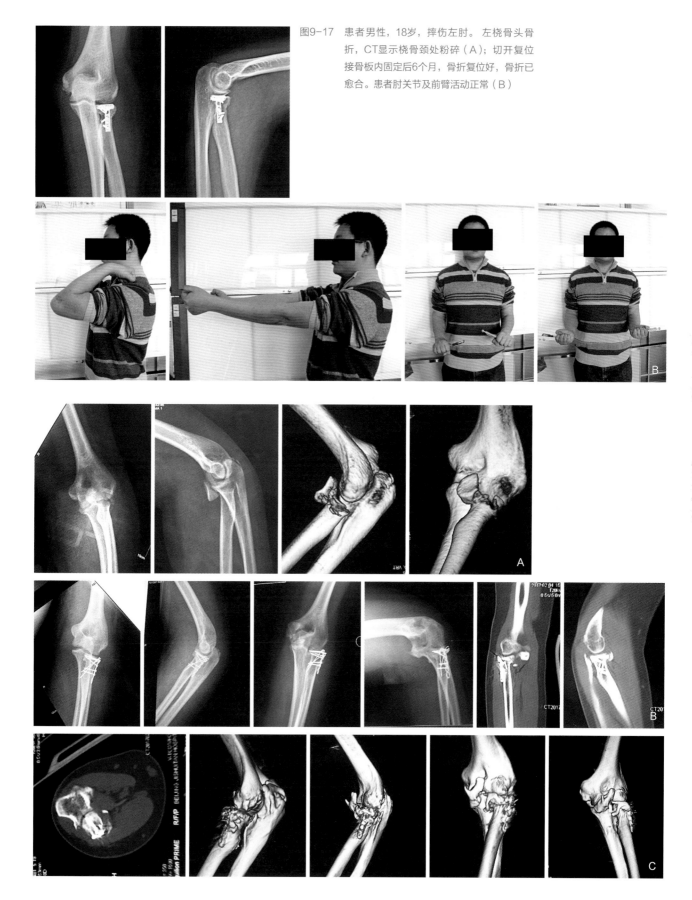

图9-17 患者男性，18岁，摔伤左肘。 左桡骨头骨折，CT显示桡骨颈处粉碎（A）；切开复位接骨板内固定后6个月，骨折复位好，骨折已愈合。患者肘关节及前臂活动正常（B）

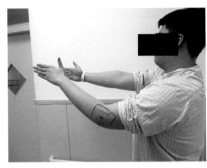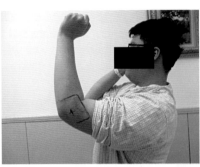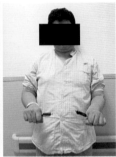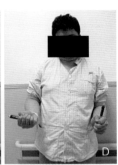

图9-18　患者男性，20岁，摔伤致左桡骨头粉碎骨折。影像显示骨折移位大，除有一大的骨块外，其余部分粉碎严重，难以重建（A）；手术给予切开复位接骨板内固定，影像显示复位较好（B）；术后13个月，骨折愈合，CT显示肘关节骨化广泛，桡骨头形态不完整，周围骨化严重（C）；体位像显示肘关节屈伸及前臂旋后严重受限（D）

　　近些年，随着对肘关节生物力学研究的深入及桡骨头假体的发展，应用桡骨头金属假体置换治疗粉碎严重，难以重建的桡骨头骨折日益广泛，文献报道整体效果良好（图9-19）。

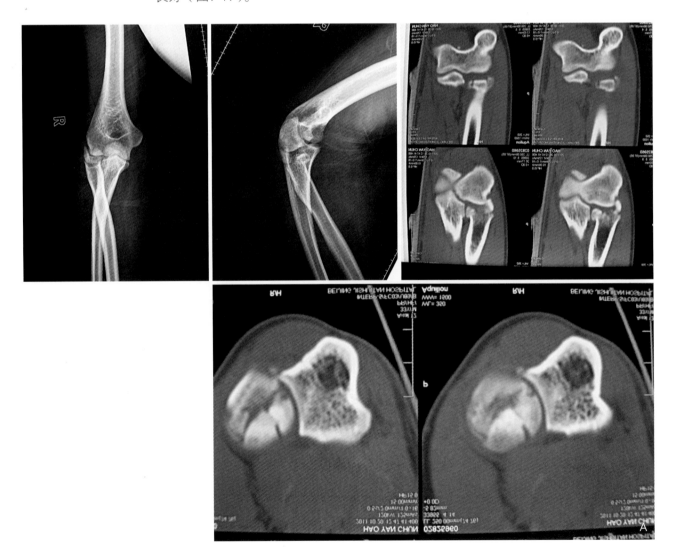

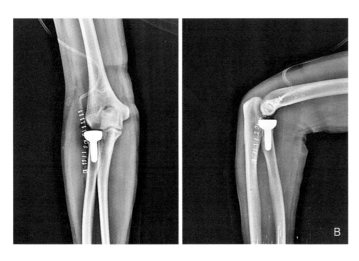

图9-19 患者男性，33岁，摔伤致右桡骨头骨折。影像显示骨折粉碎严重，难以解剖复位，稳定固定（A）；手术行解剖型桡骨头金属假体置换（椭圆形，分极性，骨长入）（B）；术后7个月复查，桡骨头假体位置好，无松动，肘关节屈伸及前臂旋转接近正常（C）

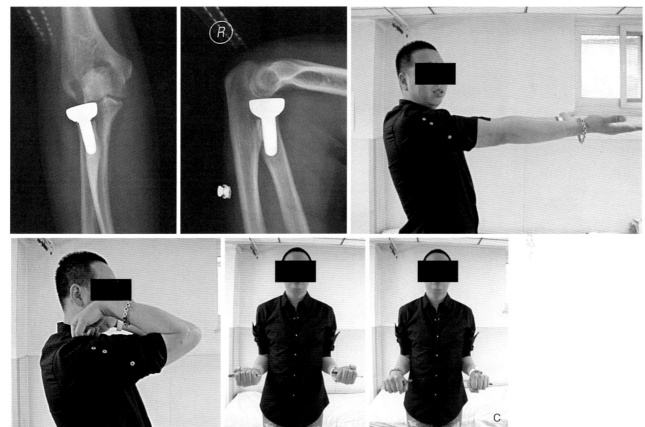

　　还有一类金属桡骨头假体，是正圆形，假体柄部无涂层，不发生骨长入，其设计理念是该型假体只起支撑作用，在活动中受到应力时，假体柄可在桡骨髓腔活动，防止因应力阻挡使活动受限。与图9-19所示的解剖型假体的优劣仍存争议（图9-20）。

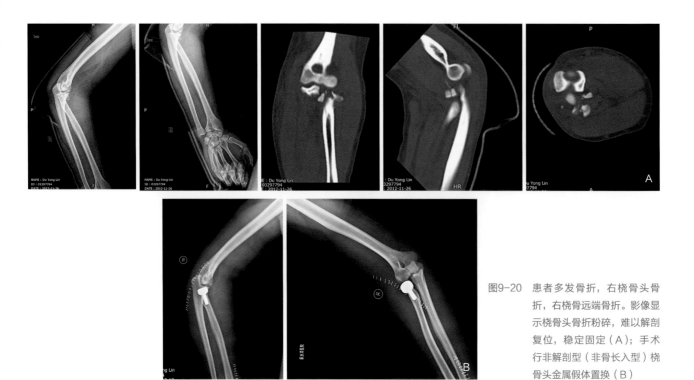

图9-20　患者多发骨折，右桡骨头骨折，右桡骨远端骨折。影像显示桡骨头骨折粉碎，难以解剖复位，稳定固定（A）；手术行非解剖型（非骨长入型）桡骨头金属假体置换（B）

在临床上，单纯桡骨头骨折骨折块多于3块时，通常行假体置换更利于功能恢复。但在肘关节复杂骨折脱位损伤中，即使3个骨块，或桡骨头局部缺损难于重建，或桡骨颈粉碎严重，也更倾向于行假体置换，避免固定不牢固的桡骨头骨折影响肘关节的稳定。在后面的章节中，包括肘关节三联征、鹰嘴骨折脱位及Essex-Lopresti损伤中的会有相关桡骨头置换的病例。

无论是对桡骨头骨折复位后进行何种方式的固定，均要求固定后足够稳定，允许进行早期功能锻炼。如果复位固定好，但不进行很规范的锻炼，也会发生肘关节僵硬。桡骨头骨折术后发生肘僵硬在临床上很常见（图9-21）。

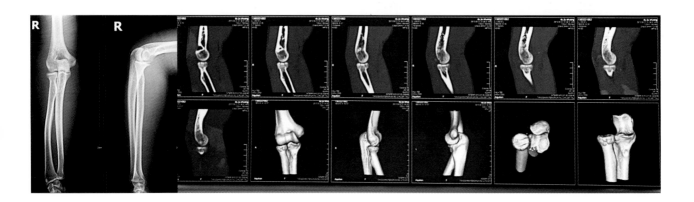

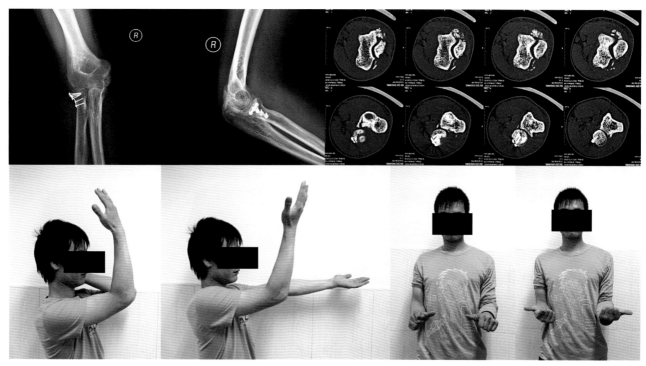

图9-21　患者男性，29岁。右桡骨头骨折，移位很小，适合非手术治疗。手术行接骨板固定，术后6个月复查，肘关节骨化严重，肘关节屈伸严重受限，前臂旋前受限

　　对单纯桡骨头粉碎骨折，过去常行桡骨头切除治疗，文献上也有结果良好的大宗病例报道，我们也遇到类似结果的病例（图9-22）。但很多病例行桡骨头切除后出现肘关节外翻不稳、桡骨纵向移位导致腕关节疼痛，上肢力弱等多种并发症（图9-23）。目前我们仅对年纪大的单纯桡骨头粉碎骨折患者行桡骨头切除。

图9-22　患者桡骨头切除术后8年，肘关节及前臂活动正常，无明显不适

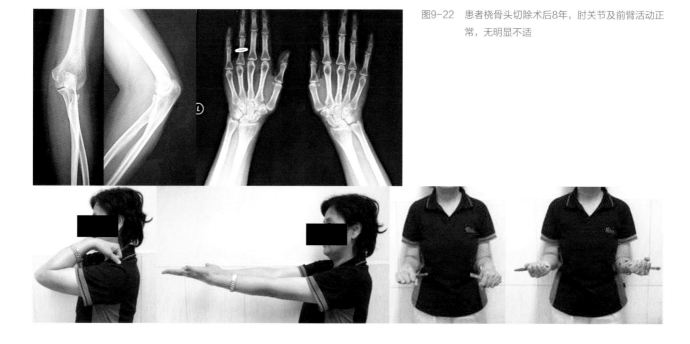

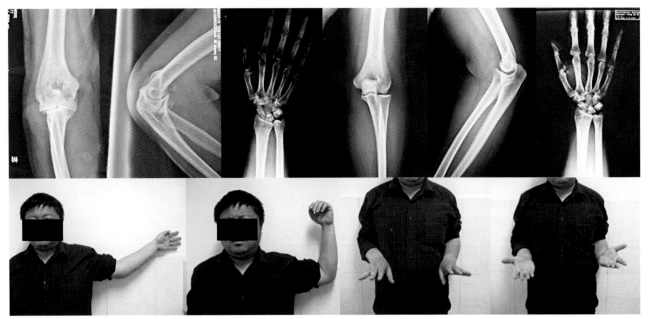

图9-23　患者男性，42岁。左桡骨头切除术后28年（14岁时），肘关节严重疼痛，活动受限，腕关节不适

对桡骨头骨折不能稳定固定者，我们建议尽量行桡骨头假体置换，以防止晚期并发症，在肘关节复杂损伤合并桡骨头粉碎骨折时，禁忌行桡骨头一起切除，以免发生肘关节不稳定或早期退变。

▌ 参考文献

1. Mason ML. Some observations on fractures of the head of the radius with a review of one hundred cases[J]. Br J surg, 1954, 42(172):123-132.

2. Yoon A, King GJ, Grewal R. Is ORIF superior to nonoperative treatment in isolated displaced partial articular fractures of the radial head?[J]. Clin Orthop Relat Res, 2014, 472(7):2105-2112.

3. Ring D. Open reduction and internal fixation of fractures of the radial head[J]. Hand Clin, 2004, 20(4): 415.

4. 蒋协远，李庭，张力丹，等. 人工桡骨头置换治疗肘关节不稳定的桡骨头粉碎性骨折 [J]. 中华骨科杂志，2005，25(8)：467-471.

5. Fowler JR, Goitz RJ. Radial head fractures: indications and outcomes for radial head arthroplasty[J]. orthop Clin North Am, 2013, 44(3):425-431.

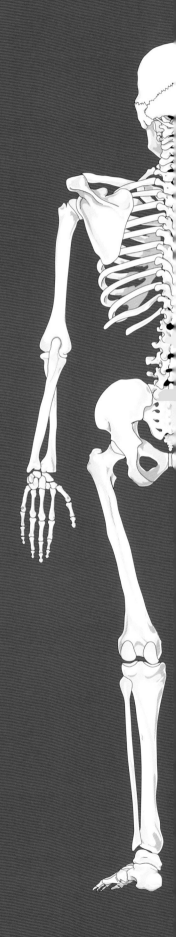

| 第10章 |

肘关节后外侧旋转损伤

查晔军

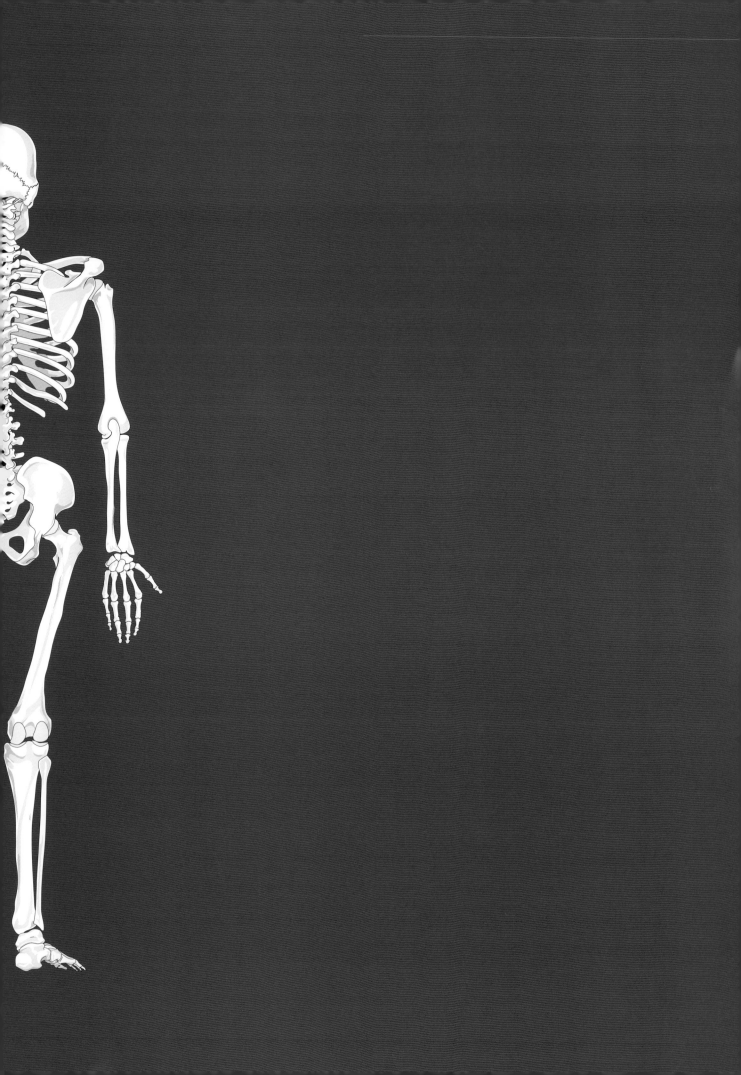

一、损伤机制

肘关节后外侧旋转不稳定（posterolateral rotational instablity, PLRI）通常是因摔倒引起的暴力作用于伸直的肘部，受到外翻、旋后和轴向的应力（图10-1A），使尺骨近端相对于滑车发生向后或后外侧移位，接着发生一系列损伤，自外侧开始，向后旋转至内侧，此损伤类型通常称为Horii环（图10-1B）。外侧副韧带复合体常自其外上髁止点撕脱，是最早损伤的结构之一，肘关节的关节囊和韧带结构自外向内逐渐失效，内侧副韧带前束最后失效，因而从理论上讲肘关节脱位时可以没有内侧副韧带前束的完全撕裂，伸肌总腱和屈肌总腱止点同样可有不同程度的损伤。根据能量消散的方式不同，这种损伤机制在脱位过程中可能引起不同的损伤，包括不合并骨折的单纯肘关节脱位，或肘关节脱位合并桡骨头骨折（Mason Ⅳ型桡骨头骨折），或冠状突骨折，或肘关节三联征。这几种损伤是同一种损伤机制，因此治疗上的理念基本上是一致的，后续将以肘关节三联征为例介绍肘关节后外侧旋转损伤的治疗方式。

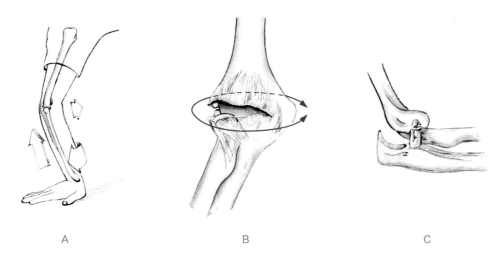

A   B   C

图10-1　受伤时所受的应力（A）；肘关节后外侧旋转脱位时软组织的损伤（B）；脱位时引起桡骨头和冠状突骨折（C）

（一）单纯肘关节脱位

若仅引起单纯的关节囊韧带损伤和单纯的肘关节脱位，没有内侧副韧带和屈肌总腱的损伤，通常保守治疗短期制动即可。若内侧副韧带损伤严重，则可能造成明显不稳定，保守治疗无法维持正常关节对合，则需要手术治疗。

有时韧带止点可能带着肱骨外上髁后半部分的撕脱骨折，这种损伤的治疗等同于单纯肘关节脱位，但如果撕脱骨折块较大，则建议手术固定。

（二）Mason Ⅳ型桡骨头骨折

上述损伤机制还可能造成肘关节复杂骨折脱位，即脱位同时伴有桡骨头或冠状突的骨折。若伴有桡骨头骨折，即为Mason Ⅳ型桡骨头骨折，此类损伤通常需对桡骨头进行固定或置换的同时修复外侧尺骨副韧带，以维持肘关节稳定。

（三）冠状突骨折

如上所述，在后外侧脱位的同时可能单独伴有冠状突骨折，或关节自行复位，平片上显示关节对合尚可，表现为单独的冠状突骨折，均为O'Driscoll分型的尖部骨折或Regan&Morrey Ⅰ型和Ⅱ型。治疗同前，若骨折块小，关节较稳定，可考虑保守治疗，否则则需修复冠状突和外侧尺骨副韧带。

（四）肘关节三联征

若肘关节后外侧脱位时同时伴有桡骨头和冠状突骨折，即为肘关节三联征（图10-1C）。这是一种较为复杂的肘部损伤，由于其预后通常很差，常可导致复发性脱位、半脱位、关节退变、异位骨化和肘关节僵硬等并发症，1996年Hotchkiss将其命名为"terrible triad of elbow"，国内习惯性称为肘关节"可怕三联征"或"恐怖三联征"。但随着对肘关节解剖和生物力学等方面的深入认识，也逐渐建立了系统的治疗和康复策略，明显改善了此种复杂损伤的预后；所谓的肘关节"恐怖三联征"也不再像过去那样让人觉得"恐怖"，继续使用"恐怖三联征"这一名称只会让医患双方望而却步，因而建议将此种复杂损伤的中文名称直接命名为"肘关节三联征"。

尽管如此，国内外的一系列临床研究报道显示：即使是由经验丰富的医师进行了满意的手术重建，肘关节三联征患者最终的预后可能仍属一般，甚至很差，后期的并发症也很多，仍需要进行深入研究以改善这一复杂损伤的预后。

二、肘关节后外侧旋转损伤的治疗

如上所述，这几种损伤是由同一种损伤机制造成，因此治疗上的理念基本上是一致的。如果关节稳定，无骨性阻挡，可考虑保守治疗。单纯肘关节脱位时，可单独修复外侧尺骨副韧带或闭合复位外固定架治疗；Mason Ⅳ型桡骨头骨折时需对桡骨头进行固定或置换，同时修复外侧尺骨副韧带；而肘关节三联征则在Mason Ⅳ型桡骨头骨折的基础上判断是否需要修复冠状突，当然这种类型更不稳定，术后需制动或采用铰链式外固定架。后续以肘关节三联征为例介绍肘关节后外侧旋转损伤的治疗方式。

三、肘关节三联征的主要分型

肘关节三联征的分型通常按桡骨头骨折分型和冠状突骨折分型来分别进行描述。

（一）桡骨头骨折分型（图10-2）

Mason将桡骨头骨折分为3型：Ⅰ型为无移位骨折；Ⅱ型为移位的部分关节内骨折或非粉碎性骨折；Ⅲ型为粉碎性骨折，累及整个桡骨头。之后Hotchkiss基于临床检查和术中发现改良了Mason分型，可以指导治疗方案的选择。在Hotchkiss改良分型中，Ⅰ型为移位小于

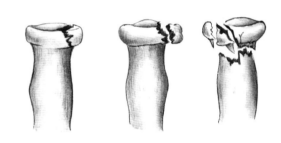

图10-2　桡骨头骨折Mason分型

2mm，没有机械性阻挡的骨折；Ⅱ型为移位大于2mm，可以进行修复，对肘部和前臂运动有机械性阻挡的骨折；Ⅲ型为粉碎性骨折，根据放射学或术中所见可以判断为不可修复，需要进行桡骨头切除或人工桡骨头置换。

（二）冠状突骨折分型

有两种分型系统可以用来描述冠状突的骨折类型。

目前临床上最常使用的尺骨冠状突骨折的分型是1989年Regan和Morrey提出的基于冠状突骨折块高度的分型（图10-3）。Ⅰ型骨折为冠状突尖部的撕脱骨折；Ⅱ型骨折为小于等于50%冠状突高度的单纯或粉碎性骨折；Ⅲ型为大于50%冠状突高度的单纯或粉碎性骨折。作者又进一步将这些类型分为A和B两种亚型，分别表示伴有或不伴有肘部脱位。

第二种分型是由O'Driscoll等基于骨折块相对于原始解剖位置的分型（图10-4）。

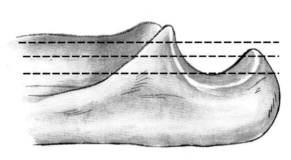

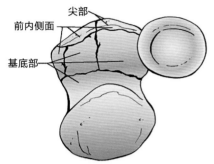

图10-3　冠状突骨折的Regan&Morrey分型　　　　　　图10-4　冠状突骨折的O'Driscoll分型

该分型将冠状突分为尖部、前内侧面和基底部。这三型又被分为多个亚型以便更好地描述骨折的解剖位置。冠状突尖部骨折又进一步分为骨折块小于等于2mm或大于2mm两种亚型，肘关节三联征时通常表现为冠状突尖部骨折，不超过高耸结节，因而内侧副韧带的尺骨附丽点通常是完整的。前内侧面骨折又被分为3种亚型：第一种亚型为不累及冠状突尖部，自尖部内侧延伸至高耸结节前方；第二种亚型为第一种亚型并累及冠状突尖部；第三种亚型累及冠状突的前内侧缘和高耸结节。冠状突基底部骨折为通过冠状突体部的骨折，至少累及冠状突高度的50%，又可分为仅累及冠状突的第一种亚型和冠状突体部骨折伴有鹰嘴骨折的第二种亚型。一般认为，在尺骨鹰嘴骨折脱位中常见的是冠状突基底部骨折，而在肘关节三联征中常见的则是冠状突尖部的骨折，内翻后内侧旋转不稳定损伤中常见的则是前内侧面骨折。笔者认为后一种分型能更好地反映骨折的真实状态。正是因为肘关节三联征中的冠状突骨折块常常较小，不易进行复位固定，而其对阻止发生肘关节后脱位又起着重要的作用，所以在临床上容易造成治疗失败。

四、肘关节三联征的鉴别诊断

总结国内目前的许多文献，发现许多作者对肘关节三联征仍认识不清，通常易与向后孟氏损伤的ⅡA或ⅡB型以及经鹰嘴的肘关节骨折脱位相混淆，三者的受伤机制以及治疗原则是完全不同的。我院对这几种骨折脱位进行了研究和分析，并于2009年发表了一篇《对"肘关节'恐怖三联征'合并尺骨鹰嘴骨折的手术治疗"一文的不同看法》，在文中详细阐述了三者诊断和治疗方面的区别。

肘关节三联征常伴有肘内、外侧副韧带的撕裂，上尺桡关节多稳定，冠状突骨折绝大多数发生在其高度50%以下（即Regan&Morrey Ⅰ型和Ⅱ型）。该类型骨折强调肘关节前方、内侧、外侧等重要稳定结构均被破坏，是一种严重的、复杂的损伤。

向后孟氏损伤的ⅡA或ⅡB型，即桡骨头脱位为后脱位，尺骨近端骨折位于尺骨滑车切迹部分，包括尺骨鹰嘴，并常累及冠状突。其特点是：肱尺关节相对稳定，上尺桡关节脱位；冠状突骨折常较大，多为基底部劈裂（即Regan&Morrey Ⅲ型）。治疗要点以解剖复位关节面和骨性结构为主。

经鹰嘴的肘关节骨折脱位通常存在肱尺关节破坏，合并的冠状突骨折块通常较大，几乎累及整个冠状突（即Regan&Morrey Ⅲ型），很少合并副韧带损伤。治疗要点主要是对尺骨近端骨折进行复位和固定，并尽量解剖复位关节面。这在国外的许多专著和文献中已进行了论述。而我院也曾报告应用内固定治疗尺骨鹰嘴骨折合并肘关节前脱位15例，获得了较好的疗效。

五、肘关节三联征的治疗

肘关节三联征的治疗目标是：稳定肘关节，减少与损伤和治疗相关的并发症。

（一）非手术治疗

绝大多数肘关节三联征需进行手术治疗以获得肘部稳定，只有个别病例可采用非手术治疗。Pugh等认为，对肘关节三联征患者应首先在麻醉下进行复位，复位后若想采取保守治疗，则必须满足下列3个条件：①肱尺关节和肱桡关节必须达到同心圆复位；②桡骨头骨折块较小（小于25%），或骨折无移位且不影响前臂旋转，冠状突骨折块也较小；③肘关节必须具有足够的稳定性，使肘关节在出现不稳定前伸肘活动可接近30°，以便能在伤后2~3周内开始肘关节的活动。可以在急诊室内镇静作用下初步复位，再通过X线透视来评估肘关节的对合程度。肘关节三联征损伤严重，单纯采取保守治疗外固定而不进行结构重建则很难维持肘关节的稳定性，而过长时间的制动必定导致肘关节僵硬，所以在临床实际工作中采取保守治疗的机会很少。

采取非手术治疗时，黑白片和CT检查应表现为小的无移位或轻度移位的桡骨头或桡骨颈骨折，在前臂旋转或肘关节屈伸时不会引起机械性阻挡。还要通过CT扫描确认冠状突骨折也仅仅是小的冠状突尖的骨折。因而在评估和治疗这些损伤时必须常规进行CT扫描。在这种情况下，这种损伤可以按单纯肘关节脱位来治疗。

复位后，推荐早期使用石膏或轻型的纤维玻璃支具屈肘90°位制动7~10天。这有助于肘关节周围肿胀的消退和肌肉张力的恢复。要鼓励患者进行肱二头肌和肱三头肌的等长收缩。前4周要每周进行临床和放射学随访，以保证复位的维持以及相关骨折没有移位。

目前尚无最佳的肘关节三联征的非手术治疗方法。7~10天后待肘关节周围肌肉张力恢复后，要开始进行主动活动，休息时使用夹板固定于90°位。4~6周后，要在晚上使用静态渐进性伸直位夹板帮助伸肘的恢复。在韧带和骨性损伤修复后要开始进行力量训练。

患者年龄过大、对肘部功能要求不高，或同时合并严重的肘关节骨性关节炎或类风湿关节炎，全身情况差或合并严重的内科疾患不能耐受手术，是手术禁忌证，但也应尽量使肱尺关节脱位获得满意复位，并采取制动措施将患侧肘部制动于功能位，即使将来发生肘关节僵硬，也可保留部分肘部功能。

典型病例见图10-5。

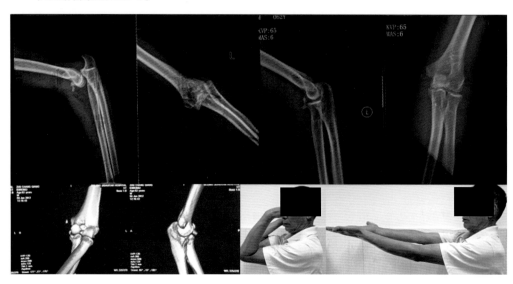

图10-5　该患者为肘关节三联征，但骨折块较小，复位后较稳定，保守治疗也获得了较好的功能

（二）手术治疗

绝大多数肘关节三联征损伤都需要进行手术治疗。如果患者的身体条件允许，以下情况可以考虑进行手术治疗：非手术治疗无效，开放伤口和（或）神经血管损伤。治疗目标是：①重建肘关节同心圆性中心复位及可靠的稳定性；②允许早期进行功能活动；③争取获得良好的功能疗效；④减少并发症的发生。

基于对肘关节损伤机制、提供肘关节稳定性的主要和次要稳定结构、软组织损伤模式以及如何更好地采取手术修复方法等的进一步认识，Mckee和Pugh等提出了治疗肘关节三联征的标准手术技术，已被广泛接受。通常采用单纯外侧入路即可，从外向内依次显露外侧副韧带/指总伸肌、桡骨头骨折、冠状突骨折，再由深至浅依次修复:冠状突骨折+前关节囊→桡骨头骨折→外侧副韧带和伸肌总腱起点。然后检查肘关节稳定性，要特别注意在前臂旋转中立位及肘屈伸20°～130°时观察肘部有无后脱位或后外侧半脱位。大多在肘伸直和前臂旋后位时容易出现不稳定。如果此时发现有不稳定，则再做内侧切口修复肘内侧副韧带，或使用可活动的铰链式外固定架，而不能单纯采取石膏制动维持肘部复位。大多认为无须常规切开修复内侧副韧带。作者认为采取上述治疗原则能够有效地充分恢复肘关节的稳定性，并可允许早期功能锻炼，改善最终的功能结果，减少并发症。

1.
手术入路的选择

通常采用肘关节外侧入路。沿肱骨外上髁向上在肱三头肌与肱桡肌之间切开，向下在后侧的肘肌与尺侧腕伸肌之间切开，即可显露肘外侧副韧带和关节囊。该部分结构多已撕裂损伤，应尽量从原始裂口进入肘关节，避免进一步损伤软组织结构。但为了更好地显露和处理冠状突和桡骨头，建议可以沿肱骨外上髁和桡骨头中线劈开指总伸肌，以便更好地显露冠状突和桡骨头骨折（图10-6）。如外侧入路显露冠状突骨折比较困难，或手术前患者有尺神经损伤的症状，则可增加内侧入路。也有部分学者喜欢采取肘部后正中入路，但切口较长，剥离较广，软组织损伤重，术后并发症也较多。

2.
冠状突骨折的处理

很多学者都认为在肘关节不稳定的情况下，不论骨折块大小，绝大多数的冠状突骨折都需要进行固定。肘关节三联征损伤中最常见的是O'Driscoll分型中的冠状突尖部骨折。尖部骨折通常不超过高耸结节，因此内侧副韧带的尺骨附丽点通常保持完整。

桡骨头较粉碎，需要进行修复或置换时，可通过外侧桡骨头缺损部位固定冠状突骨折。即使是对桡骨头骨折进行内固定，也可在肘外侧沿肱骨外上髁和桡骨头中线劈开指总伸肌，可很好地显露冠状突骨折并进行处理。国内外文献建议使用螺钉进行固定，但由于冠状突通常较小，使用螺钉容易造成骨折块碎裂，不能有效固定。可用直径较细的克氏针自后向前固定冠状突，附着于冠状突骨折块上的前关节囊不要剥离，这样可以增强稳定性，使用缝线穿过设备通过两个钻孔将缝线穿过，然后将肘关节复位后系紧缝线，以维持肘部前方稳定性。而对于粉

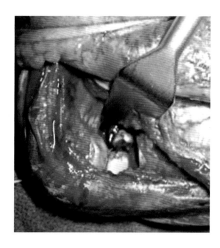

图10-6 通过外侧入路显露桡骨头和冠状突骨折

碎骨折，通常应尽可能对其中最大的骨折块进行固定，尽量恢复冠状突的前方支撑结构，以阻止发生肘关节后脱位。如果冠状突骨折块较大，则可以使用直径小的空心钉从后往前逆向固定。冠状突基底部骨折在肘关节三联征时很少见，可以在尺骨前内侧或纯内侧放置钢板进行固定。对冠状突骨折的治疗主要是恢复其高度，以便在肘前方形成骨性阻挡。

3. 桡骨头骨折的处理

肘关节外翻稳定性的30%由桡骨头提供，如果在内侧副韧带完整的情况下切除桡骨头，则肘关节在外翻应力下不会发生半脱位；但在复杂肘关节损伤造成内侧副韧带功能不全时，则维持桡骨头的完整性就显得尤为重要。内侧副韧带损伤时，桡骨头对肘部外翻稳定十分重要，桡骨头也可在冠状突缺损时对抗肘关节向后脱位，还可以维持修复的外侧尺骨副韧带的紧张度，以对抗内翻和防止发生后外侧旋转不稳定。此时切除桡骨头后的并发症发生率很高。治疗肘关节三联征时，一定要避免单纯切除桡骨头，可选择骨折块部分切除、切开复位内固定和人工桡骨头置换（图10-7）。

若桡骨头损伤小于25%，因骨折块太小或因骨质疏松而不能采取内固定，则可考虑切除桡骨头骨折块。切除桡骨头骨折块后要评估肘关节的稳定性，若持续存在肘关节不稳定，则可考虑进行桡骨头置换。

若骨折块仅有1~2块（Mason Ⅰ、Ⅱ型），应尽最大努力进行复位，以保留桡骨头的完整性，可采取Herbert螺钉等微型螺钉进行固定，并将其尾端完全埋入关节面下。如果同时伴有桡骨颈骨折，则可选用微型"T"形钢板或支撑钢板进行固

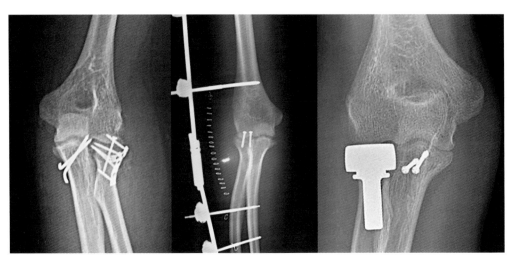

图10-7 桡骨头和冠状突骨折的不同处理方法：桡骨头可采用螺钉、钢板、人工桡骨头等方法进行处理，冠状突骨折可采用克氏针、螺钉、缝合前关节囊等方法进行处理

定，并注意将内固定物放置在桡骨头的非关节面区，亦即"安全区"，此区域可通过术中被动旋转前臂来观察确定，以防内固定物影响前臂旋转。桡骨颈的解剖复位至关重要：如果固定后有成角畸形，则可产生"凸轮"作用，即桡骨以偏心方式围绕更大的旋转弧进行旋转，将导致前臂旋转功能受限；如果桡骨颈短缩，则可导致肘关节外侧支撑不足而产生外翻不稳定。若骨折累及桡骨颈，该入路可能会伤及骨间背侧神经，因而在切开桡骨头远端时要特别注意，此时可将前臂旋前以便骨间背侧神经远离切开部位。目前建议对非粉碎的桡骨头、桡骨颈骨折采用埋头螺钉固定，可避免钢板与环状韧带发生摩擦，影响前臂旋转。

当骨折严重粉碎（3块或以上，Mason Ⅲ型）、关节面压缩、软骨损伤严重或骨质很差等确实不能采取复位固定时，则建议采取桡骨头切除、一期金属桡骨头假体置换，而不建议采用钢板固定。目前临床有许多种可用的假体，但通常建议使用组配型假体，可以让术者根据个体解剖差异决定人工桡骨头的大小和假体柄的直径和高度，以达到最佳效果。要根据切除的桡骨头来选择桡骨头假体的大小，假体的高度也应与切除骨块的高度相一致，以避免置入的桡骨头假体太高。假体应位于上尺桡关节的近端水平，即冠状突尖部远端约2mm。人工桡骨头置换最应注意避免的常见并发症是过度填塞（"overstuff"），即假体位置过高或假体直径过大，否则可导致肘及前臂活动受限，达不到桡骨头置换的目的。

4.
外侧副韧带的修复

修复骨性结构后，要评估韧带结构。肘关节外侧副韧带复合体，尤其是外侧尺骨副韧带通常自外上髁止点撕脱。外侧副韧带的实质部撕裂或完全撕脱并不常见。可在肱骨远端进行钻孔，以不可吸收缝线将其缝合固定，或以缝合锚固定。要成功进行等轴修复，最重要的是在肘关节的旋转中心进行缝合，即外上髁上肱骨小头圆弧的中心点。笔者更推荐经骨穿孔技术，因为它可以坚强固定，并连续缝合外侧副韧带和伸肌总腱以保持张力。如果内侧副韧带完整，要在前臂旋前位修复外侧副韧带；然而，如果内侧副韧带损伤，可以在前臂旋后位修复外侧副韧带，以避免外侧修复过紧使肘关节内侧张口。因为外侧副韧带是等轴的，可以在屈肘90°位进行修复，这是术中最便利的体位。

急性损伤者，因局部组织活性好通常可直接修复，目前更倾向于修复后结合铰链式外固定架治疗，以便在为肘关节提供稳定的同时允许进行早期功能锻炼，但对于陈旧损伤者仍可以考虑采取自体肌腱移植重建外侧韧带。

是否修复内侧副韧带仍存争议，绝大多数学者认为无须修复。因为增加内侧切口显露势必进一步增加软组织损伤，增加了手术创伤，也增加了手术后发生并发症的危险，特别是发生肘关节僵硬的风险。修复冠状突、桡骨头和外侧副韧带后，要在透视下检查肘关节的稳定性，要在前臂旋后位、中立位和旋前位屈伸活动肘关节。文献报道，如果在前臂旋转的一个或多个位置时，肘关节在伸直差30°到完全屈曲的范围内都能对位良好，则没有必要修复内侧副韧带。近些年由于可活动外固定架的应用，内侧切口的应用更少了。

5.
可活动铰链式外固定架的应用

通常，在修复或置换桡骨头并修复冠状突、内外侧副韧带后，即使在术中获得了稳定性，也应使用石膏或夹板制动2周，以保护软组织和骨性结构的修复，从而无法进行早期活动。既往大多学者认为在修复骨性结构和韧带后若肘关节仍存在不稳定，才考虑采用铰链式外固定架。但目前在我院，通常在修复骨性结构和韧带后，常规应用铰链式外固定架，不仅可以维持肘关节的同心圆复位和稳定性，保护粉碎的骨性结构和修复的韧带，还可以撑开关节面，并允许早期功能锻炼，疗效较前明显改善（图10-8）。特别是对于冠状突粉碎骨折或桡骨头骨折固定不牢固，可以使用铰链式外固定架来保护，撑开关节间隙，避免骨折部位的剪切应力。尤其是在行翻修术的陈旧损伤患者，更能够凸显这种外固定架的优势。

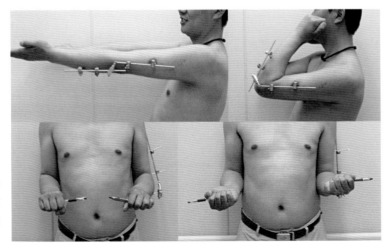

图10-8 使用外固定架术后1个月的体位像，肘关节功能恢复良好

对于一部分骨折块较小的不稳定的肘关节三联征，笔者采取了闭合复位联合可活动的铰链式外固定架进行治疗，术后第二天肘部即可开始活动，避免长期制动引起肘关节僵硬，疗效满意。

（三）康复锻炼

离开手术室前要在透视下仔细检查肘关节以判断是否存在不稳定，并决定制动的最佳位置以及康复活动的安全范围。

根据损伤情况不同，早期制动的时间也不同，对于骨性结构和韧带修复牢固时，或应用了铰链式外固定架，在术后2~5天即可在监控下开始活动。患者要根据术中稳定性的评估，开始主动屈伸活动，避免肢体远端完全伸直。要在屈肘90°位进行全范围的前臂主动旋转，以保护侧副韧带的修复。

锻炼时可采用过顶康复方法，患者处于仰卧位，将上臂垂直放置。这种方法可以利用重力帮助活动，并减轻患者的恐惧。6周内，锻炼间歇期可使用休息位支具或使用外固定架连杆（图10-9）将肘关节制动在可主动达到的最大伸直位或最大屈肘位，前臂制动在合适的旋转位置，并逐渐增加活动度。8周时，一旦骨性结构和韧带完全修复，即要开始进行力量训练。根据损伤类型的不同，术后康复训练的方法也不同，然而，基本的原则是要在维持同心圆性复位并保护骨与软组织修复的前提下开始早期肘关节活动，要特别注意骨折和异位骨化形成的危险。如果使用铰链式外固定架，只要软组织允许，即可开始早期活动，通常在术后6~8周骨与软组织修复后去除外固定架。

肘关节三联征最佳的康复方法还未知。根据生物力学研究和笔者的临床经验，以上描述的康复原则对于维持稳定并早期活动很有益处，特别是骨折固定和韧带修复不牢固时更是如此。

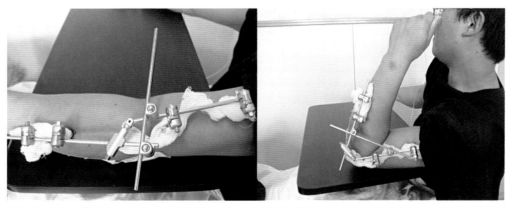

图10-9　在锻炼间歇期，可使用外固定架连杆，将肘关节制动于可主动达到的最大伸直位或最大屈肘位，有助于功能的恢复

（四）并发症

治疗肘关节三联征时通常会遇到并发症，其发生率与损伤的严重程度有关。肘关节三联征常见的并发症包括：不稳定、畸形愈合、不愈合、肘关节僵硬、异位骨化形成、感染和尺神经病变（图10-10）。因此肘关节三联征在过去的治疗失败率很高。

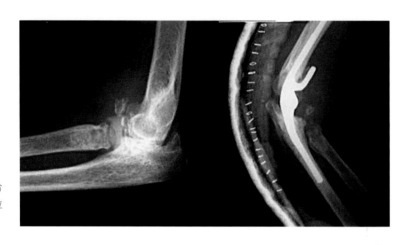

图10-10 肘关节三联征治疗不当，造成肱尺关节对合不佳，出现关节退变、不稳定、僵硬、异位骨化形成，需行人工关节置换

近些年，笔者收治的陈旧性肘关节三联征患者呈上升趋势，主要原因还是术者对该疾患认识不充分，理解欠深入，没有认识到冠状突和周围韧带的重要性。在就诊时，肘部通常处于脱位或半脱位状态，冠状突磨损"消失"，肘关节严重僵硬，关节软骨明显退变。笔者首先对肘关节彻底松解，再取鹰嘴、桡骨头或髂骨重建冠状突，修复外侧副韧带，并使用可活动的铰链式外固定架保护，早期进行功能训练，取得了满意的疗效。

综上所述，笔者认为对肘关节三联征大多采用单纯外侧入路即可完成，只有个别情况下需要加用内侧入路处理冠状突，一般无须一期修复内侧副韧带，若存在不稳定，可附加可活动的铰链式外固定架进行保护。目前我院采取的治疗原则及流程为：①急诊尽量先行手法复位并临时制动，完善影像学检查；②先采取外侧入路，如显露或操作困难可加用内侧切口，但一般不需要再附加内侧切口；③重建冠状突稳定性，尽量复位内固定，通常骨折块较小，使用螺钉固定很困难，可用克氏针固定，如骨折太小或粉碎不能行内固定，则采取套索缝合方法固定前方关节囊；④重建桡骨头稳定性，尽量复位内固定，不能固定者采取金属假体置换，不建议单纯进行桡骨头切除；⑤重点修复外侧副韧带复合体、伸肌总腱止点和（或）后外侧关节囊，尤其是外侧尺骨副韧带；⑥经上述操作后，用铰链式外固定架固定以允许早期活动，严重不稳定时可结合克氏针固定肱尺关节；⑦术后注意早期进行合理的功能康复。

目前肘关节三联征损伤的治疗疗效仍不是非常满意，整体预后也欠佳。术者必须仔细检查患者，认真分析影像学检查结果，准确判断肘部骨性结构和韧带损伤的程度。早期采取系统方法进行手术重建以恢复肘关节解剖并提供足够的稳定性以允许早期活动，既可避免复发性脱位或半脱位，也是获得良好预后的关键因素。肘关节僵硬是肘关节三联征常见的并发症之一，可通过获得稳定修复和早期活动来避免。

（五）典型病例

具体见图10-11~10-18。

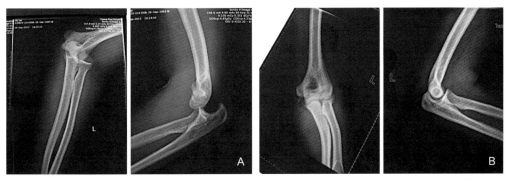

图10-11 单纯肘关节脱位是后外侧旋转不稳定的一种，绝大多数可保守治疗，制动不超过1周即可开始主被动活动。肘关节正侧位片提示肘关节脱位（A）；正侧位片显示复位后关节对合良好，手法复位后绝大多数是稳定的，短期制动即可开始活动，通常功能无受限（B）

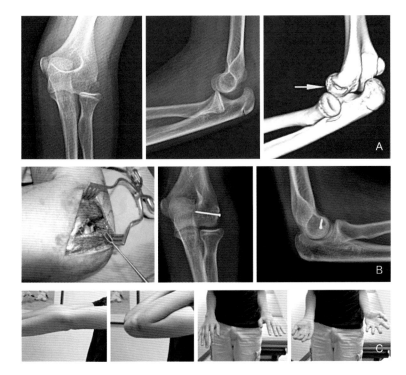

图10-12 后外侧旋转不稳定时，可以出现外侧尺骨副韧带的损伤，也可以表现为外侧尺骨副韧带止点撕脱或肱骨外髁撕脱骨折，复位后不稳定时需手术修复。黑白片和CT提示典型的后外侧旋转脱位，表现为肱骨外髁撕脱骨折（A）；外侧切口，以螺钉固定外髁骨折块（B）；术后患者功能恢复良好（C）

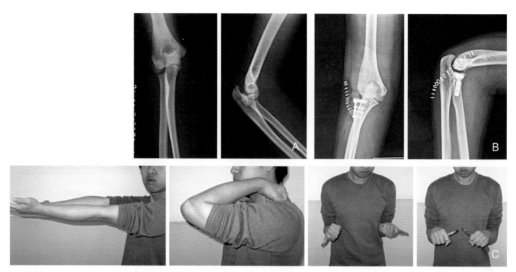

图10-13 当后外侧旋转不稳定时脱位合并桡骨头骨折即为Mason Ⅳ型桡骨头骨折。患者男性，20岁。黑白片可见桡骨头骨折合并肘关节脱位（A）；桡骨头切开复位钢板螺钉内固定，外侧副韧带打孔修复（B）；术后2年随访，肘关节屈伸和前臂旋转恢复良好（C）

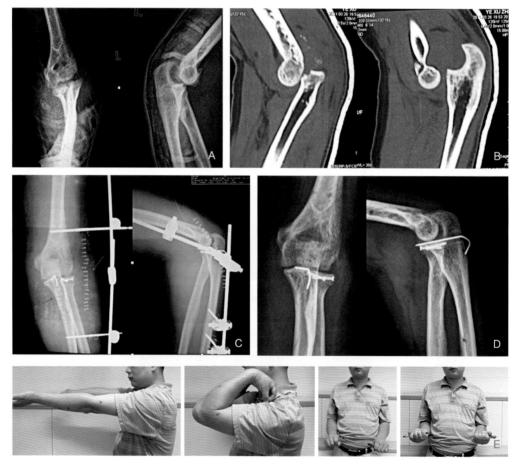

图10-14 当后外侧旋转不稳定时脱位合并桡骨头和冠状突骨折即为肘关节三联征。患者男性，32岁。摔伤致左肘肘关节三联征。黑白片和CT提示肘关节脱位、桡骨头骨折、冠状突骨折、关节不稳定，复位后石膏固定仍脱位（A和B）；外侧单一切口修复冠状突、桡骨头、外侧尺骨副韧带，并用外固定架保护（C）术后1年随访的黑白片正侧位和体位像，示肘关节屈伸功能和前臂旋转功能完全恢复（D和E）

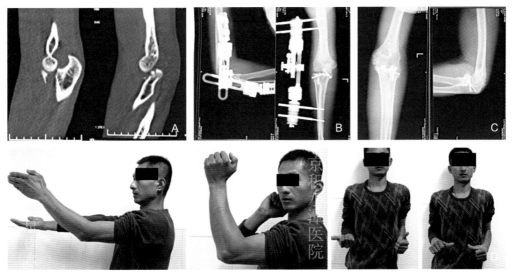

图10-15　患者男性，28岁，外伤致左肘关节三联征，外院手术。CT可见肘关节脱位，桡骨头和冠状突骨折（A）；外院行内外侧双切口，内侧切口修复冠状突和内侧副韧带，外侧切口修复桡骨头和外侧尺骨副韧带，并使用外固定架固定（B）；术后2年因关节活动受限明显来我院就诊，图为黑白片和体位像（C和D）

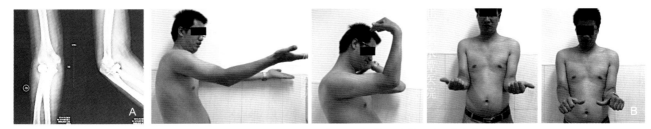

图10-16　患者男性，37岁，摔伤致右肘关节三联征，外院手术。双切口，外侧切口行桡骨头置换和外侧尺骨副韧带修复，内侧切口行冠状突钢板固定（A）；术后9个月体位像，因关节严重僵硬，来我院就诊（B）

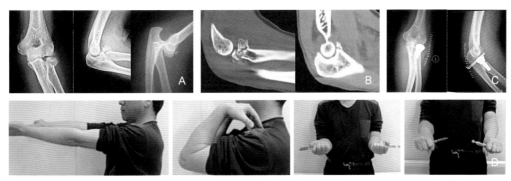

图10-17　若关节稳定，则术后无须使用铰链式外固定架。患者男性，45岁，摔伤左肘。术前CT提示肘关节脱位、桡骨头粉碎骨折、冠状突骨折（A和B）；外侧单一切口行冠状突固定、桡骨头置换、侧副韧带修复（C）；术后1年功能恢复良好（D）

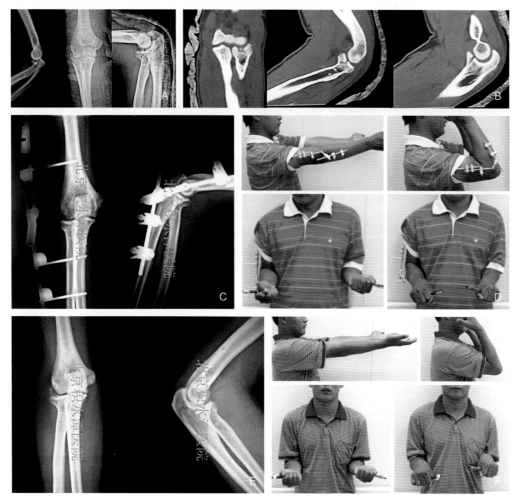

图10-18 若关节不稳定，但无明显骨性阻挡，可使用可闭合铰链式外固定架固定。患者男性，28岁，摔伤右肘。黑白片提示肘关节骨折脱位，复位后关节对合可（A）；CT提示桡骨头粉碎骨折，但桡骨头和冠状突形态大致正常（B）；可闭合铰链式外固定架固定（C）；术后2个月随访，肘关节屈伸和前臂旋转大致正常。（D）；术后1年随访黑白片和体位像，提示肘关节对合良好，无退变，关节活动正常（E和F）

▌ 参考文献

1. Hotchkiss RN. Fractures and dislocations of the elbow. In:Rockwood CA, Green DP, Bucholz RW, Heckman JD,editors. Rockwood and Green's fractures in adults [M]. 4th ed. Volume 1. Philadelphia: Lippincott-Raven; 1996: 929-1024.

2. O'Driscoll SW, Bell DF, Morrey BF. Posterolateral rotatory instablilty of the elbow[J]. J Bone Joint Surg Am, 1991,73(3):440-446.

3. O'Driscoll SW, Jupiter JB, King GJ, et al. The unstable elbow[J]. Instr Course Lect, 2001,50:89-102.

4. 蒋协远，查晔军. 肘关节"三联征"的诊断和治疗 [J]. 中华肩肘外科电子杂志，2014, (1) :10-13.

5. Schaeffeler C, Waldt S, Woertler K. Traumatic instability of the elbow anatomy pathomechanisms and presentation on imaging[J]. Eur Radiol. 2013, 23(9):2582-2593.

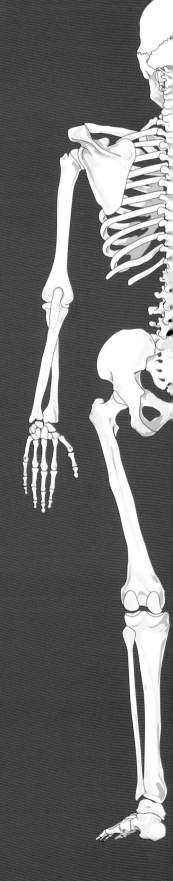

|第11章|

肘关节内翻
后内侧旋转不稳定

（肘关节内翻后内侧旋转损伤）

公茂琪　蒋协远

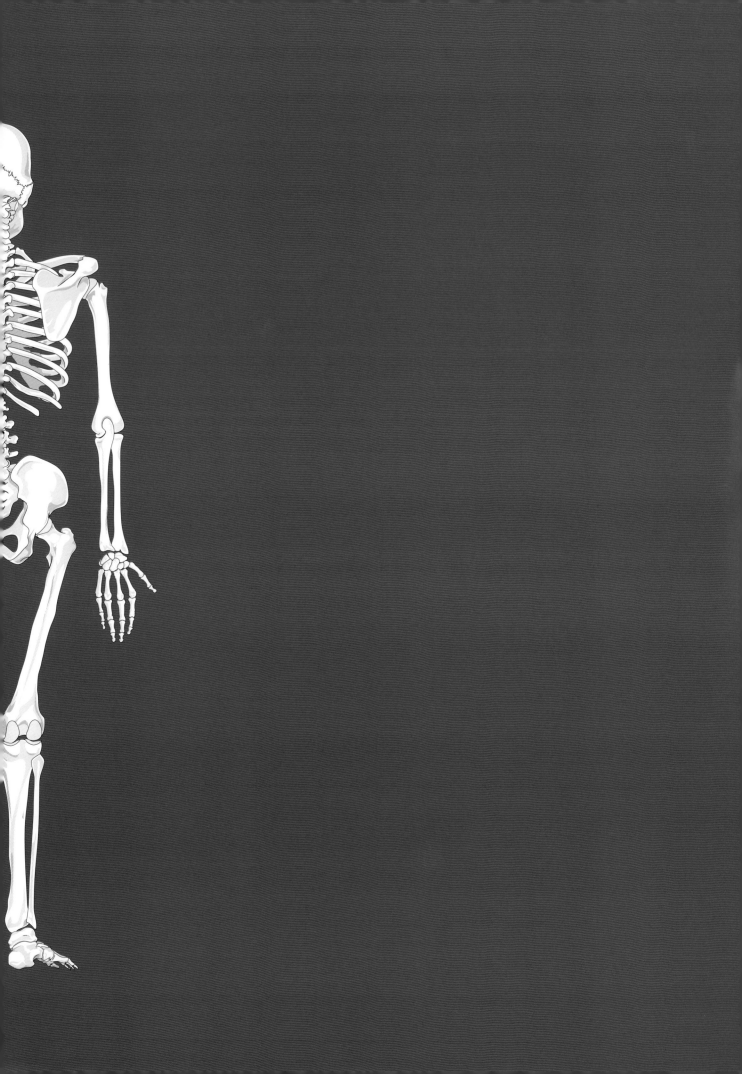

一、创伤性肘关节不稳定的类型及解读

　　肘关节内翻后内侧旋转不稳定是David Ring总结的肘关节复杂骨折脱位（肘关节不稳定骨折）三类中的一类（图11-1），肘关节复杂骨折脱位即肘关节骨性稳定结构和软组织稳定结构均有损伤的骨折脱位，我们临床上遇到的肱骨外髁、内髁或髁间骨折合并肘关节脱位（图11-2）同样属于复杂骨折脱位，但David Ring总结的是尺桡骨近端骨折的肘关节脱位，没有包括肱骨远端骨折脱位。David Ring将肘关节复杂骨折脱位分为后外侧脱位损伤和滑车切迹破坏性损伤，前者包括桡骨头骨折合并肘关节脱位、肘关节三联征；后者包括鹰嘴骨折脱位、内翻后内侧旋转不稳定，其中鹰嘴骨折脱位又分为向前脱位和向后脱位两类。

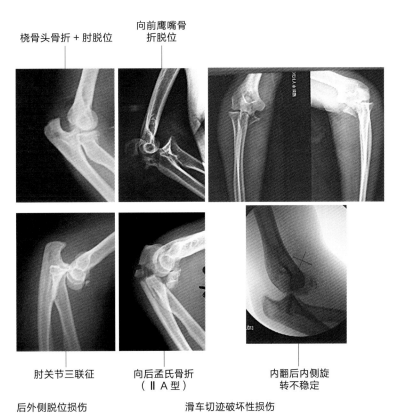

图11-1　David Ring 关于肘关节复杂骨折脱位的分类

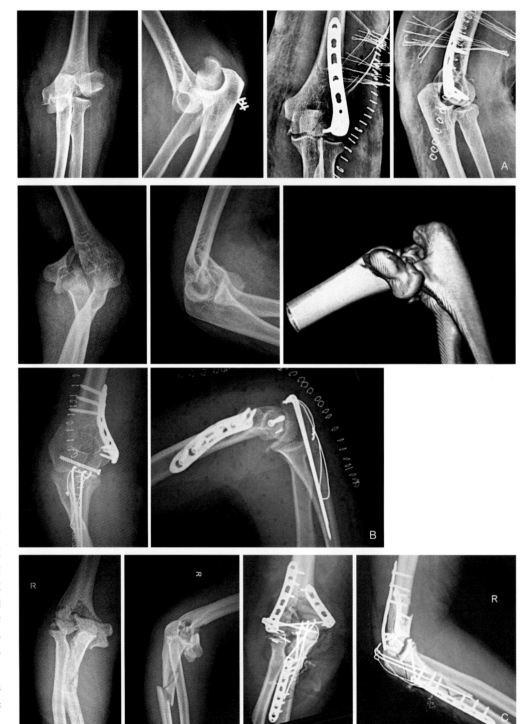

图11-2 肱骨远端关节面骨折合并肘关节脱位的情况：肱骨外髁骨折合并肘关节脱位（A）；肱骨内髁骨折合并肘关节脱位（B）；肱骨髁间骨折合并肘关节脱位（C）。上述损伤都属于肘关节复杂骨折脱位

要对内翻后内侧旋转不稳定做出正确的诊断，需要先熟悉O'Driscoll关于尺骨冠状突的分型，其是根据骨折部位分型的，在肘关节不同的复杂损伤中冠状突骨折的类型也常不同，对诊断肘关节各种类型损伤很有意义（图11-3）。冠状突前内侧面骨折是诊断典型内翻后内侧旋转不稳定的必需条件。

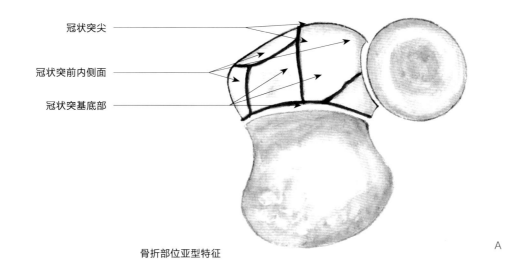

骨折部位亚型特征

冠状突尖	1. 骨折块高度≤2mm（即片状骨折）
	2. 骨折块高度>2mm
冠状突前侧面	1. 前内侧缘骨折
	2. 前内侧缘+冠状突尖骨折
	3. 前内侧缘+高耸结节(±冠状突尖)骨折
冠状突基底	1. 冠状突体部和基底部骨折
	2. 经鹰嘴骨折脱位时的冠状突基底骨折

A

B

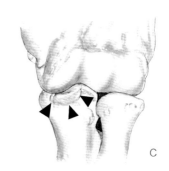

C

图11-3 冠状突骨折的O'Driscoll分型（A和B）。3个箭头包围的部位（前内侧面），即由冠状突尖内缘斜向高耸结节的区域，是典型肘关节内翻后内侧旋转不稳定的特征性骨折部位（C）

二、内翻后内侧旋转不稳定损伤机制及多种损伤类型

　　肘关节内翻后内侧旋转不稳定是根据肘关节外翻后外侧旋转不稳定的机制提出的：肘关节承受轴向负荷的同时受到内翻、后内侧旋转应力，此时冠状突前内侧面与肱骨滑车间压力增加，同时外侧副韧带张力增加，当暴力超过肘关节自身的稳定能力后，冠状突前内侧面骨折（O'Driscoll Ⅱ型），外侧副韧带撕裂。冠状突前内侧面因为有大约60%的面积没有尺骨干的支撑，所以在肘关节内翻应力下容易发生骨折。该损伤大多合并外侧副韧带撕裂，偶伴鹰嘴骨折，很少合并桡骨头骨折或需要修复的内侧副韧带损伤（图11-4）。

　　内翻后内侧旋转不稳定又分为三型（图11-5），但临床上见到的绝大多数是第一

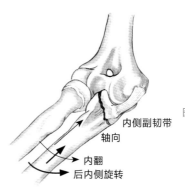

图11-4 内翻后内侧旋转不稳定损伤机制示意图，肘关节受到内翻、后内侧旋转及轴向应力

内侧副韧带
轴向
内翻
后内侧旋转

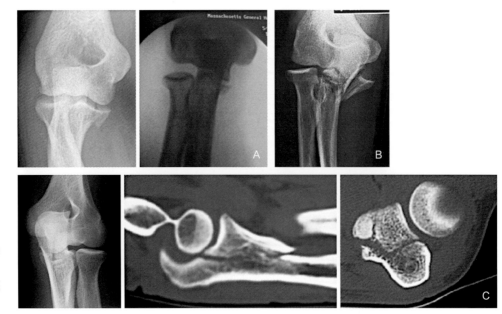

图11-5　内翻后内侧旋转
　　　　不稳定分型：Ⅰ
　　　　型（A）、Ⅱ型
　　　　（B）、Ⅲ型（C）

种类型。Ⅰ型：冠状突前内侧面骨折合并外侧副韧带损伤；Ⅱ型：合并尺骨鹰嘴骨
折（少见）；Ⅲ型：合并冠状突基底部骨折（少见）

　　需要强调的是：肘关节受到内翻、后内侧旋转及轴向应力的作用发生损伤时，
可以终止在任何阶段。可以仅冠状突前内侧面轻微骨折而外侧副韧带未损伤，也未
向后内侧脱位，这种情况下，关节是稳定的，不需要手术治疗（图11-6）。

　　有时先发生外侧副韧带断裂，以冠状突前内侧面为支点发生旋转，旋转力大而
剪切力小，可发生没有骨折的后内侧旋转损伤，属于非典型内翻后内侧旋转不稳定
（图11-7）。

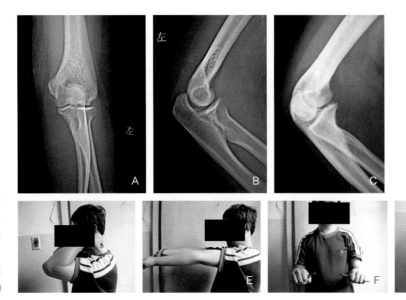

图11-6　患者仅冠状突前
　　　　内侧面轻微骨
　　　　折，检查显示外
　　　　侧韧带未损伤，
　　　　保守治疗后功能
　　　　基本正常（A~G）

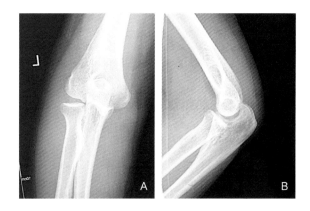

图11-7 外侧副韧带损伤，
旋转力大而剪切力
小，无骨折，尺骨
近端向后旋转，出
现间隙变窄是向后
半脱位，属于非典
型内翻后内侧旋
转不稳定（A和B）

后内侧旋转损伤可以在外侧副韧带张紧时，以桡骨头为轴，尺骨近端向后旋转；
也可以肱尺关节挤压处为轴，桡骨头向前旋转。这种情况常发生Ⅱ型内翻后内侧旋
转不稳定，即合并鹰嘴骨折（图11-8）。

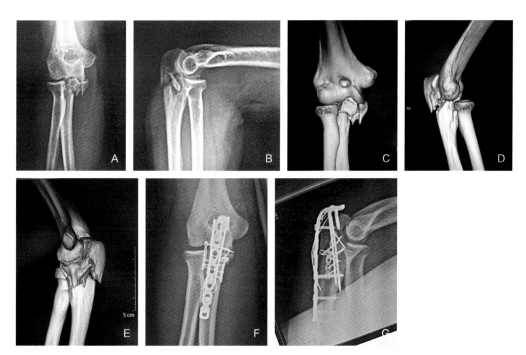

图11-8 包含高耸结节的
前内侧面剪切骨
折合并冠状突尖
部骨折，桡骨头
向前脱位（A~G）

若内翻力大，则出现冠状突前内侧面骨折（外侧副韧带损伤或未损伤），而旋转
力相对弱，还未发生尺骨近端向后及桡骨头向前脱位（冠状突尖部无骨折，因旋转
力弱）（图11-9）。

经典专著上的示例病例是包含高耸结节的内侧面劈裂合并冠状突尖部两个骨
块，但此种情况占比不大（图11-10）。

但在临床上遇到最多的包含两个骨块的情况是高耸结节未波及（图11-11）。

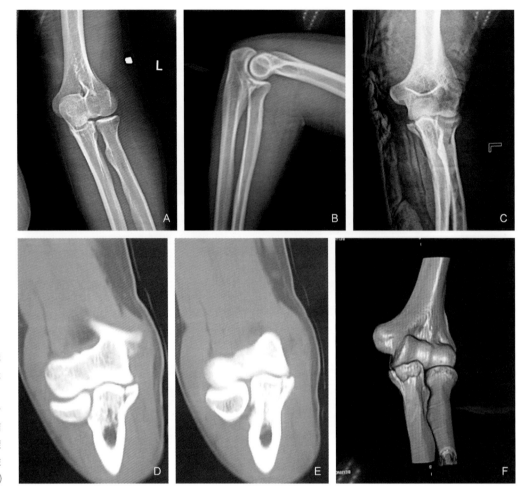

图11-9　经典的冠状突前内
　　　　侧面骨折：骨折线
　　　　由冠状突尖部内缘
　　　　至高耸结节前缘。
　　　　不是经典尖部骨
　　　　折，不涉及高耸结
　　　　节损伤，如同时旋
　　　　转力较大，出现尖
　　　　部另一骨块（A~F）

图11-10　教科书上常作
　　　　　为示例的包含
　　　　　高耸结节的内
　　　　　侧面劈裂合并
　　　　　冠状突尖部两
　　　　　个大骨块（A）
　　　　　以及我们的病
　　　　　例（B）

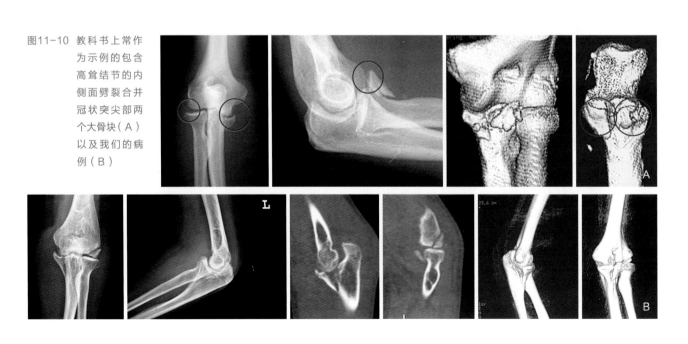

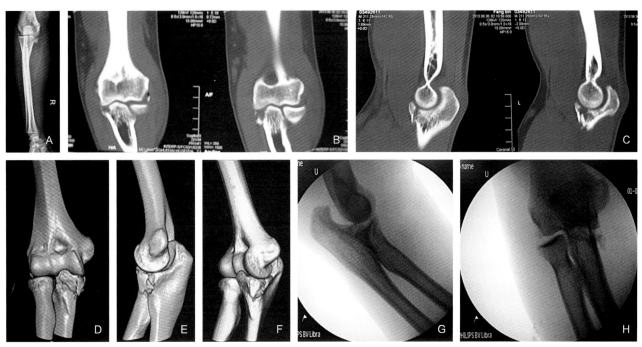

图11-11 2个独立骨块，高耸结节主体存在，外侧韧带损伤（A~H）

在常见的内翻后内侧旋转不稳定中，发生冠状突前内侧面或内侧面劈裂骨折的同时，常出现邻近关节面的压缩，术中需恢复（图11-12）

在内翻后内侧旋转不稳定中，外侧副韧带可以不损伤，但大多数会发生损伤，损伤以自肱骨外上髁起点撕脱多见，也可以是外上髁撕脱骨折，有时撕脱骨块可波及关节面（图11-13）。

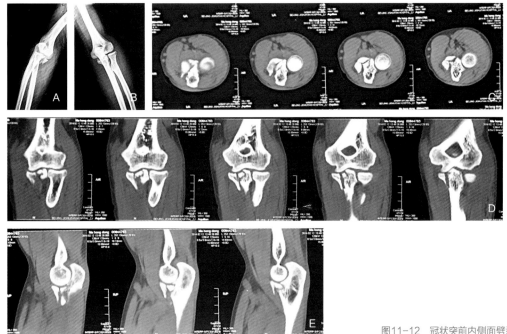

图11-12 冠状突前内侧面劈裂骨折合并关节面压缩（A~E）

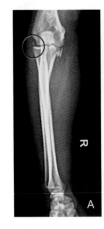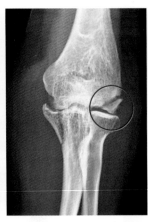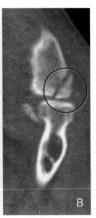

图11-13 外上髁小撕脱
　　　　骨片（A）；波
　　　　及关节面的撕
　　　　脱骨折（B）

因为内翻后内侧旋转不稳定是内翻位损伤，通常不合并桡骨头骨折。但在出现明显脱位的病例，在损伤的最后阶段，尺骨近端已经后脱位时，肱桡关节发生接触，桡骨头受到剪切应力则会发生骨折。

三、内翻后内侧旋转不稳定的诊断及治疗

该损伤的诊断应结合病史、临床表现和影像学。患者常因摔倒时手掌撑地、肘关节内翻而受伤，伤后肘部疼痛、活动受限。体检可见肘关节肿胀、内侧瘀斑、外侧副韧带止点处压痛且存在内翻应力不稳定。重力内翻应力试验可辅助判断肘关节内翻稳定性：患者肩关节外展90°、前臂旋转中立位时屈伸肘关节，感到摩擦或疼痛、听到摩擦音、出现不稳定为阳性。正位黑白片可见冠状突前内侧面骨折、肱桡间隙外侧增宽、肱尺间隙内侧对合不良、肱骨外上髁撕脱骨折。侧位黑白片可见冠状突骨折塌陷造成的"双线征"、肱尺关节半脱位。诊断的"金标准"是：麻醉后对前臂施加内翻、旋前及轴向应力，透视发现明显的冠状突内侧面塌陷、肘关节半脱位和肱桡关节间隙增宽（图11-14）。CT检查对于明确冠状突骨折大小、分型、移位程度及术前计划有重要意义。

该损伤大多无明显的肘关节脱位表现，再加上很多医师对其认识不足，易漏诊。过去认为该损伤很少见，为数不多的文献报道均病例数很少，但因其漏诊率高，可能并不像人们认为的那么少见。该损伤治疗不当会加速关节退变，并引起疼痛，也可造成关节不稳定、残疾等（图11-15~11-17）。

目前的主流观点认为该损伤大多数需要手术治疗，手术主要包括复位并固定冠状突，强调应垫起压缩的关节面部分并牢固固定骨折，允许早期活动。固定冠状突骨折后检查关节稳定性，判断是否有外侧副韧带损伤。外侧副韧带损伤

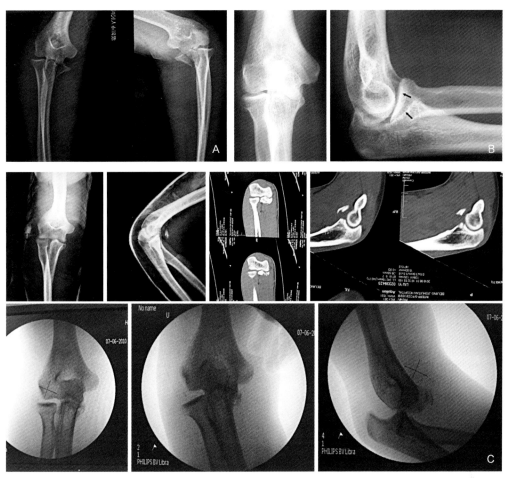

图11-14　对原始黑白片即显示前内侧面劈裂合并局部塌陷，外侧间隙明显增大的，无须做任何应力检查即能明确诊
　　　　断（A）；正位黑白片可见冠状突前内侧面骨折、肱尺间隙内侧对合不良，侧位黑白片可见冠状突骨折塌
　　　　陷造成的"双线征"（B）；来我院黑白片显示不清晰，CT显示冠状突前内侧面骨折，术中侧方重力试验
　　　　显示肘关节内翻不稳定，施加内翻应力外侧间隙加大，施加内翻、后内侧旋转及轴向应力肘关节脱位（C）

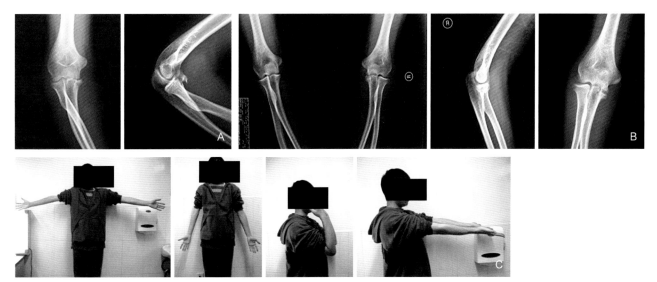

图11-15　患者男性，19岁，右肘部摔伤，保守治疗。原始黑白片显示内翻后内侧旋转不稳定损伤（A）；骨折畸形愈
　　　　合后，双侧对比显示轻度肘内翻（B）；功能体位像显示轻度肘内翻，旋前畸形，肘外侧突出（C）

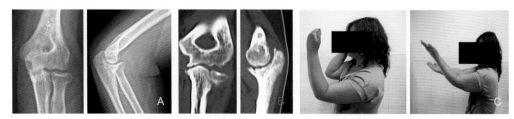

图11-16 患者女性，35岁，保守治疗，6个月后随访。保守治疗6个月黑白片（A）；CT显示关节退变明显，关节
不匹配（B）；体位像显示关节僵硬（C）

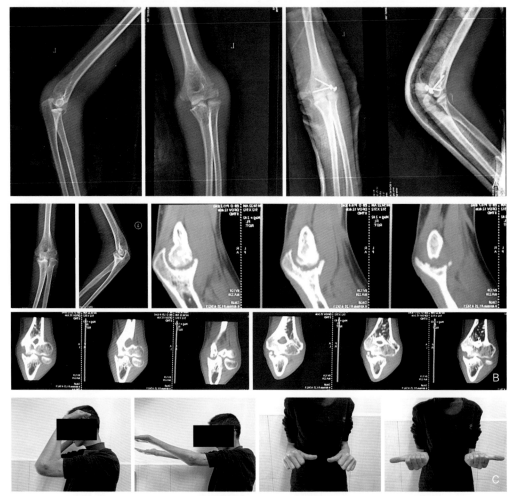

图11-17 患者男性，15岁，典型内翻后内侧旋转不稳定，伤后初次在当地就诊仅行肱骨外髁骨折内固定，未处
理前内侧面骨折。内翻后内侧旋转不稳定后只行肱骨外髁骨折固定（A）；关节严重退变（B）；关节
活动受限（C）

者，修复外侧副韧带或使用铰链式外固定架。对于修复外侧副韧带还是使用铰链式
外固定架，临床上没有定论。但对冠状突骨折粉碎不能牢固固定者，应用铰链式外
固定架既能防止内翻保护冠状突骨折，又可以保护外侧副韧带免受张力利于愈合。
我们的病例大多在复位固定冠状突骨折后应用铰链式外固定架6周左右，获得了良
好的功能（图11-18）。对固定冠状突后附加外侧切口修复外侧副韧带者，建议应用
可活动支具防止肘内翻损伤修复的外侧副韧带，也可应用不可活动的支具，但要指

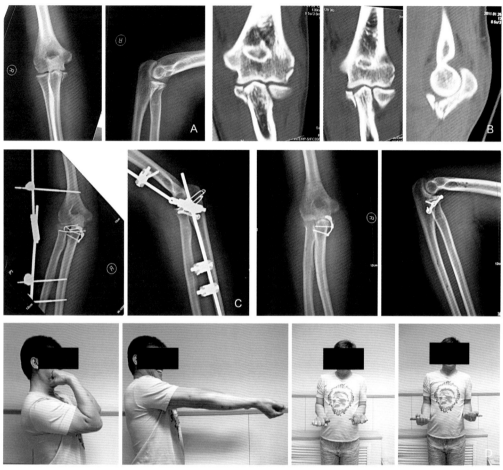

图11-18　患者男性，39岁，内翻后内侧旋转不稳定。原始影像显示典型内翻后内侧旋转不稳定（A和B）；行内侧入路复位冠状突骨折，以接骨板结合克氏针固定，铰链式外固定架保护6周（C）；去除外固定架3个月功能体位像（D）

导患者防止肘内翻下活动（图11-19）。对冠状突骨折波及关节面小且移位不大者，可仅行肘关节铰链式外固定架保护而不行切开手术，同样可获得良好的功能（图11-20）。

前面已经讲述，在特殊情况下内翻后内侧旋转不稳定可以发生桡骨头骨折，这时需行外侧入路进行固定（图11-21）。

冠状突有防止肘关节向后半脱位并抵抗后内侧、后外侧旋转外力的作用，冠状突的修复对重建肘关节稳定性至关重要。有学者在术中切除冠状突骨折块，最终疗效很差。Doornberg和Ring报告6例冠状突内固定失效的该类损伤患者，术后均出现肘关节内翻半脱位，伤后26个月黑白片可见关节明显退变。近几年，韩国学者从冠状突骨折块大小和骨折分型入手探讨治疗方式。Rhyou等回顾随访18例该类损伤患者后提出：大于等于6mm的冠状突骨折块需要切开复位内固定，小于等于5mm者不需要。Park等回顾随访11例该类损伤患者（其中2例为O'Driscoll Ⅱ型中的第一亚型）后提出：O'Driscoll Ⅱ型中的第一亚型可以不固定冠状突，单纯修复外侧副

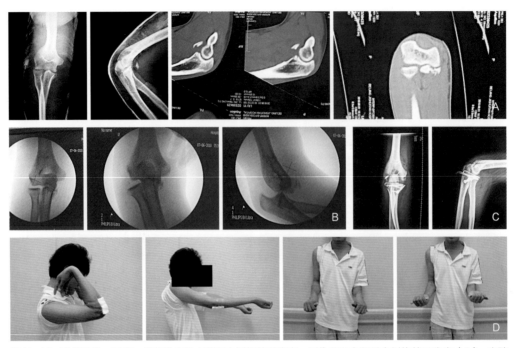

图11-19　患者男性，22岁，摔伤致右肘内翻后内侧旋转不稳定。影像显示内翻后内侧旋转不稳定（A）；麻醉下检查可引出脱位（B）；行内侧入路复位固定冠状突骨折，外侧缝合锚修复外侧副韧带（C）；术后应用外固定支局保护防止内翻应力，每日行功能锻炼，术后2周伤口拆线时功能体位像（D）

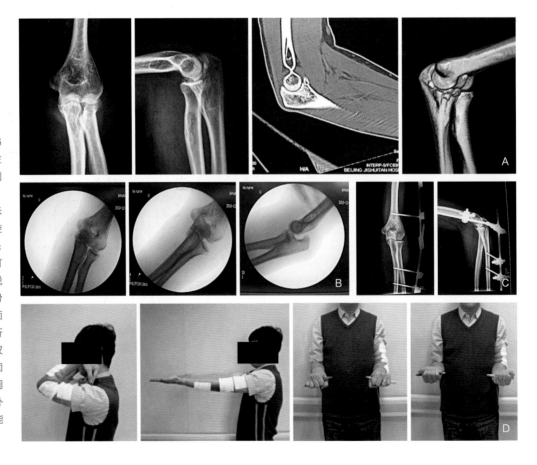

图11-20　患者男性，36岁，摔伤致左肘内翻后内侧旋转不稳定。原始影像显示内翻后内侧旋转不稳定（A）；麻醉下检查可引出后内侧脱位（B）；因骨折波及关节面不大，且骨折移位不大，仅行铰链式外固定架保护8周（C）；去除外固定架后功能体位像（D）

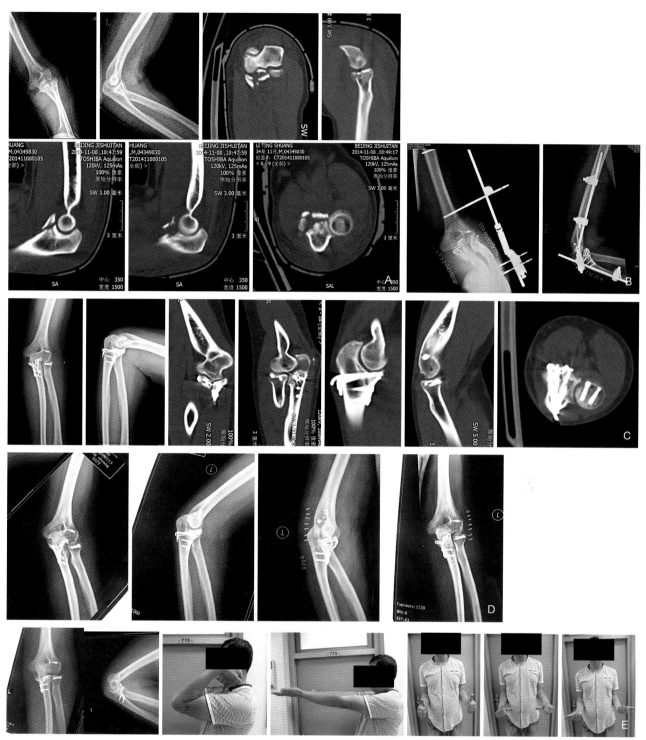

图11-21　患者男性，35岁，摔伤致左肘内翻后内侧旋转不稳定。原始影像显示内翻后内侧旋转不稳定、桡骨头骨折（A）；内侧入路复位固定冠状突骨折，外侧入路复位固定桡骨头骨折，缝合锚修复外侧副韧带（B）；术后3个月影像显示骨折复位及关节对应好，骨折愈合（C）；术后2年因肘关节伸直差而住院行肘关节松解（D）；松解术后3个月复查功能体位像显示肘关节屈伸及前臂旋转均接近正常（E）

韧带也能获得较好疗效。笔者建议尽量对所有冠状突骨折进行坚强固定。

因该损伤常合并外侧副韧带撕裂，所以固定冠状突后，内翻应力位大多仍存在肱桡关节间隙外侧增宽，肘关节仍存在不稳定。修复外侧副韧带和使用铰链式外固定架都是常用方法。前者是大多数医师直觉上的治疗方法，但增加了肘关节的创伤，亦增加了肘关节僵硬的概率。Ring认为，因为该类损伤冠状突骨折块较小，固定常不牢固，关节骨性支撑不可靠，无法为损伤的韧带提供足够稳定的愈合条件，所以单纯修复外侧副韧带不可取，应采用铰链式外固定架，否则应制动1个月。我院曾对11例该类损伤患者进行回顾总结：11例均行冠状突切开复位内固定加铰链式外固定架保护，均未切开修复外侧副韧带，平均随访14.4个月后，肘关节屈伸活动度为（137.8±4.4）°，前臂旋转活动度为（176.7±10.0）°，其中1例肘关节内侧出现较明显的异位骨化，伸肘20°，屈肘及前臂旋转正常。所有患者均未出现肘关节不稳定、关节疼痛、肘内翻及尺神经炎等并发症。笔者认为，单纯应用铰链式外固定架同样能维持关节的稳定，保护撕脱的外侧副韧带，使之在起点附近粘连后瘢痕愈合。另外，若修复外侧副韧带而不应用铰链式外固定架保护，则已修复的外侧副韧带可能受日常活动中肘关节内翻应力影响而失效。综上所述，在肘关节内翻后内侧旋转不稳定的治疗中，修复外侧副韧带或使用铰链式外固定架均可获得良好的疗效。基于铰链式外固定架手术创伤小、术后制动时间短、固定可靠等优点，笔者主张冠状突骨折切开复位内固定后附加铰链式外固定架固定。

▎参考文献

1. O'Driscoll SW. Acute, recurrent and chronic elbow instabilities. In: Norris T. Orthopaedic knowledge update: shoulder and elbow [M]. 2nd ed. Rosemont, IL: American Academy of Orthopaedic Surgeons, 2002: 313-323.
2. O'Driscoll SW. Recurrent instability of the elbow. In: Wolfe SW, Hotchkiss RN, Pederson WC, et al. Green's operative hand surgery [M]. 6th ed. Philadelphia: Churchill Livingstone, 2011: 887-902.
3. Park SM, Lee JS, Jung JY, et al. How should anteromedial coronoid facet fracture be managed? A surgical strategy based on O'Driscoll classification and ligament injury [J]. J Shoulder Elbow Surg, 2015, 24(1): 74-82. DOI: 10.1016/j.jse.2014.07.010.
4. Ring D, Doornberg JN. Fracture of the anteromedial facet of the coronoid process. Surgical technique [J]. J Bone Joint Surg Am, 2007, 89 Suppl 2 Pt.2: 267-283. DOI: 10.2106/JBJS.G.00059.
5. O'Driscoll SW, Jupiter JB, Cohen MS, et al. Difficult elbow fractures: pearls and pitfalls [J]. Instr Course Lect, 2003, 52: 113-134.
6. Doornberg JN, Ring D. Fracture of the anteromedial facet of the coronoid process [J]. J Bone Joint Surg Am, 2006, 88(10): 2216-2224. DOI:10.2106/JBJS.E.01127.
7. Doornberg JN, Ring D. Coronoid fracture patterns [J]. J Hand Surg Am, 2006, 31(1): 45-52. DOI: 10.1016/j.jhsa.2005.08.014.
8. Beingessner DM, Dunning CE, Stacpoole RA, et al. The effect of coronoid fractures on elbow kinematics and stability [J]. Clin Biomech, 2007, 22(2): 183-190. DOI: 10.1016/j.clinbiomech.2006.09.007.
9. Beingessner DM, Stacpoole RA, Dunning CE, et al. The effect of suture fixation of type I coronoid fractures on the kinematics and stability of the elbow with and without medial collateral ligament repair [J].

J Shoulder Elbow Surg, 2007, 16(2): 213-217. DOI: 10.1016/j.jse.2006.06.015.

10. Doornberg JN, de Jong IM, Lindenhovius AL, et al. The anteromedial facet of the coronoid process of the ulna [J]. J Shoulder Elbow Surg, 2007, 16(5): 667-670. DOI: 10.1016/j.jes.2007.03.013.

11. Forthman C, Henket M, Ring D. Elbow dislocation with intraarticular fracture: the results of operative treatment without repair of the medial collateral ligament [J]. J Hand Surg Am, 2007, 32(8): 1200-1209. DOI: 10.1016/j.jhsa.2007.06.019.

12. Steinmann SP. Coronoid process fracture [J]. J Am Acad Orthop Surg, 2008, 16(9): 519-529.

13. Sanchez-Sotelo J, O'Driscoll SW, Morrey BF, et al.Medial oblique compression fracture of the coronoid process of the ulna [J]. J Shoulder Elb Surg，2005，14(1): 60-64.

14. Ramirez MA, Stein JA, Murthi AM. Varus posteromedial instability [J]. Hand Clinics, 2015, 31(4): 557-563.

15. Closkey RF, Goode JR, Kirschenbaum D, et al. The role of the coronoid process in elbow stability [J]. A biomechanical analysis of axial loading. J Bone Joint Surg Am, 2000, 82-A(12): 1749-1753.

16. Schneeberger AG, Sadowski MM, Jacob HA. Coronoid process and radial head as posterolateral rotatory stabilizers of the elbow [J]. J Bone Joint Surg Am, 2004, 86-A(5): 975-982.

17. Ring D, Jupiter JB, Zilberfarb J. Posterior dislocation of the elbow with fractures of the radial head and coronoid [J]. J Bone Joint Surg Am, 2002, 84-A(4): 547-751.

18. Rhyou IH, Kim KC, Lee JH, et al. Strategic approach to O'Driscoll type 2 anteromedial coronoid facet fracture [J]. J Shoulder Elb Surg, 2014, 23(7): 924-932. DOI: 10.1016/j.jse.2014.02.016.

19. Park SM, Lee JS, Jung JY, et al. How should anteromedial coronoid facet fracture be managed [J]. A surgical strategy based on O'Driscoll classification and ligament injury. J Shoulder Elb Surg, 2015, 24(1):74–82. DOI: 10.1016/j.jse.2014.07.010.

20. Ring D. Fractures of the coronoid process of the ulna [J]. J Hand Surg Am, 2006, 31(10): 1679-1689. DOI: 10.1016/j.jhsa.2006.08.020.

21. 查晔军, 蒋协远, 公茂琪，等 . 肘关节内翻 - 后内侧旋转不稳定的诊断与治疗 [J]. 中华创伤骨科杂志, 2012, 14(1): 68-72. DOI: 10.3760/cma.j.issn.1671-7600.2012.01.002.

| 第12章 |

鹰嘴骨折脱位

公茂琪

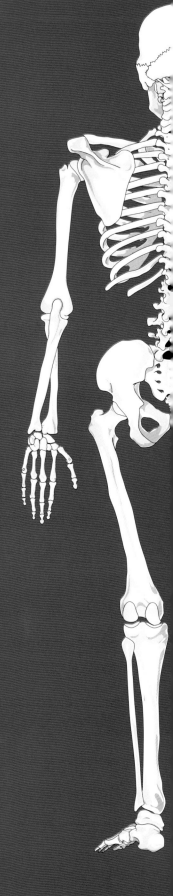

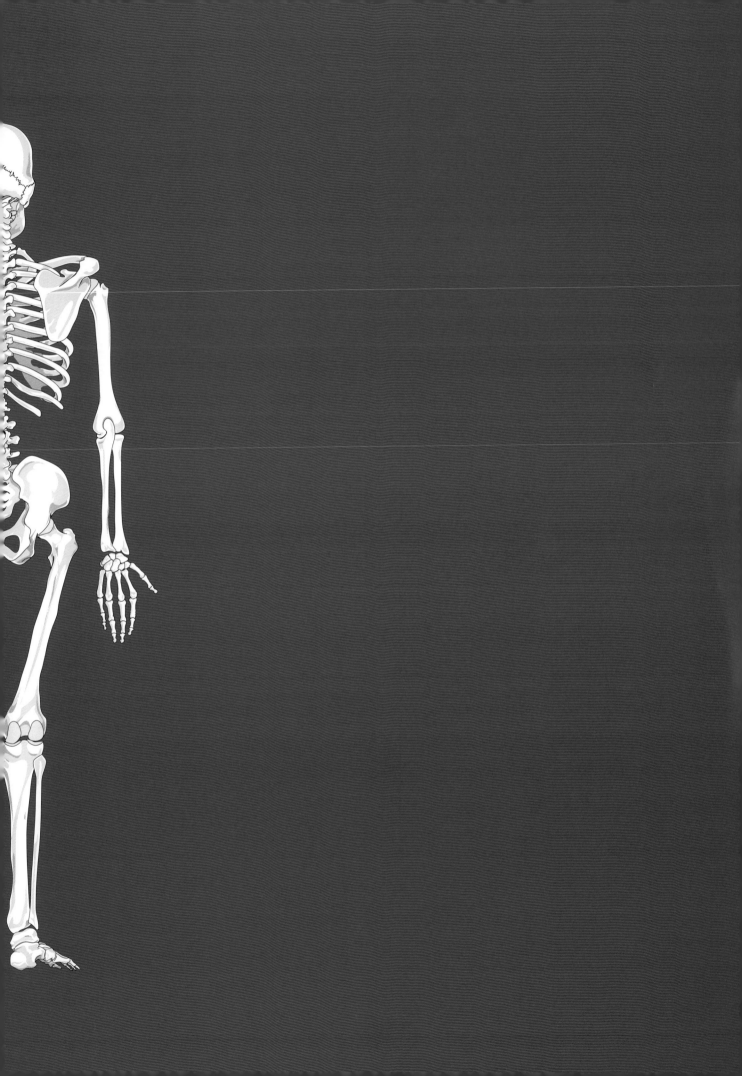

第一节　向前鹰嘴骨折脱位

　　向前鹰嘴骨折脱位通常被认为是肘关节在半屈曲位时前臂近端受到直接打击的暴力使尺桡骨近端相对于肱骨远端向前移位所致（图12-1），但临床上遇到的病例很多是摔伤甚至是车祸伤造成，具体受伤机制很难描述。诊断向前鹰嘴骨折脱位的核心是：尺骨滑车切迹远关节部分向前脱位，上尺桡关节完整。尽管目前很多医生将鹰嘴骨折脱位与经鹰嘴骨折脱位等同，并分成经鹰嘴向前骨折脱位和经鹰嘴向后骨折脱位，但Ring在总结复杂肘关节骨折脱位时明确提议，经鹰嘴骨折脱位即指向前的鹰嘴骨折脱位，我们沿用他的提法。

　　在临床上我们还常见到一种损伤，目前也被放在向前鹰嘴骨折脱位损伤中，在文献中常作为示例病例，但诊断向前孟氏骨折（经关节）（图12-2）。

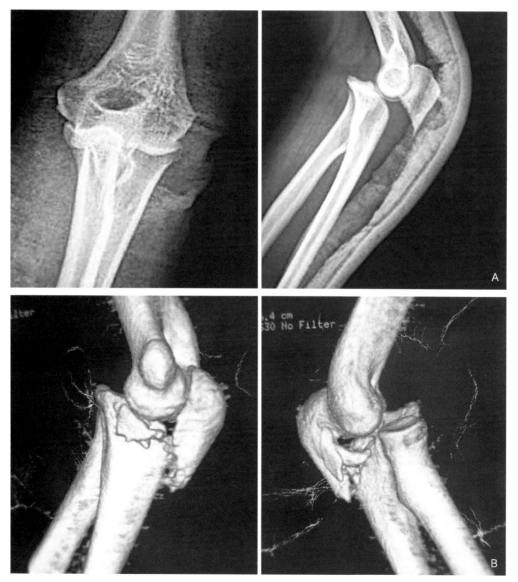

图12-1　A和B均是最简单的向前鹰嘴骨折脱位类型，鹰嘴骨折线由后下斜向前上，尺桡骨近端一起向前移位，滑车切迹关节面远半部分与肱骨滑车脱位，上尺桡关节完整

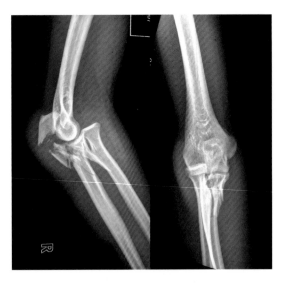

图12-2 这种损伤的影像与向前鹰嘴骨折脱位类似，但滑车切迹被破坏后，关节面与肱骨滑车的对应好。而上尺桡关节脱位，应诊断经鹰嘴的向前孟氏骨折

　　尽管目前将这两类损伤笼统的诊断为向前鹰嘴骨折脱位，但这两种损伤的实质明显不同。

　　向前鹰嘴骨折脱位损伤：①滑车切迹远关节面向前脱位；②上尺桡关节完整；③最常见的形态冠状突无骨折，即使骨折，上尺桡关节也保持完整。是真正意义上的向前鹰嘴骨折脱位（图12-3）。

　　经关节的向前孟氏骨折的特点包括：①滑车切迹关节面与肱骨滑车对应基本正常；②有上尺桡关节脱位；③冠状突大多有骨折，且骨折块较大。这种情况严格意义上不应诊断向前鹰嘴骨折脱位。因为肱尺关节，特别是滑车切迹远关节面与滑车无脱位，应诊断波及关节的向前孟氏骨折（图12-4）。

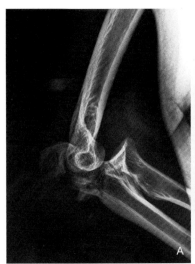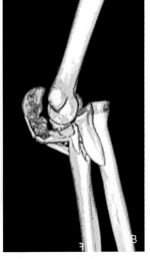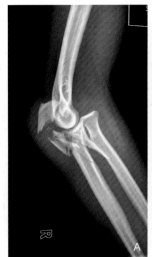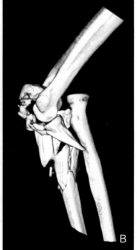

图12-3 真正意义上的向前鹰嘴骨折有脱位。冠状突无骨折（A）；冠状突骨折（B）

图12-4 经关节的向前孟氏骨折。冠状突均骨折，也是一大的骨块，可见上尺桡关节脱位

　　临床上也能见到更复杂的损伤。损伤可包含尺骨滑车切迹粉碎骨折、冠状突骨折、滑车切迹远关节面向前脱位、上尺桡关节脱位，即包括了向前鹰嘴骨折脱位的损伤成分，也可包含经关节的向前孟氏骨折的损伤成分。如何诊断争议很大，我们倾向于诊断为经关节的向前孟氏骨折（图12-5）。

　　临床上还有一类损伤需要鉴别。在这种损伤中，冠状突前内侧面骨折，肘关节外侧间隙增宽，桡骨头向前脱位，尺骨鹰嘴骨折，但尺骨滑车切迹关节面并不向前脱位。这种损伤是肘关节内翻后内侧旋转损伤，损伤中以冠状突前内侧面为支点内翻造成骨折，外侧副韧带撕裂，后内侧旋转的力使桡骨头向前脱位，尺骨鹰嘴骨折（图12-6）。

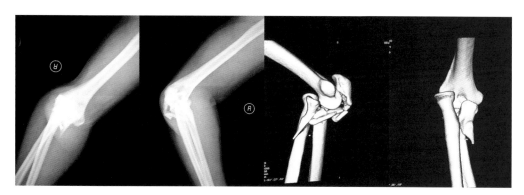

图12-5　损伤包含了尺骨滑车切迹粉碎骨折、冠状突骨折、滑车切迹远关节面向前脱位、上尺桡关节脱位，我们更倾向于诊断为经关节的向前孟氏骨折

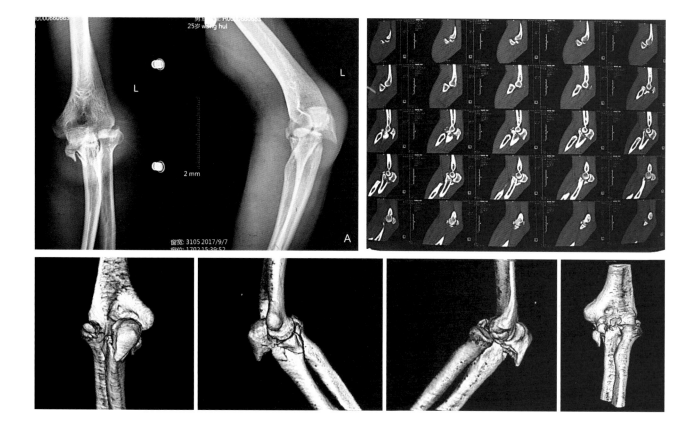

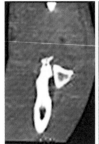
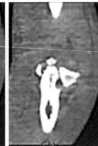
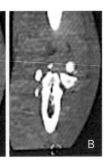
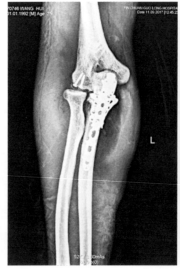
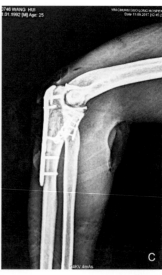

图12-6　肘关节内翻后内侧旋转不稳定（VPMRI）Ⅱ型。黑白片显示肱骨外上髁撕脱骨折，冠状突前内侧面骨折，尺骨鹰嘴骨折，桡骨头向前脱位（A）；CT显示肱骨外上髁撕脱骨折，包含高耸结节的冠状突前内侧面骨折，尺骨鹰嘴骨折，桡骨头向前脱位而尺骨滑车切迹关节面不向前脱位（B）；手术行骨折切开复位内固定及桡骨头复位后6个月黑白片（C）

　　还有一类损伤与肘内翻后内侧旋转损伤的影像学表现非常类似，但冠状突远关节面与桡骨头一起向前脱位，这种损伤诊断合并内翻的向前鹰嘴骨折脱位（图12-7）。

　　因为向前鹰嘴骨折脱位和经关节的向前孟氏骨折两种损伤的组成明显不同，治疗核心内容也不同，我们分别讲述。

　　（1）向前鹰嘴骨折脱位。向前鹰嘴骨折脱位损伤中，很少合并桡骨头骨折和外侧韧带复合体损伤，合并冠状突骨折时通常是一块大骨块。但鹰嘴骨折可粉碎严重（图12-8），滑车切迹骨折形态常复杂多样，波及范围很大。

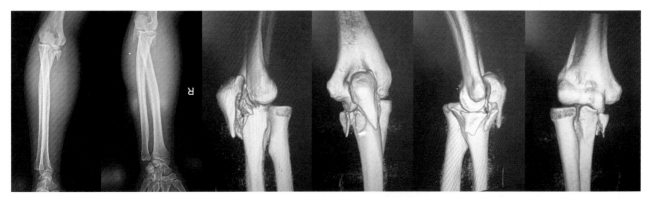

图12-7　包含高耸结节的冠状突前内侧面骨折，尺骨鹰嘴骨折，上尺桡关节完整，滑车切迹远关节面与桡骨头一起向前脱位。诊断合并内翻的向前鹰嘴骨折脱位

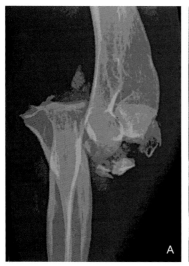
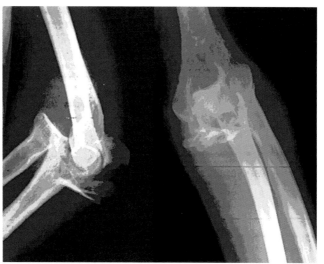

图12-8 临床上常见的向前鹰嘴骨折脱位是鹰嘴骨折粉碎（A）或滑车切迹骨折粉碎（B）。在这种损伤中，滑车切迹破坏，滑车关节面远半部分与桡骨近端相对于肱骨远端发生脱位，上尺桡关节完整，这是向前鹰嘴骨折脱位的基本特征

　　在临床上也可见到该损伤中有桡骨头骨折（图12-9）的情况，所以临床情况复杂多样，有时很难用单一的机制、形态来描述。常见的向前鹰嘴骨折脱位中，冠状突无骨折，但也可见到冠状突骨折，通常也是一大的骨块，但上尺桡关节保持完整（图12-10）。

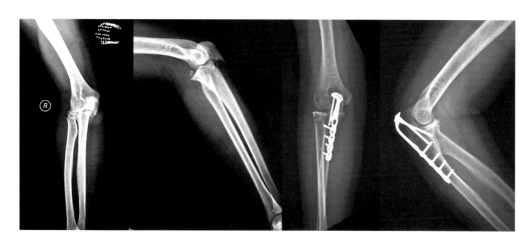

图12-9 向前鹰嘴骨折脱位发生桡骨头骨折较少见

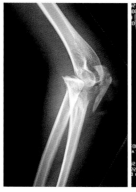
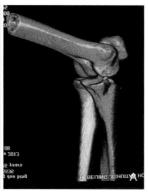
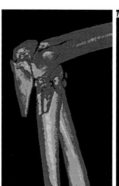
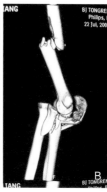

图12-10 向前鹰嘴骨折脱位。常见情况是冠状突无骨折（A）；冠状突骨折少见，上尺桡关节仍完整（B）

对向前鹰嘴骨折脱位，需要手术治疗。保守治疗很难复位压缩的关节面，也不能维持复位，会造成严重的功能受限（图12-11）。

向前鹰嘴骨折脱位损伤，上尺桡关节完整，尺骨近端骨折获得良好复位后，桡骨头也同时获得复位，临床上见到的桡骨头未能复位的情况是尺骨近端骨折未解剖复位所致（图12-12）。

图12-11　患者女性，32岁，摔伤。左肘向前鹰嘴骨折脱位（A）；保守治疗2个月后黑白片及体位像，肘关节屈曲受限明显（B）

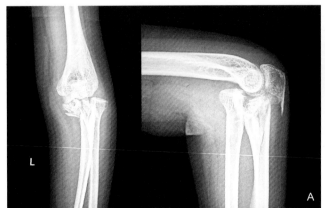
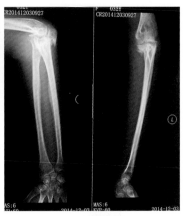

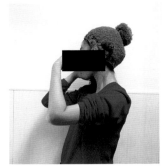
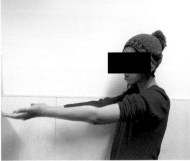
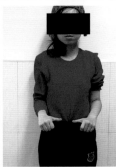
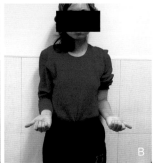

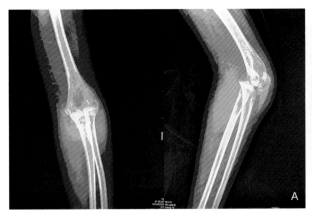
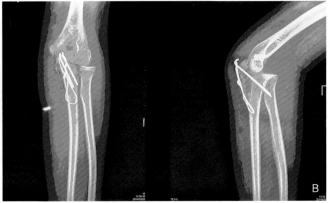

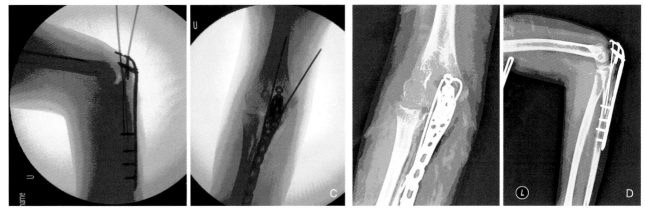

图12-12 患者男性，15岁，摔伤左肘。左肘向前鹰嘴骨折脱位（A）；手术中尺骨近端未能解剖复位，桡骨头
也向前脱位（B）；重新翻修手术术中影像（C）；应用接骨板结合张力带固定术后6个月黑白片（D）

尽管对简单的鹰嘴骨折，应用张力带固定仍是金标准，但鹰嘴骨折脱位损伤存
在很强的脱位趋势，张力带固定强度不足，主张应用接骨板或结合张力带固定（图
12-13，12-14）。

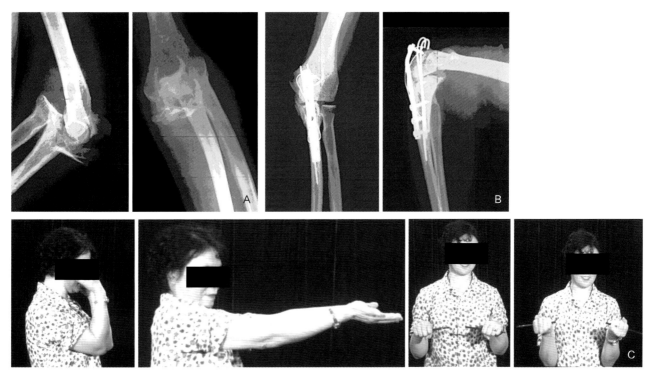

图12-13 患者女性，50岁，摔伤右肘。向前鹰嘴骨折脱位（A）；应用接骨板结合张力带固定，术后1年黑白片
（B）；术后1年体位像显示活动好（C）

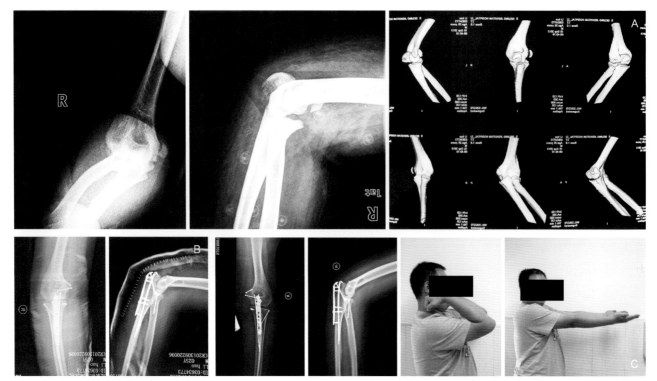

图12-14 患者男性，25岁，摔伤右肘。右肘向前鹰嘴骨折脱位，合并肱骨内上髁骨折及少见的桡骨头骨折（A）；手术行切开复位，尺骨鹰嘴接骨板结合克氏针固定，内上髁及桡骨头螺钉固定（B）；术后1年黑白片及肘关节活动（C）

合并冠状突骨折在向前鹰嘴骨折脱位损伤中较少见，但却是最难复位固定的情况。术中对冠状突的复位固定至关重要，对冠状突骨折至少需要2枚螺钉进行固定（图12-15）。

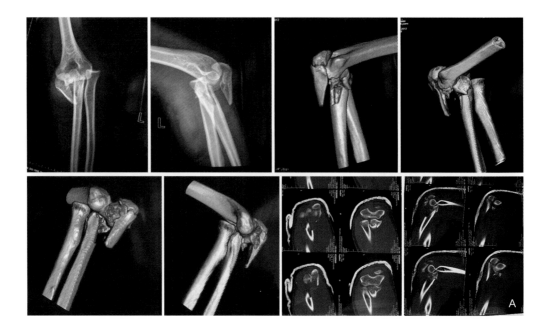

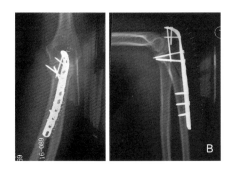

图12-15　患者男性，45岁，高处坠落致伤。黑白片及CT显示尺骨鹰嘴粉碎骨折，冠状突骨折向前脱位，桡骨头与冠状突对应良好（A）；手术行接骨板固定，2枚螺钉固定冠状突骨块（B）

　　向前鹰嘴骨折脱位损伤以骨性为主，主要是滑车切迹的破坏：①滑车切迹远关节面向前脱位是诊断的标准；②很少发生桡骨头骨折及外侧副韧带损伤；③合并冠状突骨折时常为一大的骨块；④上尺桡关节常完整。治疗主要是恢复滑车切迹的结构，合并冠状突骨折时更需良好复位并牢固固定，重建良好的滑车切迹常使桡骨头自动复位。尺骨近端骨折可用后方接骨板或加张力带固定，单纯使用张力带固定强度不足。

　　（2）经尺骨滑车切迹的向前孟氏骨折。经关节的向前孟氏骨折损伤中，也很少合并桡骨头骨折，但都合并冠状突骨折，通常也是一大的骨块。上尺桡关节均脱位。临床上常见到的尺骨近端严重粉碎的骨折，常是经关节向前孟氏骨折（图12-16）。

　　经关节向前孟氏骨折均合并冠状突骨折，且骨折常为粉碎性，不能单独应用张力带固定（图12-17）。

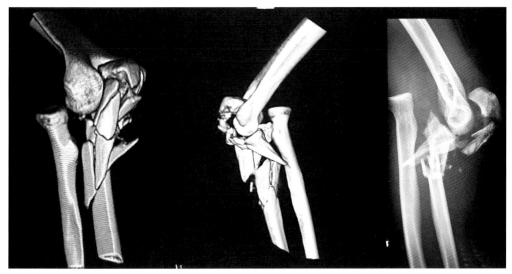

图12-16　临床上常见到的尺骨近端严重粉碎的骨折，是经关节向前孟氏骨折

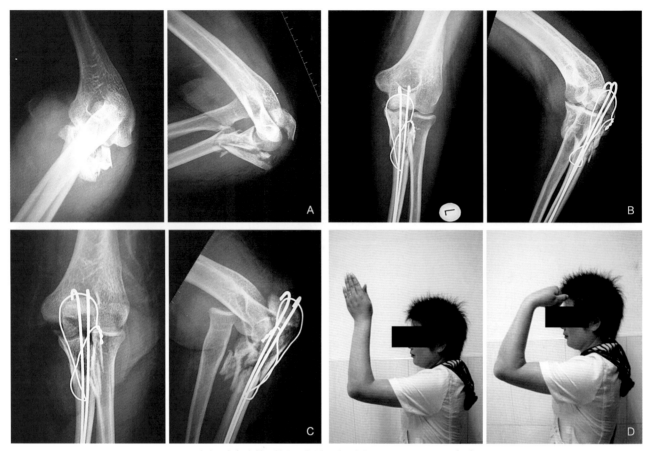

图12-17　患者，年轻女性，摔伤。左侧通过滑车切迹的向前孟氏骨折（A）；手术复位应用张力带钢丝固定，未固
　　　　定冠状突骨块（B）；固定不牢固，术后内固定失效，骨折完全移位（C）；肘关节活动严重受限（D）

　　即使尺骨近端骨折粉碎不严重，也建议应用接骨板或结合张力带固定，因为尺骨近端骨折，特别是冠状突的复位和固定也决定了桡骨头复位后的稳定性，尽早活动而桡骨头不脱位是最终获得良好功能的关键（图12-18，12-19）。

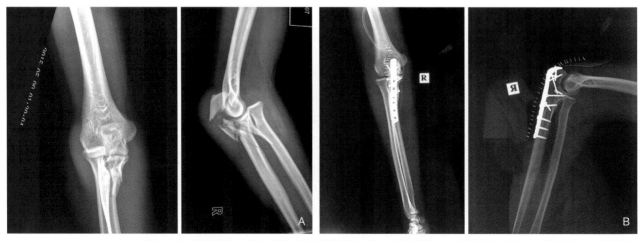

图12-18　患者男性，31岁，摔伤右肘致经关节的向前孟氏骨折脱位。术前黑白片（A）；术后黑白片显示骨折获得
　　　　解剖复位，冠状突固定牢固，桡骨头复位完全（B）

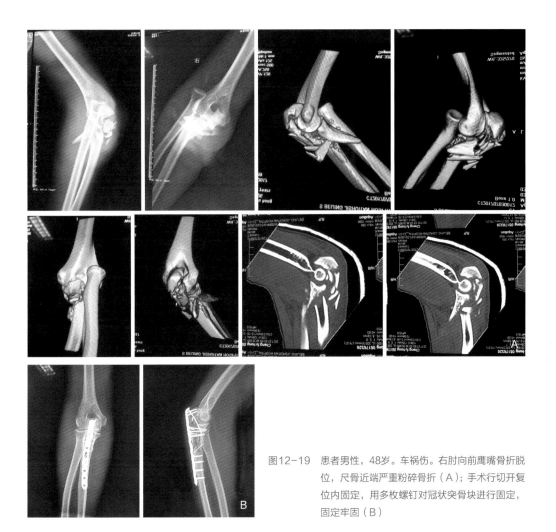

图12-19 患者男性，48岁。车祸伤。右肘向前鹰嘴骨折脱
位，尺骨近端严重粉碎骨折（A）；手术行切开复
位内固定，用多枚螺钉对冠状突骨块进行固定，
固定牢固（B）

　　对严重粉碎的尺骨近端骨折，如果螺钉固定不牢固，必要时可加用小的接骨板
辅助固定（图12-20）。

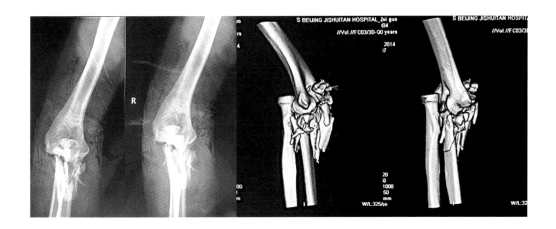

图12-20　患者男性，53岁，车祸伤。向前鹰嘴骨折脱位，滑车切迹骨折粉碎严重，骨折波及范围很广，桡骨头完整。手术行切开复位接骨板螺钉结合钢丝固定，内前方应用一块掌骨接骨板固定冠状突骨折块

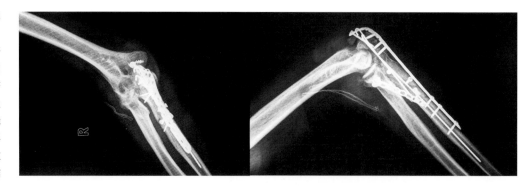

对少见的波及关节的向前孟氏骨折，尺骨滑车关节面部分向前脱位，术中除关注上尺桡关节的复位外，使冠状突骨块完全复位至关重要，需要牢固的固定（图12-21）。

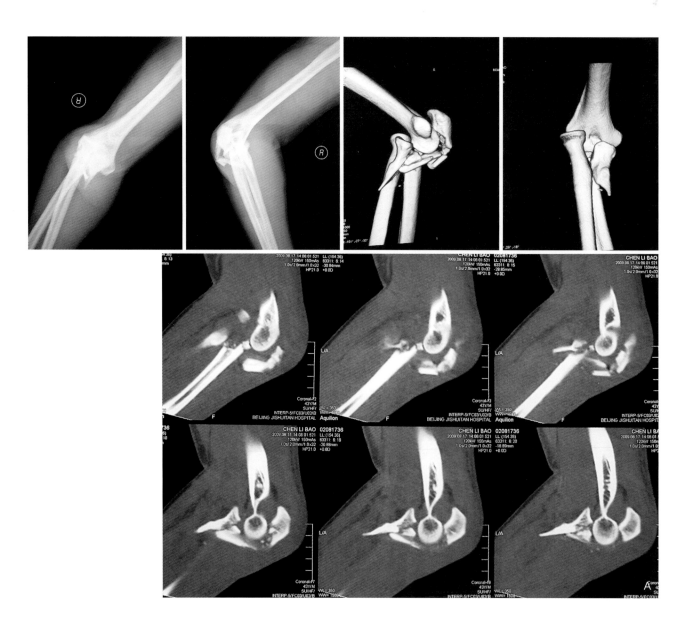

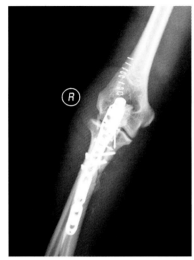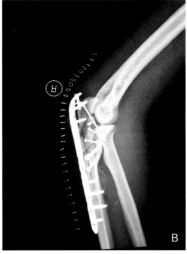

图12-21 患者男性，43岁，高处坠落伤。通过滑车切迹的向前孟氏骨折，滑车切迹关节面远、近两部分均与滑车失去对合关系，远关节面部分向前脱位，上尺桡关节明显脱位（A）；复位后冠状突骨块应用多枚螺钉结合克氏针固定（B）

经尺骨滑车切迹的向前孟氏骨折，损伤以骨性为主，主要是滑车切迹的破坏：①肱尺关节大多基本对应良好；②很少发生桡骨头骨折；③通常合并一大的冠状突骨块；④上尺桡关节脱位。治疗主要是恢复滑车切迹的结构及上尺桡关节复位，冠状突骨折的复位及固定是最重要的。先复位桡骨头起到牵引复位尺骨近端骨折及重建尺骨近端桡骨头切迹的模板作用。尺骨近端骨折用后方接骨板或加张力带固定，单纯使用张力带固定强度不足，必要时加用侧方接骨板增加骨折端的稳定。

▌ 参考文献

1. Balakim G, Wippula E. Fractures of the olecranon complicated by forward dislocation of the forearm [J]. Ann Chir Gynaec, Fenniae, 1971, 60:105-108.

2. Biga N, Thomine JM. La luxation trans-olecranienne du coude [J]. Rev chir orthop, 1974,60:557-567.

3. Regan W, Morrey BE. Fractures of the coronoid process of the ulna [J]. Bone and Joint Surg, 1989,11-A: 1348-1354.

4. Ring D, Jupiter JB, Sanders RW, et al. Transolecranon fracture-dislocation of the elbow [J]. Orthop. Trauma, 1997,11: 545-550.

5. Scharplatz D, Allgower M. Fracture-dislocations of the elbow [J]. Injury,1975, 7:143-159.

6. Teasdale R, Savoie FH, Hughes JL. Comminuted fractures of the proximal radius and ulna [J]. Clin. Orthop, 1993, 292:37-47.

7. Wheeler DK, Linscheid RL. Fracture-dislocations of the elbow [J]. Clin. Orthop, 1967,50: 95-106.

第二节　向后鹰嘴骨折脱位
（向后孟氏骨折ⅡA型）

对向后鹰嘴骨折脱位（posterior fracture-dislocation of the elbow）及向后孟氏骨折脱位（posterior Monteggia fracture dislocation，Jupiter A/B）的概念及影像实质内容的理解对阅读文献、同行交流及指导治疗均有重要的意义，甚至对目前的很多争议也会更好的理解。

虽然在概念上向后鹰嘴骨折脱位与向前鹰嘴骨折脱位对应，但大家都注意到在目前经典骨科书籍中，常将向前鹰嘴骨折脱位与向后孟氏骨折(经鹰嘴滑车切迹的向后孟氏骨折)并列讲述，这是因为目前大家仍遵从David Ring关于肘关节复杂骨折脱位的分类，将通过鹰嘴滑车切迹的向前孟氏骨折与向前的鹰嘴骨折脱位区别开来（图12-22），而按定义完全符合通过滑车切迹的向后鹰嘴骨折脱位病例较少（鹰嘴骨折，肱尺关节后脱位）（图12-23），而鹰嘴骨折后肱尺关节未脱位，桡骨头向后脱位常见，即大家熟悉的经鹰嘴滑车切迹的向后孟氏骨折（即向后孟氏骨折的Jupiter A型）（posterior Monteggia lesion Jupiter type A）（图12-24），所以文献中常将向前的鹰嘴骨折脱位（即经鹰嘴骨折脱位）与向后孟氏骨折Jupiter A型并列讲述。严格地说，在David Ring描述的复杂肘关节骨折脱位中，常见的内翻后内侧旋转不稳定损伤（varus posteromedial rotational instability）及经鹰嘴滑车切迹的向后孟氏骨折均不是真正的肘关节脱位。

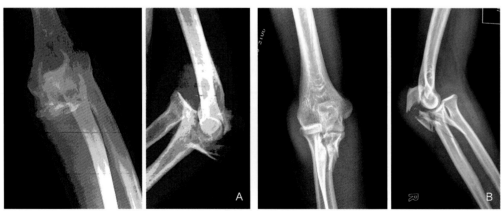

图12-22　影像学区别。向前鹰嘴骨折脱位：鹰嘴滑车切迹远骨折面相对于肱骨滑车向前脱位（A）；经鹰嘴滑车切迹的向前孟氏骨折：鹰嘴滑车切迹骨折的远、近关节面均与肱骨滑车对应良好（B）

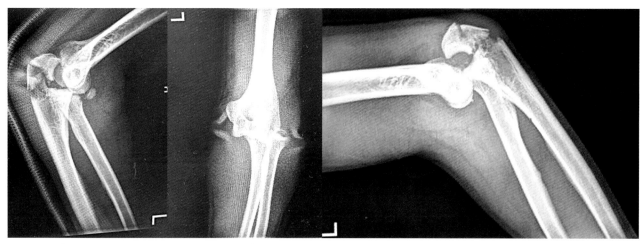

图12-23　患者男性，23岁，打篮球摔伤。按定义完全符合向后鹰嘴骨折脱位的情况：鹰嘴骨折，肱尺关节脱位，上尺桡关节对应基本正常，但出现桡骨头骨折时，通常认为上尺桡关节有损伤

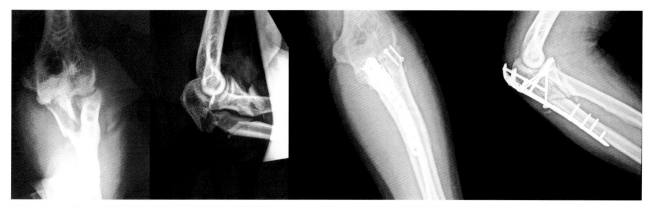

图12-24　最常见的经鹰嘴滑车切迹的向后孟氏骨折类型（Jupiter A型）：鹰嘴骨折，冠状突独立大骨块，鹰嘴骨折后远近两部分关节面均与肱骨滑车相对应，桡骨头骨折向后脱位

向后孟氏骨折的损伤机制一直存在争议，但多数医生认可是肘关节后脱位的一个变形，摔倒致伤时本来引起肘关节后脱位的外力由于患者骨质疏松引起向后的孟氏骨折，所以该损伤更常见于老年骨质疏松的女性病人。

Jupiter等人强调很多经鹰嘴的向后孟氏骨折在前方是一大块包含冠状突在内的四边形或三角形骨块，引起肱尺关节不稳定。

他们根据尺骨骨折的部位将向后孟氏骨折分为以下4型（图12-25）。

A型：骨折经过鹰嘴滑车切迹位于冠状突水平；B型：骨折位于干骺端，冠状突以远；C型：骨折位于尺骨骨干；D型：骨折粉碎，波及到整个尺骨近1/3或1/2。大多数向后孟氏骨折是A型和B型。

还需要说明一点，向后孟氏骨折，即Ⅱ型孟氏骨折的Jupiter B型，主骨折线恰位于冠状突以远的干骺端区域，不是通过鹰嘴滑车切迹，但也常合并冠状突尖部骨折，故文中将A型和B型放在一起讲述（图12-26）。

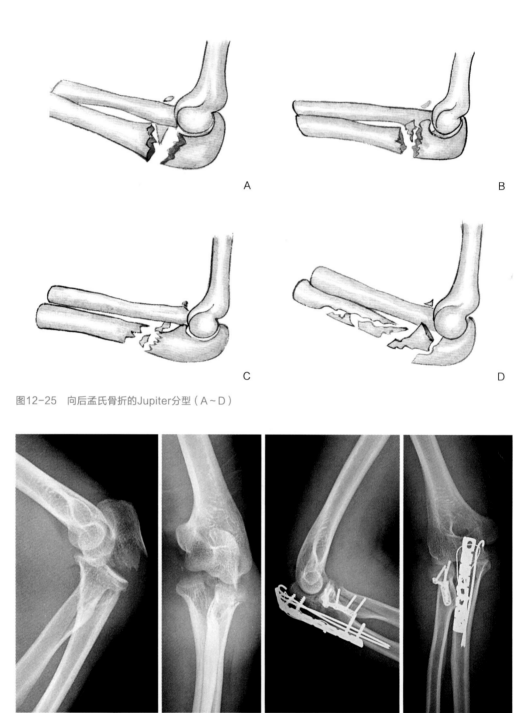

图12-25 向后孟氏骨折的Jupiter分型（A~D）

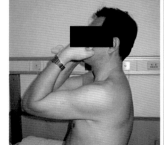
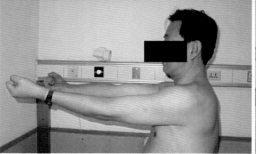
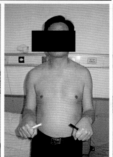
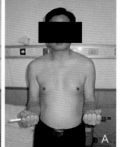

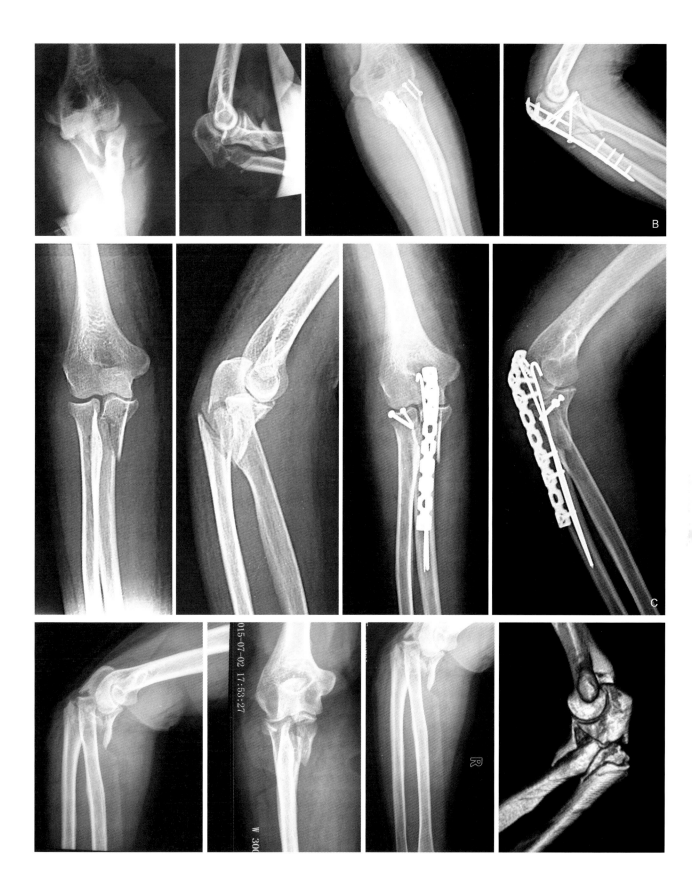

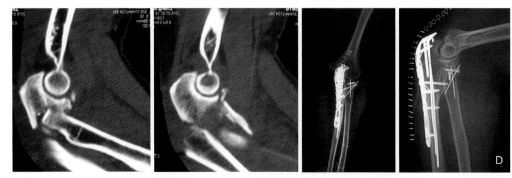

图12-26　孟氏骨折Jupiter A型和Jupiter B型。Jupiter A型向后孟氏骨折，冠状突未骨折，骨折线通过鹰嘴滑车切迹，平齐冠状突面，桡骨颈骨折向后脱位（A）。Jupiter A型向后孟氏骨折，骨折线位于冠状突水平，包含大冠状突骨折块，桡骨头骨折，向后脱位。这是最具代表性的类型（B）。Jupiter B型向后孟氏骨折，骨折线恰位于冠状突以远干骺端，冠状突未骨折，桡骨头骨折，向后脱位（C）。Jupiter B型向后孟氏骨折，主骨折线恰位于冠状突以远干骺端，但合并小的冠状突尖部骨折，桡骨头骨折向后脱位（D）

　　临床上还常见到一种骨折类型，其尺骨近端骨折形态与最常见的向后孟氏骨折并无不同，但桡骨头无脱位（包括肱桡关节及上尺桡关节），严格说不是孟氏骨折，但对尺骨近端的复位固定并无不同（图12-27）。

　　向后孟氏骨折的治疗效果较向前孟氏损伤及经鹰嘴骨折脱位更差。获得好的治疗效果的关键是解剖重建尺骨近端骨折，特别是冠状突骨折并牢固固定，其实是重建滑车切迹的形态结构；上尺桡关节要得到复位。

　　在这种复杂骨折脱位损伤中，对桡骨头复位固定或置换利于肱尺关节和上尺桡关节的稳定，尽量不行一期桡骨头切除。

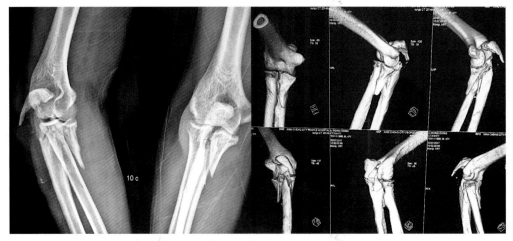

图12-27　患者男性，49岁，摔伤致左肘关节骨折。影像显示，尺骨近端骨折线通过鹰嘴滑车切迹，冠状突大骨折块，明显移位，桡骨头无骨折脱位

对这种骨折脱位损伤，只应用张力带钢丝固定不够牢固，常发生失效，一期切除粉碎的桡骨头导致肘关节不稳定甚至脱位的可能性更大（图12-28）。

对Jupiter A/B型向后孟氏骨折，即使骨折不粉碎，也应用接骨板牢固固定，有时接骨板结合克氏针或克氏针张力带固定，以便早期功能锻炼，利于功能恢复（图12-29，12-30）。

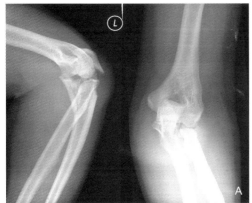
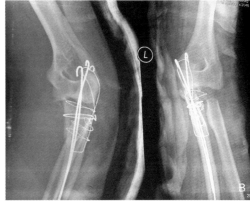
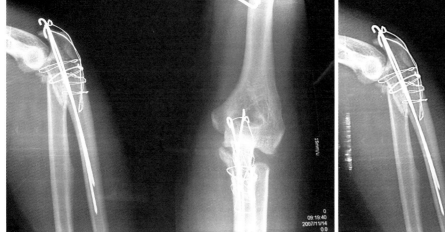

图12-28 Jupiter A型向后孟氏骨折，手术行尺骨近端骨折切开复位，张力带钢丝固定，桡骨头切除，术后关节不稳定。Jupiter A型向后孟氏骨折（A）；ORIF+桡骨头切除术后黑白片（B）；术后1个月复查，肱尺关节半脱位（C）

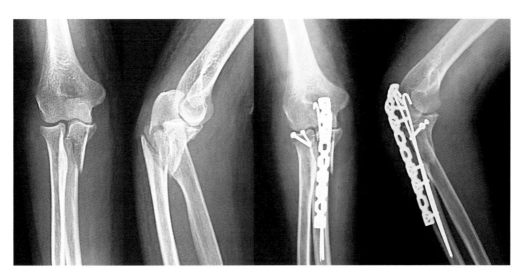

图12-29 向后孟氏骨折Jupiter B型，应用接骨板固定尺骨近端骨折

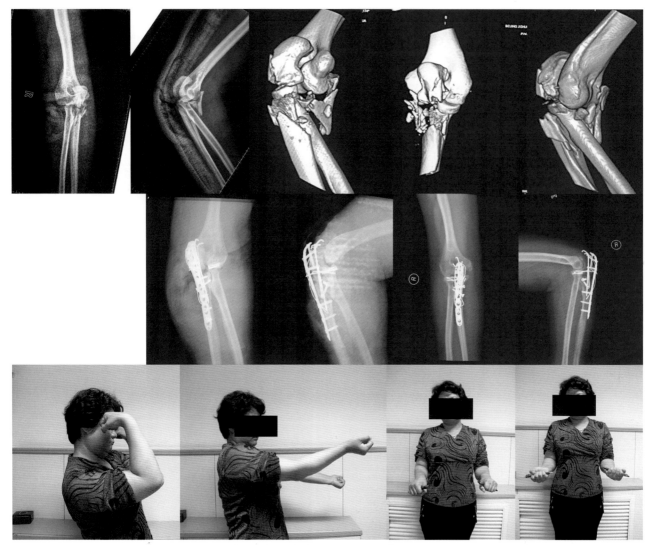

图12-30　患者女性，37岁，摔伤致右肘损伤。诊断"向后孟氏骨折Jupiter A型"，应用接骨板结合克氏针钢丝固定尺骨近端骨折，克氏针固定冠状突骨块，螺钉固定桡骨头骨折。术后6个月复查，骨折愈合，关节对应好，功能可

尺骨鹰嘴骨折部位移位明显时，手术常可通过骨折间隙复位及固定冠状突骨块，先用克氏针临时固定或确定解剖复位后拉力螺钉固定，再复位鹰嘴骨折应用接骨板固定，或接骨板结合克氏针钢丝固定。应用尽可能多的拉力螺钉（有时附加克氏针）对冠状突进行固定对整个固定的稳定性至关重要（图12-31）。有时冠状突骨折为多个骨块，无法通过后方接骨板螺钉对冠状突进行牢固固定，这种情况需要通过另外的肌间隙显露复位冠状突骨折，应用微型或专用接骨板固定，通常采用过顶入路（图12-32，12-33）。

有时冠状突骨折块偏外侧，通过过顶入路不容易解剖复位冠状突骨折，有时另行内侧切口，通过旋前圆肌和桡侧屈腕肌间隙进入显露骨折端进行复位接骨板固定（图12-34）。

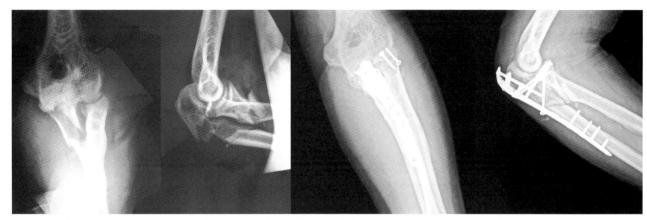

图12-31 向后孟氏骨折Jupiter A型：鹰嘴骨折，冠状突独立大骨块，鹰嘴骨折后远近两部分均与肱骨滑车相对应，桡骨头骨折向后脱位。通过后方骨折间隙复位冠状突骨折克氏针临时固定，后方用接骨板固定时用多枚螺钉固定冠状突骨块，桡骨头骨折螺钉固定

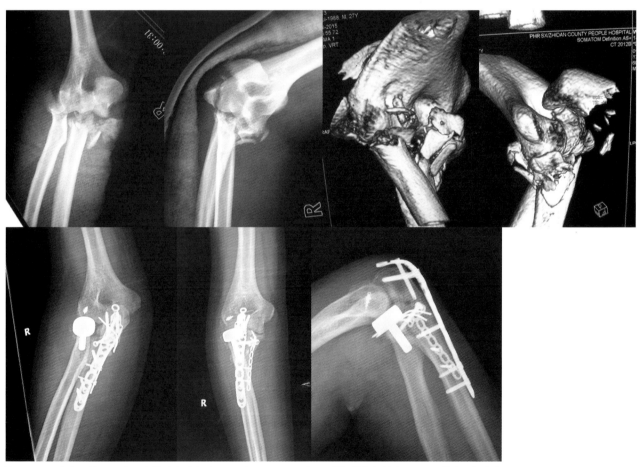

图12-32 患者男性，28岁，车祸致右肘向后孟氏骨折Jupiter A型。尺骨近端骨折粉碎严重，冠状突骨折多个骨折块，桡骨头粉碎骨折。手术行尺骨近端骨折复位接骨板固定，冠状突骨折通过过顶入路复位后应用内侧微型接骨板结合多枚克氏针固定

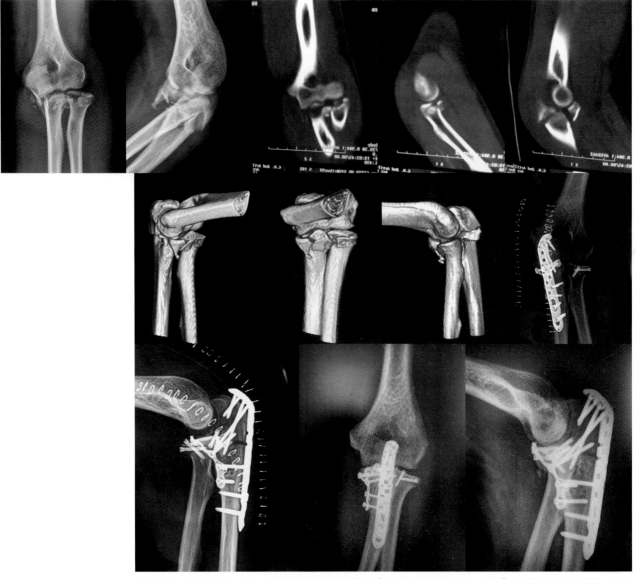

图12-33 患者男性，36岁，摔伤致左肘损伤。诊断"向后孟氏骨折Jupiter A型"，冠状突骨折为多块，手术
行尺骨近端骨折接骨板固定，冠状突骨折行前内方接骨板固定，桡骨头骨折行螺钉固定

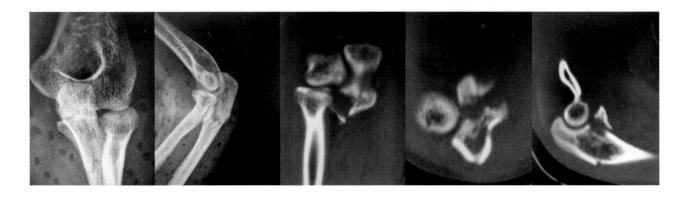

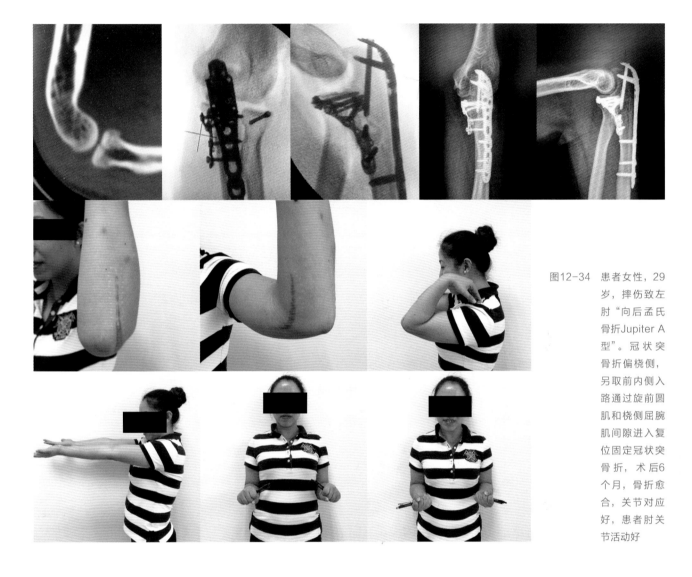

图12-34 患者女性，29岁，摔伤致左肘"向后孟氏骨折Jupiter A型"。冠状突骨折偏桡侧，另取前内侧入路通过旋前圆肌和桡侧屈腕肌间隙进入复位固定冠状突骨折，术后6个月，骨折愈合，关节对应好，患者肘关节活动好

在各型向后孟氏骨折中，大多合并桡骨头或桡骨颈骨折（图12-35），在这种复杂的骨折脱位损伤中，一期单纯切除桡骨头增加了肘关节不稳定，甚至无法维持术中的肘关节复位，所以禁忌行桡骨头切除（图12-28，12-36）。建议行桡骨头复位固定，对简单的骨折，建议行螺钉或微型接骨板固定，尽量选择小的内固定防止影响前臂旋转（图12-24，12-26，12-29，12-33，12-34）。对粉碎或超过3个骨折块的桡骨头骨折或术中内固定失败，很难获得良好复位及牢固固定，主张行金属型桡骨头假体置换（图12-32，12-37，12-38）。

与向前鹰嘴骨折脱位或通过鹰嘴滑车切迹的向前孟氏骨折不同，经鹰嘴的向后孟氏骨折常伴有肘关节（肱尺关节）不稳定，肘关节内侧副韧带常完整，但外侧副韧带常损伤。由于目前认为是由于后外侧旋转一个损伤机制造成，故主张仅诊断"向后孟氏骨折"或"向后孟氏骨折脱位"，而不诊断"向后孟氏骨折脱位合并

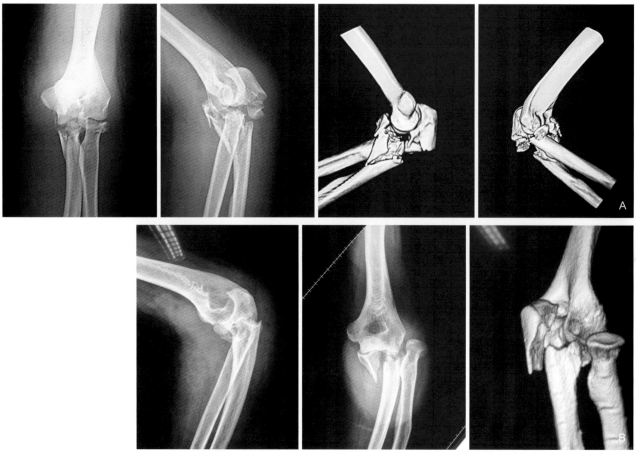

图12-35　在向后孟氏骨折，桡骨头骨折常见。桡骨头骨折（A）；桡骨头未骨折，少见（B）

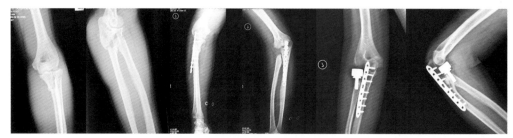

图12-36　向后孟氏骨折一期桡骨头切除，肘关节不稳定，二次手术行桡骨头置换，关节获得稳定

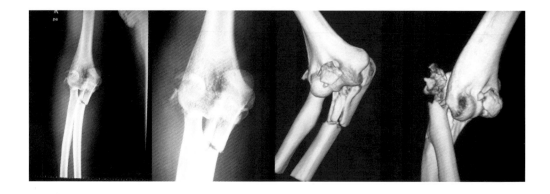

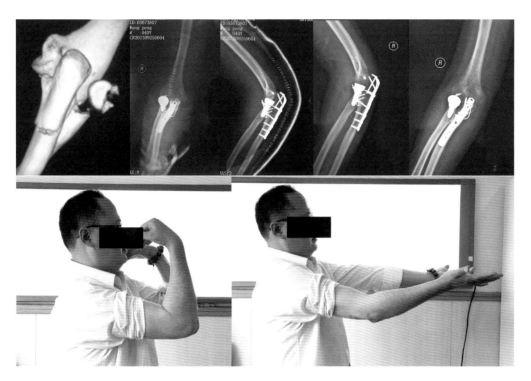

图12-37 向后孟氏骨
折，桡骨头粉
碎，一期行桡
骨头置换，术
后3个月复查

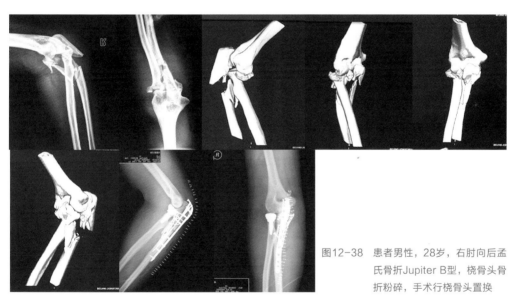

图12-38 患者男性，28岁，右肘向后孟
氏骨折Jupiter B型，桡骨头骨
折粉碎，手术行桡骨头置换

肘关节脱位"（图12-39）。但根据文献报告，伴有肘关节脱位的向后孟氏骨折，其治疗效果明显比不伴有肘关节脱位的病例功能差，其初次手术的失效和翻修率可高达50%。故术中除对鹰嘴滑车切迹进行良好重建及上尺桡关节复位外，应高度关注肱尺关节的稳定性。如果尺骨骨折、冠状突骨折及桡骨头骨折稳定固定后肱尺关节不稳定，应使用可活动支具使前臂旋前位，保护下活动肘关节，同时利于外侧副韧带愈合。如前臂旋前后肘关节仍不稳定，需修复外侧副韧带。

对轻微不稳定的病例，术中仅需加强缝合外侧副韧带，术后防止内翻位功能锻

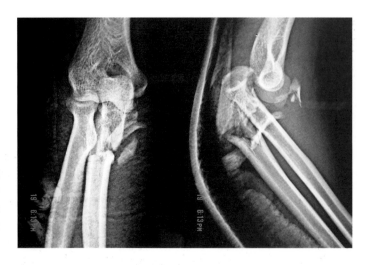

图12-39　Jupiter B型向后孟氏骨折合并肱尺关节脱位，临床上很常见

炼即可（图12-40，12-41），对明显不稳定的病例，有时需应用铰链式外固定架保护肱尺关节的稳定（图12-42）。

向后孟氏骨折Jupiter A型大多合并桡骨头骨折、冠状突骨折，常伴有肱尺关节不稳定、甚至脱位。严格说来，只有伴有肱尺关节脱位的向后孟氏骨折Jupiter A型符合向后鹰嘴骨折脱位（图12-43）的定义，而更常见的经鹰嘴滑车切迹的向后孟氏骨折不伴有肱尺关节脱位，不应诊断向后鹰嘴骨折脱位，但目前关于孟氏骨折的书籍和文献均对此没有很明确的界定，说法不一，临床医生对其定义的理解更是混乱，粗糙地将多种类似损伤均诊断为向后孟氏损伤，也诊断向后鹰嘴骨折脱位，泛化了向后鹰嘴骨折脱位的概念（图12-44）。

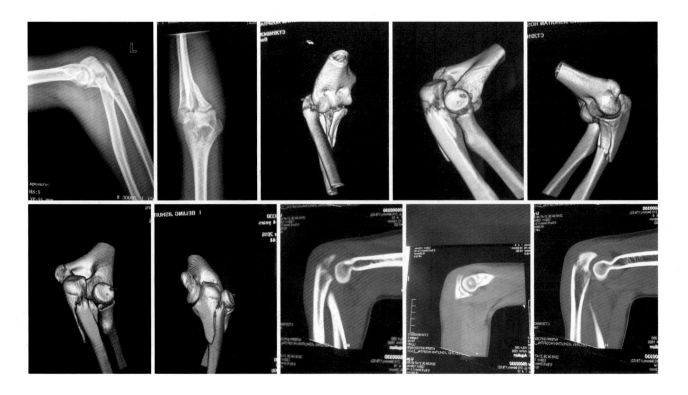

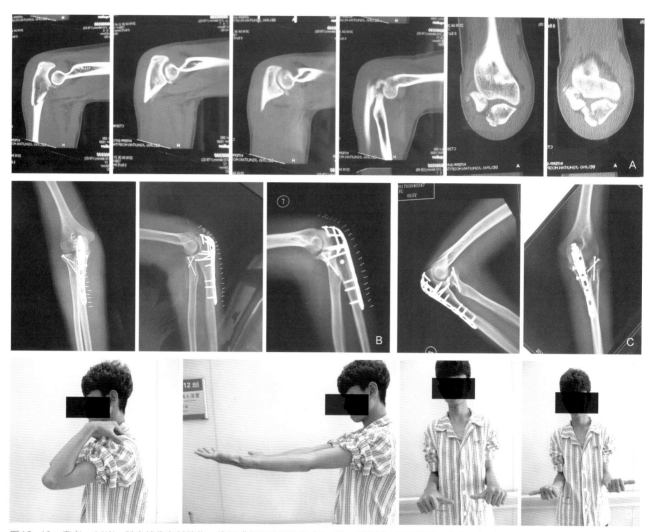

图12-40　患者，14岁，骑车摔伤左肘致伤，诊断"向后孟氏骨折（Jupiter B型）"，肱尺关节不稳定。左肘原
　　　　　始影像，尺骨近端主骨折线位于干骺端，冠状突主骨折线无移位，冠状突尖小骨折片，肱尺关节半脱
　　　　　位，桡骨颈骨折，桡骨头向后脱位（A）；尺骨近端骨折接骨板螺钉固定，桡骨颈骨折螺钉固定，复
　　　　　位固定后术中检查肱尺关节不稳定，缝合外侧副韧带结构加强，内侧副韧带未行处理（B）；术后13
　　　　　个月影像显示骨折愈合，关节对应好，检查关节无不稳定（C）；术后13个月体位像（D）

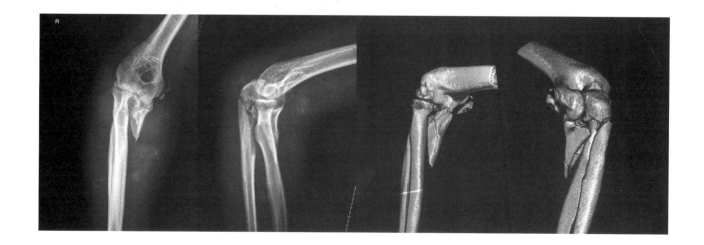

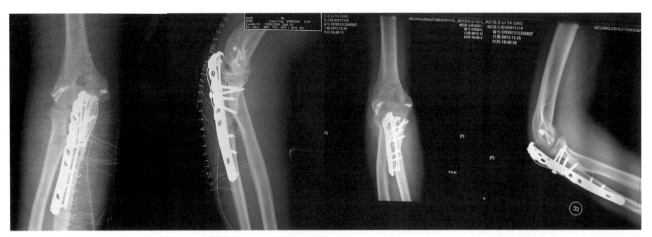

图12-41　患者男性，21岁，高处坠落致右肘"向后孟氏骨折Jupiter A型，肱骨外髁骨折"，行接骨板结合张力带钢丝固定尺骨近端骨折，螺钉固定肱骨外髁骨折，术中透视显示肱尺关节不稳定，给予缝合锚缝合内外侧副韧带

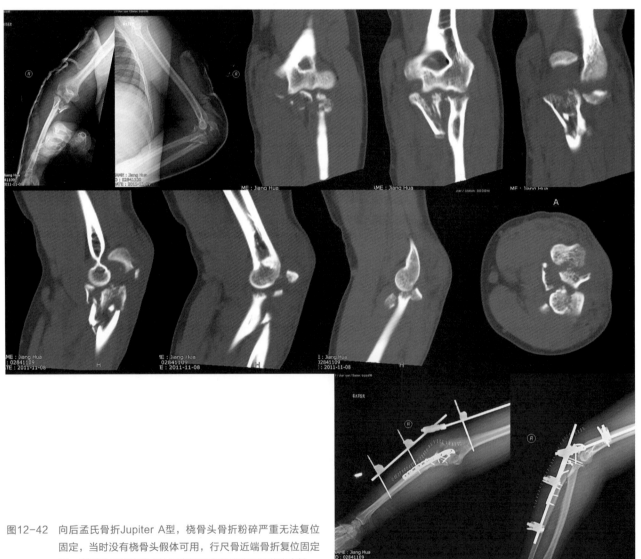

图12-42　向后孟氏骨折Jupiter A型，桡骨头骨折粉碎严重无法复位固定，当时没有桡骨头假体可用，行尺骨近端骨折复位固定后，应用肘关节铰链式外固定架固定保护肱尺关节稳定性

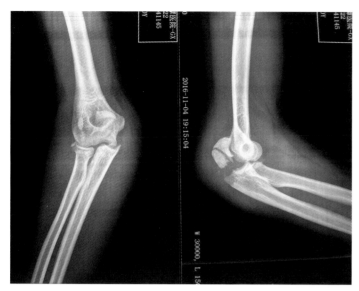

图12-43 伴有肱尺关节脱位的向后孟氏骨折Jupiter A型才符合向后鹰嘴骨折脱位的准确含义：经鹰嘴滑车切迹骨折、肱桡关节及肱尺关节脱位。这种损伤，上尺桡关节脱位常不明显，但桡骨头大多骨折，表明上尺桡关节不完整。

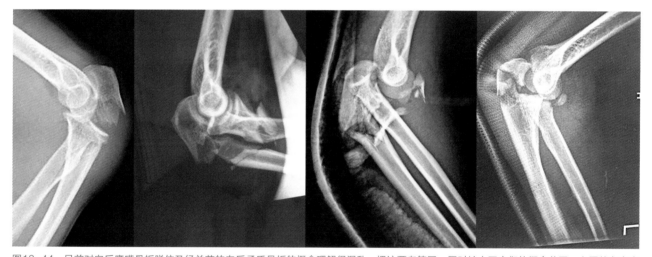

图12-44 目前对向后鹰嘴骨折脱位及经关节的向后孟氏骨折的概念理解很混乱，把这两者等同，同时扩大了它们的概念范围。上图从左向右依次为：不伴冠状突骨折的Jupiter A型向后孟氏骨折、最典型的Jupiter A型向后孟氏骨折、JupiterB型向后孟氏骨折、Jupiter A型向后孟氏骨折伴肱尺脱位（真正的向后鹰嘴骨折脱位）

经关节的向前孟氏骨折或向前鹰嘴骨折脱位发生冠状突骨折，常是一大块，而向后孟氏骨折（Jupiter A型）发生冠状突骨折时，形态各种各样，有4种基本形态：冠状突尖骨折、冠状突一大整块、分为3块（前内、中央、桡骨切迹）、严重粉碎（图12-45）。

即使对概念不严格界定，但在临床治疗过程中务必对上尺桡关节或肱尺关节不稳定认识清晰，方能避免治疗骨折遗漏关节脱位的情况。术中各关节能复位并能维持一定的稳定性也是骨折良好复位的判断指标。

向后孟氏骨折无论从影像学概念、损伤机制及治疗各方面仍存争议，其治疗结果也是肘关节复杂骨折脱位中效果最差的。但重建鹰嘴滑车切迹的骨性结构并能牢固固定是获得良好功能的基础，同时应注意恢复上尺桡关节、肱尺关节的稳定。

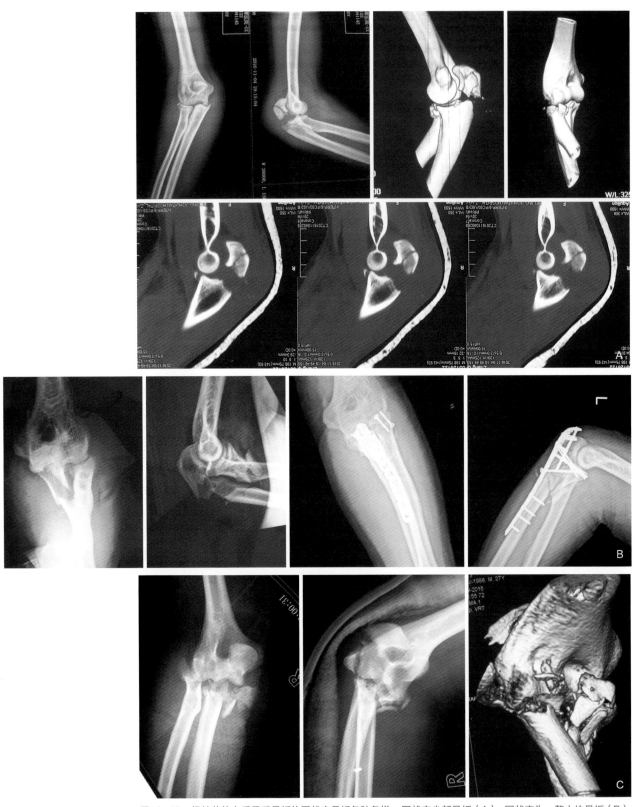

图12-45　经关节的向后孟氏骨折的冠状突骨折各种各样。冠状突尖部骨折（A）；冠状突为一整大块骨折（B）；冠状突骨折粉碎严重（C）

▌参考文献

1. Monteggia GB. Instituzioni chirurgiche[J]. Maspero Milan, 1814(5):131-132.

2. Bado JL.The Monteggia lesions[J]. Clin Orthop, 1967(50):50-71.

3. Jupiter JB, Lehovic SJ, Ribbons W, et al. The posterior monteggia lesion[J]. J Orthop Trauma, 1991(5):395-402.

4. Ring D, Jupiter JB, Simpson NS (1998) Monteggia fractures in adults. J Bone Joint Surg Am 80:1733–1744.

5. Jupiter JB, Kellum JF (1998) Diaphyseal fractures of forearm. In: Browner BD, Jupiter JB, Levine AM et al (eds) Skeletal trauma. Saunders, Philadelphia.

6. Rockwood CA, Green DP, Buchholz RW et al (eds) (1996) Rockwood and green's fractures in adults. Lippincott-Raven, Philadelphia.

7. Cohen, M. S., and Hastings, H., II: Rotatory instability of the elbow. The anatomy and role of the lateral stabilizers. / Bone and Joint Surg., 79-A: 225-233, Feb. 1997.

8. Linscheid, R. L., and O'Driscoll, S. W.: Elbow dislocations. In The Elbow and Its Disorders, edited by B. F. Morrey. Ed. 2, pp. 441-452. Philadelphia, W. B. Saunders, 1993.

9. Mast, J.; Jakob, R.; and Ganz, R.: Planning and Reduction Technique in Fracture Surgery. New York, Springer, 1989.

10. Nestor, B. J.; O'Driscoll, S. W.; and Morrey, B. E: Ligamentous reconstruction for posterolateral rotatory instability of the elbow. J. Bone and Joint Surg, 74-A: 1235-1241, Sept. 1992.

11. Nsouli, A. Z.; Makarem, R. R.; and Nsouli, T. A.: Fracture-dislocation of the coronoid and olecranon processes of the ulna with posterolateral dislocation of the head of the radius: case report. J. Trauma, 37:855-857,1994.

12. O'Driscoll, S. W.; Bell, D. E; and Morrey, B. E: Posterolateral rotatory instability of the elbow. / Bone and Joint Surg, 73-A: 440-446,1991.

13. Pavel, A.; Pitman, J. M.; Lance, E. M.; and Wade, P. A.: The posterior Monteggia fracture: a clinical study. /. Trauma, 5:185-199,1965.

14. Penrose, J. H.: The Monteggia fracture with posterior dislocation of the radial head. J. Bone and Joint Surg., 33-B(l): 65-73,1951.

15. Regan, W., and Morrey, B. E: Fractures of the coronoid process of the ulna. J. Bone and Joint Surg., 11-A: 1348-1354, Oct. 1989.

16. Ring, D.; Jupiter, J. B.; Sanders, R. W.; Mast, J.; and Simpson, N. S.: Transolecranon fracture-dislocation of the elbow. J. Orthop. Trauma, 11: 545-550,1997.

17. Vichard, P.; Tropet, Y.; Dreyfus-Schmidt, G.; Besancenot, J.; Menez, D.; and Pem, R.: Fractures of the proximal end of the radius associated with other traumatic lesions of the upper limb. A report of seventy-three cases. Ann. chir. main, 7:45-53,1988.

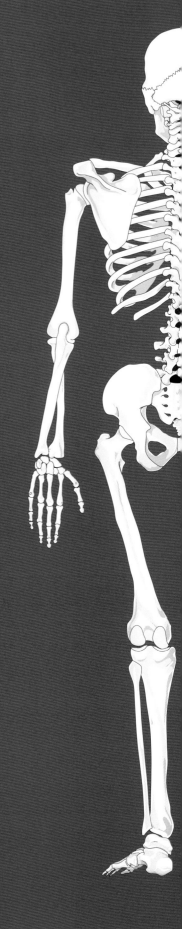

| 第13章 |

外伤性单纯桡骨头脱位

公茂琪　蒋协远

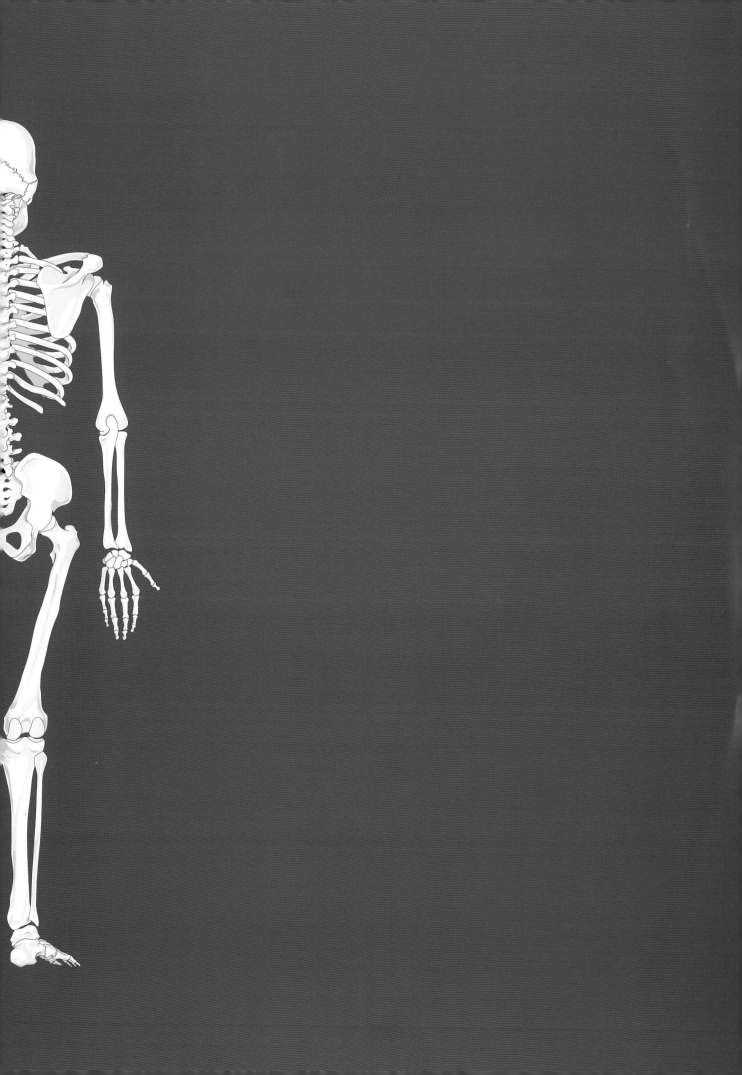

大多数专著和文献认为，在儿童不发生外伤性单纯桡骨头脱位。外伤性桡骨头脱位都发生在伴有尺骨塑性弯曲（弓形骨折）或陈旧孟氏骨折遗留的桡骨头脱位。外伤性桡骨头脱位伴尺骨塑性弯曲是类孟氏骨折的一种类型（图13-1）。

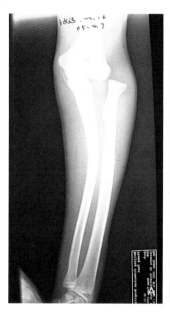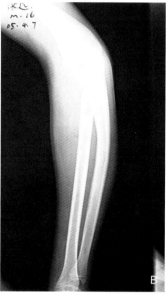

图13-1 患者男性，16岁，骑车摔伤致右桡骨头后外侧脱位，尺骨塑性弯曲（向后外侧弯曲），诊断"类孟氏损伤"，不是外伤性单纯桡骨头脱位

外伤性单纯桡骨头脱位在成人或青少年可以见到，但也很罕见（图13-2）。诊断外伤性单纯桡骨头脱位需除外尺骨塑性弯曲及陈旧孟氏骨折遗留桡骨头脱位又受到外伤（图13-3）。

多数外伤性单纯桡骨头脱位会导致肘或前臂活动受限，如不能闭合复位则需要手术切开复位，也有少数患者桡骨头脱位较轻，对活动影响不大，可考虑非手术治疗（图13-4）。

对于外伤性单纯桡骨头脱位，当桡骨头明显脱位时，常向前内侧脱位。我们遇见的病例术中均见桡骨头脱位穿入破裂

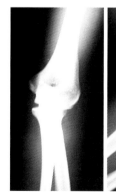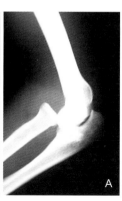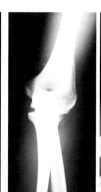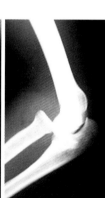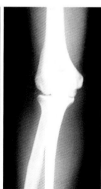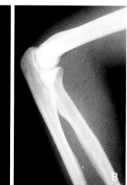

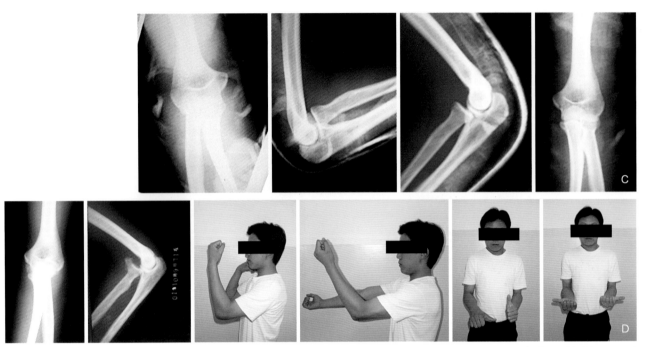

图13-2 患者男性，23岁，打篮球摔伤左肘。黑白片显示桡骨头前脱位，尺骨无骨折（A）；双侧对比，尺骨形态正常，无塑性弯曲，诊断"外伤性单纯桡骨头脱位"（B）；行闭合整复不能使桡骨头复位，但患者拒绝手术治疗，石膏制动1个月（C）；伤后3.5个月，黑白片显示桡骨头区域明显骨化，证实了桡骨头脱位是新鲜损伤，患者肘关节屈伸及前臂旋前明显受限，需要二期松解手术改善功能（D）

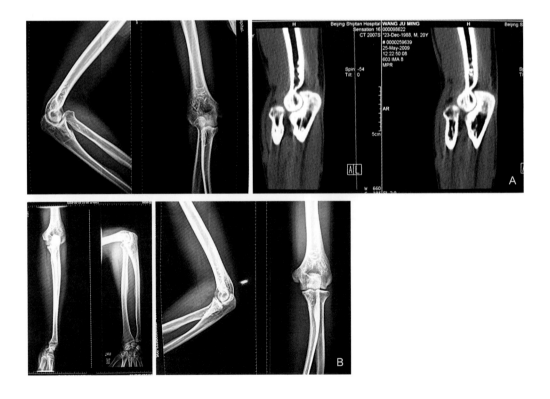

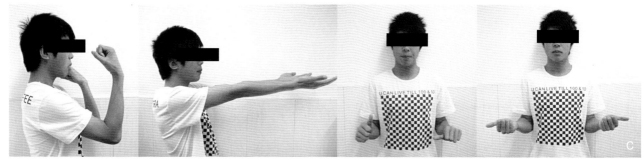

图13-3　患者男性，22岁，2周前右肘受到轻微伤。黑白片及CT显示桡骨头前脱位，桡骨头成"蘑菇头状"
　　　　（A）；双侧对比，桡骨头明显变形（B）；伤后体位像显示肘关节屈曲与前臂旋前受限，主诉比伤前稍
　　　　差，应诊断"陈旧桡骨头脱位+肘关节软组织损伤"而不是"新鲜外伤性单纯桡骨头脱位"（C）

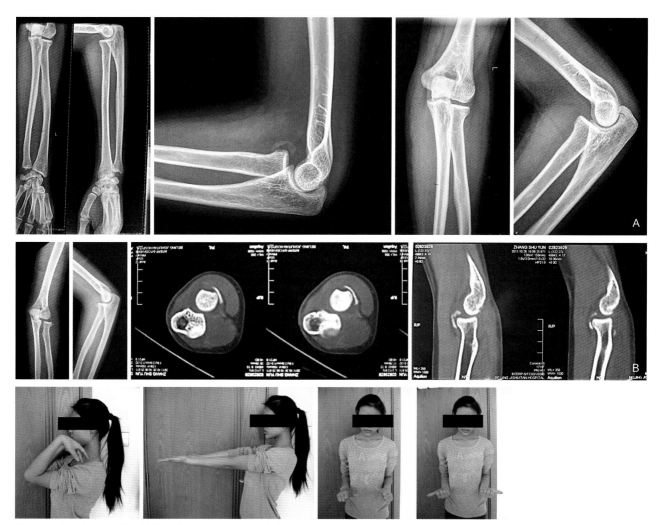

图13-4　患者女性，23岁，摔伤左肘。黑白片显示桡骨头半脱位，未手术治疗（A）；伤后1个月，桡骨头区域骨
　　　　化，CT显示桡骨头半脱位，证实外伤性桡骨头脱位（B）；伤后6周就诊体位像显示肘屈伸好，前臂旋前部
　　　　分受限（C）

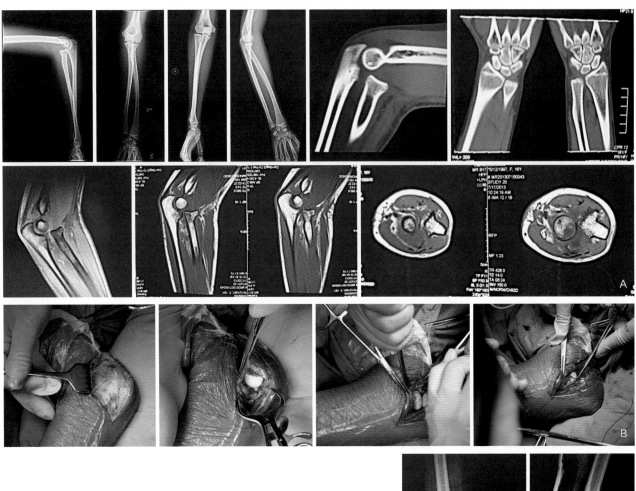

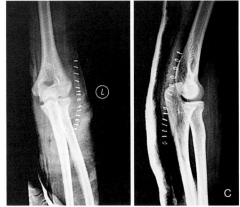

图13-5　患者女性，16岁，摔伤。影像均显示桡骨头前脱位（A）；Kocher入路，术中见环状韧带大部分撕裂，尺侧止点前方部分桡骨头前内脱位，穿过肱肌肌腱阻挡复位，游离并切断环状韧带，将桡骨头复位，肘屈伸桡骨头仍有向前内脱位趋势；以环状韧带及部分伸肌总腱行环状韧带重建，旋前旋后位反复屈伸肘，肱桡关节稳定（B）；术中拍片确认复位可靠，术后6个月电话随访患者肘关节屈伸及前臂旋转基本正常（C）

的关节囊及肱肌肌腱或肱二头肌腱，形成纽襻，屈伸、旋转活动均不能使桡骨头复位，需用力撬拨环状纽襻才能复位桡骨头，如复位后稳定，患者术后功能常恢复较好（图13-5），如伤后时间较长、术中复位困难、复位后关节不稳定、需要穿针固定者，术后功能恢复较差（图13-6）。

外伤性单纯桡骨头脱位是较少见的损伤，伤后尽快手术复位桡骨头，常可获得好的功能。伤后时间越长，周围软组织挛缩、粘连越重，桡骨头复位

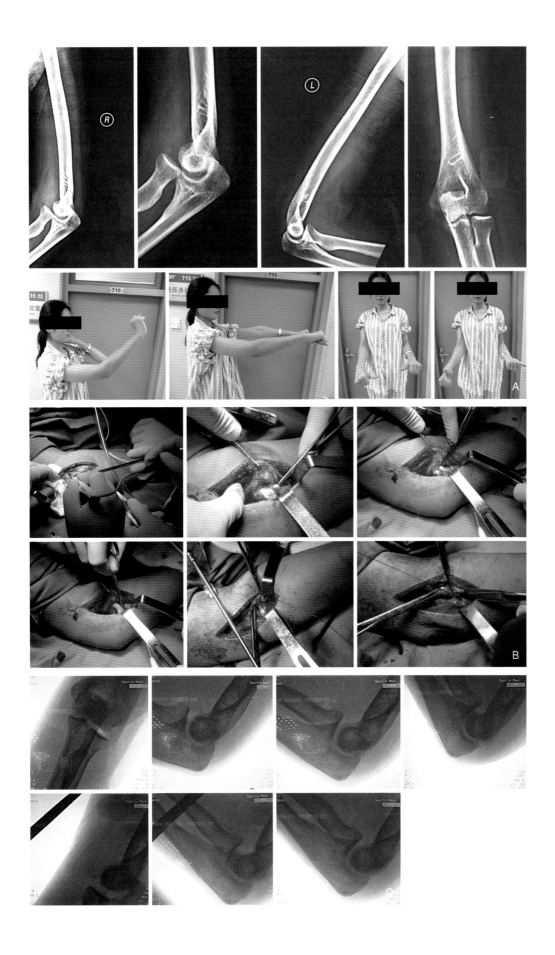

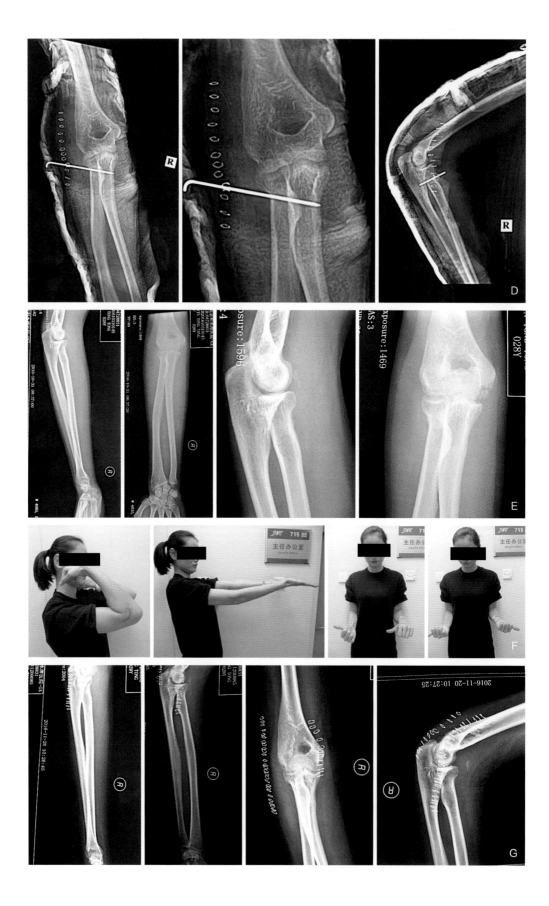

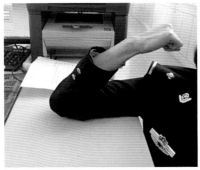
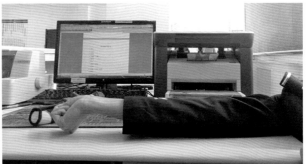

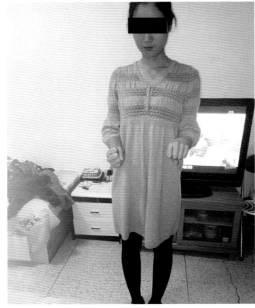
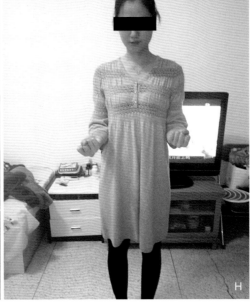

图13-6 患者女性，27岁，摔伤右肘1个月。双侧黑白片对比显示右侧外伤性单纯
桡骨头脱位，肘关节屈曲及前臂旋转严重受限（A）。术中见环状韧带近端
部分完整，远部分撕裂，桡骨头向前内侧脱位穿入撕裂的肱肌肌腱；术中
复位桡骨头，因尺骨无骨折，且环状韧带挛缩，无法还纳桡骨头，行环状
韧带切除及肱肌腱破裂处修补（B）。术中检查显示仅在肘关节屈曲、前臂
旋后位肱桡关节稳定（C）。复位桡骨头后用1枚2.0mm克氏针穿尺桡骨近
端固定，石膏制动肘关节屈曲及前臂旋后位3周（D）。术后1年，鹰嘴窝和
尺神经沟区域有骨化（E）。术后1年，患者肘关节活动轻度受限，前臂旋
前不能（F）。初次术后1年，肘内外侧双切口行肘关节松解术（G）。松解
术后1年，患者肘关节屈伸及前臂旋后基本正常，旋前不能（H）

后难于稳定，常需穿针固定，往往影响最终的活动，特
别是前臂旋前功能。

外伤性单纯桡骨头脱位后被肱二头肌腱绞锁不能复位的情
况也在临床上可以遇到，文献中也有报道，需要切开解锁复位
（图13-7）。

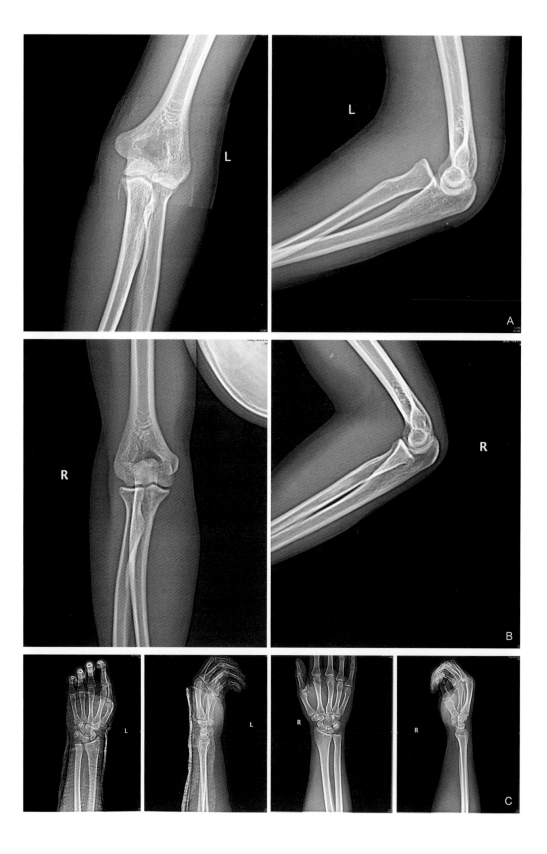

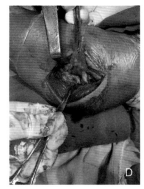
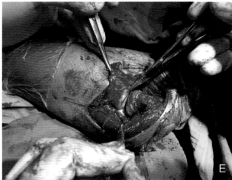

图13-7 患者男性，23岁，摔伤左肘。左桡骨头脱位（A）；右侧对比（B）；双侧腕部黑白片显示下尺桡关节对应好（C）；术中见肱二头肌腱绞锁在桡骨颈处形成纽襻（D）；解锁后桡骨头很容易复位（E）

▌ 参考文献

1. Negi AK, Pestonji MD, Iyer S. Isolated posterior dislocation of the radial head in an adult [J]. J Postgrad Med, 1992, 38:143.

2. Bonatus T, Chapman MW, Felix N. Traumatic anterior dislocation of the radial head in an adult [J]. J Orthop Trauma, 1995, 9:441-444.

3. Takami H, Takahashi S, Ando M. Irreducible isolated dislocation of theradial head [J]. Clin Orthop Relat Res, 1997,345:168-170.

4. Yasuwaki Y, Itagane H, Nagata Y,et al. Isolated lateral traumatic dislocation of the radial head in a boy: case report [J]. J Trauma, 1993, 35:312-313.

5. Wiley JJ, Pegington J, Horwich JP. Traumatic dislocation of the radius at the J Bone [J]. Joint Surg Br, 1974, 56:501-507.

6. Rethnam U, Yesupalan RS, Bastawrous SS. Isolated radial head dislocation, a rare and easily missed injury in the presence of major distracting injuries: a case report [J]. Journal of Medical Case Reports, 2007, 1:38.

7. El Ibrahimi A, Shimi M, Daoudi A, et al. Isolated traumatic posterior dislocation of the radial head in an adult: A new case treated conservatively [J]. J Emerg Trauma Shock, 2010, 3(4):422-424.

8. Sharma R, Kapila R, Ahmed M. Traumatic Posterior Dislocation of the Radial Head in an Adult : A Rare Case Report [J]. Journal of Orthopaedic Case Reports, 2015,5(1):73-75.

9. Hayami N, Omokawa S, IidaA, et al. Biomechanical study of isolated radial head dislocation[J]. BMC Musculoskeletal Disorders, 2017, 18(1):470.

10. Veenstra KM, van der Eyken JW. Irreducible anteromedial dislocation of the radius: a case of biceps tendon interposition [J]. Acta Orthopaedica, 1993, 64(2): 224-225.

11. Upasani VV, Hentzen ER, Meunier MJ, et al. Anteromedial radial head fracture-dislocation associated with a transposed biceps tendon: a case report [J]. Journal of Shoulder and Elbow Surgery, 2011, 20(4):14-18.

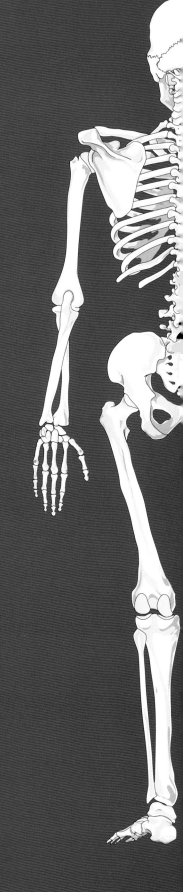

第14章

孟氏骨折

公茂琪　蒋协远

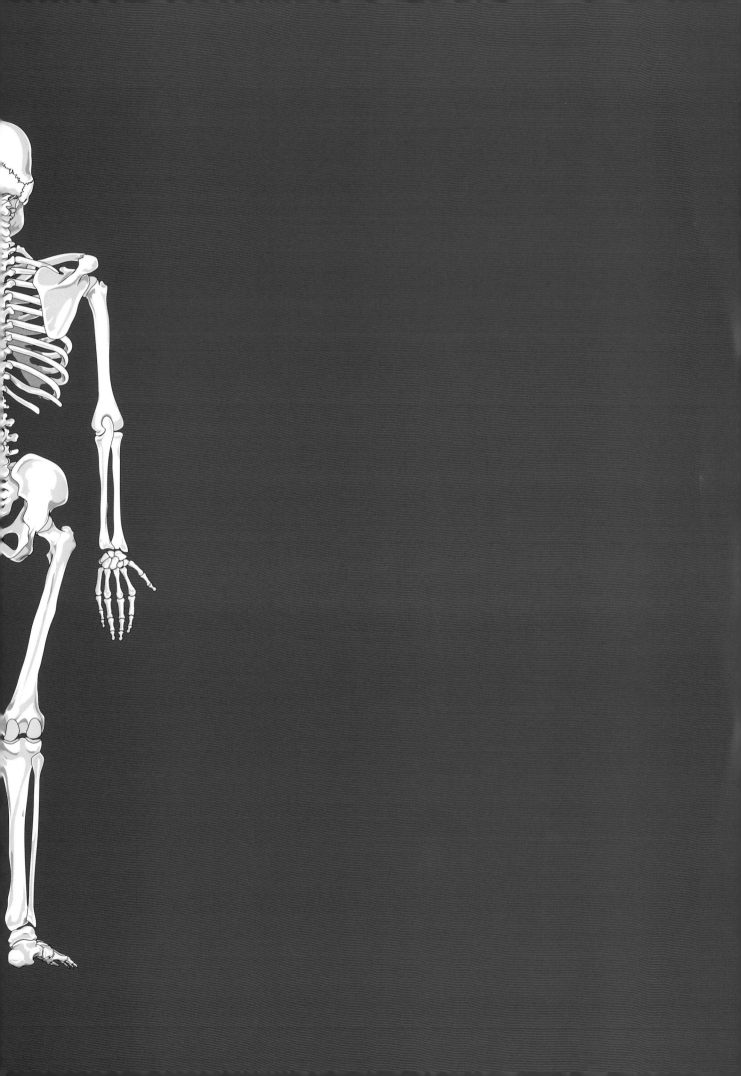

孟氏骨折最早由意大利医生Giovanni Battista Monteggia于1814年进行了详细描述，即尺骨近1/3骨折合并桡骨头前脱位。在没有X线的年代这是了不起的发现，这种损伤此后被命名为"孟氏骨折（Monteggia fracture-dislocation）"。

1958年，乌拉圭医生Jose Luis Bado对孟氏骨折的定义进行了拓展，并在1967年用英文发表了关于孟氏骨折的文章：任何部位的尺骨骨折合并桡骨头脱位均定义为孟氏骨折或孟氏骨折脱位，并根据桡骨头的脱位方向将孟氏骨折分为4型（图14-1）。Bado还提出了"类孟氏骨折（Monteggia like lesions/Monteggia equivalents）"的概念，这在骨科医学史上具有划时代的意义，此后对孟氏骨折的分类、治疗方法及治疗结果的讨论一直是骨科界的热点。

美国麻省总医院的Jupiter J B对BadoⅡ型孟氏骨折（向后孟氏骨折）进行了详细研究并于1991年发表了文章，对向后孟

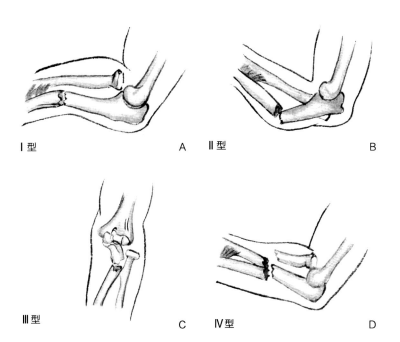

Ⅰ型   A   Ⅱ型   B

Ⅲ型   C   Ⅳ型   D

图14-1 孟氏骨折的Bado分型。Ⅰ型：任何部位的尺骨骨折向前成角合并桡骨头前脱位（60%），儿童更多见（A）；Ⅱ型：尺骨干骨折向后成角、桡骨头后外侧脱位（15%），多见于成年人（B）；Ⅲ型：尺骨干骺端骨折向外成角、桡骨头向外或向前外脱位（20%），多见于幼儿和年龄较小的儿童（C）；Ⅳ型：尺骨、桡骨近1/3骨折、桡骨头前脱位（5%），成人、儿童都可发生（D）

氏骨折又做了分型（Jupiter A，B，C，D型）（图14-2），也得到了广大骨科医生的认可，而其中的Jupiter A型和B型因为波及或邻近肘关节而成为复杂肘关节骨折脱位的重要类型，是目前创伤骨科讨论的热点话题之一。

　　尽管大多数骨科经典书籍及文献对孟氏骨折的定义均为尺骨骨折合并桡骨头脱位，但其核心其实是上尺桡关节的脱位而不是肱桡关节脱位，虽然在大多数情况下，上尺桡关节脱位后肱桡关节也脱位，但向前的鹰嘴骨折脱位同时存在尺骨骨折和肱桡关节脱位而不诊断为孟氏骨折即是对此最好的说明（图14-3）。

　　目前虽然关于孟氏骨折的定义有了很大的扩展，治疗也有了很大的进步，但临床上对孟氏骨折的各方面仍有很大的争议。此外，其临床治疗失误造成患者功能严重障碍的情况仍很常见，这充分说明对其各方面进行深入的探讨非常必要。下面结合笔者在临床上遇到的各种病例进行细致的探讨。

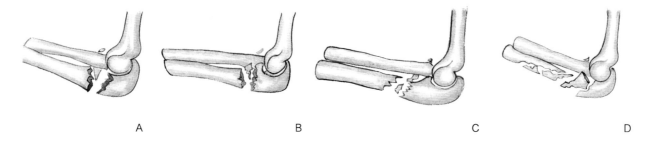

| A | B | C | D |

图14-2　向后孟氏骨折（Bado Ⅱ型）的Jupiter分型。A型：骨折经过鹰嘴滑车切迹位于冠状突水平（A）；B型：骨折位于干骺端，冠状突以远（B）；C型：骨折位于尺骨骨干（C）；D型：骨折粉碎，波及整个尺骨近1/3或1/2（D）。大多数向后孟氏骨折是A型和B型

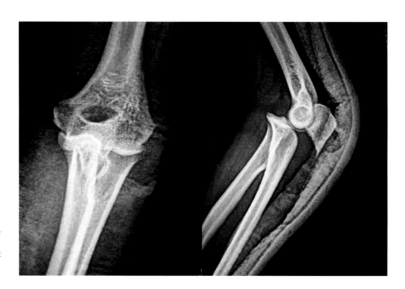

图14-3　尺骨近端骨折、肱桡关节脱位，上尺桡关节没有脱位，诊断为向前鹰嘴骨折脱位而不是Ⅰ型孟氏骨折

第一节 | 型孟氏骨折

一、对概念实质的认识及常见错误

目前临床上根据Bado的定义做出孟氏骨折的诊断，即任何部位的尺骨骨折合并桡骨头前脱位（图14-4），但一定要认识孟氏骨折的实质内容而不是单纯影像学上的内容。桡骨头的脱位是尺骨骨折后成角造成的桡骨头向各方向的脱位，教条的认识常造成诊断错误（图14-5~14-8）。

关于Ⅲ型孟氏骨折将在后文讨论，需要提前说明的是，Ⅲ型孟氏骨折是儿童型孟氏骨折，尺骨骨折发生在干骺端向外侧成角，桡骨头向外侧脱位，在成人罕见，甚至很多医生认为成人不会发生Ⅲ型孟氏骨折。下面的病例就很容易引起诊断争论，但综合各方面的证据可以做出正确的诊断（图14-5）。

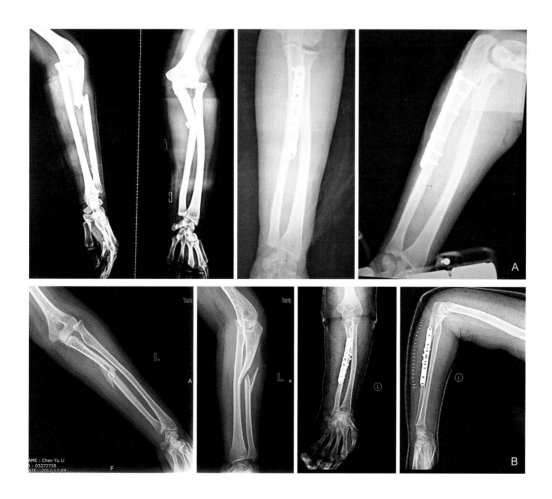

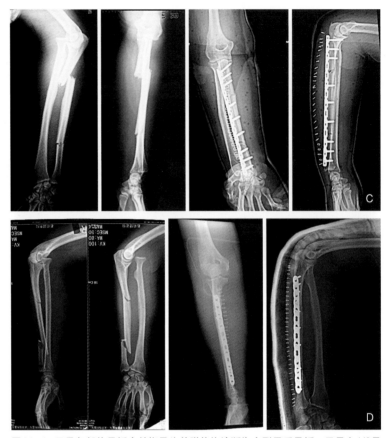

图14-4　尺骨各部位骨折合并桡骨头前脱位均诊断为Ⅰ型孟氏骨折。尺骨上1/3骨
　　　　折向前外侧成角，桡骨头向前外侧脱位（A）；尺骨中段骨折向前外侧成
　　　　角，桡骨头向前外侧脱位（B）；尺骨上1/3及下1/3骨折，上1/3骨折向前
　　　　成角，桡骨头向前脱位（C）；尺骨双段骨折向前成角，下1/4部位骨折移
　　　　位大，桡骨头向前脱位（D）

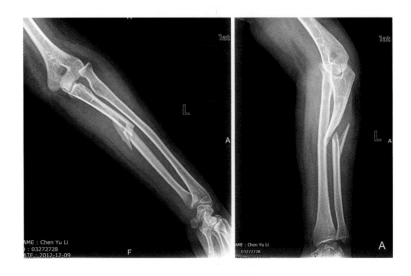

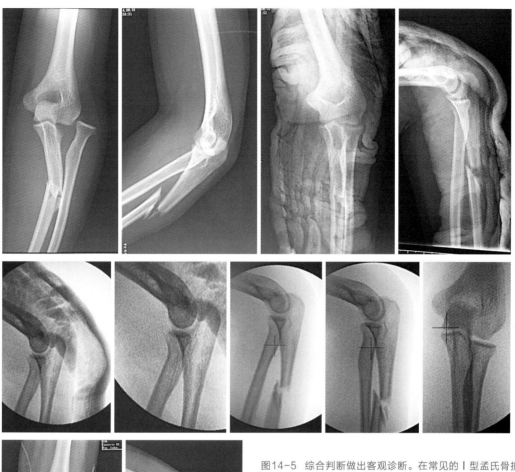

图14-5 综合判断做出客观诊断。在常见的Ⅰ型孟氏骨折中，尺骨骨折常向前外成角，桡骨头向前外脱位而不是单纯向前脱位。尺骨骨折端后方的蝶形骨片提示外力来自后方，骨折向前成角，有时骨折后因受体位或整复的影响，骨折端成角方向不好判断，后方的蝶形骨片对判断骨折原始成角方向是很好的提示（A）。原始片显示尺骨骨折位于上1/3，向外侧成角，不好判断向前还是向后成角，而桡骨头向外侧脱位，没有明显向前、向后脱位，诊断很容易引起争议。整复后桡骨头稳定，术中旋转前臂均未引出桡骨头的脱位可帮助判断脱位方向。骨折固定后，桡骨头很稳定。骨折发生在成人，位于尺骨干而不是干骺端，不应诊断为Ⅲ型孟氏骨折。根据骨折发生在成人，位于尺骨干上1/3，桡骨头向外侧脱位，尺骨骨折端的蝶形骨片位于后方，诊断为Ⅰ型孟氏骨折更为客观（B）

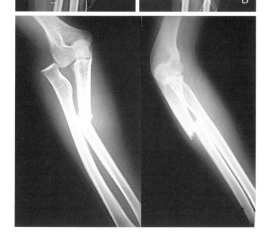

图14-6 在临床上，图中所示损伤类型不少见，为做统计分析，应对其做出分型诊断。桡骨头未显示明显前后向脱位，仅向外侧脱位。根据图14-5说明的理由，虽然骨折端无明显的蝶形骨片，但诊断Ⅰ型孟氏骨折更为合理

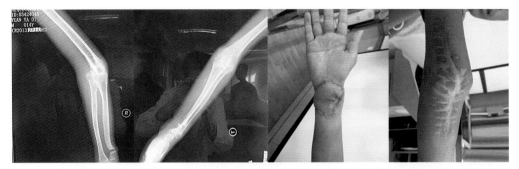

图14-7 患者男性，14岁，多年前因孟氏骨折曾行手术治疗，但未能使桡骨头复位。近期因腕部外伤致感染，曾行多次手术扩创，造成尺骨远段骨缺损。故根据影像检查结果将桡骨头脱位和尺骨远段骨缺损诊断为"陈旧孟氏骨折"不合理，应诊断为"陈旧孟氏骨折桡骨头脱位、尺骨远段感染后骨缺损"

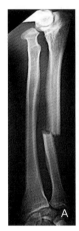
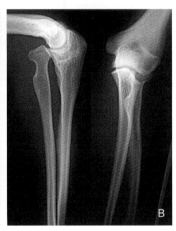

图14-8 患者男性，20岁，因摔伤后前臂疼痛就诊，摔伤前有肘关节活动受限。X线显示陈旧桡骨头脱位，桡骨头变形呈蘑菇头状，尺骨远段新鲜骨折（A）；患者2年前的黑白片显示陈旧桡骨头脱位（B）。本病例应诊断为"尺骨骨折+桡骨头陈旧脱位"而不是"孟氏骨折"

对一些陈旧损伤就诊的病例，仅从晚期的影像检查结果很难做出正确的诊断，需要结合原始资料（图14-9）。

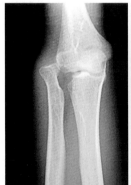
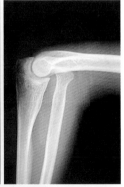

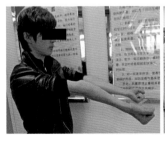
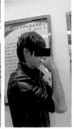
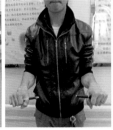
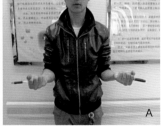

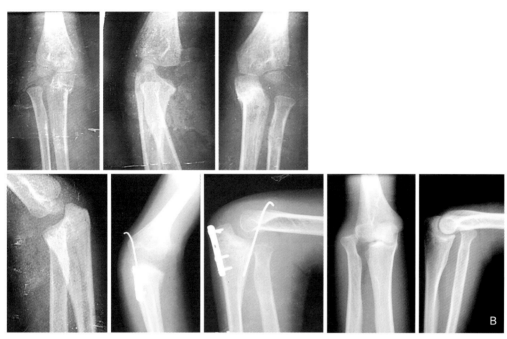

图14-9 患者17岁，伤后10年。肘关节活动正常，右肘前外侧突出，因用力时偶有不适就诊，按黑白片所见一般诊断"陈旧Ⅰ型孟氏骨折桡骨头脱位"（A）；患者10年前的黑白片显示为典型的"Ⅲ型孟氏骨折（儿童型）"，伤后1个月畸形愈合，桡骨头未复位，重新行尺骨截骨复位桡骨头，手术失败（B）

对一些复杂的损伤，有时具备孟氏骨折定义的所有因素，但由于给出专有的诊断，能更好地指导治疗，所以不能诊断为"孟氏骨折"（图14-10）。

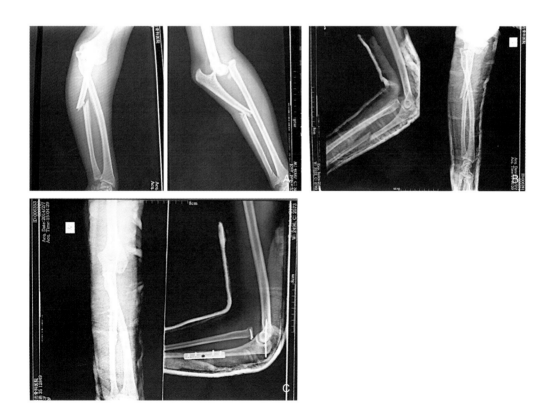

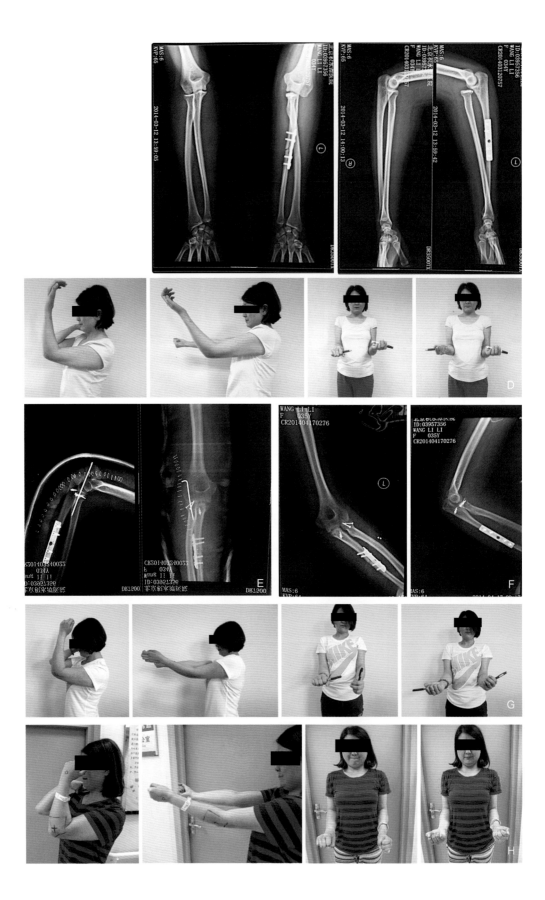

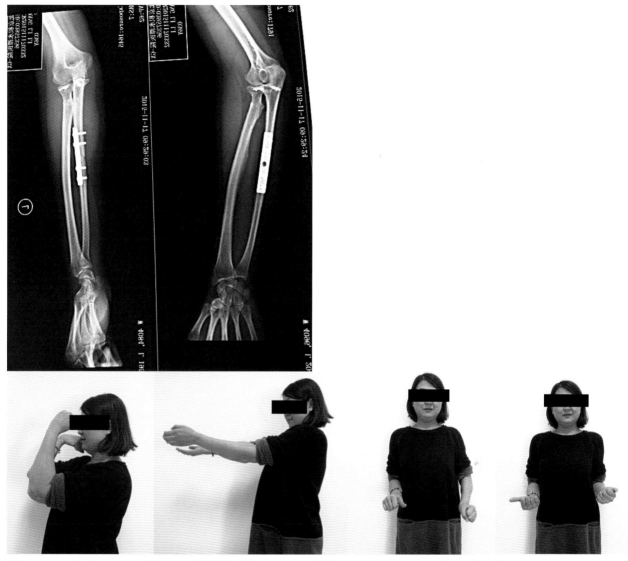

图14-10　患者女性，34岁，摔伤致左肘关节及前臂损伤。尺骨中段骨折向前成角，桡骨头骨折并向前脱位，符合 I 型孟氏骨折的诊断，但同时有肱尺关节脱位，属于肘关节包含的3个关节两两脱位，应诊断"分离性肘关节脱位"（A）；闭合整复后桡骨头不能复位（B）；手术行尺骨及桡骨头复位固定，用克氏针固定肱尺关节，仍未能复位桡骨头（C）；手术后1个月拔出克氏针，关节活动严重受限（D）；初次手术后6周，在积水潭医院行肘关节松解、桡骨头复位，肱桡关节穿针固定（E）；二次术后3周拔出克氏针（F）；二次术后6周体位像（G）；二次术后2年2个月功能体位像，肘部标注线是最后松解手术前进行放疗以预防骨化用（H）；第三次手术行关节松解后6个月，功能体位像显示肘关节屈伸及前臂旋转均得到改善（I）

　　与向后孟氏骨折不同，文献中没有对 I 型孟氏骨折进行进一步分型，对尺骨骨折波及鹰嘴滑车切迹合并桡骨头向前脱位的损伤并没有明确定义为是 I 型孟氏骨折。但在较新的创伤骨科专著里均约定俗成地被作为 I 型孟氏骨折的示例病例，目前多数骨科医生也接受这种观点，但因为该损伤破坏了肱尺关节的完整性，使治疗变得更复杂（图14-11）。

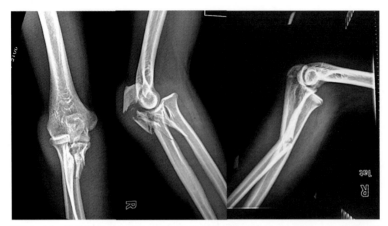

图14-11 波及鹰嘴滑车切迹的骨折合并桡骨头向前脱位应诊断为"Ⅰ型孟氏骨折"，上图显示与一般Ⅰ型孟氏骨折的比较，但应注意到该种损伤后滑车切迹的远近关节面均与肱骨滑车保持正常的对应，这与向前鹰嘴骨折脱位不同

二、治疗要点及临床常见治疗错误解析

对Ⅰ型孟氏骨折的治疗核心是使桡骨头复位并实现基本稳定，根据术中对复位的桡骨头的稳定性的判断固定肘关节2~4周及去除外固定进行活动，通常固定在肘关节屈曲90°位置，前臂旋转中立位或旋后位。桡骨头获得初始复位的病例通常功能良好，而需要穿针固定桡骨头的情况常预示治疗失误及肘关节活动差，临床上孟氏骨折后陈旧桡骨头脱位的情况很常见。

Ⅰ型孟氏骨折桡骨头脱位后环状韧带的情况是骨科医生非常关注的，包括是否需要修补。儿童Ⅰ型孟氏骨折较成人更常见，有文献对35例儿童孟氏骨折病例，无论闭合复位是否成功，均进行了切开探查，结果显示环状韧带均未破裂，由此证明了在该损伤中，桡骨头是从环状韧带脱出而不是破坏了环状韧带的环状结构后脱位。关于成人环状韧带的情况，有文献报道了3种情况：环状韧带破裂、环状韧带完整不影响桡骨头复位及环状韧带完整影响桡骨头复位。

能够闭合复位成功的情况在临床上更常见，我们不能判断环状韧带的具体情况，但在处理不能复位的情况及治疗陈旧孟氏骨折时的部分病例时发现，在成人，更多见的情况是环状韧带远端撕裂，近端的小部分环状结构仍存在。

手术治疗Ⅰ型孟氏骨折通常先闭合复位桡骨头脱位，大部分能够复位而不需要切开复位，手术仅需要对尺骨骨折进行复位固定，桡骨头复位后有利于尺骨骨折的复位，尺骨固定后桡骨头不能复位者绝大多数是由尺骨骨折复位不良造成的，特别是尺骨近段向后的弧度未得到恢复甚至存在向前的成角（图14-12）。

　　如果桡骨头不能闭合复位，在复位时会感觉到明显的弹性阻挡，尺骨解剖复位后甚至加大向后成角仍不能使桡骨头复位提示有软组织（包括环状韧带、关节囊等）阻挡，需要切开清理阻挡复位桡骨头（图14-13）。桡骨头因阻挡不能复位的情况很少见。

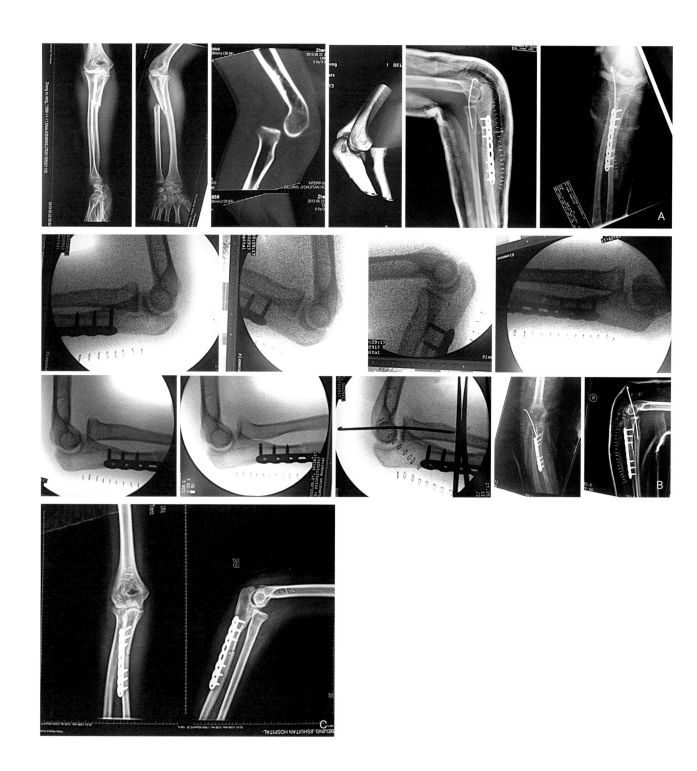

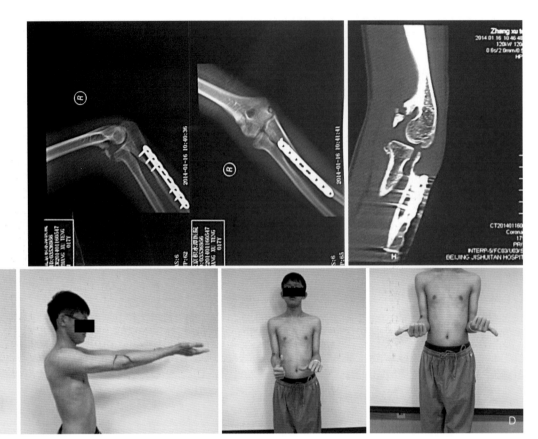

图14-12 Ⅰ型孟氏骨折尺骨复位不良桡骨头不能复位病例。患儿男，16岁，摔伤致右侧Ⅰ型孟氏骨折。行切开复位内固定术（急诊ORIF），透视见桡骨头不能完全复位，未认识到尺骨复位不良，行闭合复位，用克氏针固定肱桡关节（A）；术后4天，二次手术切开肱桡关节，未见关节囊及环状韧带占位，反复透视仅在前臂完全旋后肘关节极度屈曲时能复位，仍穿针固定肱桡关节（B）；1个月后去除克氏针，桡骨头仍脱位（C）；术后3个月，尺骨愈合，肘关节前方骨化，肘关节屈曲及前臂旋前受限明显（D）

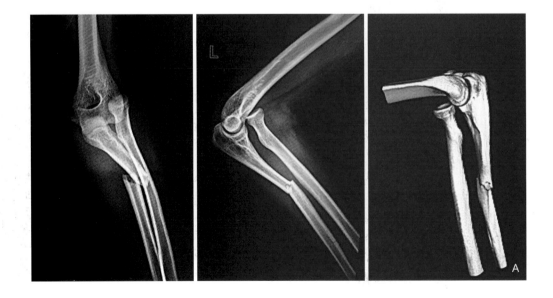

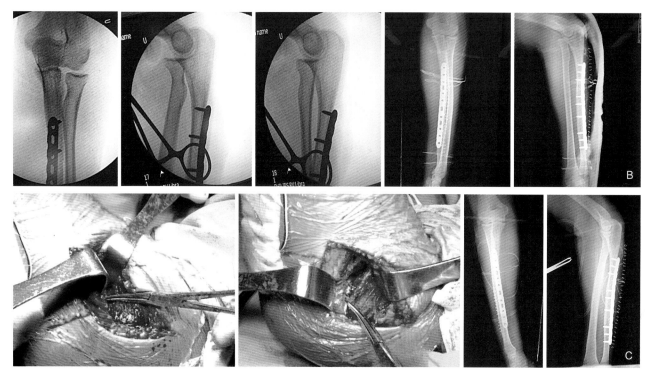

图14-13　患者左侧Ⅰ型孟氏骨折（A）；术中行尺骨骨折切开复位接骨板固定后桡骨头不能完全复位（B）；反复核定尺骨骨折解剖复位后，
　　　　Kocher入路显露桡骨头，发现部分撕裂的环状韧带阻挡桡骨头复位，清理后复位桡骨头（C）

儿童孟氏骨折大多通过非手术治疗，闭合复位桡骨头后石膏制动4周左右（根据年龄），患者年龄越小，尺骨骨折端位置的重要性越小，大多通过后期的塑形恢复正常力线。对青少年患者，也要先考虑非手术治疗，桡骨头复位后石膏制动，密切拍片随访，常可获得好的功能（图14-14）。尺骨向后轻微成角有利于桡骨头复位后的稳定，称为"良性成角"，在治疗陈旧孟氏骨折时尺骨截骨后需要加大向后的成角才能使桡骨头复位，此内容后文会讲到。

对于新鲜Ⅰ型孟氏骨折，治疗的核心是使桡骨头复位并维持复位，而复位尺骨

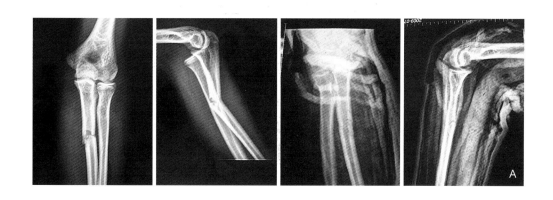

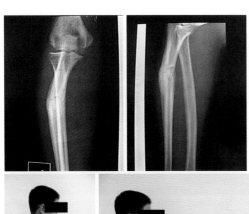

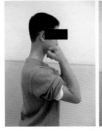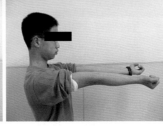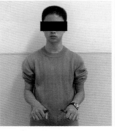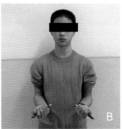

图14-14 患者男性，14岁，摔伤右肘致Ⅰ型孟氏骨折。急诊行闭合复位石膏固定，桡骨头复位，尺骨骨折复位后有成角（A）；术后6周，尺骨骨折愈合，向后外侧成角大于正常，肱桡关节对应好，患者肘关节屈伸及前臂旋转正常（B）

骨折时恢复尺骨近端向后的弧度对桡骨头复位及维持复位至关重要，有时轻微的向前成角即可使桡骨头向前脱位，用克氏针贯穿肱桡关节的方法在拔出克氏针后常仍脱位或造成关节僵硬。治疗时通常先复位桡骨头，这有利于尺骨骨折的复位，尺骨骨折解剖复位后桡骨头仍不稳定时，可通过轻微加大向后成角获得稳定性，轻度的尺骨向后成角有利于桡骨头稳定，是"良性"成角。对成人Ⅰ型孟氏骨折桡骨头脱位，绝大多数是自完整的或部分撕裂的环状韧带脱出，而不是环状韧带完全撕裂，大多不影响桡骨头复位。软组织嵌入影响桡骨头复位的情况极少，需切开清理，通常不需要重建环状韧带。

三、陈旧孟氏骨折的治疗体会及临床常见治疗错误分析

在创伤骨科门诊经常看到孟氏骨折未予治疗或治疗失败后桡骨头陈旧脱位的病例（图14-15）。虽然部分病例肘关节及前臂活动正常或基本正常（图14-16），但多数病例存在临床症状，包括活动受限、持重时疼痛、肘关节不稳定等情况（图14-17~14-20）。在儿童，通常2年以内的陈旧孟氏骨折可通过尺骨截骨或截骨延长及桡骨头切开复位等方法治疗（图14-21~14-23），但对成人陈旧孟氏骨折的治疗文献很少，通常对超过3个月，特别是6个月以上的病例，多不建议行手术治疗（图14-24，14-25），如关节活动明显受限，多建议行桡骨头切除改善功能（图14-26）。笔者的

经验也是如此，但对年轻患者或关节活动明显受限的患者，通过严格筛选、术前详细的检查及判断，通过手术治疗了一些患者并获得了良好的功能（图14-27，14-28）。

特别需要强调的是，对陈旧孟氏骨折桡骨头脱位的处理，核心是尺骨截骨后加大向后成角使桡骨头复位并获得稳定，只靠软组织（修复或重建环状韧带）或强行复位后穿针固定肱桡关节常不能成功，有时甚至造成肘关节僵硬，后续治疗非常困

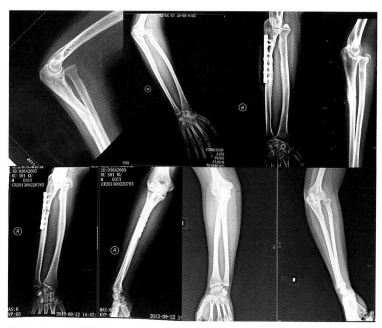

图14-15　门诊经常见到因未治疗或治疗失败后陈旧桡骨头脱位的病例

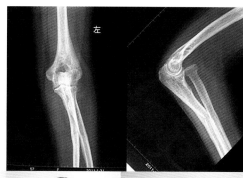

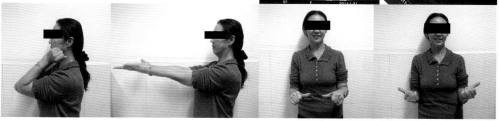

图14-16　患者女性，57岁，左肘伤后27年，活动基本正常，无明显不适症状

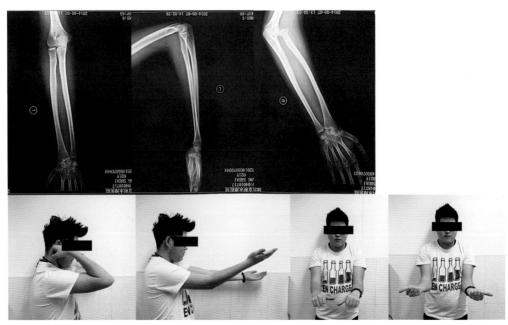

图14-17 患者男性，22岁，右肘外伤后10余年，肘关节伸直受限较明显

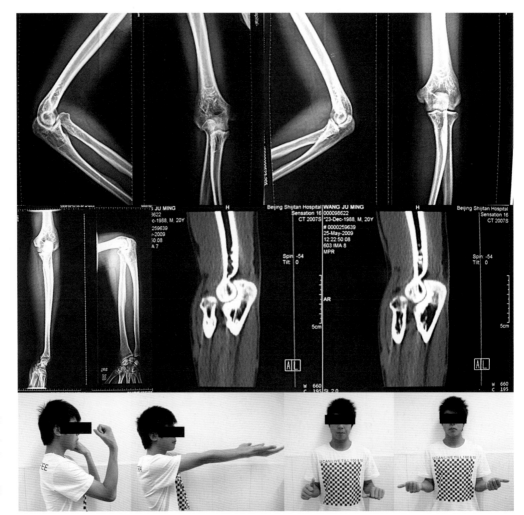

图14-18 患者男性，22
岁，具体情况
不详，有桡骨
头脱位变形、
右肘屈曲及旋
前受限明显

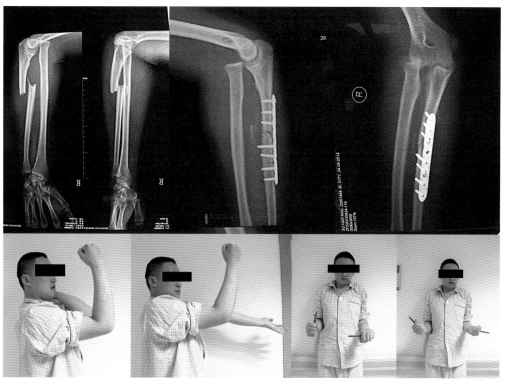

图14-19 患者男性, 16岁, 摔伤右肘致"Ⅰ型孟氏骨折", 术后2个月, 桡骨头仍脱位, 肘关节及前臂活动明显受限

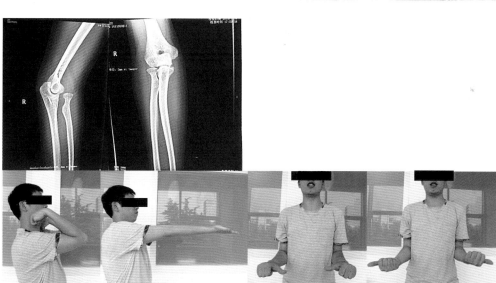

图14-20 患者男性, 23岁, 幼时损伤致陈旧桡骨头脱位, 黑白片显示脱位明显, 肘关节及前臂活动好, 但承重时感觉外翻不稳

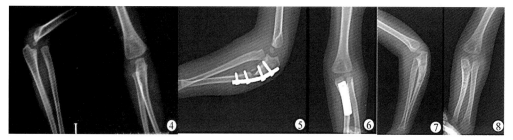

图14-21 小儿Ⅰ型陈旧孟氏骨折桡骨头脱位, 通过尺骨近端截骨加大向后成角使桡骨头复位一次性手术治疗

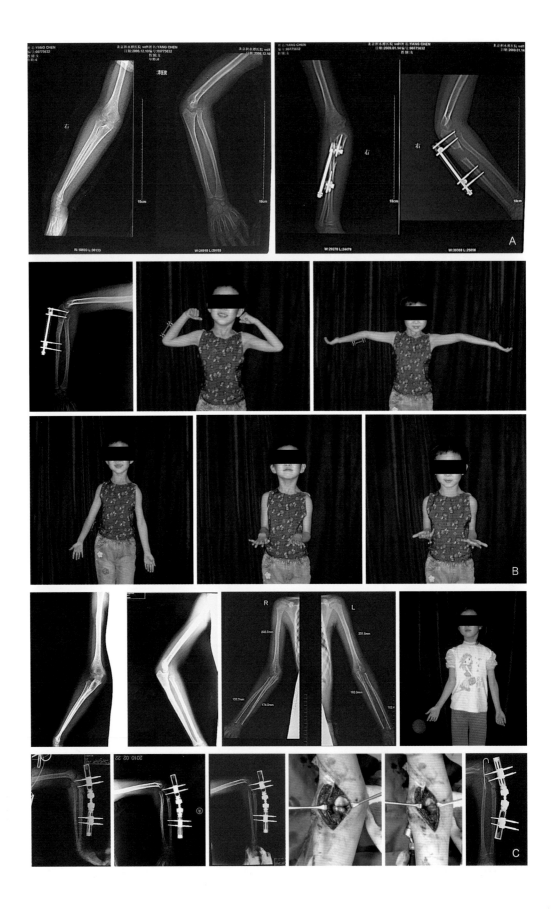

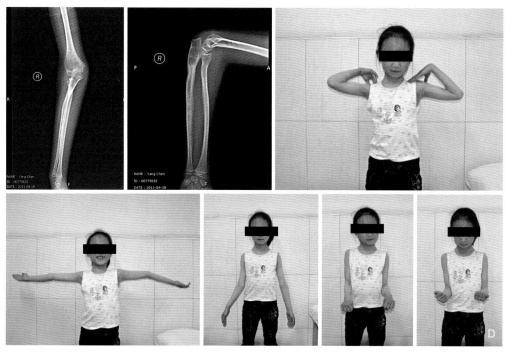

图14-22　患儿女性，5岁9个月，伤后2年，陈旧孟氏骨折桡骨头脱位。行尺骨截骨应用外固定架逐渐延长，匹配桡骨长度，为复位桡骨头做准备（A）；尺骨延长术后2个月，截骨端逐渐愈合（B）；尺骨延长术后1年肘外翻加重，桡骨头仍脱位，再次行尺骨截骨短缩，术后6周，肱桡关节切开复位，桡骨头畸形，被迫临时固定肱桡关节（C）；二次术后1年，桡骨头已复位，右肘仍外翻，前臂旋后略受限（D）

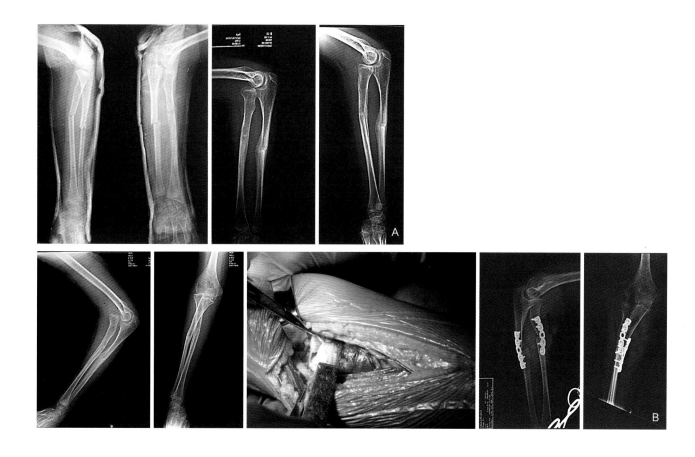

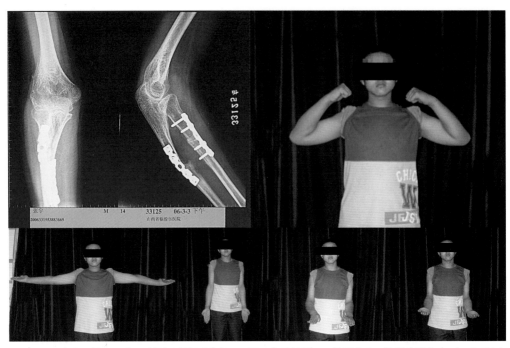

图14-23　患者男性，18岁。前臂双骨折后生长不匹配，伤后18周，尺桡骨愈合，桡骨头脱位（A）；伤后8个月，手术行尺桡骨截骨，桡骨头复位，环状韧带重建（B）；术后18个月，尺桡骨愈合，肱桡关节对位好，肘关节及前臂功能基本正常（C）

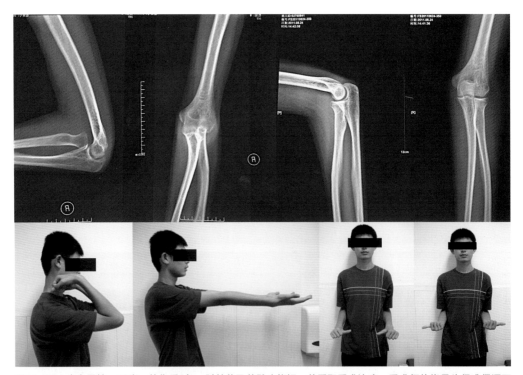

图14-24　患者男性，16岁，外伤后5年，肘关节及前臂功能好。若采取手术治疗，手术复位桡骨头很难保证不损失现有的活动度，一般不考虑手术复位桡骨头

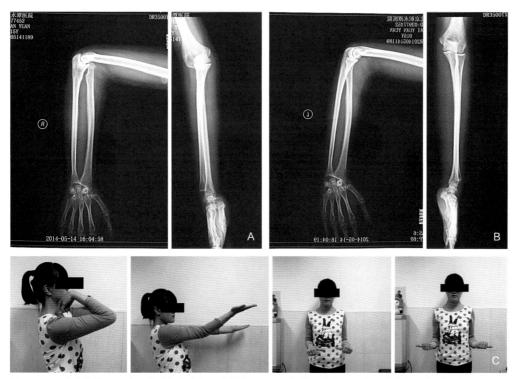

图14-25　患者女性，15岁，右肘损伤多年。右侧陈旧孟氏骨折桡骨头脱位，桡骨头有变形（A）；左侧为正常
　　　　　肘关节（B）；患者右肘关节伸直受限（C）。患者整体活动度受限不大，且桡骨头有变形，不建议手
　　　　　术复位桡骨头

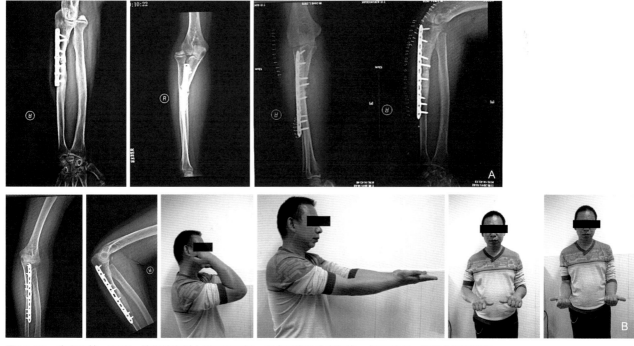

图14-26　患者男性，52岁，摔伤致右侧Ⅰ型孟氏骨折。手术后桡骨头未复位，术后3个月，桡骨头区有骨化，
　　　　　严重影响肘关节屈伸及前臂旋转；复位桡骨头需行桡骨头周围松解及骨化切除，尺骨重新复位内固定
　　　　　等，情况复杂，考虑到患者年龄，选择行简单的桡骨头及周围骨化切除手术（A）；术后8个月，患者
　　　　　肘关节及前臂功能良好（B）

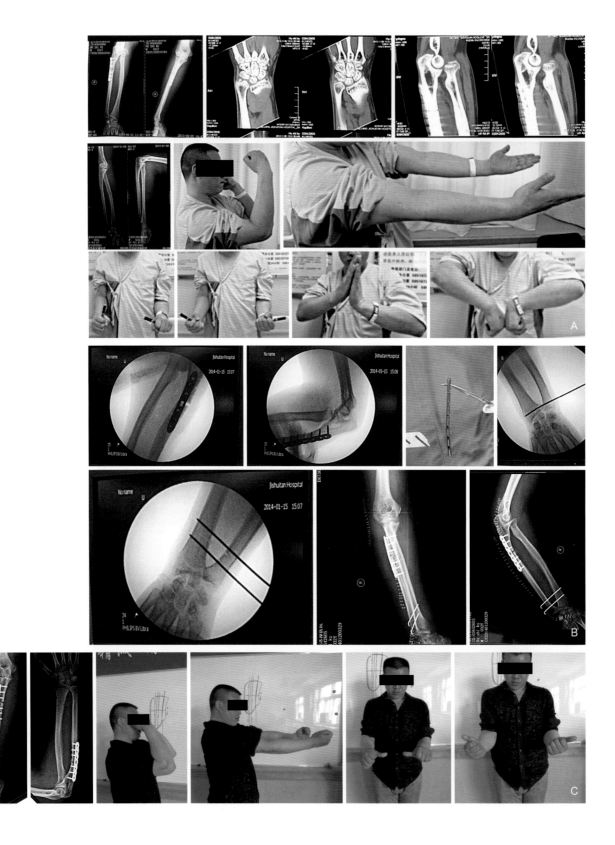

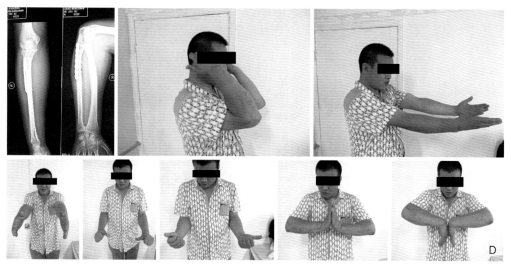

图14-27　患者男性，31岁，摔伤致右侧Ⅰ型孟氏骨折，患者为年轻体力劳动者。术后4.5个月，桡骨头仍脱位，桡骨头周围骨化，下尺桡关节半脱位，肘、腕关节及前臂活动均明显受限（A）。考虑患者年轻，下尺桡关节半脱位，活动已明显受限，单纯切除桡骨头可能会使桡骨继续上移影响功能，且致肘关节不稳定；手术行肘关节桡骨头周围松解、骨化切除，去除原尺骨接骨板，加大向后成角内固定，下尺桡切开松解复位，修补后方关节囊结构，穿2枚克氏针固定下尺桡近端处（原接骨板形态显示原始尺骨骨折未恢复向后弧度），术后允许肘关节屈伸活动（B）。术后1个月拔除贯穿的克氏针，4个月复查显示骨折线仍可见，肘关节及前臂活动明显改善（C）。术后7.5个月复查，骨折愈合好，肘关节及前臂活动已接近正常（D）

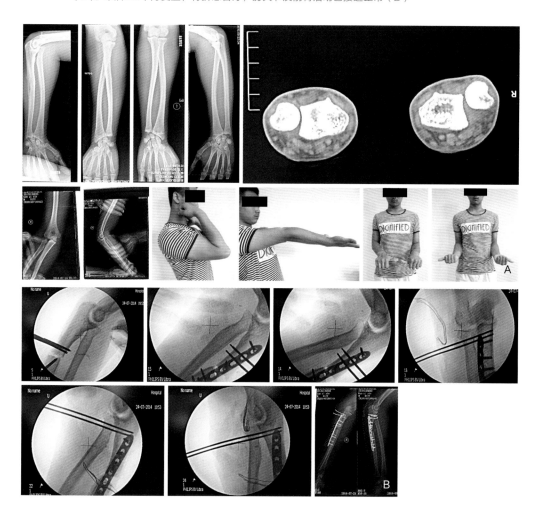

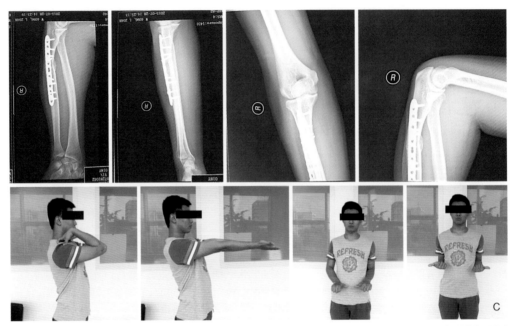

图14-28 患者男性，17岁，右侧孟氏骨折尺骨髓内针固定术后4年。桡骨头脱位，下尺桡关节半脱位(双侧对比)，用力时疼痛，术前对桡骨头施压可见部分复位；肘关节及前臂活动基本正常；综合考虑，决定行尺骨截骨加大向后成角后固定，桡骨头切开复位（A）。术中切开肱桡关节清理关节内软组织，尺骨近段截骨加大向后成角后桡骨头可复位，为安全起见，行尺桡骨近段穿克氏针固定1个月，术后允许肘关节屈伸活动（B）。术后1年随访，截骨端愈合好，肱桡关节对应好，下尺桡关节半脱位已纠正；肘关节及前臂活动接近正常，术前活动时不适症状消失（C）

难（图14-29，14-30）。

治疗成人陈旧孟氏骨折与儿童不同，年龄越小的患者，截骨后越容易愈合，而且关节更耐受制动而不容易僵硬，但一旦发生肘关节僵硬，治疗结果比成人差，因为行关节松解手术后，儿童更容易出现骨化，而且进行功能锻炼的依从性差。

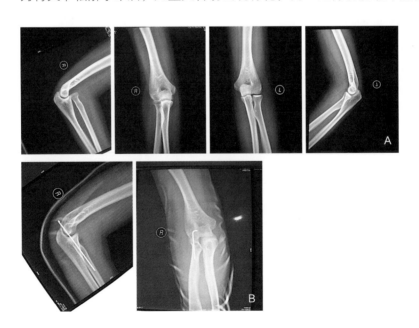

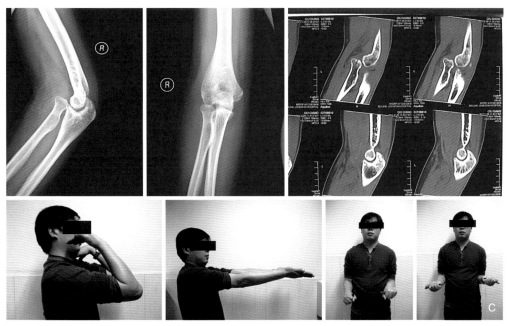

图14-29 患者男性，29岁，右桡骨头陈旧脱位，变形不严重。双侧黑白片对比（A）；手术行桡骨头切开复
位，克氏针穿针固定肱桡关节1个月，未处理尺骨（B）；拔除克氏针后，桡骨头仍脱位，所幸肘关节
及前臂活动未受明显影响（C）

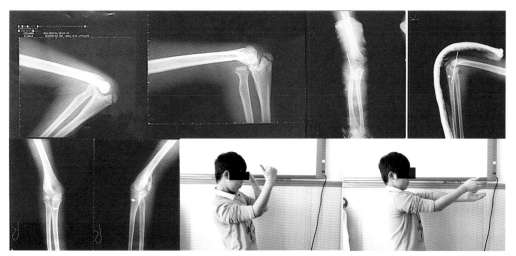

图14-30 患者男性，12岁，右侧孟氏骨折陈旧桡骨头脱位，肘关节及前臂活动接近正常。经过切开复位环状
韧带重建、克氏针固定后拔除克氏针再脱位，二次手术再行环状韧带重建，缝合锚辅助固定。肘关节
骨化明显，严重僵硬

　　治疗儿童陈旧孟氏骨折桡骨头脱位大多在伤后2年内手术，否则桡骨头变形后很
难维持复位。脱位4~7年的桡骨头治疗成功者为个案，并不是都会成功，一定要做
好充分的术前评估方可行手术治疗。治疗的核心是尺骨截骨或截骨延长匹配桡骨长
度后行桡骨头复位，单纯行环状韧带重建不能成功。尺骨截骨、桡骨头复位后是否

要行环状韧带重建目前仍有很大的争议。

对成人陈旧孟氏骨折桡骨头脱位，功能良好或症状轻微者不建议手术治疗，以免影响功能。伤后时间短而活动差的患者可重新复位固定，恢复甚至加大尺骨向后成角是成功的关键。伤后时间长且功能受限明显者，行桡骨头切除可改善功能。

无论是儿童还是成人患者，桡骨头变形严重，特别是呈蘑菇头状者，复位后难以维持位置，不能手术复位桡骨头。

第二节　Ⅱ型孟氏骨折

过去的骨科专业书籍讲述的孟氏骨折常以Ⅰ型孟氏骨折为示例，而且认为Ⅰ型孟氏骨折也是成人最常见的孟氏骨折。但现在越来越多的骨科医生认为，成人最常见的孟氏骨折是Ⅱ型孟氏骨折（向后孟氏骨折）。过去讲述向后孟氏骨折常以Jupiter C型为示例，因为它是最简单的向后孟氏骨折类型，也是与常见的Ⅰ型孟氏骨折最好比较的类型（图14-31）。但Jupiter C型属于少见类型，较常见的是Jupiter A和Jupiter B型，即骨折通过或邻近鹰嘴滑车切迹的类型，这两种类型已在"向后孟氏骨折脱位"一章详细描述，本章再对向后孟氏骨折的4种类型的病例做简单的示例讲述（图14-32~14-40）。

与Ⅰ型孟氏骨折相比，向后孟氏骨折的4种类型均常伴有桡骨头骨折，而且也可伴有肱尺关节不稳定（LUCL损伤）甚至肘关节脱位，这在治疗时要引起足够的重视。

向后孟氏骨折损伤以骨性不稳定为主，治疗主要针对骨折并复位桡骨头脱位。对Jupiter A型，重建鹰嘴滑车切迹，特别是大的冠状突骨折并牢固固定至关重要，

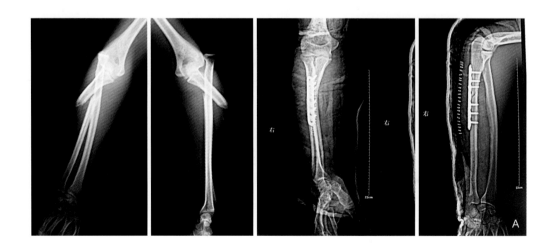

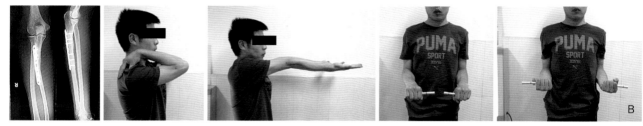

图14-31　患者男性，20岁，摔伤致右肘损伤。向后孟氏骨折Jupiter C型，桡骨头无骨折，尺骨骨折行切开复位接骨板内固定，术后石膏制动3周（A）；术后13个月复查，骨折愈合后，肱桡关节对应好，肘关节及前臂活动正常（B）

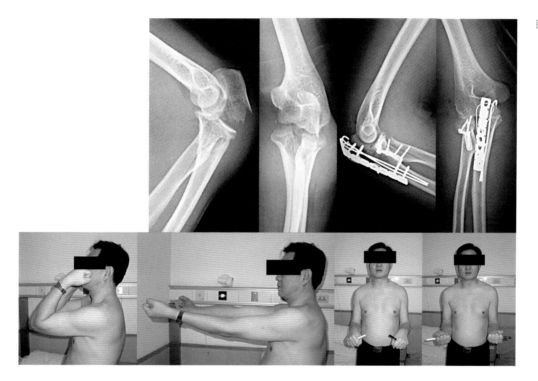

图14-32　向后孟氏骨折Jupiter A型，冠状突未骨折，骨折线通过鹰嘴滑车切迹，平齐冠状突，桡骨颈骨折向后脱位。术后功能接近正常

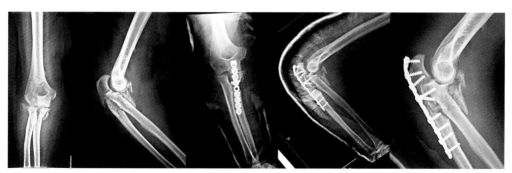

图14-33　患者男性，73岁，向后孟氏骨折Jupiter A型，主骨折线通过鹰嘴滑车切迹，冠状突骨折，桡骨头骨折，手术未复位固定冠状突和桡骨头，术后肘关节脱位。复位固定大冠状突骨折和桡骨头骨折对维持波及关节的骨折脱位至关重要，是手术中最重要的环节

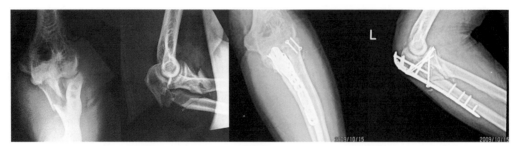

图14-34　向后孟氏骨折Jupiter A型，骨折线位于冠状突水平，包含大的冠状突骨折块，桡骨头骨折，向后脱位。对冠状突骨折及桡骨头骨折进行复位并牢固固定是较标准的手术

图14-35　向后孟氏骨折Jupiter B型，骨折线恰位于冠状突以远干骺端，冠状突未骨折，桡骨头骨折，向后脱位

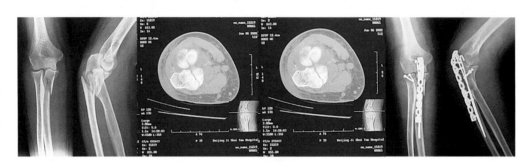

图14-36　向后孟氏骨折Jupiter B型，主骨折线恰位于冠状突以远干骺端，但合并小的冠状突尖部骨折，桡骨头骨折向后脱位。因冠状突骨折块很小，手术未固定

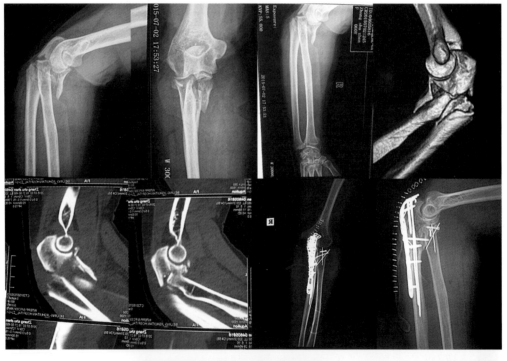

图14-37　与图14-31所示病例不同，本病例为向后孟氏骨折Jupiter C型，桡骨头骨折，术中对桡骨头进行了复位固定

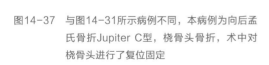

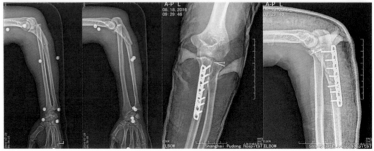

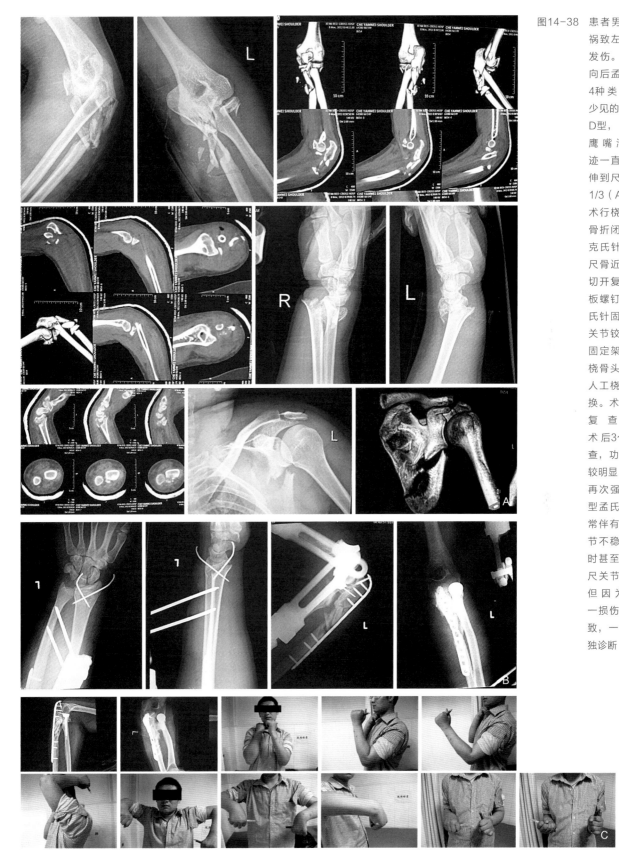

图14-38 患者男性，车祸致左上肢多发伤。左肘是向后孟氏骨折4种类型中最少见的Jupiter D型，骨折自鹰嘴滑车切迹一直向远延伸到尺骨干近1/3（A）。手术行桡骨远端骨折闭合复位克氏针固定，尺骨近端骨折切开复位接骨板螺钉结合克氏针固定后肘关节铰链式外固定架固定，桡骨头骨折行人工桡骨头置换。术后13天复查（B）。术后3个月复查，功能受限较明显（C）。再次强调，各型孟氏骨折均常伴有肱尺关节不稳定，有时甚至伴有肱尺关节脱位，但因为是同一损伤机制所致，一般不单独诊断

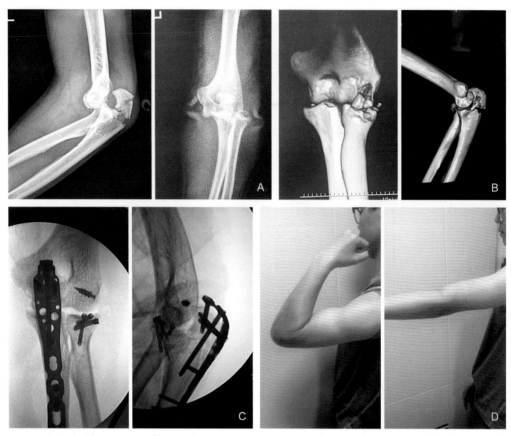

图14-39　患者男性，23岁，打篮球摔伤。向后孟氏骨折Jupiter A型，肱尺关节脱位，桡骨头骨折，冠状突尖骨折（A）；整复后（B）；切开复位内固定，缝合锚修复外侧副韧带（C）；术后2个月复查（D）。因为目前认为向后孟氏骨折是后外侧旋转损伤的结果，与肘关节脱位是同一机制，不再单独诊断肘关节脱位

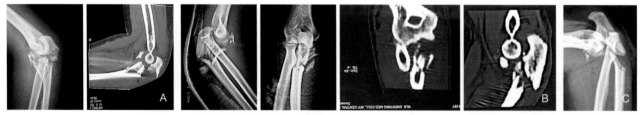

图14-40　各型向后孟氏骨折均可伴有肱尺关节不稳定或脱位。Jupiter A型，伴有肱尺关节不稳定（半脱位）（A）；Jupiter B型，伴有肱尺关节脱位（B）；同为向后孟氏骨折Jupiter C型，本病例的X线表现与图14-31明显不同。本病例还存在肱尺关节脱位、桡骨头骨折、冠状突尖骨折（C）

必要时附加接骨板固定冠状突骨折块（图14-41）。对粉碎或难以重建的桡骨头骨折，建议行桡骨头置换而不是强行固定，以获得更好的功能（图14-42）。对该损伤，一期切除桡骨头容易造成肘关节或桡骨纵向不稳定，应尽量避免。

对向后孟氏骨折Jupiter A或B型，单独应用张力带钢丝固定尺骨近端骨折强度不足，容易失效（图14-43）。建议应用接骨板或接骨板结合张力带钢丝固定（图14-44）。

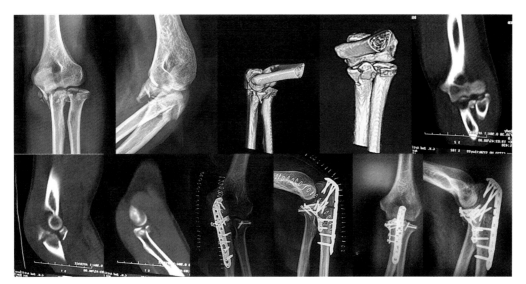

图14-41 向后孟氏骨折
Jupiter A型，
冠状突骨折粉
碎，应用前方
接骨板固定

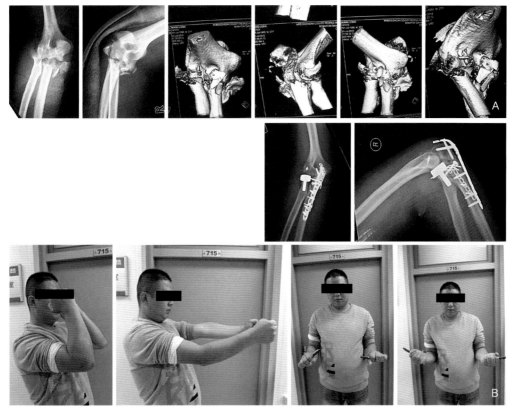

图14-42 在各种复杂肘关节损伤中，对于粉碎严重或难于重建的桡骨头骨折，建议行桡骨头置换，有利于关节
早活动，以获得更好的功能。28岁男性，高处坠落致右侧向后孟氏骨折，尺骨近端及桡骨头骨折均
粉碎严重（A）；手术行尺骨近端切开复位接骨板内固定，桡骨头置换，术后3个月复查显示骨折愈
合，假体位置好（B）

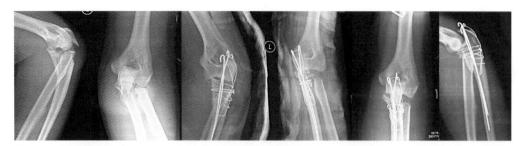

图14-43 向后孟氏骨折Jupiter A型，一期切除桡骨头并用张力带结合钢丝固定尺骨近端骨折，固定强度差，术后关节半脱位

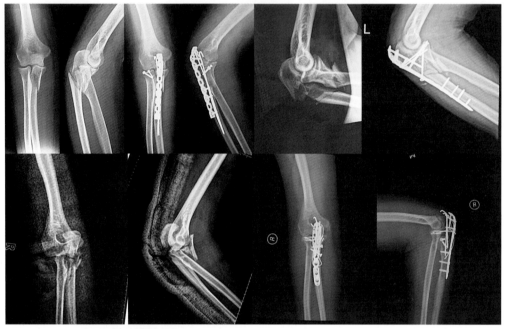

图14-44 对通过或邻近尺骨滑车切迹的向后孟氏骨折，即使骨折较简单，也建议应用接骨板或接骨板结合张力带固定。单纯应用张力带固定不稳定

各型向后孟氏骨折均常伴有肱尺关节不稳定，有时甚至伴有肱尺关节脱位，手术治疗时需同时恢复肱尺关节的稳定性，这在"向后孟氏骨折"一章有详细病例解析。

第三节　Ⅲ型孟氏骨折

根据Bado的分型，Ⅲ型孟氏骨折是指尺骨干骺端骨折向外成角、桡骨头向外或前外脱位（7%~20%），多见于幼儿和年龄较小的儿童（图14-45）。

需要提醒的是：尽管Ⅲ型孟氏骨折又被称为"儿童型孟氏骨折"，只是说该种损伤多发生在儿童，并不是儿童孟氏骨折都是Ⅲ型孟氏骨折，或者儿童孟氏骨折大多

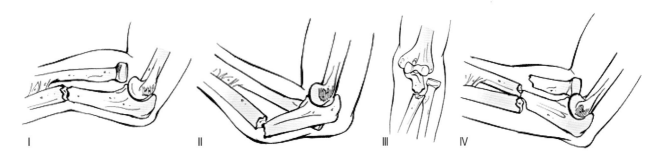

图14-45　孟氏骨折的Bado分型

是Ⅲ型孟氏骨折。根据文献资料，儿童孟氏损伤中，Ⅰ型占70%，Ⅲ型占23%。

　　该种类型大多可以通过闭合整复、石膏制动治疗而获得良好的功能。但有少数急性期漏诊或不能闭合复位成功的患者，需要通过手术治疗。对漏诊或治疗失败遗留的陈旧桡骨头脱位主要通过尺骨近端截骨后恢复或加大骨折端向后内侧成角使桡骨头得到稳定的复位（图14-46）。有些Ⅲ型孟氏骨折病例早期未得到治疗或治疗失败，晚期黑白片常显示桡骨头前脱位，与Ⅰ型孟氏骨折无区别（图14-47）。

　　成人Ⅲ型孟氏损伤少见，有很多骨科专著里甚至认为成人不存在该类型损伤。但在很多文献里，把尺骨干骨折向外侧成角合并桡骨头向外侧脱位的病例作为Ⅲ型孟氏骨折的示例病例，这是不严谨的，这在本章的Ⅰ型孟氏骨折部分已经讨论过，

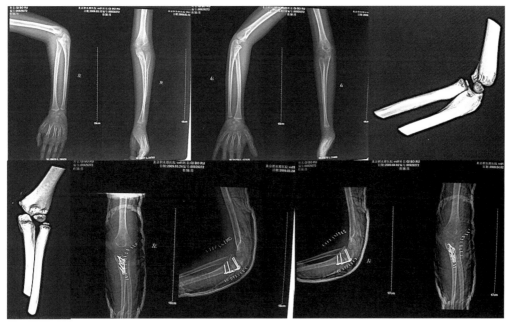

图14-46　患者左肘Ⅲ型孟氏骨折保守治疗没有成功，尺骨近端畸形愈合，桡骨头脱位。手术给予尺骨近端截骨加大向后内成角，桡骨头复位后行接骨板固定截骨端，结合石膏制动，术后2周复查仍位置好

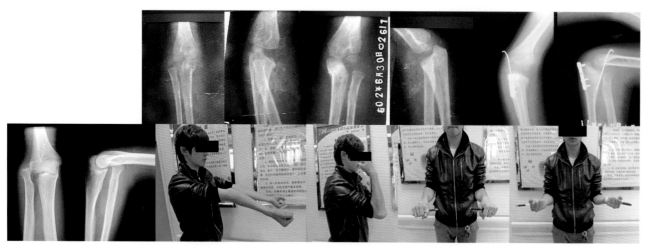

图14-47　患者男性，17岁，伤后10年。患者7岁时外伤致肘关节"Ⅲ型孟氏骨折（儿童型）"，伤后1个月畸形愈合，桡骨头未复位，重新行尺骨截骨复位桡骨头手术失败。现因右肘前外侧突出、用力时偶有不适就诊，从黑白片所见一般诊断"陈旧Ⅰ型孟氏骨折桡骨头脱位"

严格来讲，这类损伤应诊断为"Ⅰ型或Ⅱ型孟氏骨折"（图14-48，14-49）。

有些病例的X线表现在各方面均较符合Ⅲ型孟氏骨折，但细究各方面，诊断向后孟氏骨折似乎更合理，对这种损伤的诊断是存在争议的（图14-50）。

Ⅲ型孟氏骨折的治疗并没有特殊之处，但理解其定义的内涵和目前文献中的矛盾之处，对大家理解孟氏骨折的各种类型以便交流更有意义。

图14-48　本病例应诊断"Ⅰ型孟氏骨折"而不是"Ⅲ型孟氏骨折"

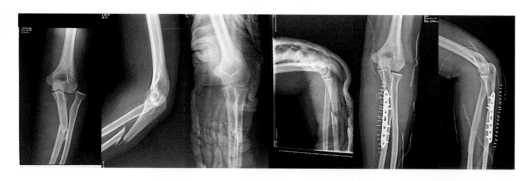

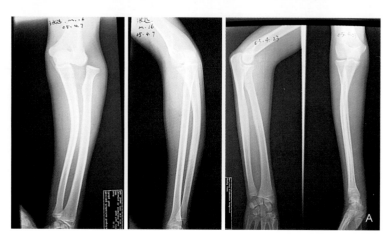

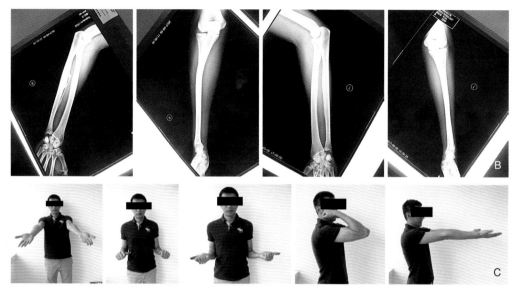

图14-49　患者16岁时骑车摔伤致"右孟氏骨折（尺骨为弓形弯曲）"，行闭合复位石膏固定治疗，伤后10年复查，弯曲处有长段成骨，肱桡关节对应好，肘关节及前臂活动正常。本病例原始损伤时尺骨弓形弯曲向后外侧成角、桡骨头向外侧脱位、向前后向脱位均不明显，但根据尺骨向后方有成角，诊断"Ⅱ型孟氏损伤（向后孟氏损伤）"较合理，不应诊断"Ⅲ型孟氏骨折"

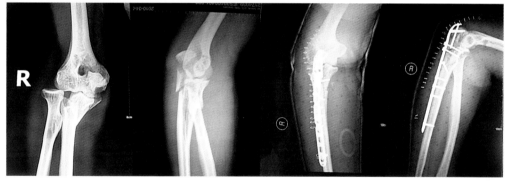

图14-50　患者有肘关节损伤，尺骨主骨折线位于干骺端向外成角，桡骨头明显向外侧脱位，符合Ⅲ型孟氏骨折的定义，但同时有鹰嘴骨折，桡骨头向后轻微不匹配，且向后孟氏骨折在成人是更常见的损伤类型，因此诊断"向后孟氏损伤"似乎更容易为大家接受

第四节　Ⅳ型孟氏骨折

　　Ⅳ型孟氏骨折是指尺、桡骨上1/3骨折、桡骨头前脱位（约占孟氏骨折的5%），成人、儿童都可发生，但均较少见，但临床上治疗失误的比例很高。临床上见到的病例中，尺桡骨骨折可发生在各个阶段，均诊断Ⅳ型孟氏骨折。因为尺桡骨均骨折，在复位固定尺桡骨时，如果长度不匹配，可造成桡骨头难于复位或复位后不稳

定（图14-51），翻修时强行固定桡骨头致骨折固定失效或下尺桡关节脱位的情况不少见，致患者的最终功能很差（图14-52~14-54）。

在一些老年患者，Ⅳ型孟氏骨折术后桡骨头仍脱位，影响关节及前臂活动，可简单行桡骨头切除以改善肘关节及前臂旋转功能（图14-55）。这种简单的方法比重新复位固定骨折的手术在改善活动上更可靠。

尽管Ⅳ型孟氏骨折病例并不常见，但治疗失败率很高，主要原因在于手术中没有兼顾尺桡骨长度的匹配及桡骨头的复位。正确的步骤应该先复位固定尺骨骨折（尺骨相对较直，即使骨折粉碎较重也比较容易固定），然后复位桡骨头（必要时

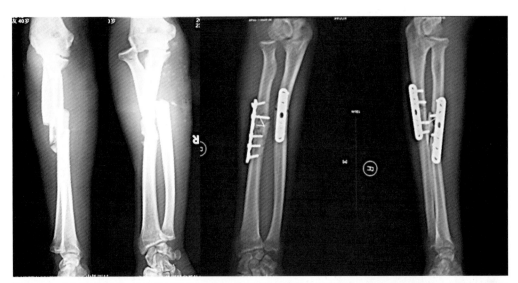

图14-51 Ⅳ型孟氏骨折，尺桡骨复位固定后长度不匹配致使桡骨头不能复位。尺骨向后弧度未得到恢复且存在间隙

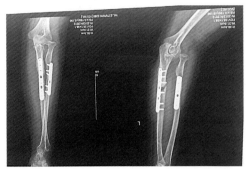

图14-52 发生在中上段的尺桡骨骨折，桡骨头脱位，诊断Ⅳ型孟氏骨折。复位固定后尺桡骨长度不匹配致使桡骨头仍脱位，强行锻炼导致下尺桡关节也出现了脱位

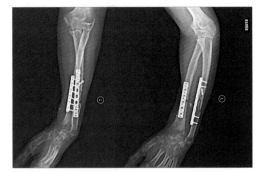

图14-53 骨折发生在尺桡骨中下段的Ⅳ型孟氏骨折，尺骨粉碎骨折，术后尺桡骨长度不匹配，致使上下尺桡关节均脱位

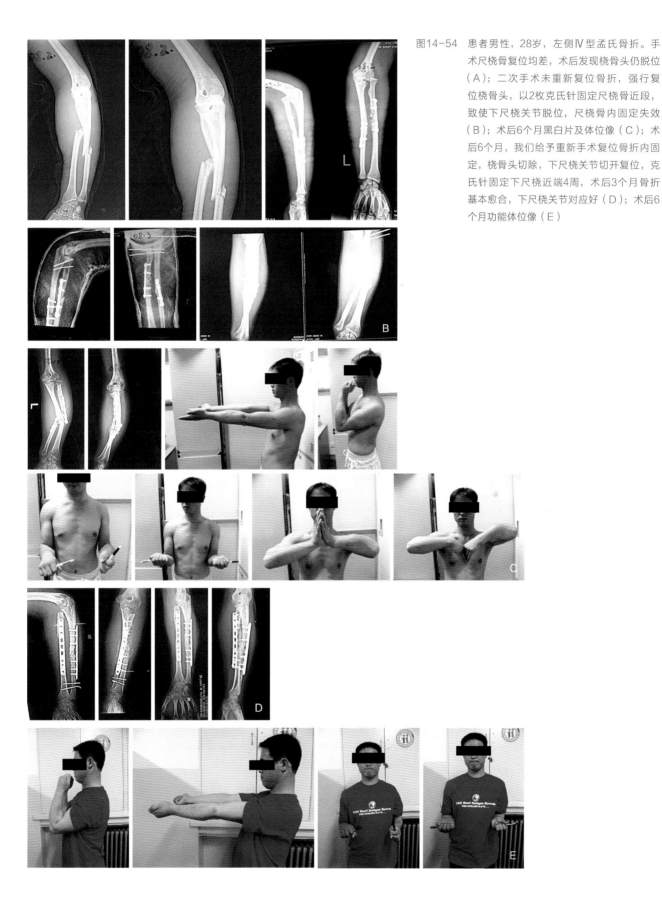

图14-54 患者男性，28岁，左侧Ⅳ型孟氏骨折。手术尺桡骨复位均差，术后发现桡骨头仍脱位（A）；二次手术未重新复位骨折，强行复位桡骨头，以2枚克氏针固定尺桡骨近段，致使下尺桡关节脱位，尺桡骨内固定失效（B）；术后6个月黑白片及体位像（C）；术后6个月，我们给予重新手术复位骨折内固定，桡骨头切除，下尺桡关节切开复位，克氏针固定下尺桡近端4周，术后3个月骨折基本愈合，下尺桡关节对应好（D）；术后6个月功能体位像（E）

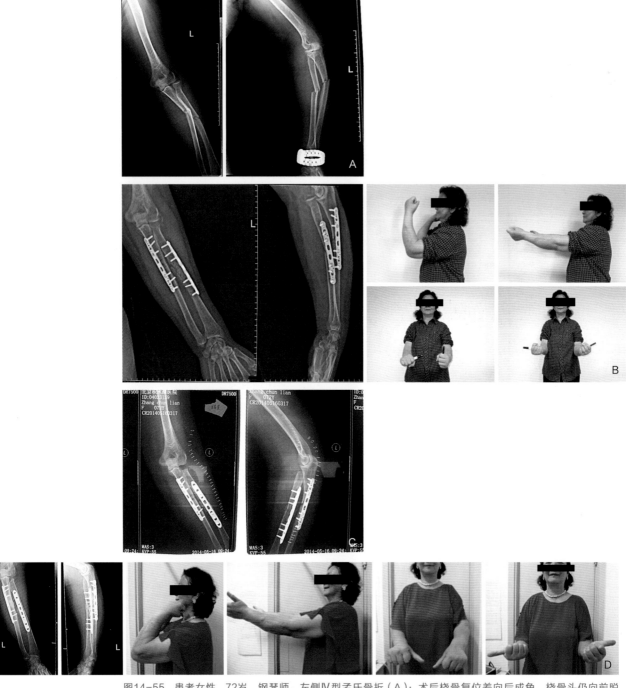

图14-55 患者女性，72岁，钢琴师。左侧Ⅳ型孟氏骨折（A）；术后桡骨复位差向后成角，桡骨头仍向前脱位，肘关节屈曲受限，前臂不能旋前（B）；二次手术重新复位桡骨骨折，行桡骨头切除术（C）；二次手术后11个月复查，肘关节屈曲及前臂旋转功能明显改善（D）

切开复位），最后复位固定桡骨骨折。复位桡骨骨折时，既要保持桡骨头的复位，又要注意恢复桡骨的桡侧弧度（图14-56）。有时因为尺骨骨折粉碎没有获得解剖复位，在复位桡骨骨折时要注意修整骨折端来匹配尺骨长度，有时需要短缩一些来匹配。对桡骨骨折临时固定后即应检查桡骨头的在位情况。

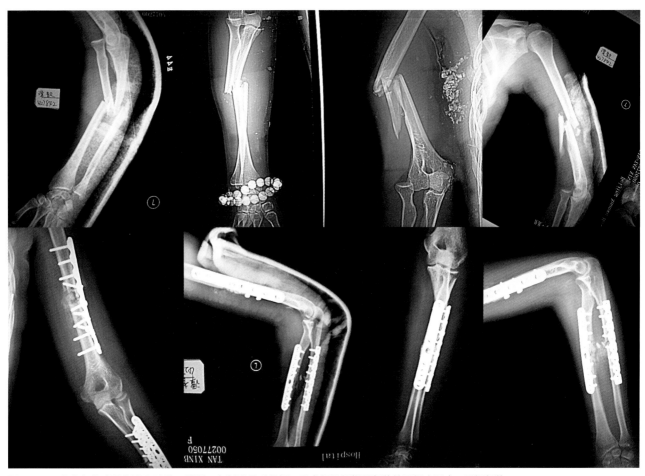

图14-56 患者左上肢损伤致左肱骨干骨折、左Ⅳ型孟氏骨折，手术行骨折切开复位接骨板内固定，骨折复位好，桡骨头得到较稳定的复位

第五节　类孟氏骨折（类孟氏损伤）

　　Bado对孟氏骨折进行了系统的分型并成为创伤骨科医师一直遵从的经典指导分型。此外，他还对一些在影像学、损伤机制及治疗原则方面与孟氏骨折相似的损伤进行了分析，并把这一类损伤称之为类孟氏骨折或类孟氏损伤。

　　Bado定义的类孟氏骨折主要是小儿骨科病例。Bado最初描述了3种类孟氏损伤，均为Ⅰ型孟氏骨折的类孟氏损伤，并指出其他类型的孟氏骨折没有类孟氏损伤：①单独的外伤性桡骨头脱位 (伴有尺骨塑性弯曲，黑白片可能表现不明显)；②尺骨近段骨折合并桡骨颈骨折；③尺桡骨近1/3骨折，桡骨骨折比尺骨骨折更靠近端。

　　后来文献中又有更多的损伤被描述为Ⅰ型孟氏骨折的类孟氏损伤，包括：儿童牵拉肘，单纯桡骨颈骨折，尺骨干骨折合并桡骨头前脱位、鹰嘴骨折。而且其他类型孟氏骨折的类孟氏损伤也被很多医师提出。

　　现将文献中描述的各型孟氏骨折的类孟氏损伤在表14-1中列出，供大家参考。

表14-1 各型孟氏骨折的类孟氏损伤

类型	类孟氏损伤
Ⅰ型	单独的桡骨头前脱位（伴有尺骨塑性弯曲畸形） 单独桡骨颈骨折 牵拉肘综合征 尺骨干骨折合并桡骨颈骨折 桡骨骨折高于中上1/3交界处的前臂双骨折 尺骨干骨折合并桡骨头前脱位及鹰嘴骨折 尺骨干中上1/3交界处骨折，合并伸直型肱骨髁 上移位骨折
Ⅱ型	儿童肘关节后脱位
Ⅲ型	尺骨斜形骨折向外成角，伴有移位的肱骨外髁 骨折
Ⅳ型类	肱骨远端骨折，合并尺骨干近1/3骨折、桡骨远 端干骺端骨折及桡骨头脱位

　　尽管在很多文献中对各型类孟氏骨折进行了介绍和病例治疗总结，但目前得到大家广泛认可的是Ⅰ型类孟氏损伤的第四种情况，即：尺骨干骨折合并桡骨颈骨折（图14-57），其大多出现在有关儿童骨科的文章中。表14-1中并未提到的尺骨干骨折向后成角合并桡骨头颈分离的情况也根据Ⅰ型类孟氏损伤的定义总结到Ⅱ型类孟氏损伤（图14-58）。另外，较常见的单独的桡骨头前脱位（伴有尺骨塑性弯曲畸形）（图14-59），可以是Ⅰ型类孟氏损伤也可以是Ⅱ型类孟氏损伤。类孟氏损伤在儿童和成人（图14-60）均可见到，但更常见于儿童。

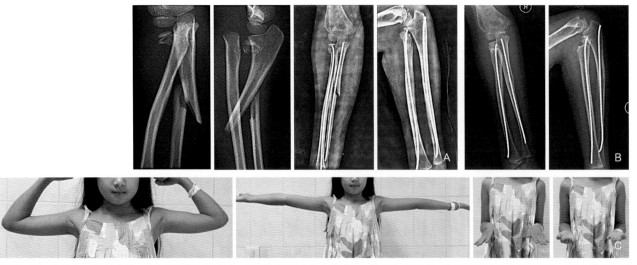

图14-57　患儿女，7岁5个月，右肘Ⅰ型类孟氏损伤。尺骨干骨折向前内侧成角，桡骨头颈分离，桡骨颈断端向前内侧移位，手术行闭合复位，弹性髓内针固定（A）；术后1年骨折愈合，肱桡关节对应好，给予内固定取出（B）；术后1年患儿功能体位像，前臂旋前略受限（C）

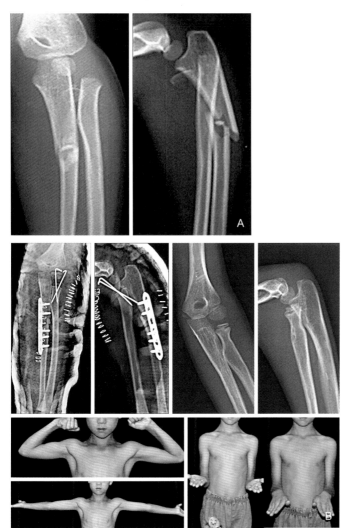

图14-58 患儿男,5岁1个月,左肘Ⅱ型类孟氏损伤。尺骨干中上段骨折,向后外侧成角,桡骨头颈分离,桡骨颈断端向后外侧移位(A);手术行切开复位,尺骨钢板内固定,桡骨颈克氏针固定,术后3年半,骨折愈合好,肱桡关节对应好,肘关节及前臂活动接近正常(B)

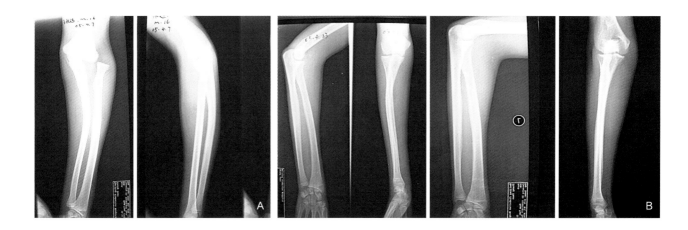

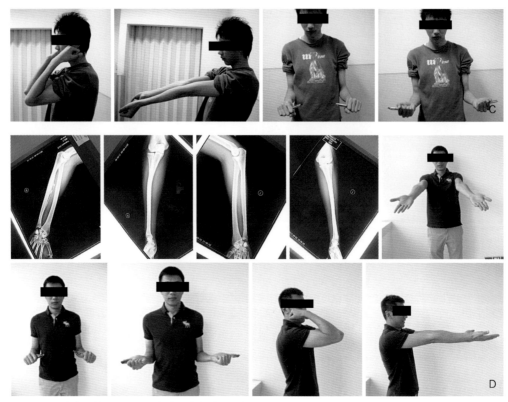

图14-59　患者男性，16岁，骑车摔伤致右侧Ⅱ型类孟氏损伤。尺骨弓形弯曲，向外后方成角，桡骨头向后外侧脱位（A）；闭合复位桡骨头成功，尺骨弯曲未完全纠正，石膏制动6周（B）；伤后3个月，患者肘关节及前臂功能基本正常（C）；伤后12年，黑白片显示尺骨前方长条骨化，肱桡关节对应正常，患者肘关节及前臂活动正常（D）

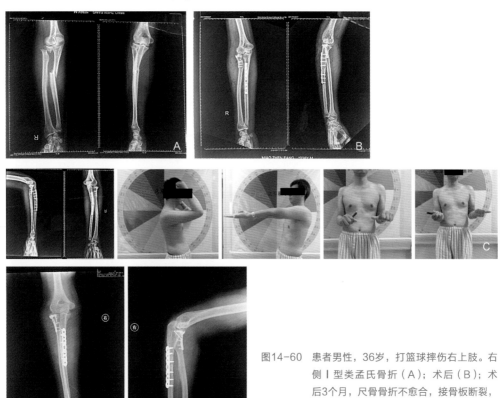

图14-60　患者男性，36岁，打篮球摔伤右上肢。右侧Ⅰ型类孟氏骨折（A）；术后（B）；术后3个月，尺骨骨折不愈合，接骨板断裂，桡骨颈处骨缺损（C）；重新手术加桡骨颈处植骨并螺钉加强（D）

尽管表14-1中的多种损伤可发生在成人，但绝大多数文献和著作均诊断为孟氏骨折，而不诊断类孟氏骨折。仅少量文献将与Bado定义的孟氏骨折形态类似的损伤诊断为类孟氏骨折，特别是Jupiter分类的向后孟氏骨折，除了罕见的符合Bado定义的向后孟氏骨折病例（Jupiter C型的一部分：尺骨干骨折合并桡骨头后脱位），其余情况均诊断为类孟氏骨折，大家了解这一点，有利于在阅读文献时解除疑惑。

▌ 参考文献

1. Monteggia GB. Instituzioni chirurgiche [J]. Maspero Milan, 1814(5):131-132.

2. Bado JL.The Monteggia lesions [J]. Clin Orthop, 1967(50):50-71.

3. Jupiter JB, Lehovic SJ, Ribbons W, et al. The posterior monteggia lesion [J]. J Orthop Trauma, 1991(5):395-402.

4. Ring D, Jupiter JB, Simpson NS. Monteggia fractures in adults [J]. J Bone Joint Surg Am，1998(80):1733-1744.

5. Jupiter JB, Kellum JF. Diaphyseal fractures of forearm. In: Browner BD, Jupiter JB, Levine AM，et al. Skeletal trauma [M]. Saunders, Philadelphia，1998.

6. Rockwood CA, Green DP, Buchholz RW，et al. Rockwood and green's fractures in adults [M]. Lippincott-Raven, Philadelphia,1996.

7. Cohen MS, Hastings H. Rotatory instability of the elbow. The anatomy and role of the lateral stabilizers [J]. Bone and Joint Surg, 1997, 79-A: 225-233, Feb.

8. Linscheid RL, O'Driscoll S. W. Elbow dislocations. In The Elbow and Its Disorders, edited by B. F. Morrey. Ed. 2, pp. 441-452. Philadelphia, W. B. Saunders, 1993.

9. Mast J, Jakob R, Ganz R. Planning and Reduction Technique in Fracture Surgery. New York, Springer, 1989.

10. Nestor BJ, O'Driscoll SW, Morrey BE. Ligamentous reconstruction for posterolateral rotatory instability of the elbow [J]. Bone and Joint Surg, 1992, 74-A: 1235-1241.

11. Nsouli AZ, Makarem RR, Nsouli TA. Fracture-dislocation of the coronoid and olecranon processes of the ulna with posterolateral dislocation of the head of the radius: case report [J]. Trauma, 1994, 37:855-857.

12. O'Driscoll SW, Bell DE, Morrey BE. Posterolateral rotatory instability of the elbow [J]. Bone and Joint Surg, 1991, 73-A: 440-446.

13. Pavel A, Pitman JM, Lance EM, Wade PA. The posterior Monteggia fracture: a clinical study [J]. Trauma, 1965, 5:185-199.

14. Penrose JH. The Monteggia fracture with posterior dislocation of the radial head [J]. Bone and Joint Surg, 1951, 33-B(l): 65-73.

15. Regan W, Morrey BE. Fractures of the coronoid process of the ulna [J]. Bone and Joint Surg, 1989, 11-A: 1348-1354.

16. Ring D, Jupiter JB, Sanders RW, et al. Transolecranon fracture-dislocation of the elbow [J]. Orthop. Trauma, 1997, 11: 545-550.

17. Vichard P, Tropet Y, Dreyfus-Schmidt G, et al. Fractures of the proximal end of the radius associated with other traumatic lesions of the upper limb [J]. A report of seventy-three cases. Ann. chir. main, 1988, 7:45-53.

18. JW Tan, MZ MU, GJ Liao, et al. Pathology of the annular ligament in paediatric Monteggia fractures [J]. Injury, Int.J.Care Injured, 2008, 39:451-455.

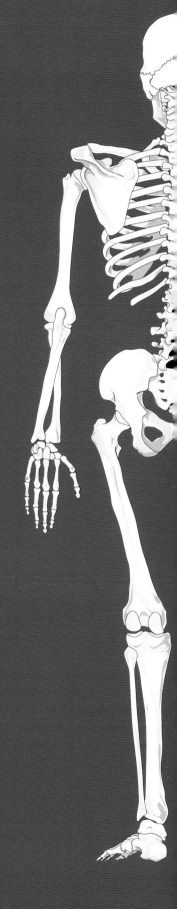

第15章

前臂特殊损伤

公茂琪

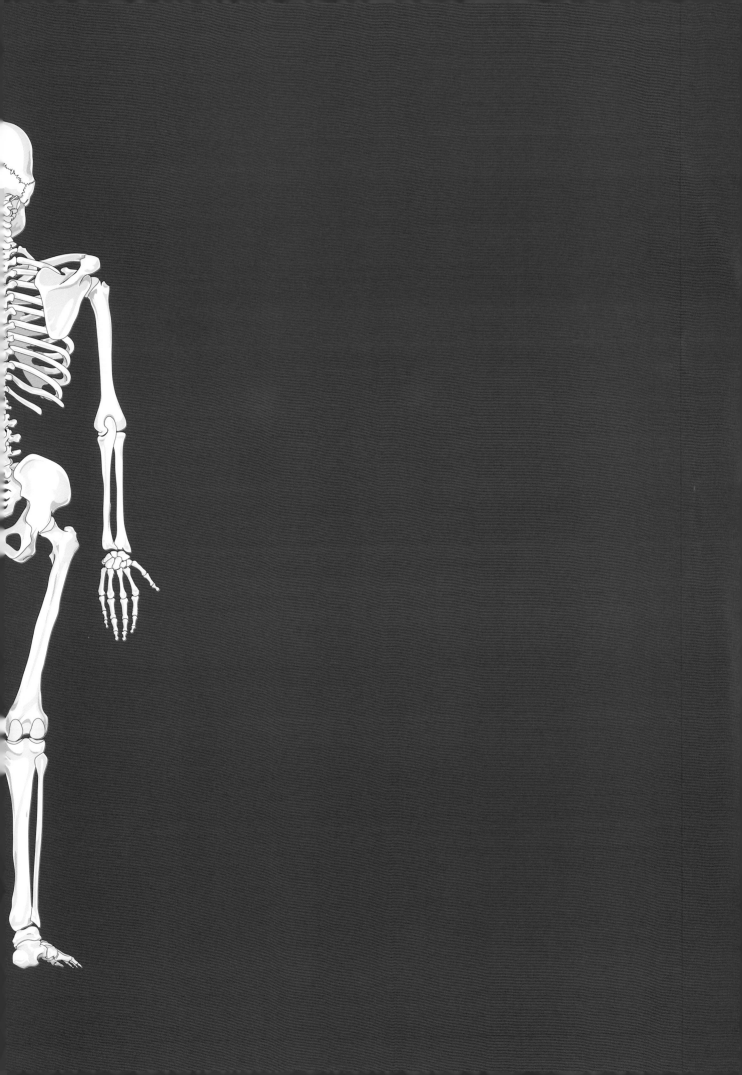

第一节　Essex-Lopresti损伤
（尺桡骨纵向分离）

Essex-lopresti损伤是指桡骨头骨折合并下尺桡关节脱位，是一种较少见的使前臂、腕、肘部同时受累的损伤。此损伤通常是由较大的损伤暴力造成的桡骨头骨折、前臂骨间膜撕裂以及下尺桡关节脱位。由于此损伤少见而且没有普及相关的概念，因此在临床诊治过程中，医师容易只注意到比较严重的桡骨头骨折，而忽略下尺桡关节的脱位，从而延误正确治疗。Essex-lopresti在1951年报道了2例急性桡骨头骨折合并下尺桡关节脱位，此后便将桡骨头骨折合并下尺桡关节脱位称为"Essex-Lopresti损伤"。

一、损伤机制

对于Essex-Lopresti损伤的损伤机制，尽管存在争议，目前仍普遍认为是和大多数单纯的桡骨头骨折类似，即手臂伸展时所受到的纵向应力使桡骨头撞击肱骨小头，若应力足够大，使桡骨头骨折发生移位，然后破坏下尺桡关节和前臂骨间膜，并使得整个桡骨向近端移位（图15-1）。

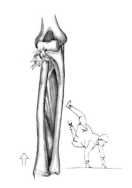

图15-1　Essex-Lopresti 损伤机制示意图

二、诊断

对于Essex-Lopresti损伤，早期诊断非常重要，这也是所有学者的基本共识。

初诊时患者的症状和医师的注意力往往集中在肘部的桡骨头骨折，前臂和腕部的表现经常不是很明显，所以很多Essex-Lopresti损伤在早期未能被发现。如果早期不能得到适当的治疗，这种严重损伤的预后很差，严重影响前臂以及肘、腕关节的功能。因此，对于所有桡骨头骨折尤其是桡骨头骨折有移位的患者，在初诊时应当常规检查下尺桡关节是否有压痛或畸形，拍摄包括肘部、腕部的前臂全长黑白片，可疑者要拍摄健侧的黑白片对比。典型病例的腕部黑白片一般表现为下尺桡关节脱位或半脱位，严重者发现桡骨明显地向近端移位。但由于损伤程度的不同，很多患者初诊时在腕部黑白片上可能没有明显的异常表现，可以用MRI或超声来早期诊断骨间膜是否有损伤。

Smith等还描述了一种物理检查的方法，即对前臂施以轴向的应力，透视下观察桡骨移位来判断骨间膜及下尺桡关节损伤的情况。

此外，由于Essex-Lopresti损伤是由较大应力所造成的一种复合性损伤，故常常合并同侧上肢其他部位损伤，在诊断和治疗时应加以注意。

三、治疗

基本治疗原则是恢复或重建桡骨长度，同时复位并稳定下尺桡关节（图15-2）。

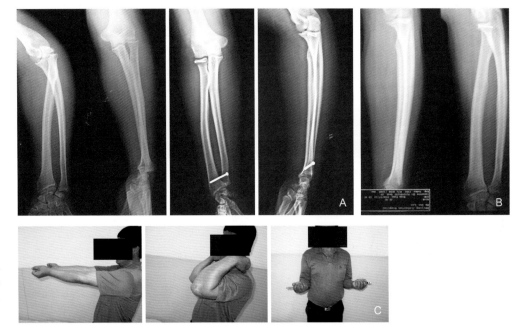

图15-2 对该损伤进行早期诊断和及时治疗可获得较好功能（A~C）

恢复或重建桡骨长度是首要任务。在可能的情况下应尽量在早期对桡骨头骨折施行切开复位内固定，如桡骨头骨折粉碎严重不能施行内固定则可考虑进行人工桡骨头假体置换（图15-3）。此损伤是单纯一期切除桡骨头的禁忌证。如果早期进行单纯桡骨头切除术，一般都会导致桡骨向近端移位，并产生严重的前臂、肘、腕关节的疼痛和功能障碍（图15-4）。大多数陈旧Essex-Lopresti损伤都是因为一期切除桡骨头造成的。

由于许多生物力学研究和临床研究结果都表明硅胶桡骨头假体置换无法提供足够的生物力学强度，不能重建肘部的生物力学稳定性，也并不能有效地防止桡骨向近端移位，所以现在金属桡骨头假体是比较公认的选择。

对于下尺桡关节脱位应早期复位并固定。在恢复桡骨长度后，对下尺桡关节进

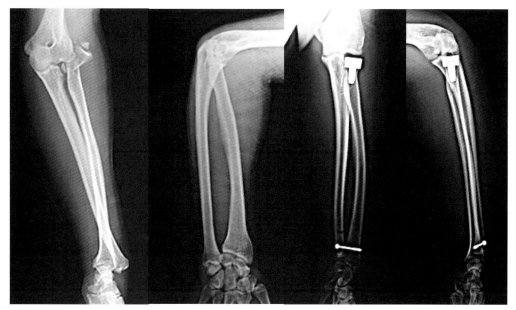

图15-3 Essex-Lopresti 损伤病例，桡骨头粉碎无法修复，行金属桡骨头假体置换，复位下尺桡关节后行1枚螺丝钉固定。下尺桡关节通常固定4~6周

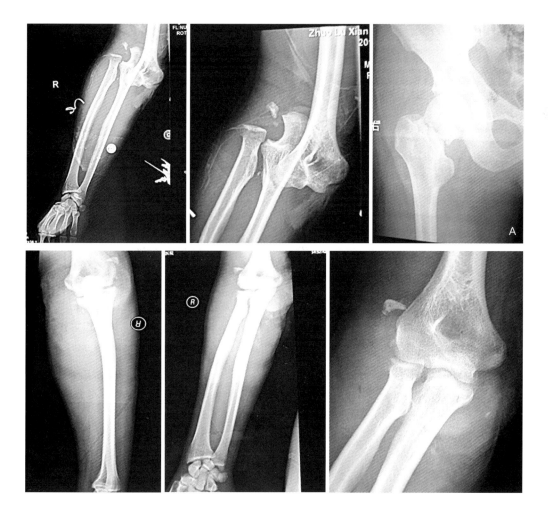

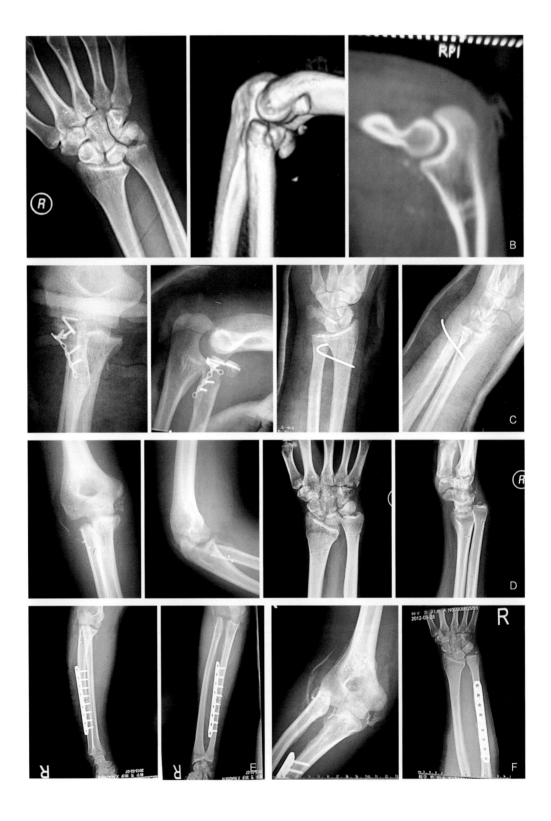

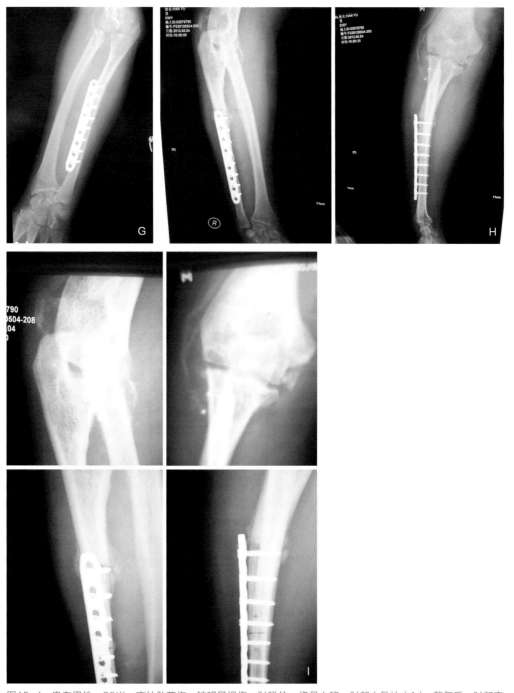

图15-4　患者男性，30岁，高处坠落伤。较明显损伤：肘脱位，桡骨上移，肘部小骨片（A）；整复后，肘部表现为三联征损伤（B）；伤后1周，第一次手术，桡骨头固定，尺桡骨远端克氏针固定（C）；术后7周，桡骨头上移，内固定失败，行桡骨头切除，下尺桡关节克氏针拔除，下尺桡关节脱位明显（D）；桡骨头切除后3周，行尺骨短缩匹配桡骨长度（E）；尺骨短缩后7周复查，桡骨继续上移，下尺桡关节脱位明显，桡骨近端残端与肱骨小头接触（F）；尺骨短缩后7周，在进行强行锻炼时听到响声，拍片示可疑尺骨骨折（G）；可疑尺骨骨折后2月余（H）；伤后5个月余，肘关节及前臂功能严重受限，已很难处理（I）

行闭合复位并检查其稳定性，如稳定则可用石膏或支具将前臂固定于充分旋后位，如不稳定则用克氏针或螺钉将其固定。如不能得到闭合复位则需要切开复位。尽管有文献报道为稳定下尺桡关节进行三角纤维软骨复合体（TFCC）修复，但未得到大家的认可。

　　在临床上遇到的Essex-Lopresti损伤病例，常合并其他损伤，治疗时需一并处理（图15-5）。

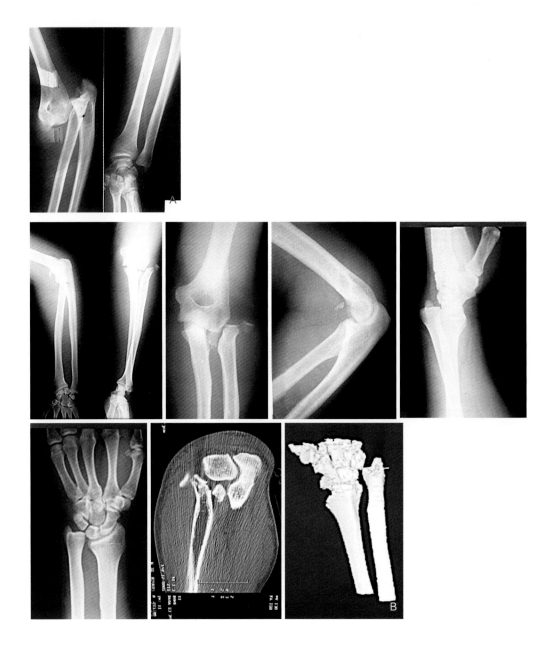

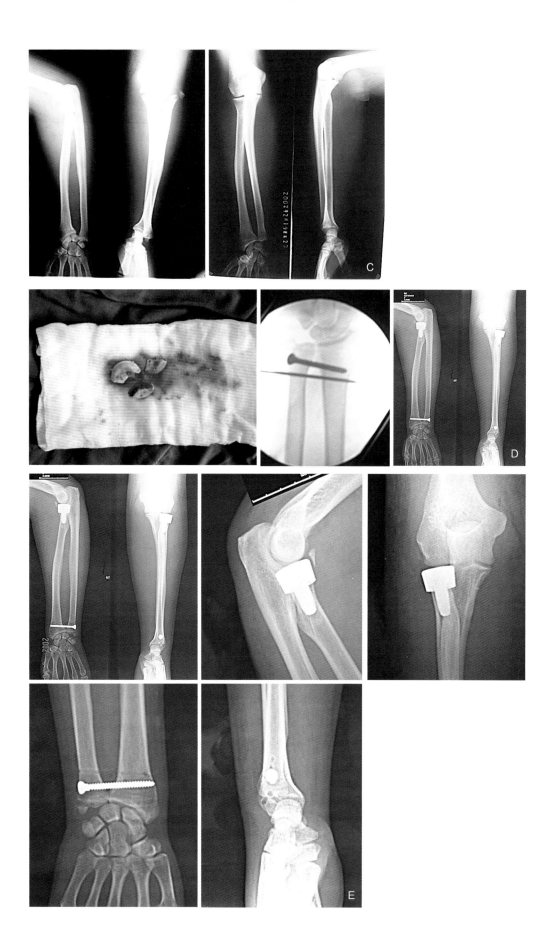

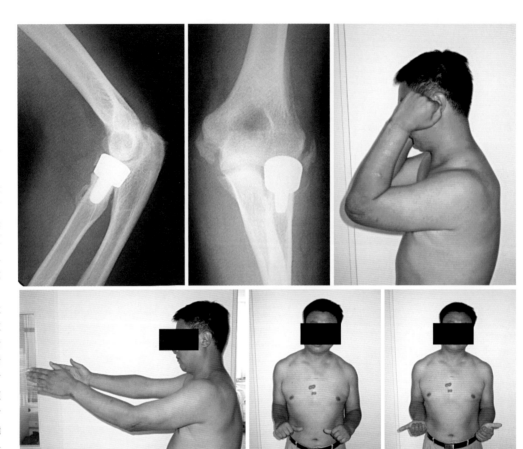

图15-5　患者男性，32岁，高处坠落伤。左肘Essex-Lopresti损伤（同时肘关节脱位，单看肘关节似损伤三联征）（A）。整复后，桡骨明显上移（B）。与健侧对比（C）。手术行桡骨头置换，下尺桡复位固定（D）。术后10天（E）。术后7个月，肘关节有骨化（F）。原始损伤同时有肘关节脱位，功能较单纯Essex-Lopresti损伤差

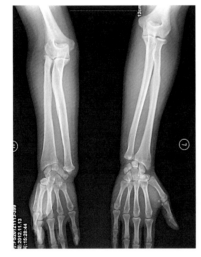

图15-6　患者女性，36岁，1岁时桡骨头处突出，16岁时开始压迫神经，伸指受限，行桡骨头切除术，现腕、肘部活动时疼痛。考虑是慢性进展成的Essex-Lopresti损伤

Essex-Lopresti损伤破坏了前臂纵向稳定性，骨间膜的损伤可以是急性损伤，也可以是慢性松弛和失效（图15-6）。

有些病例原始损伤并不是严格的Essex-Lopresti损伤，但损伤机制类似，将该种损伤定义为尺桡骨纵向分离（longitudinal radioulnar dissociation，LRUD）更合适。

对桡骨头粉碎骨折患者，一定要考虑到有可能发展为慢性Essex-Lopresti损伤。

Essex-Lopresti损伤占桡骨头骨折的1%，但目前认为尺桡骨纵向分离损伤发病率可能比预想的要高得多。桡骨头骨折时合并骨间膜损伤与桡骨头骨折严重程度呈正相关。临床上对该损伤认识不足，误诊和漏诊率高。

对尺桡骨纵向分离急性损伤，早诊断并正确治疗，文献报道大都结果满意，与我们的经验一致。但对于陈旧的损伤，难度很大。

四、陈旧Essex-Lopresti损伤

陈旧的Essex-Lopresti损伤，尤其是一期切除桡骨头后继发前臂纵向不稳定的病例，会引起严重的功能障碍，治疗结果不可预期。

我们处理的陈旧Essex-Lopreti损伤的病例均是新鲜Essex-Lopreti损伤的病例在原始损伤后，在当地行桡骨头切除后造成的。我们采用无纵向应力下桡骨头置换结合尺骨远段骨段切除匹配下尺桡关节的方法治疗了一组病例（6例），随访1～3.5年，效果较好（图15-7～15-10）。

对陈旧Essex-Lopreti损伤治疗的核心问题是如何防止桡骨持续上移。目前涉及防止桡骨持续上移的相关文献的主要内容是：①修补骨间膜；②重建骨间膜；③尺桡骨融合，即尺桡骨单骨化；④肱骨小头+桡骨头置换。

目前对急性损伤，主流观点是恢复或重建桡骨长度，复位下尺桡关节短期固定

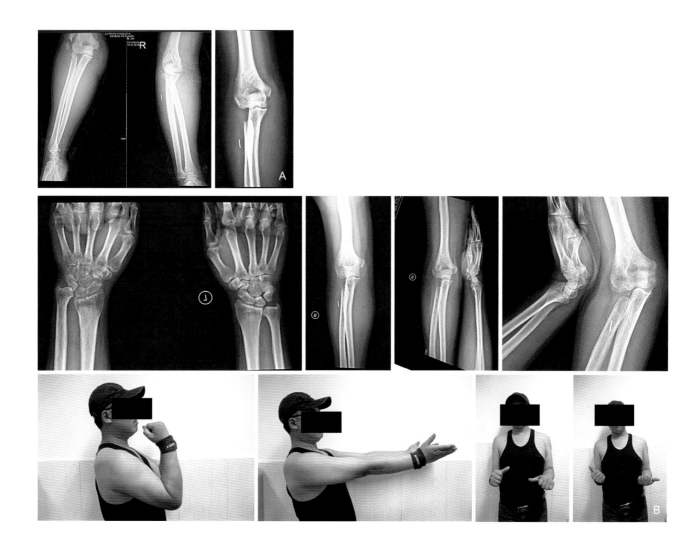

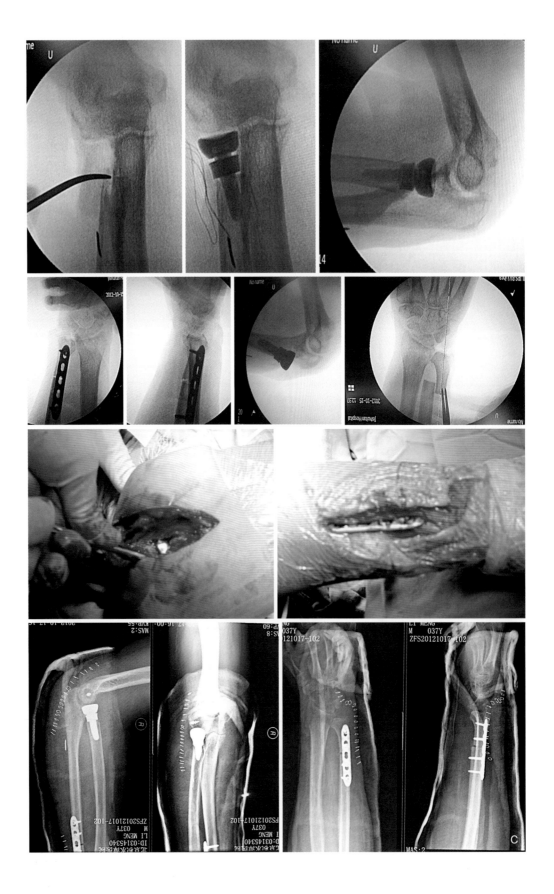

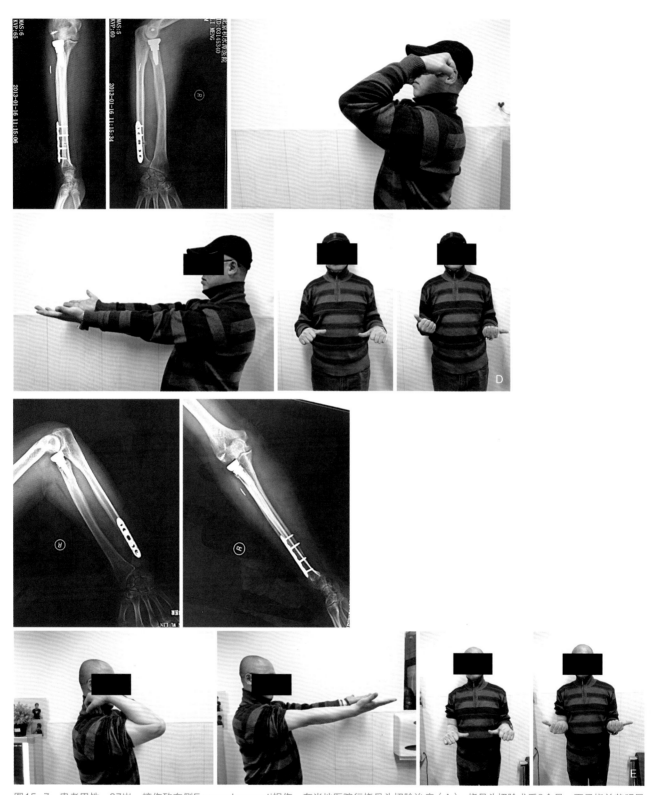

图15-7　患者男性，37岁，摔伤致右侧Essex-Lopresti损伤。在当地医院行桡骨头切除治疗（A）。桡骨头切除术后6个月，下尺桡关节明显脱位，应力体位黑白片显示：肘关节外翻不稳定。体位像显示：肘屈伸正常，前臂旋转受限。患者主诉肘关节不稳，腕部疼痛，前臂旋转受限（B）。第一次术后6个月我院手术中情况：行无纵向应力下桡骨头置换，尺骨远段骨段切除匹配下尺桡关节，尺骨截骨端接骨板固定。术中发现桡骨头置换后后外侧不稳，给予外侧副韧带缝合锚修补，下尺桡关节复位后很稳定，未予固定（C）。二次术后3个月，肘屈曲减少10°，前臂旋转改善明显，肘、腕部无明显疼痛（D）。术后3年复查，肘屈伸活动及前臂旋转基本正常，肘、腕部无明显疼痛（E）

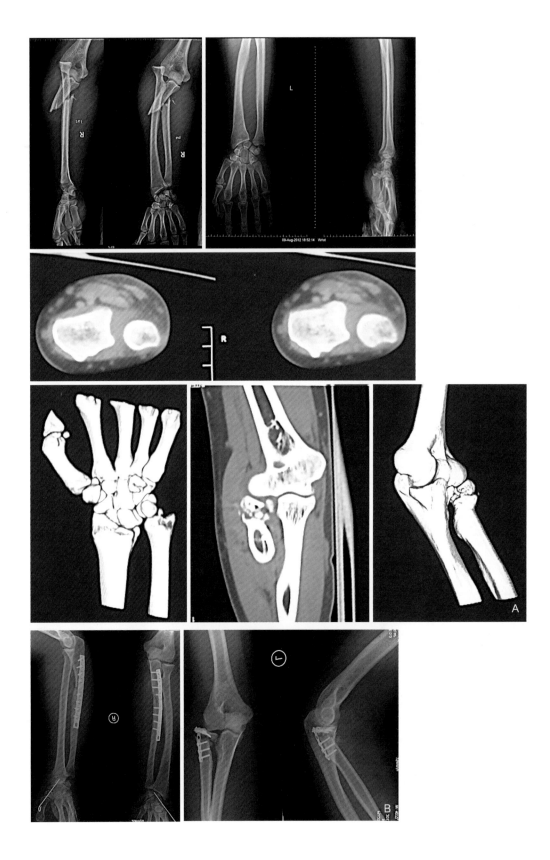

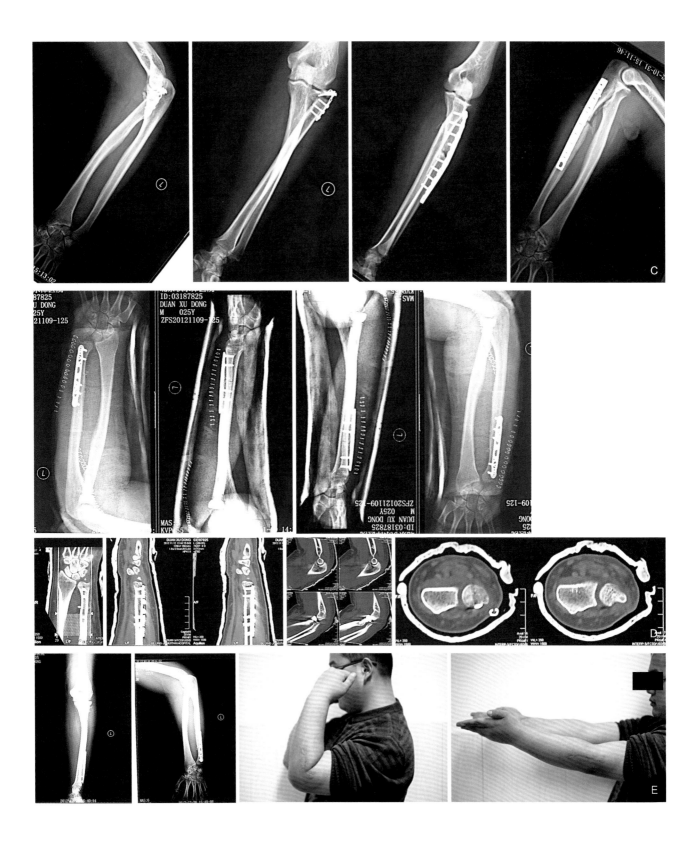

图15-8　患者男性，25岁，双上肢外伤术后3个月就诊于我院。原始受伤后影像资料：右侧孟氏骨折，左侧Essex-Lopresti损伤（A）。第一次术后，桡骨头固定失效（B）。伤后3个月到我院就诊影像资料（C）。在我院手术：行无纵向应力下桡骨头置换，尺骨远段骨段切除匹配下尺桡关节。CT检查见上下尺桡关节匹配好（D）。术后6周复查（E）。术后3年5个月，患者用手机传来的体位像不标准，但患者自述活动好，无疼痛（F）

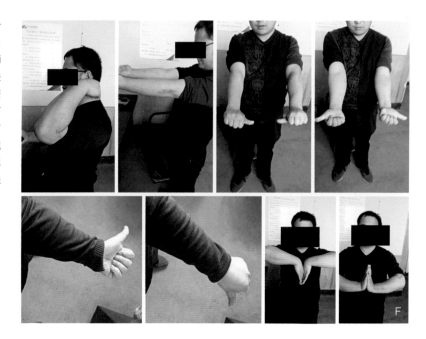

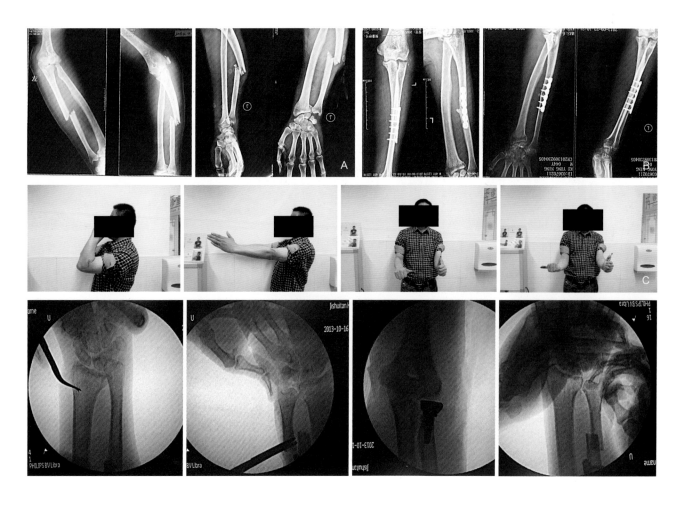

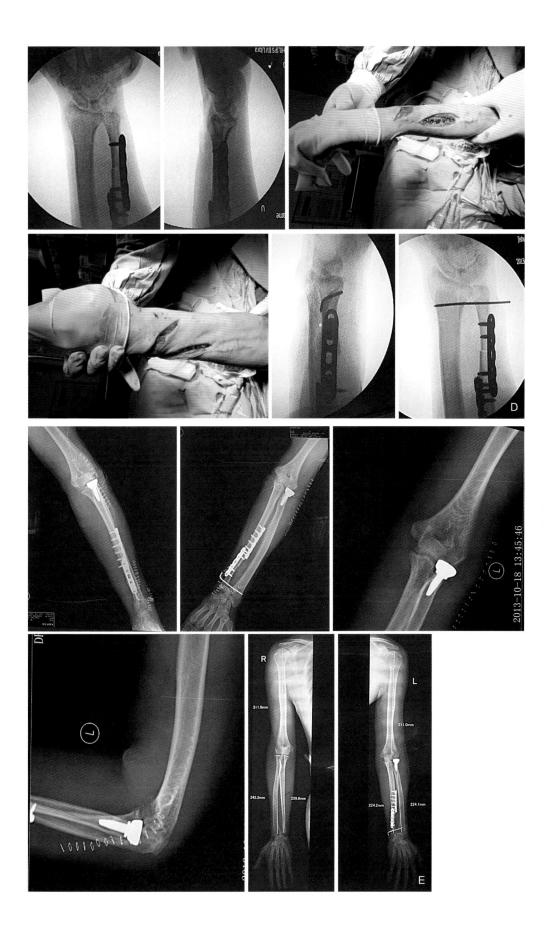

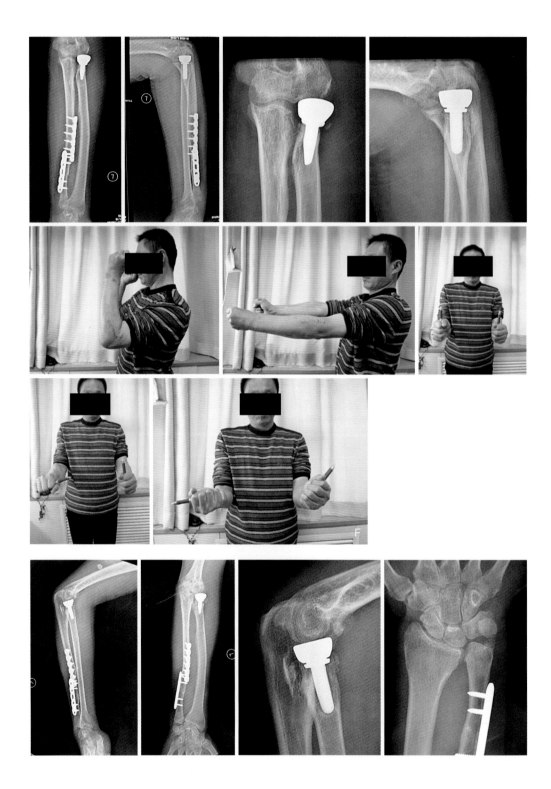

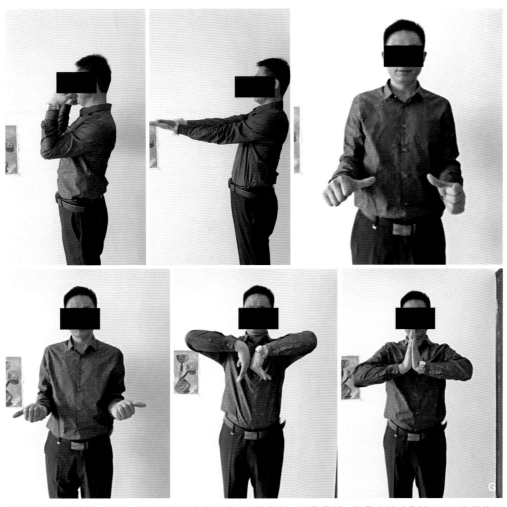

图15-9　患者男性，45岁，高处坠落致伤左上肢。原始资料：尺骨骨折，桡骨头粉碎骨折，下尺桡脱位不明显，似乎是类孟氏损伤（A）。在当地医院手术行尺骨骨折固定，桡骨头切除，术后2个月及5个月均显示明显桡骨上移，下尺桡关节脱位（B）。术后5个月，肘关节屈曲115°，伸直0°，前臂旋转严重受限，肘、腕关节活动时疼痛明显（C）。我院手术术中资料（D）。术后影像（E）。术后1个月复查：桡骨轻度上移，桡骨头假体与肱骨小头过度接触。前臂旋前受限，肘关节活动时疼痛（F）。术后3年复查：桡骨未继续上移，前臂旋转略受限，活动疼痛不明显（G）

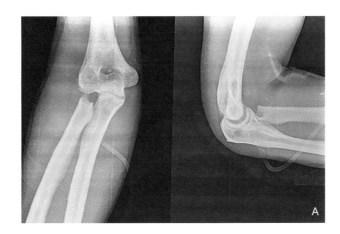

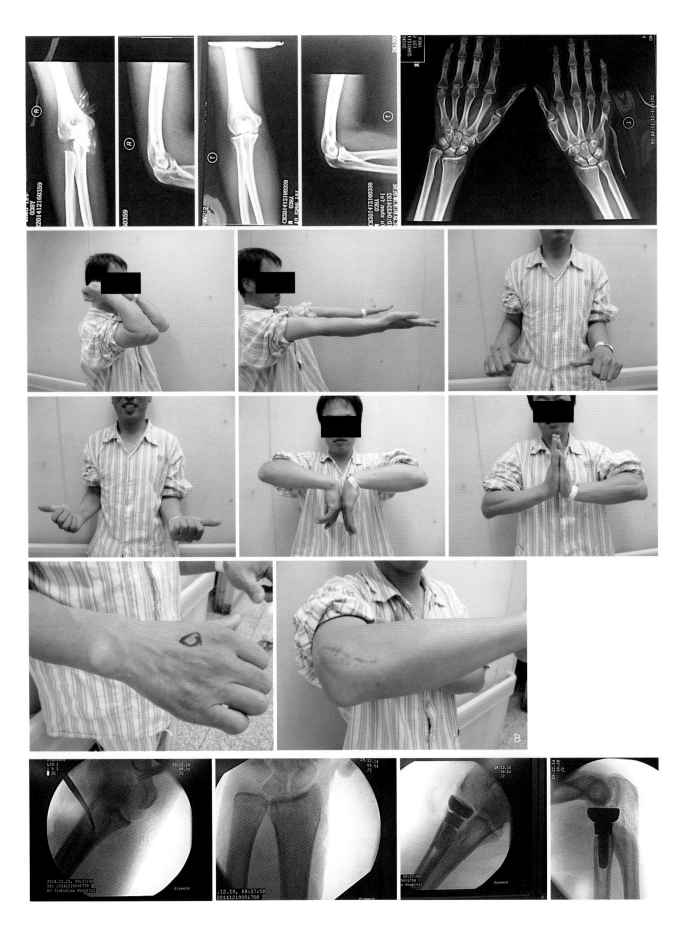

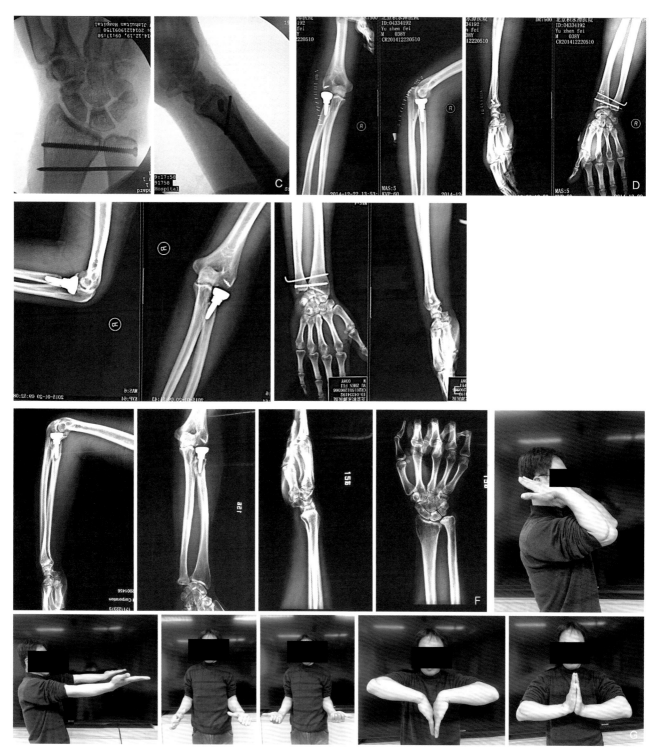

图15-10　患者男性，38岁，摔伤致右侧桡骨头粉碎骨折。在当地医院行桡骨头切除手术（A）。术后6个月，
因手腕疼痛，肘关节不稳来我院就诊，X线显示桡骨上移，下尺桡关节脱位。体位像显示肘腕关节活
动好，前臂旋后略受限（B）。术中向远端轻推桡骨残端，尺桡骨远端即显示长度匹配，仅轻微分离，
故未行尺骨远段截骨。原位行桡骨头置换，复位下尺桡关节后以1枚螺钉+1枚克氏针固定（C）。术
后黑白片（D）。术后1个月黑白片（E）。术后3年黑白片（F）。术后3年患者的功能体位像，无明显
不适症状（G）

（4～6周），可获得良好的结果。少量文献报告一期修复骨间膜，但最终均影响前臂旋转，未得到大家的认可。晚期病例因骨间膜已挛缩退变无法再进行修复。

重建骨间膜防止桡骨上移已引起广泛的兴趣，相关文献有很多。临床试验文献很多，重建骨间膜中央束的材料包括跟腱、半腱肌肌腱、掌长肌肌腱、骨-髌韧带-骨、尺侧腕伸肌肌腱以及异体肌腱等。试验结果显示大多材料重建骨间膜后可分担桡骨纵向负荷，但强度明显弱于正常骨间膜，骨-髌韧带-骨是其中强度最高的，也仅为正常骨间膜的一半。

临床资料显示，进行骨间膜重建的大多为个例，整体结果是：①可部分改善症状；②前臂旋转受限；③缺乏长期随访结果。

作为治疗桡骨"恶性"上移的方法，尺桡骨单骨化是挽救性的手术，会导致前臂失去旋转功能，也是不得已的方法（图15-11）。

肱骨小头+桡骨头置换（金属假体表面置换）是临床骨科医师能够想到的方法，使金属对金属抵抗桡骨上移。目前仅在梅奥医学中心（Mayo Clinic）的一篇文章中有个例描述，没有图片，是多次手术失败后用的方法，结果也不好。

在文献中可见到一种类似Essex-Lopresti损伤的X线影像，是桡骨远端骨折伴有上尺桡关节脱位，被称为"Reverse Essex-Lopresti injury"（图15-12），这种损伤也是前臂双极损伤的一种。在我们的病例中也能遇到，治疗上与Essex-Lopresti没有大的区别，均需同时关注双极的损伤处理。

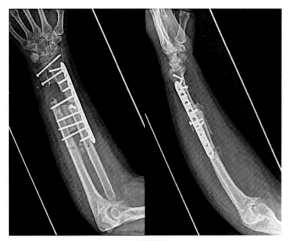

图15-11 尺桡骨单骨化是治疗桡骨恶性上移的挽救性手术，以牺牲前臂的旋转为代价

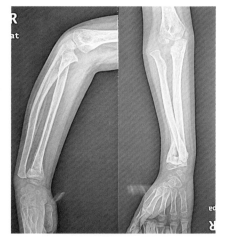

图15-12 桡骨远端骨折后短缩合并上尺桡脱位。文献上将该类型损伤称为"Reverse Essex-Lopresti injury"

▌ 参考文献

1. Essex-Lopresti P. Fractures of the radial head with distal radio-ulnar dislocation,Report of two cases [J]. J Bone Joint Surg(Br),1951,33:244-247.

2. Broberg MA, Morry BF. Results of delayed excision of the radial head after fracture [J]. J Bone Joint Surg(Am), 1986,68:669-674.

3. Trousdale RT, Amadio PC, Cooney WP, et al. Radio-ulnar dissociation, A review of twenty cases [J]. J Bone Joint Surg(Am),1992,74:1486-1497.

4. Edwards GS, Jupiter JB. Radial head fracture with acute distal radioulnar dislocation [J]. Clin Orthop,1988, 234:61-69.

5. Capuano L, Craig M, Ashcroft PG, et al. Distraction lengthening of the radius for radial longitudinal instability after distal radio-ulnar subluxation and excision of the radial head: a case report [J]. Scand J PlastReconstrSurg Hand Surg,2001,35:331-335.

6. Mezera K, Hotchkiss RN.Fractures and dislocations of the elbow. In: Robert WB, James DH.Fracture in Adlts [M]. 5th ed. Philadelphia: Lippincott Williams & Wilkins, 2001: 921-952.

7. Wallace AL, Wlsh WR, RooijenMV,etal.The interosseous membrane in radio-ulnar dissociation [J]. J Bone Joint Surg(Br),1997,79:422-427.

8. Canale ST, Daugherty K, Jones L. Campbell's oprative orthopeadics [M]. 9th ed. Saint Louis: Mosby, 1999: 2281-2362.

9. Failla JM, Jacobson J, Holsbeeck MV, et al. Ultrasound diagnosis and surgical pathology of the torn interosseous membrane in forearm fractures/dislocations [J]. J Hand Surg(Am),1999,24:257-266.

10. Hotchkiss RN, An KN, Sowa DT, et al.An anatomic and mechanical study of the interosseous membrane of the forearm:Pathomechanics of proximal migration of the radius [J]. J Hand Surg (Am),1989,14:256-261.

11. Jaakkola JI, Riggans DH, Lourie GM, et al.Ultrasonography for the evaluation of forearm interosseous membrane disruption in a cadaver model [J]. J Hand Surg(Am),2001,26:1053-1057.

12. Smith AM, Urbanosky LR, Castle JA, et al. Radius pull test: predictor of longitudinal forearm instability [J]. J Bone Joint Surg(Am),2002,84:1970-1976.

13. Malik AK, Pettit P, Compson J. Distal radioulnar joint dislocation in association with elbow injuries [J]. Injury, 2005,36:324-329.

14. Jiang XY, Gong MQ, Zhang LD, et al. Operative treatment of displaced fracture of the capitellum. Natl Med J China, 2001,81:293-294.

15. 蒋协远，公茂琪，张力丹，等 . 肱骨小头移位骨折的手术治疗 [J]. 中华医学杂志，2001，81：293-294.

16. Tejwani SG, Markolf KL, Benhaim P.Graft reconstruction of the interosseous membrane in conjunction with metallic radial head replacement: a cadaveric study [J]. J Hand Surg (Am), 2005, 30:335-342.

17. Tejwani SG, Markolf KL, Benhaim P. Reconstruction of the interosseous membrane of the forearm with a graft substitute: a cadaveric study [J]. J Hand Surg(Am),2005,30:326-334.

18. Tomaino MM, Pfaeffle J, Stabile K, Li ZM. Reconstruction of the interosseous ligament of the forearm reduces load on the radial head in cadavers [J]. J Hand Surg (Br),2003,28:267-270.

19. Schnetzke M, Porschke F, Hoppe K, et al. Outcome of early and late diagnosed Essex-Lopresti injury [J]. J Bone Joint Surg(Am),2017,99:1043-1050.

20. Soubeyrand M, Ciais G, Wassermann V, Kalouche I, Gagey O, Biau D, Dumontier C. The intra-operative radius joystick test to diagnose complete disruption of the interosseous membrane [J]. J Bone Joint Surg Br, 2011, 93(10):1389-1394.

第二节　Criss-Cross损伤

　　Criss-Cross损伤是少见的损伤，是桡骨受到外力以骨间膜中央束为枢轴在矢状面旋转发生上下尺桡关节同时脱位的损伤，尺桡骨形成交叉（图15-13）。

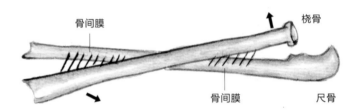

图15-13　Criss-Cross损伤机制示意图

　　发生Criss-Cross损伤需要3个要素：①可能在肘关节轻度屈曲位前臂受到轴向的应力；②受伤时肘关节轻度屈曲，前臂旋前或旋后；③以骨间膜中央束为轴，下尺桡关节受到交叉的外力发生脱位或半脱位。

　　Criss-Cross损伤分为以下2种类型（图15-14，15-15）：Ⅰ型，桡骨头及尺骨头前脱位；Ⅱ型，桡骨头及尺骨头后脱位。

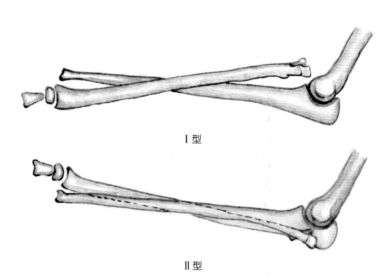

Ⅰ型

Ⅱ型

① 桡骨头：前臂旋前——桡骨头前脱位；前臂旋后——后脱位。

② 下尺桡关节：前臂旋前——尺骨头前脱位；前臂旋后——尺骨头后脱位

图15-14　Criss-Cross损伤分为两种类型：Ⅰ型，桡骨头及尺骨头前脱位；Ⅱ型，桡骨头及尺骨头后脱位

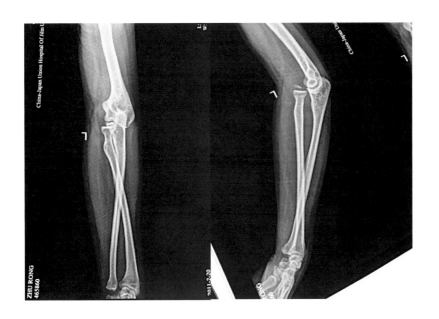

图15-15 患者女性, 44岁,
摔伤致左侧 | 型
Criss-Cross
损伤

在临床上遇到的病例，有时原始影像的表现并不典型，但治疗不当后会逐渐表现明显（图15-16）。

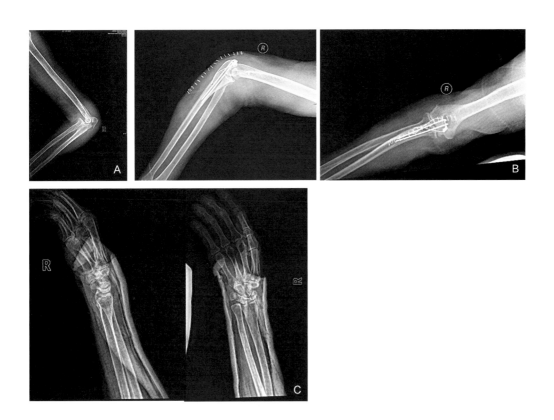

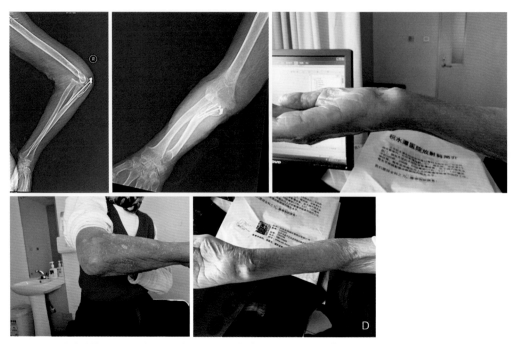

图15-16 患者女性，89岁，摔伤。原始黑白片显示为"向前鹰嘴骨折脱位"（肱尺关节脱位不是很明显），受伤后患者腕部是否受伤未引起关注（A）；主管医师给予患者切开复位，张力带固定（B）；术后2周，患者诉腕部疼痛就诊，发现下尺桡关节匹配差，有压痛，未拍对侧黑白片对比（C）；术后2个月复查，拍片显示典型的Ⅰ型Criss-Cross损伤，患者前臂功能严重受限（D）

在临床上遇到桡骨头脱位患者时，务必检查下尺桡关节的情况，包括压痛、不稳等情况，发现可疑的情况时需做进一步检查，包括MRI，以利于治疗（图15-17，15-18）。

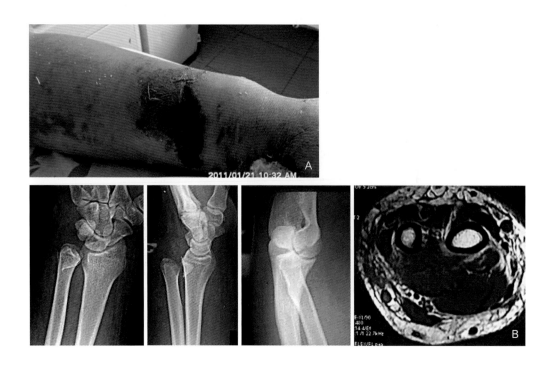

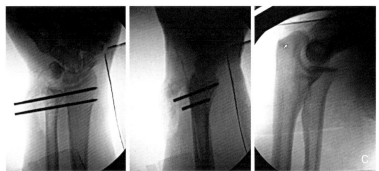

图15-17 患者男性，30岁，车祸伤致左前臂疼痛，活动受限。急诊检查见左前臂广泛肿胀，腕部偏近端桡侧有5cm×1.5cm的皮肤挫伤，腕部和肘关节处均有明显压痛（A）。黑白片示下尺桡关节脱位，尺骨头骨折，肱桡关节半脱位；MRI显示骨间膜中央束完整（B）。给予下尺桡关节复位穿针固定，肘关节石膏制动2周（C）。术后2个月，患者功能好（D）

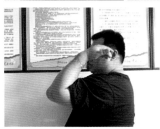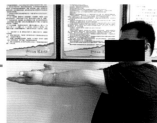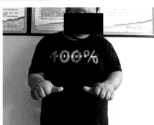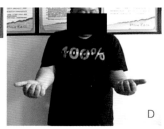

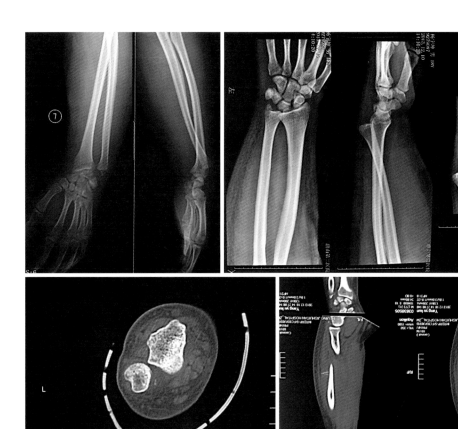

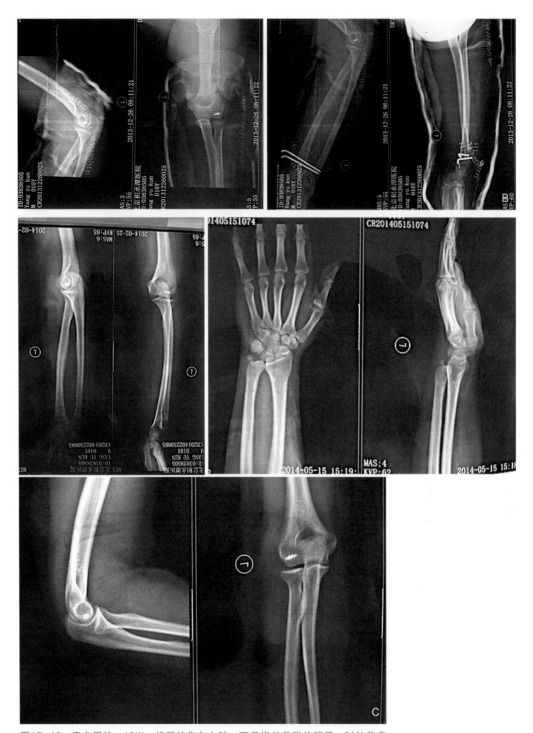

图15-18　患者男性，18岁，机器绞伤左上肢。下尺桡关节脱位明显，肘关节疼
　　　　　痛，桡骨头脱位不明显，CT显示桡骨头向后半脱位，为Ⅱ型Criss-
　　　　　cross损伤（A）；手术行下尺桡关节闭合复位，穿针固定，外侧副韧带
　　　　　修补，恢复肱桡关节及上尺桡关节稳定性（B）；术后2个月复查，上下
　　　　　尺桡关节对应好（C）

Criss-Cross损伤有时发生桡骨头骨折，而下尺桡关节损伤不明显，甚至仅仅是尺骨茎突骨折，茎突骨折预示有下尺桡关节损伤，处理桡骨头后要检查下尺桡关节稳定性，必要时需行石膏固定以免脱位（图15-19）。

对于以前认为的"单纯"上尺桡关节或下尺桡关节脱位患者，应注意是否有"绞锁损伤"可能，避免漏诊。

Criss-Cross损伤的特点是：上下尺桡关节均脱位或不稳定，而尺桡骨干没有骨折。需要为患者拍摄前臂全长包括肘关节和腕关节的黑白片。

Criss-Cross损伤可能会自动复位，但仍然有明显的不稳定，从而后期会再次出现脱位。必要时要采用旋转应力下拍片。

Criss-Cross损伤治疗：先在麻醉下试行闭合复位，如不成功可考虑切开复位。在透视下同时检查上下尺桡关节的稳定性，如果在一定范围内上下尺桡关节均稳定，可以考虑不行内固定，用长臂石膏制动于屈肘90°，以及上下尺桡关节均稳定的前臂旋转位置。在稳定桡骨头的前提下，如果下尺桡关节不稳定，可以考虑用克氏针固定下尺桡关节，然后用石膏制动。

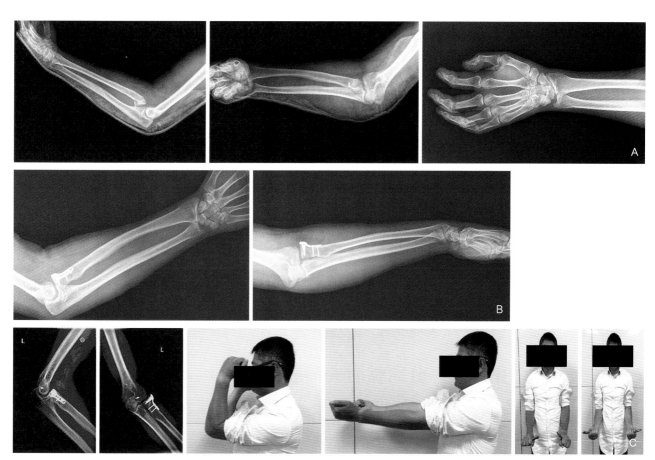

图15-19　患者男性，25岁，摔伤。桡骨颈骨折向前形成交叉，尺骨茎突尖部骨折，是Ⅰ型Criss-cross损伤的变形（A）；手术行桡骨颈骨折切开复位、接骨板内固定后，因下尺桡关节有损伤，需行石膏制动（B）；术后3个月复查黑白片及体位像（C）

对于以前认为的"单纯"上尺桡或下尺桡脱位患者，应注意是否有"绞锁损伤"可能，避免漏诊。

此损伤的特点是上下尺桡关节均脱位或不稳定，而尺桡骨干没有骨折。需要为患者拍摄前臂全长包括肘关节和腕关节的黑白片。

这种损伤可能会自动复位，但仍然有明显的不稳定，从而后期会再次出现脱位。必要时要采用旋转应力下拍片。

治疗：先在麻醉下试行闭合复位，如不成功可考虑切开复位。在透视下同时检查上下尺桡的稳定性，如果能在一定范围内上下尺桡均稳定，可以考虑不需内固定，用长臂石膏制动于屈肘90度，以及上下尺桡均稳定的前臂旋转位置。在首先稳定桡骨头的前提下，如果下尺桡不稳定，可以考虑用克氏针固定下尺桡，然后用石膏制动。

对陈旧Criss-Cross损伤，处理很棘手。首先，同时复位上下尺桡关节很困难；其次，由于骨间膜挛缩以及关节结构的改变，导致治疗难度更大。Tosun等在桡骨头切开复位失败后采用桡骨颈短缩截骨才使得上下尺桡关节复位，但由于治疗病例数少，目前尚不能总结成熟的经验。

下尺桡关节脱位合并上尺桡关节不稳定是一种不同于其他损伤的特殊损伤，其损伤机制与骨间膜在前臂过度旋转过程中的"枢轴"作用有关。

早期诊断和早期复位固定非常重要！

▎参考文献

1. Leung YF, IP SPS, Wong A, et al. Wai Isolated dislocation of the radial head, with simultaneous dislocation of proximal and distal radio-ulnar joints without fracture in an adult patient: case report and review of the literature [J]. Injury, Int. J. Care Injured, 2002 (33): 271-273.

2. Spicer DD, Hargreaves DD, Eckersley R. Simultaneous Dislocations of the Radiocapitellar and Distal Radioulnar Joints [J]. Journal of Orthopaedic Trauma, 2002, 16 (2): 136-138.

3. Leung YF, IP SPS, IP WY, et al. Wai The crisscross injury mechanism in forearm injuries [J]. Arch Orthop Trauma Surg, 2005, 125: 298-303.

4. Potter M, Wang A. Simultaneous Dislocation of the Radiocapitellar andDistal Radioulnar Joints Without Fracture: Case Report [J]. J Hand Surg, 2012, 37A:2502-2505.

第三节　分离性肘关节脱位

分离性肘关节脱位的概念由DeLee于1981年第一次提出：上尺桡关节分离，尺桡骨近端向相反方向移位。影像上表现为肘关节包含的3个关节两两脱位损伤。尽管仍存在争议，但多数骨科文献认可分离性肘关节分为2种类型：横向脱位及前后向脱位（图15-20）。

根据文献资料，不合并骨折的分离性肘关节脱位多可闭合复位，如能获得基本稳定，可短期固定后进行功能锻炼，早期活动范围要根据复位后的稳定性决定。长时间的制动会影响最终的功能（图15-21）。

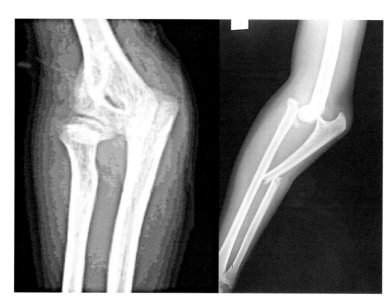

图15-20 分离性肘关节脱位的两种类型：横向脱位及前后向脱位

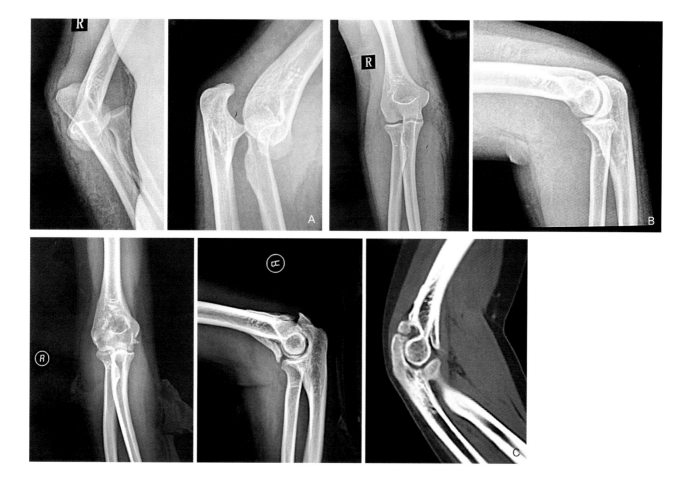

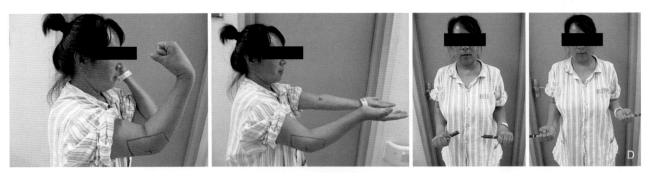

图15-21 患者女性，44岁，摔伤。右侧分离性肘关节脱位（A）；闭合复位后石膏制动3周（B）；去除石膏后关节僵硬，行强力被动活动锻炼，肘关节骨化严重（C）；肘关节屈伸活动度严重受限（D）。肘部标记是行肘关节松解前为放疗区域所用

分离性肘关节脱位合并骨折时常移位大，需切开复位，如肘关节复位后基本稳定，为进行早期活动可应用肘关节铰链式外固定架（图15-22）。

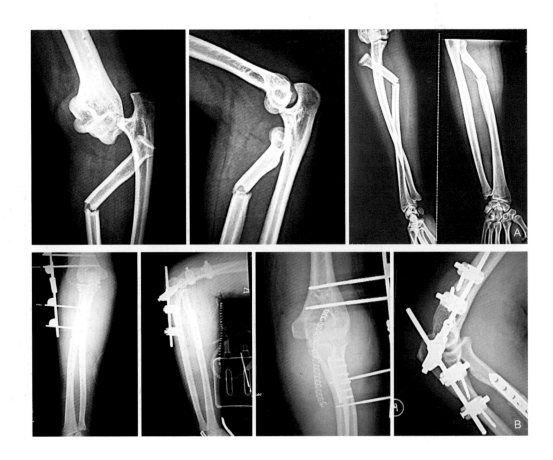

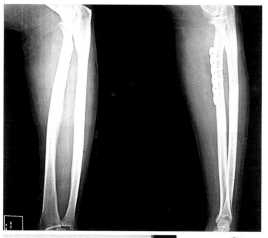

图15-22　患者男性，25岁，摔伤，诊断为"右侧分离性肘关节脱位"。闭合整复，肱桡关节因桡骨骨折成角大不能复位，肱尺关节复位后也不稳定（A）；手术行桡骨骨折切开复位内固定后，肱桡关节得到复位，为进行早期活动，行铰链式外固定架固定（B）；术后2个月去除外固定架，术后3个月复查，骨折愈合，关节活动好（C）

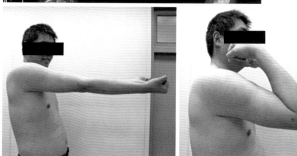
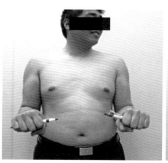
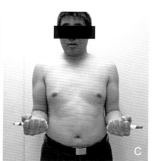

　　有些分离性肘关节脱位患者，复位后关节很不稳定，需要切开修补主要韧带结构，再应用铰链式外固定架固定以早期进行活动（图15-23）。

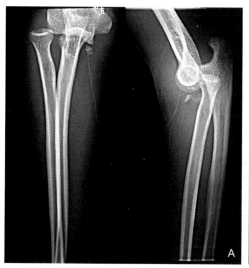
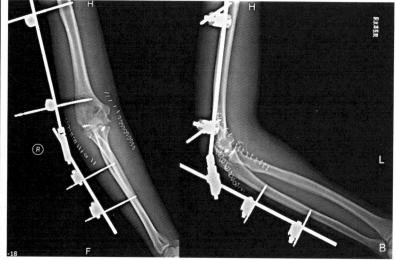

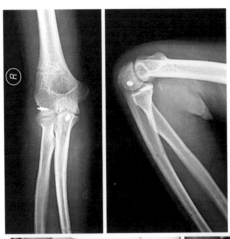

图15-23　患者男性，18岁，摔伤。右侧分离性肘关节骨折脱位，冠状突尖部骨折（A）；闭合复位后不稳定，给予手术切开外侧副韧带及前关节囊修补，应用外固定架固定（B）；术后3个月，患者活动正常（C）

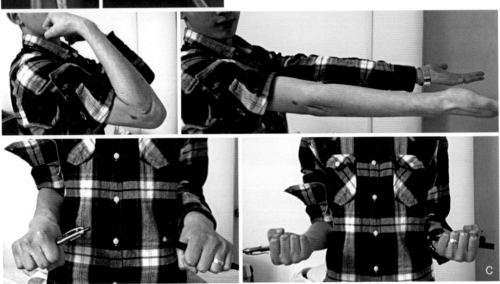

有些分离性肘关节脱位患者，桡骨头脱位远，穿入肱肌腱形成锁扣，或手术后没能复位桡骨头时间较长，这些情况下，即使切开也很难复位，需要松解周围组织，撬拨桡骨头才能复位。桡骨头复位后也常不稳定，需要贯穿固定，最后功能恢复也常不理想（图15-24）。

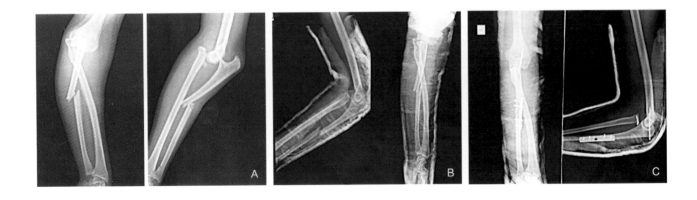

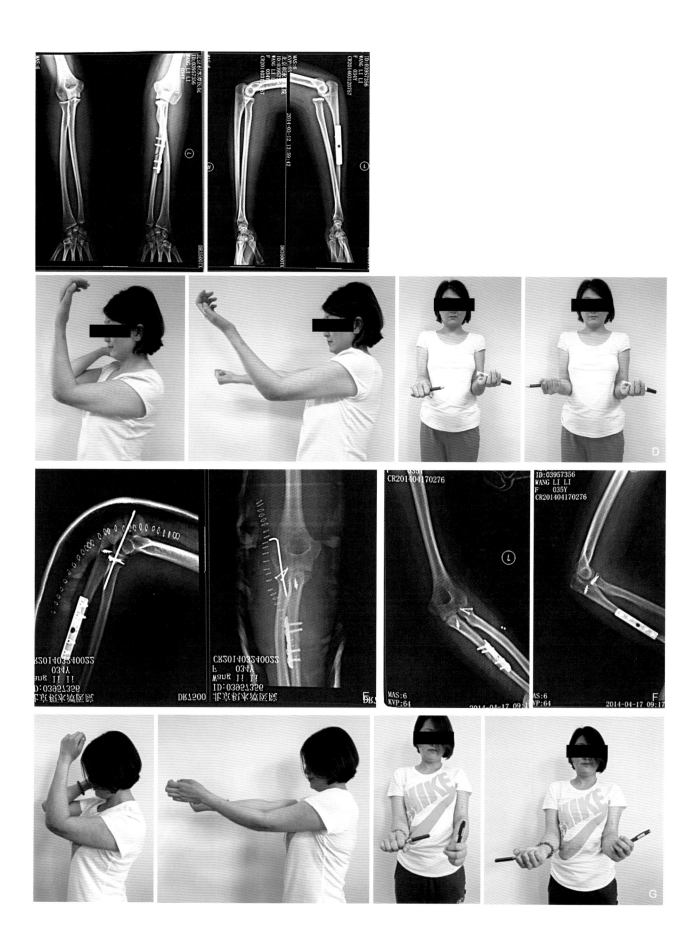

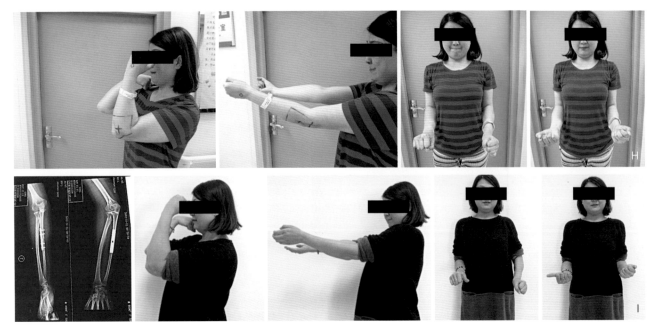

图15-24　患者女性，34岁，摔伤致左肘关节及前臂损伤。左侧分离性肘关节脱位，桡骨头骨折（A）；闭合整复后桡骨头不能复位（B）；手术行尺骨及桡骨头复位固定，克氏针固定肱尺关节，仍未能复位桡骨头（C）；手术后1个月拔除克氏针，关节活动严重受限（D）；初次手术后6周，在我院行肘关节松解、桡骨头复位，很不稳定，肱桡关节穿针固定（E）；二次术后3周拔除克氏针（F）；二次术后6周体位像（G）；二次术后2年2个月功能体位像，肘部标注线是最后松解手术前进行放疗预防骨化标记所用（H）；第三次手术行关节松解后6个月，功能体位像显示肘屈伸及前臂旋转均得到改善（I）

在一些少见的分离性肘脱位患者，合并冠状突骨折，对骨块较大复位后影响肘关节稳定的情况，需要切开复位内固定（图15-25）。

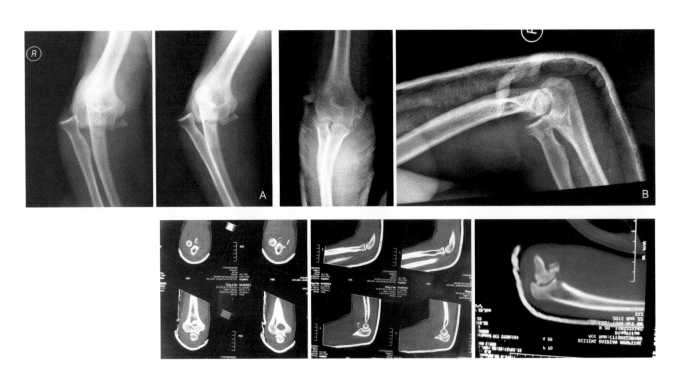

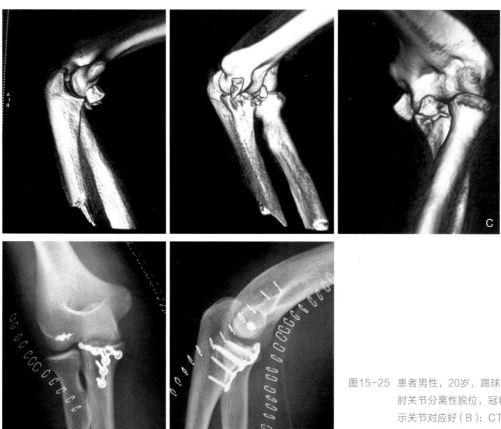

图15-25 患者男性，20岁，踢球摔倒致右肘伤。黑白片显示右肘关节分离性脱位，冠状突骨折（A）；闭合复位后显示关节对应好（B）；CT显示肱尺关节内嵌入小骨块，冠状突骨折，有多个骨块（C）；手术行冠状突骨折切开复位接骨板内固定，外侧副韧带缝合锚缝合修补（D）

　　分离性肘关节脱位是肘关节的3个关节均脱位的损伤，大多数病例可闭合复位成功，不需要手术。但对不能复位成功以及合并骨折的病例，需要手术治疗。

┃ 参考文献

1. Shankarappa YK, Tello ET, Ferris BD. Transverse divergent dislocation of the elbow with ipsilateral distal radius epiphyseal injury in a seven year old [J]. Injury, 1998, 29(10):798-802.

2. Kazuki K, Miyamoto T, Ohzono BK. A case of traumatic divergent fracture–dislocation of the elbow combined with Essex–Lopresti lesion in an adult [J]. J Shoulder Elbow Surg, 2005, 14:224-226.

3. Altuntas AO, Bala kumar J, Howells RJ, et al. Posterior Divergent Dislocation of the Elbow in Children and Adolescents [J]. J Pediatr Orthop, 2005,25:317–321.

4. Afshar A. Divergent Dislocation of The Elbow in An 11-Year-Old Child [J]. Arch Iranian Med, 2007, 10 (3): 413-416.

5. Nanno M, Sawaizumi T, Ito H. Transverse Divergent Dislocation of the Elbow With Ipsilateral Distal Radius Fracture in a Child [J]. J Orthop Trauma, 2007, 21:145-149.

6. Eylon S, Lamdan R, Simanovsky N. Divergent Elbow Dislocation in the Very Young Child: Easily Treated If Correctly Diagnosed [J]. J Orthop Trauma, 2011, 25:e1-e4.

7. van Wagenberg JMF, van Huijstee PJ, Verhofstad MHJ. Pediatric Complex Divergent Elbow Dislocation [J]. J Orthop Trauma, 2011, 25:e5-e8.

8. George HL, Unnikrishnan PN, Bass A, et al. Transverse Divergent Dislocation of Elbow in a Child . A Case

Report and Review of Current Literature [J]. Pediatr Emer Care, 2011, 27: 411-413.

9. Parikha SN, Lykissasa MG, Mehlmana CT, et al. Convergent and divergent dislocation of the pediatric elbow: two case reports and comprehensive review of literature [J]. Journal of Pediatric Orthopaedics B, 2014, 23:158-167.

10. Laratta JL, Yoon RS, Frank MA, et al. Divergent elbow dislocation with radial shaft fracture, distal ulnar deformation, and distal radioulnar joint instability: an unclassifiable Monteggia variant [J]. J Orthopaed Traumatol, 2014, 15:63-67.

第四节 汇聚性肘关节脱位（尺桡骨近端易位）

汇聚性肘关节脱位是指肱尺关节和肱桡关节均脱位，尺桡骨近端交换位置，在正位黑白片上显示尺骨近端与肱骨小头相对，而桡骨头与滑车相对，有时可发生桡骨头骨折。

儿童肘关节损伤常见，但肘关节脱位发生率很低，由于结构发育特点，儿童更易发生肱骨髁上骨折。有文献统计了肘关节损伤患儿1579例，其中肘关节脱位仅45例，汇聚性肘关节脱位是肘关节脱位的一种类型。

汇聚性肘关节脱位是尺桡骨近端换位的肘关节脱位，即肘关节的3个关节发生两两脱位，只是尺骨近端在桡侧，桡骨近段在尺侧（图15-26）。该损伤主要见于儿童或青少年，成人罕见。

肘关节脱位根据远端结构的移位方向分类，最常见的是后脱位或后外侧脱位，其他少见的类型包括前脱位、内侧脱位、外侧脱位、分离性脱位和汇聚性脱位。

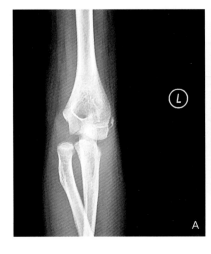
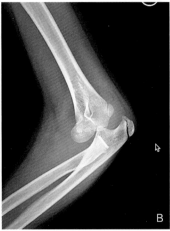

图15-26 汇聚性肘关节脱位（肱尺关节、肱桡关节脱位，尺桡骨近端交换位置）

汇聚性肘关节脱位是少见的肘关节脱位类型，与分离性脱位不同，根据文献报道，闭合复位通常不能成功，对不能闭合复位和合并骨折的病例，需要手术治疗（图15-27）。

对于肱尺关节正常，桡骨头脱位至尺骨近端内侧的情况，也诊断为尺桡骨近端易位，但更多诊断为外伤性单纯桡骨头脱位。通常所诊断的汇聚性肘关节脱位是指肱尺关节、肱桡关节、上尺桡关节均脱位，且尺桡骨近端交换位置的情况。

该损伤很少见，其发生机制仍不完全清楚，过去曾认为是由肘关节后脱位整复时的错误操作造成的，但现在已被否认。

但对该损伤的治疗，大家认可首先在麻醉下闭合复位，对不能复位及合并骨折

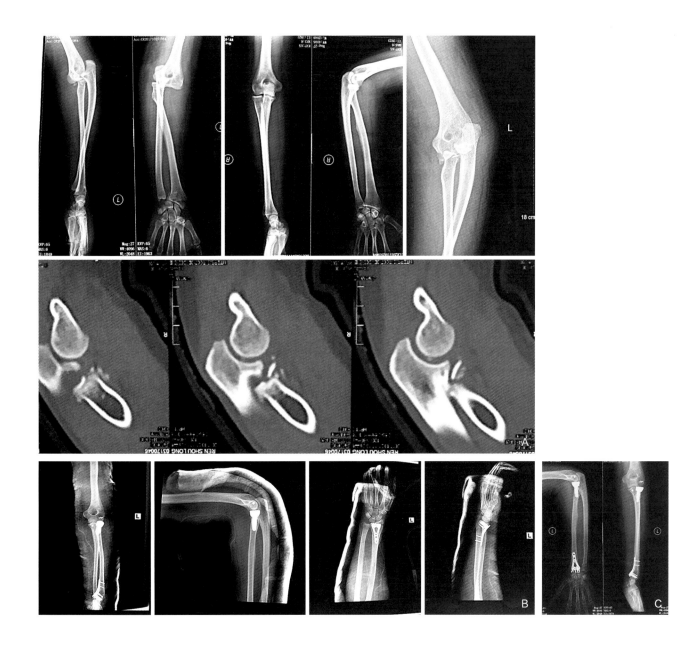

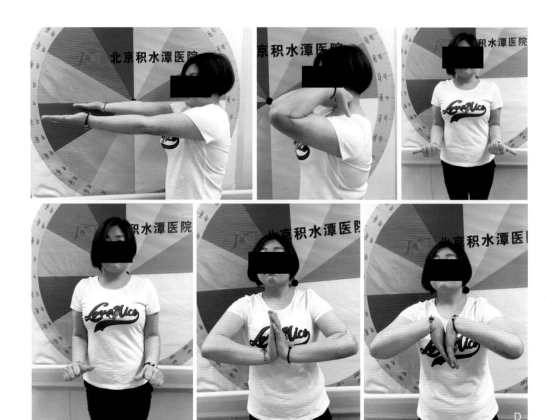

图15-27 患者女性，35岁，高处坠落伤致左前臂双极骨折脱位。与健侧对比，黑白片显示左肘关节汇聚性脱位（肱尺关节、肱桡关节、上尺桡关节均脱位），桡骨头骨折有压缩，桡骨远端骨折，下尺桡关节分离（A）；手术行肘关节复位、前关节囊修补、金属桡骨头假体置换、外侧副韧带修补、桡骨远端骨折切开复位接骨板内固定，术后石膏制动2周（B）；术后6周黑白片显示肘腕关节对应均好，骨折位置好（C）；术后6周体位像显示肘关节屈伸及前臂旋转均轻微受限（D）

移位的情况需要手术切开复位。向前内侧移位的桡骨头，通常穿入损伤的肱肌腱形成的扣襻内，复位较困难，这种情况在外伤性单纯桡骨头脱位时也常见。手术复位后修复损伤的环状韧带利于稳定，有时需要同时修复损伤的肘关节外侧韧带结构。

参考文献

1. Parikha SN, Lykissasa MG, Mehlmana CT, et al. Convergent and divergent dislocation of the pediatric elbow: two case reports and comprehensive review of literature [J]. Journal of Pediatric Orthopaedics Br, 2014, 23:158-167.

2. Nakano A, Tanaka S, Hirofuji E, et al. Transverse divergent dislocation of the elbow in a six year old boy: a case report [J]. J Trauma, 1992, 32:118-119.

3. Carey RPL. Simultaneous dislocation of the elbow and the proximal radioulnar joint [J]. J Bone Joint Surg Br, 1984, 66:254-256.

4. Yoon HK, Seo GW. Proximal radioulnar translocation associated with elbow dislocation and radial neck fracture in child: a case report and review of literature [J]. Arch Orthop Trauma Surg, 2013, 133:1425-1429.

5. Agashe MV, Samant A, Aroojis AJ. Convergent radioulnar translocation with radial head fracture in a

child: a case report and review of the literature [J]. J Orthop Trauma, 2012, 26:e36-e39 .

6. Antonis K, Leonidou OA, Sbonias G, et al. Convergent type proximal radioulnar translocation complicating posterior elbow dislocation: watch out for dual dislocations in children's elbows [J]. J Pediatr Orthop B, 2011, 20:138-141.

7. Carey RP . Simultaneous dislocation of the elbow and the proximal radio-ulnar joint [J]. J Bone Joint Surg Br, 1984,66:254-256.

8. Carl A, Prada S, Teixeira K. Proximal radioulnar transposition in an elbow dislocation [J]. J Orthop Trauma, 1992, 6:106-109.

9. Combourieu B, Thevenin-Lemoine C, Abelin-Genevois K, et al. Pediatric elbow dislocation associated with proximal radioulnar translocation: a report of three cases and a review of literature [J]. J Bone Joint Surg Am, 2010, 92:1780-1785.

10. Eklöf O, Nybonde T, Karlsson G. Luxation of the elbow complicated by proximal radio-ulnar translocation [J]. Acta Radiol, 1990, 31:145-146.

11. Isbister ES. Proximal radioulnar translocation in association with posterior dislocation of the elbow [J]. Injury, 1991, 22: 479-482.

12. MacSween WA. Transposition of radius and ulna associated with dislocation of the elbow in a child [J]. Injury, 1979, 10:314-316.

13. Roberts C, Lee TS, Rooney J, et al. Convergent dislocation of the elbow: report of three cases [J]. J Shoulder Elbow Surg, 2008, 17:e9-e13.

14. Lippe CN, Williams DP. Combined posterior and convergent elbow dislocations in an adult [J]. A case report and review of the literature. J Bone Joint Surg Am, 2005, 87:1597-1600.

15. Gillingham BL, Wright JG. Convergent dislocation of the elbow [J]. Clinical Orthop Relat Research, 1997, 340:198-201.

第五节　前臂塑性弯曲（弓形骨折）

长骨干的变形分为2种：弹性变形和塑性变形。前者是指变形后可自行恢复原状，后者是指变形后不能自行恢复原状（图15-28）。

尺桡骨发生塑性弯曲后，对骨间膜的影响与骨折后成角畸形类似。使尺桡骨间隙增大的弯曲会加大骨间膜的张力，影响前臂的旋转（图15-29，15-30）；而使骨间间隙变小的弯曲，常会形成接触阻挡，也会影响前臂的旋转（图15-31）。成人前臂骨折后10°以内的成角不产生明显的旋转功能障碍，但超过20°的成角会造成明显的旋转障碍。

弓形骨折是塑性弯曲，而不是弹性弯曲。

弓形骨折不同于小儿的青枝骨折，青枝骨折是一侧骨皮质断裂，另一侧未断裂，很容易整复。小儿弓形骨折也较常见，较之成人或青少年，也更容易整复。

成人前臂弓形骨折发生率低，国外文献报道大多为个例报道。明显影响前臂旋转的塑性弯曲需要纠正，青少年和成人弓形骨折手法复位困难，治疗效果差。闭合整复时需要将弯曲最大处放在固定支点上逐渐用力，纠正弯曲。整复后弯曲会复

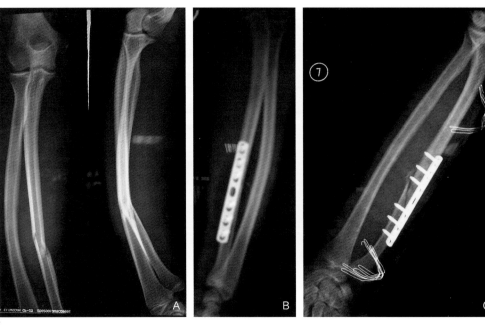

图15-28 患者男性，19岁，机器绞伤左前臂，尺骨骨折，桡骨塑性弯曲向桡背侧。手术行尺骨内固定，未纠正桡骨塑性弯曲

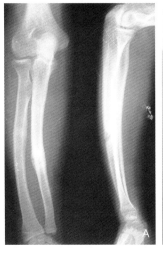 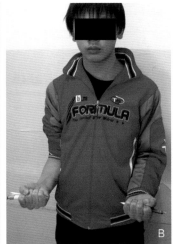 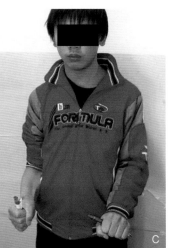

图15-29 患者男性，17岁，右前臂摔伤致尺骨骨折合并塑性弯曲，桡骨塑性弯曲向背侧，尺骨塑性弯曲向后方。塑性弯曲未得到纠正，2个月后前臂旋前不能

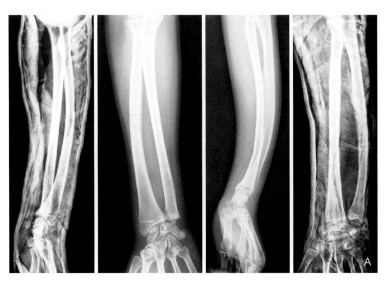

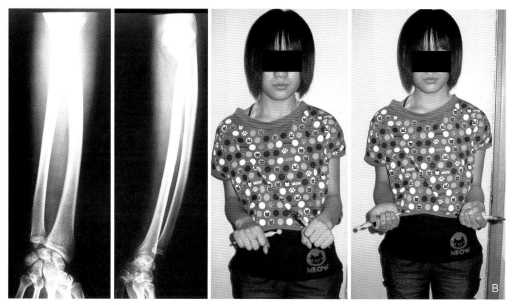

图15-30　患者女性，18岁，机器绞伤左前臂致尺桡骨塑性弯曲，闭合整复未能完全纠正弯曲，2个月后，前臂旋前受限

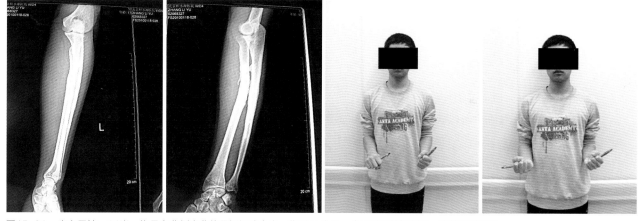

图15-31　患者男性，14岁，桡骨向背侧弯曲使骨间间隙变小，伤后11个月，由于形成接触阻挡，前臂旋前不能

发，需要及时复查，必要时需多次整复（图15-32）。

　　闭合整复不能纠正畸形的病例需要进行手术治疗。根据文献报道，手术复位后应用接骨板固定常不能控制弯曲复发，需要应用带锁髓内钉才能控制弯曲（图15-33）。

　　对一些尺桡骨陈旧塑性弯曲造成前臂旋转受限明显的病例，可以采用弯曲最大处截骨纠正成角减小骨间膜张力的办法，改善前臂旋转功能（图15-34）。

　　青少年和成人弓形骨折发生率较低，手法复位困难，需施加较大的持续外力整复，避免暴力造成骨折。

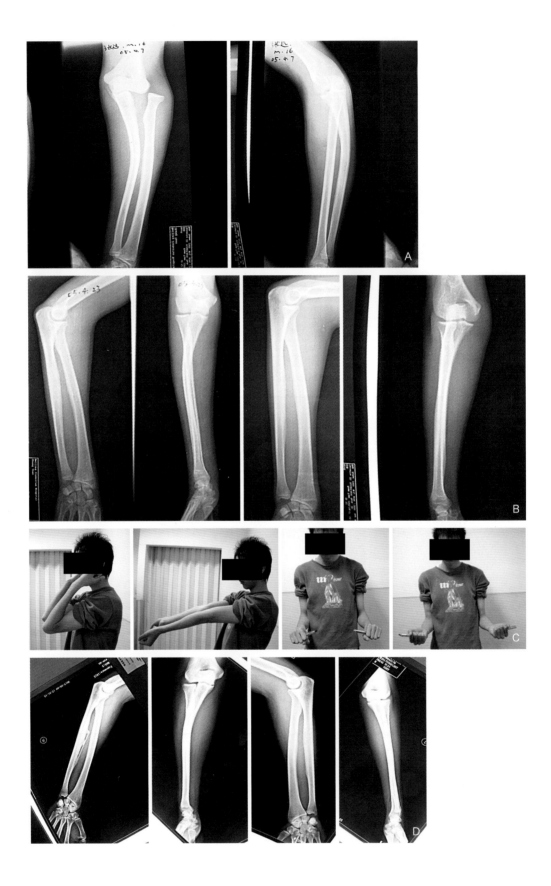

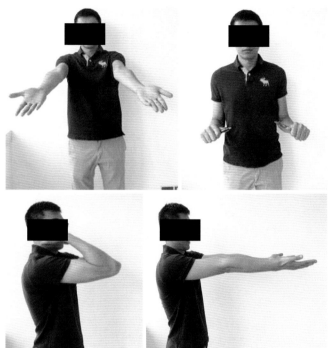

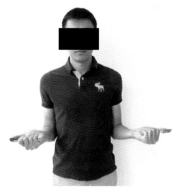

图15-32 患者男性，16岁，骑车摔伤右上肢致Ⅱ型类孟氏损伤。尺骨向后外侧弯曲，桡骨头向后外侧脱位（A）。经过艰难的整复（将弯曲顶点放于膝盖处持续按压），桡骨头复位，但尺骨弯曲未能完全纠正；与健侧对比黑白片（B）。整复后3个月，肘关节及前臂活动基本正常（C）。12年后复查显示：与健侧对比，仍存在小的畸形，畸形区有长条骨化（D）。患者肘关节及前臂功能基本正常（E）

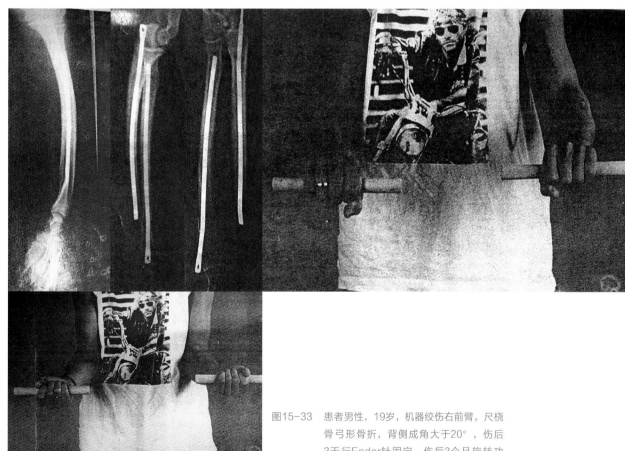

图15-33 患者男性，19岁，机器绞伤右前臂，尺桡骨弓形骨折，背侧成角大于20°，伤后3天行Ender针固定。伤后3个月旋转功能完全恢复

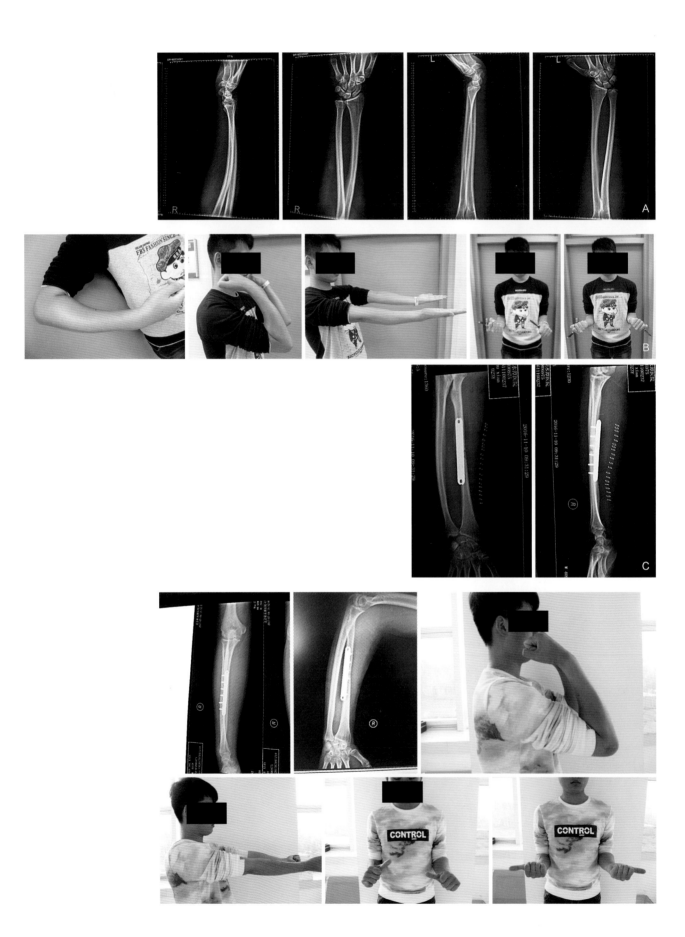

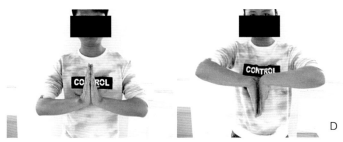

图15-34　患者男性，23岁，右前臂被机器绞伤2个月，未做特殊处理。右尺桡骨向背侧塑性弯曲，以桡骨更明显。双侧黑白片对比（A）；右前臂向背侧弯曲畸形，前臂旋后位固定（B）；手术行桡骨截骨纠正向后弯曲，接骨板固定（C）；术后5个月，骨折愈合，前臂旋前明显改善（D）

　　弓形骨折不同于小儿的青枝骨折，整复后容易反弹，需较频繁复查，及时纠正。

　　对成人难于维持复位者，建议复位后行髓内钉固定，防止前臂旋转受限。

参考文献

1. Schemitsch EH, Richards RR. The effect of malunion on functional outcome after plate fixation of fractures of both bones of the forearm in adults [J]. J Bone Joint Surg (Am), 1992, 74: 1068-1078.
2. Matthews LS, Kaufer H, Garver DF, et al. The effects on supination-pronation of angular malalignment of fractures of both bones of the forearm [J]. J Bone Joint Surg (Am), 1982, 64:14-17.
3. Tarr RR, Garfinkel AI, Sarmiento A. The effects of angular and rotational deformities of both bones of the forearm [J]. J Bone Joint Surg (Am), 1984,66:65-70.
4. Greene WB.Traumatic bowing of the forearm in an adult [J]. Clin Orthop.1982,168:31-34.
5. Scheuer M, Pot JH. Acute traumatic bowing fracture of the forearm [J]. Neth J Surg, 1986,38:158-159.
6. Nimityongskul P, Anderson LD, Sri P. Plastic deformation of the forearm: A review and case reports [J]. J Trauma, 1991,31:1678.
7. Frans AJM, von den Wildenberg, Jan-Willem Greve. Intramedullary stabilization of a bowing fracture of the forearm with Ender's nails: case report [J]. J Trauma, 1993,35(6):808-809.

第六节　前臂双极骨折脱位

　　1952年，Odena 提出了"前臂双极骨折脱位（bipolar fracture-dislocation of the forearm）"的概念来描述前臂受到两个相反方向的暴力所造成的一种损伤。在这种损伤中，前臂X线表现为同时有孟氏骨折和盖氏骨折、上下尺桡关节均遭到破坏（图15-35）。

　　前臂双极同时损伤表现为多种损伤类型，如前面章节提到的Criss-cross损伤、Essex-Lopresti损伤等，尺桡骨双骨折同时有上下尺桡关节明显脱位的病例很少见。1994年，Jupiter发表了一篇文章，总结了10例前臂双极骨折脱位病例，这些病例都存在上下尺桡关节损伤，但有些不一定是明显的脱位，可以是尺骨骨折，也可以

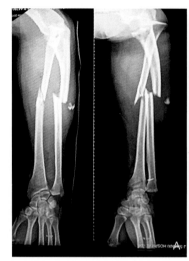
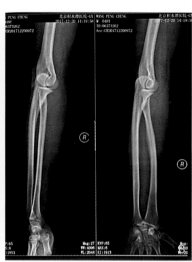

图15-35　患者男性，48岁，摔伤致左侧前臂双极骨折脱位。与健侧黑白片对比显示：桡骨头脱位，下尺桡关节分离，尺桡骨骨干骨折。X线显示是孟氏骨折+盖氏骨折。在临床上这样典型的病例并不多见

是桡骨骨折或尺桡骨双骨折，并不完全符合Odena最初的定义，但这些病例的共同特点是桡骨处于漂浮状态，因此，Jupiter又定义这种损伤为"漂浮桡骨"（floating radius）（图15-36）。按照Jupiter的观点，发生这种损伤时，骨间膜的主要结构受到损伤，所以桡骨处于"漂浮状态"，但这是很有争议的，因为临床资料并不能确定骨间膜的最重要部分（中央束）受到损伤。

事实上到目前为止并没有对前臂双极骨折脱位进行严格的定义。

我们对前臂双极骨折脱位的定义为：①上下尺桡关节均脱位，同时合并尺桡骨1处或多处骨折；②除外已定义的得到广泛认可的特殊前臂双极骨折脱位损伤：Criss-cross损伤、Essex-Lopresti损伤、漂浮前臂（floating forearm）损伤；③根据骨折的部位和形态将其归于近端或远端损伤的一部分。

尺桡骨骨干骨折合并上下尺桡关节脱位，将尺骨骨折归于近端损伤的一部分，与上尺桡关节脱位构成孟氏骨折，而桡骨骨折归于远端损伤的一部分，与下尺桡关节脱位形成盖氏骨折。

上下尺桡关节脱位合并桡骨干骨折中，将上尺桡脱位归于近端损伤，而桡骨骨折及下尺桡关节脱位归于远端损伤。

根据我们的总结，前臂双极骨折脱位的损伤组成为：近端损伤主要有孟氏骨折脱位、分离性肘关节脱位、汇聚性肘关节脱位和上尺桡关节脱位等；而远端损伤主要有桡骨远端骨折（关节内）+下尺桡关节脱位、尺桡骨远段骨折+下尺桡关节脱位、盖氏骨折（桡骨干远1/3）、桡骨中段、中上段骨折+下尺桡关节脱位等（图15-37）。

由于这种损伤相对少见，没有文献报道针对该损伤的治疗指导原则。下面是我们结合实际临床工作所做的总结。

尽管都存在上下尺桡关节脱位，但由于骨折形态差异很大，很难总结出手术治疗时的统一操作技巧和顺序，但仍有一定的原则。

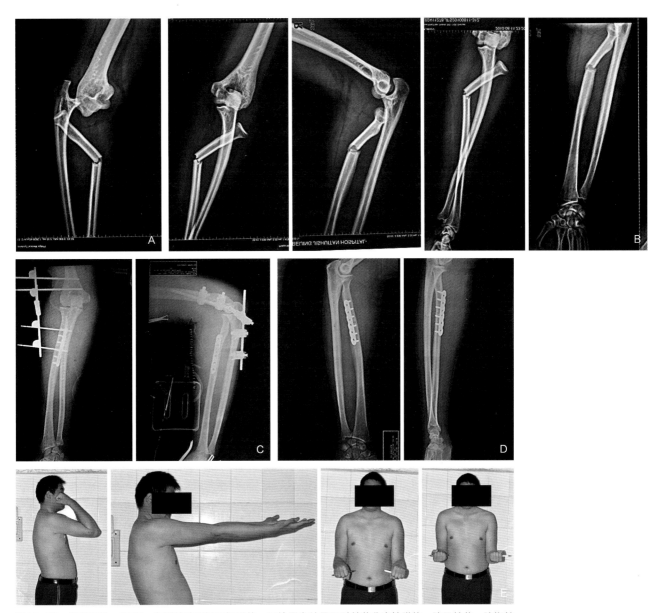

图15-36　患者男性，25岁。右侧前臂双极骨折脱位。原始黑白片显示肘关节分离性脱位：肱尺关节、肱桡关节、上尺桡关节均脱位，桡骨近段骨折，成角移位大（A）；肘关节闭合复位后不稳定，下尺桡关节有脱位（B）；手术行桡骨骨折切开复位接骨板内固定、肘关节闭合复位、铰链式外固定架固定（固定8周）（C）；术后3个月余，黑白片显示骨折愈合，肘关节及上下尺桡关节对应好（D）；术后3个月余，体位像显示肘关节屈伸及前臂旋转基本正常（E）

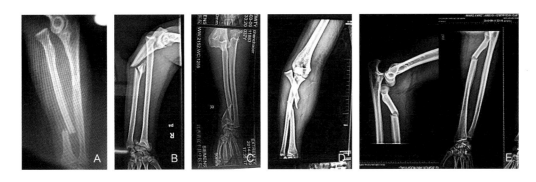

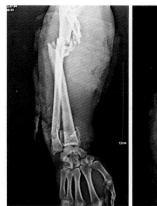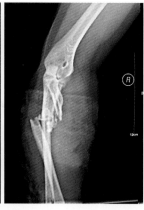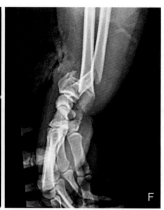

图15-37 临床常见的前臂双极骨折脱位损伤的远近端损伤组成情况。近端：孟氏骨折，远端：盖氏骨折（A）；近端：向后孟氏骨折，远端：桡骨远端骨折（关节内）+下尺桡关节脱位（B）；近端：分离性肘关节脱位，远端：桡骨远端骨折（关节内）+下尺桡关节脱位（C）；近端：桡骨头脱位，远端：桡骨中上段骨折+下尺桡关节脱位（D）；近端：分离性肘关节脱位，远端：桡骨中上段骨折+下尺桡关节脱位（E）；近端：Ⅳ型孟氏骨折，远端：尺桡骨远段骨折+下尺桡关节脱位（F）

在麻醉下对损伤的前臂进行轴向牵引，常可使关节脱位获得复位，也可使骨折获得更好的对应。

（1）对分离性肘关节脱位，牵引常可获得复位，在复位情况下复位固定另外的骨折脱位常变得容易。

（2）对汇聚性肘关节脱位，牵引可复位肱尺关节，桡骨头向前内侧脱位常被肱肌腱损伤的孔道或肱二头肌腱绞索，常需切开解除绞索获得复位。

（3）Ⅰ型孟氏骨折后的桡骨头脱位，通过牵引联合局部按压常可复位，复位固定尺骨时应注意恢复尺骨向后的弧度，在尺骨固定后桡骨头常获得稳定。

（4）Ⅱ型孟氏骨折的桡骨头脱位容易伴有骨折，在固定或置换后容易出现后外侧旋转不稳定，有时需要修补外侧尺骨副韧带使其获得稳定。

（5）对桡骨骨折合并上下尺桡关节脱位的病例，采用掌侧入路复位固定桡骨时，注意恢复桡骨的桡侧弓，避免长度变化引起的关节不匹配。

（6）下尺桡关节脱位常为盖氏骨折或桡骨远端粉碎骨折引起，手术时务必恢复桡骨长度，下尺桡关节复位后常较稳定，仅需外固定2~3天即可活动锻炼。

（7）上下尺桡关节因软组织嵌入不能复位的情况很少见，需要切开清理后复位。

（8）无法解剖重建的桡骨头骨折，应行桡骨头置换，强行复位固定容易失效，长时间的固定造成功能明显受限。

对双极骨折脱位的治疗，在手术中处理一个部位时，一定要反复检查另外的部位，互相兼顾，及时调整。

双极骨折脱位的病例有时损伤很重，包括骨折粉碎、桡骨头或桡骨远端骨折（关节内）、软组织损伤严重等。这种情况下即使骨折获得了良好的复位，最后的功能恢复效果通常也不理想（图15-38）。

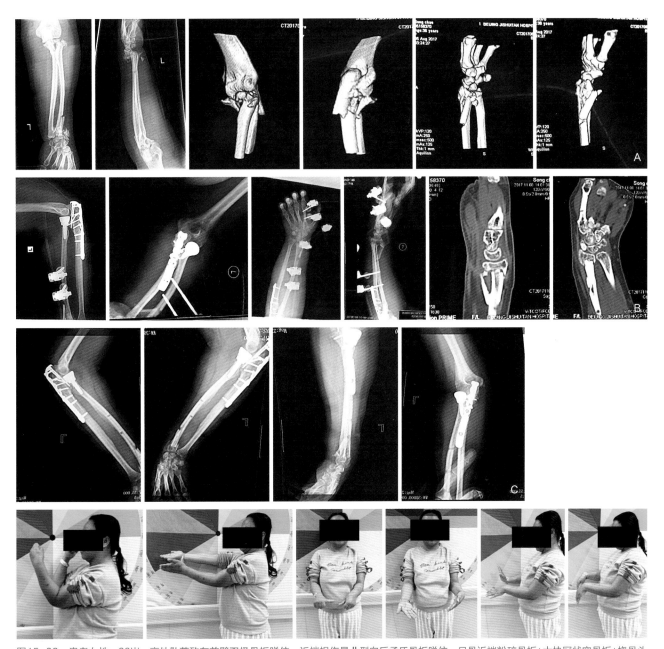

图15-38　患者女性，36岁，高处坠落致左前臂双极骨折脱位。近端损伤是Ⅱ型向后孟氏骨折脱位，尺骨近端粉碎骨折+大块冠状突骨折+桡骨头粉碎骨折向后脱位；远端损伤是桡骨远端粉碎骨折移位明显+下尺桡关节脱位，患者腕部软组织损伤重（A）。手术行尺骨近端骨折切开复位接骨板结合螺钉固定、桡骨头骨折粉碎行金属假体置换、桡骨远端行闭合复位、外固定架固定（2个月）（B）。术后3个月黑白片显示骨折愈合，尺桡骨长度匹配好，上下尺桡关节对应好（C）。术后3个月体位像显示，患者肘关节屈伸、前臂旋转及腕关节背伸均受限（D）。患者功能差与软组织损伤重、术后关节固定时间较长有关

对双极骨折脱位患者，要获得良好功能，应做到初次手术中尺桡骨长度匹配、上下尺桡关节得到复位并允许早期活动（图15-39）。

前臂双极骨折脱位损伤行手术治疗时最重要的是使尺桡骨长度匹配，如匹配好而后期活动差，可行手术松解改善功能（图15-40，15-41）。

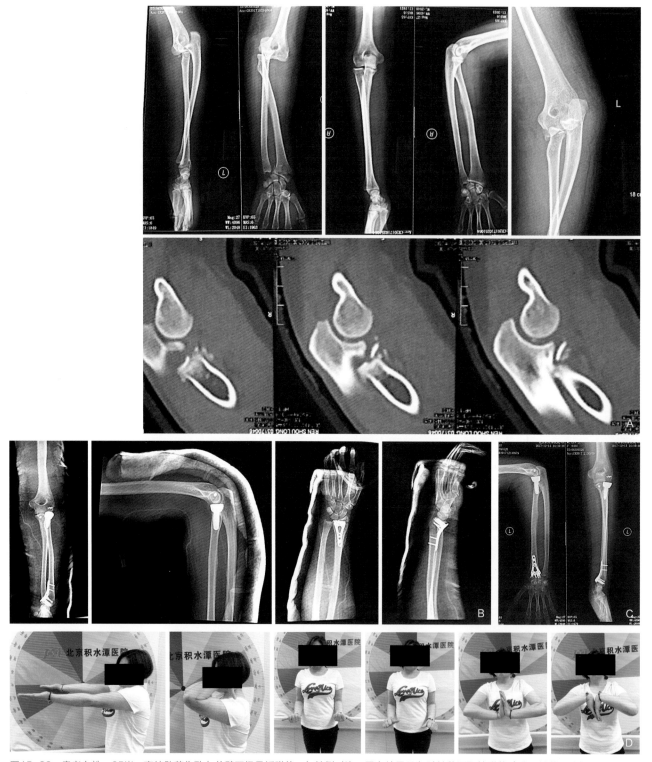

图15-39　患者女性，35岁，高处坠落伤致左前臂双极骨折脱位。与健侧对比，黑白片显示左肘关节汇聚性脱位（肱尺关节、肱桡关节、上尺桡关节均脱位），桡骨头骨折有压缩，桡骨远端骨折，下尺桡关节分离（A）；手术行肘关节复位、前关节囊修补、金属桡骨头假体置换、外侧副韧带修补、桡骨远端骨折切开复位接骨板内固定，术后石膏制动2周（B）；术后6周黑白片显示肘腕关节对应均好，骨折位置好（C）；术后6周体位像显示肘关节屈伸及前臂旋转均轻微受限（D）

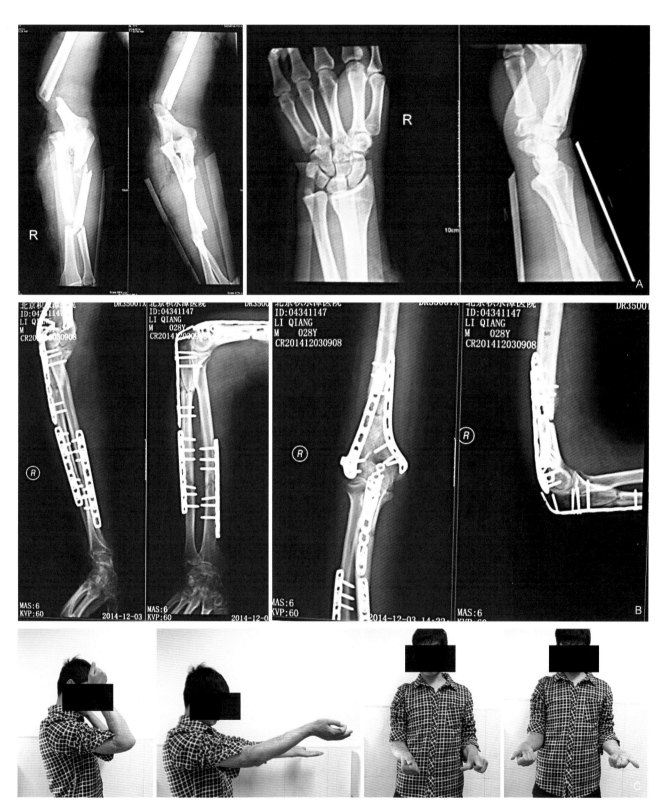

图15-40　患者男性，28岁，右上肢机器绞伤致开放性前臂双极骨折脱位，肱骨远段骨折。黑白片显示右侧孟
　　　　氏骨折+盖氏骨折，肱骨干骨折（A）；清创、骨折切开复位内固定术后9个月，关节对应好，骨折位
　　　　置好（B）；术后9个月体位像显示肘关节屈伸轻度受限，前臂旋前不能（C）；因关节对应好，可行
　　　　松解手术改善前臂旋转

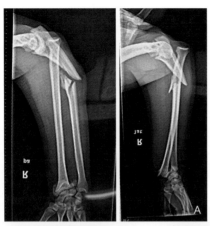

图15-41　患者男性，40岁，高处坠落致右前臂双极骨折脱位。X线显示近端为ⅡC型孟氏骨折，远端为桡骨远端粉碎骨折+下尺桡关节脱位（A）。桡骨远端骨折粉碎，行接骨板固定困难；手术行闭合复位穿克氏针固定，应用跨腕关节外固定架加强固定；桡骨头脱位闭合不能复位，给予切开复位，修复外侧副韧带；尺骨骨折切开复位接骨板固定；黑白片显示上下尺桡关节复位好，桡骨远端骨折复位好（B）

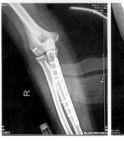
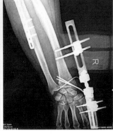
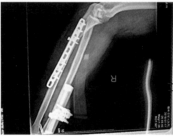
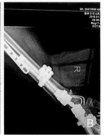

　　前臂双极骨折脱位的病例，常合并骨间膜损伤，手术时禁忌切除桡骨头，防止桡骨向近端移位，否则容易出现肘关节不稳定、下尺桡关节脱位而影响腕关节功能及前臂旋转（图15-42）。

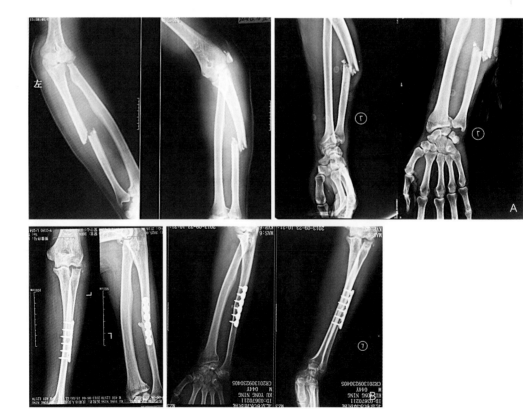

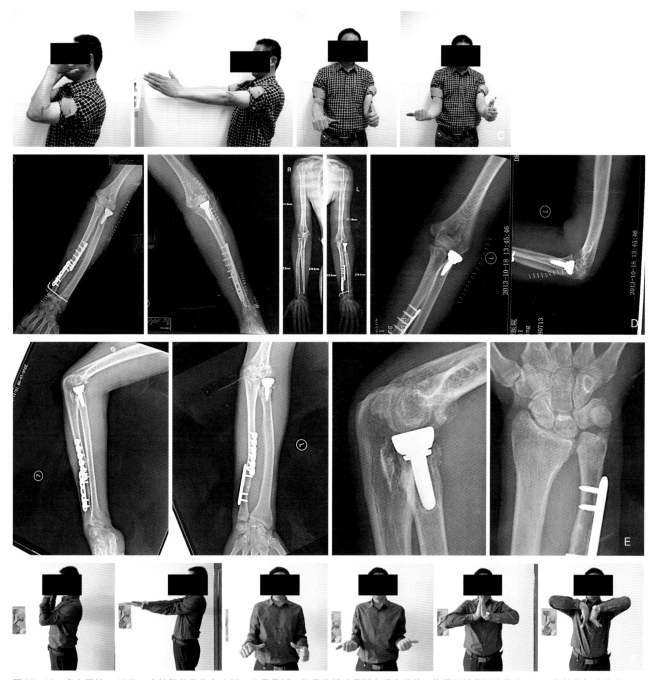

图15-42　患者男性，45岁，高处坠落致伤左上肢。尺骨骨折，桡骨头粉碎骨折向后方移位，桡骨远端骨折移位小，下尺桡关节轻度分离，尺
骨远段外伤性正向变异（A）；在当地医院行桡骨头切除+尺骨骨折切开复位接骨板内固定，术后2个月及5个月黑白片均显示桡骨向
近端移位明显，下尺桡关节脱位明显（B）；术后5个月体位像显示肘关节屈曲115°，伸直0°；前臂旋转严重受限，肘、腕关节活
动时疼痛明显（C）；手术行无纵向应力下人工桡骨头置换，尺骨远段截骨骨段切除，切开复位下尺桡关节修复背侧关节囊，克氏针
临时固定（1个月）（D）；术后3年复查，黑白片显示尺桡骨长度匹配尚好，桡骨向近端略移位，尺骨远端轻微正向变异（E）；前臂
旋转明显改善，肘腕关节疼痛不明显（F）

对一些初次治疗失败的病例，如患者年轻、术后时间较短、活动较差，经详细评估，可考虑重新手术。重新手术的目的是使关节得到复位并获得稳定，必要时短期固定关节。二次手术时，对局部进行松解是必要的过程（图15-43）。

临床上还可见到一类严重损伤，即肘、腕关节均脱位或骨折脱位的患者，常见

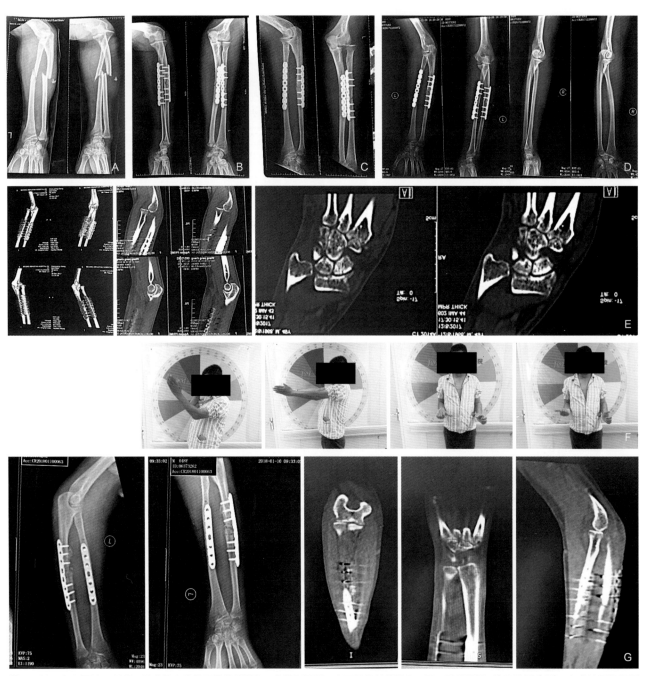

图15-43 患者男性，48岁，摔伤致左前臂双极骨折脱位。前臂双骨折，上下尺桡关节脱位，即：孟氏骨折+盖氏骨折（A）；在当地医院行手术治疗，术后1个月黑白片显示上下尺桡关节已复位，尺骨向后的弧度恢复不良（B）；术后2个月复查黑白片显示桡骨头脱位（C）；术后70天，双侧黑白片对比（D）；术后70天CT显示左侧上下尺桡关节均脱位（E）；术后70天体位像显示左肘关节屈曲及前臂旋转均严重受限（F）；术后80天余，在我院行翻修手术：肘关节松解，尺桡骨接骨板取出，重新复位固定，恢复尺骨向后的弧度；术后影像显示上下尺桡关节得到复位（G）

于机器绞伤，通常伴有严重的软组织损伤。这种损伤称为"漂浮"前臂损伤，最终功能通常很差（图15-44）。

治疗骨折脱位损伤的核心是关节脱位获得完全复位，复位后的关节不需要长时间固定（肘关节少于3周、腕关节少于4周、尺桡骨穿针少于6周）即可进行功能锻炼。

骨折的复位要有利于关节的稳定，复位后使关节可获得稳定的骨折对位才是最佳位置，有时并不一定是解剖复位。

前臂双极骨折脱位损伤是复杂损伤，其治疗并无成规，需要细致分析，综合考虑。

手术中要各部位互相兼顾，随时调整，使脱位的关节获得稳定，术后应尽早开始功能锻炼才可获得良好的功能。

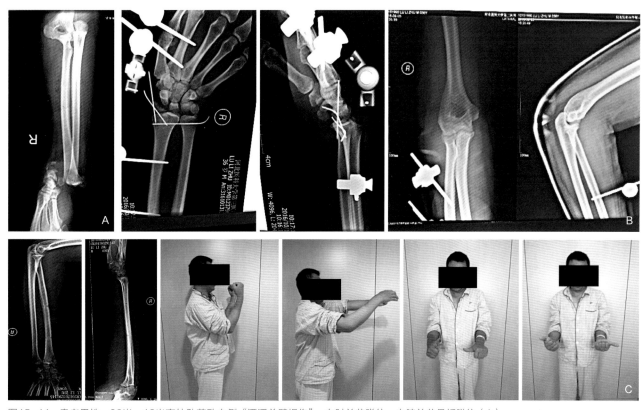

图15-44　患者男性，36岁，12米高处坠落致右侧"漂浮前臂损伤"。右肘关节脱位，右腕关节骨折脱位（A）；手术行肘关节闭合复位，桡骨茎突骨折切开复位穿针结合外固定架固定（B）；术后6个月，肘关节、前臂活动明显受限（C）

▌ 参考文献

1. Odena IC. Bipolar fracture-dislocation of the forearm [J]. J Bone Joint Surg (Am), 1952, 34:968-976.

2. Bado JL. The Monteggia lesion [J]. Clin Orthop, 1967, 50:71-76.

3. Josefsson PO, Gentz CF, Johnell O, et al. Dislocation of the elbow and intraarticular fractures [J]. Clin Orthop, 1989, 246: 126-130.

4. Khurana JS, Kattapuram SV, Becker S, et al. Galeazzi injury with an associated fracture of the radial head [J].

Clin Orthop, 1988, 234:70.

5. Levin PD. Fracture of the radial head with dislocation of the distal radioulnar joint: Case report [J]. J Bone Joint Surg(Am), 1973, 55:837.

6. Mikic ZD. Galeazzi fracture-dislocations [J]. J Bone Joint Surg(Am), 1975, 57:1071-1080.

7. Mullan GB, Franklin A, Thomas NP. Adult Monteggia lesion with ipsilateral wrist injuries [J]. Injury, 1980, 12:413.

8. Reckling FW, Cordell LD. Unstable fracture-dislocations of the forearm: the Monteggia and Galeazzi lesions [J]. Arch Surg, 1968, 96: 999-1007.

9. Jupiter JB, Kour AK, Richards RR, et al. The floating radius in bipolar fracture-dislocation of the forearm [J]. J Orthop Trauma, 1994, 8(2): 99-106.

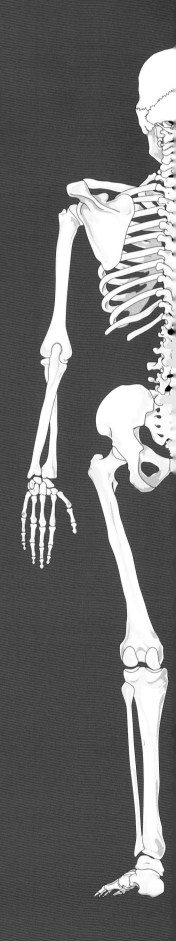

第 **三** 篇

肘关节及前臂功能障碍、畸形及特殊疾患

| 第16章 |

肘关节僵硬的治疗

查晔军　刘兴华

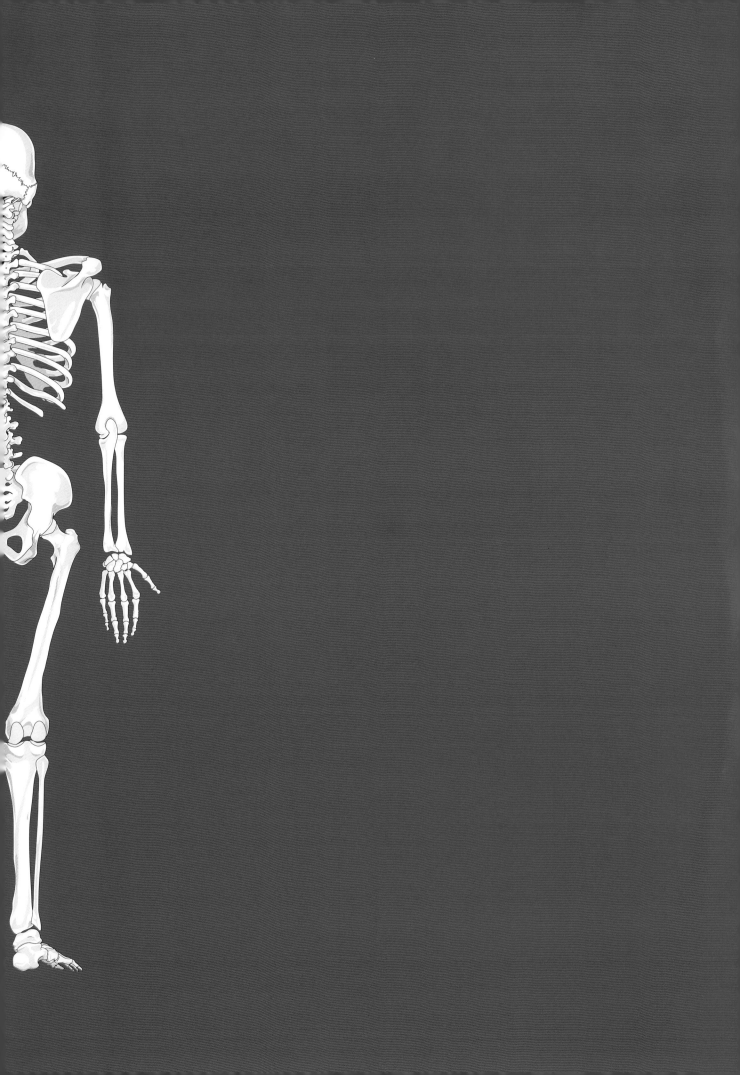

肘关节比其他关节更容易发生创伤后关节僵硬，具体原因尚不清楚，其复杂的解剖结构有一定作用：一个关节腔内包含3个相互匹配的关节。Morrey等认为完成90%日常活动的肘关节功能范围为屈伸100°（30°~130°）和前臂旋转100°（旋前、旋后各50°），不能达到该范围即可诊断肘关节僵硬（图16-1）。

创伤后数小时内，关节囊和血供丰富的肱肌（直接位于关节囊表面）出血。创伤后前几周，软组织水肿和早期瘢痕组织形成是僵硬的主要原因。若不进行活动，关节囊或韧带的瘢痕组织逐渐形成并增厚，肌肉或肌腱中挛缩的纤维化组织形成异位骨化。因而早期适量活动有助于防止肘关节僵硬。在肘关节僵硬的发展过程中，早期受损的内侧副韧带和外侧副韧带逐渐挛缩并骨化。

完善的病史、全面的体格检查和适当的影像学检查有助于对创伤后肘关节僵硬患者进行合理治疗。病史应包括对疼痛的主观描述、僵硬程度、感觉丧失或减退、肘关节挛缩开始出现和持续的时间、最初的受伤情况、既往的手术或非手术治疗过程，以及相关的神经损伤或感染。对肘关节僵硬患者进行详细的体格检查，包括：评估软组织情况，记录皮肤缺损或瘢痕情况，检查有无开放伤口和陈旧手术切口。检查所有的骨性标志或突起，明确有无触痛，并除外疼痛所致的活动受限。还要精确记录肘关节和前臂的主动和被动活动范围，并进行完整的血管神经、旋转稳定性和肌力等方面的评估，注意是否存在神经麻痹，其中尺神经最易受到损伤。通常使用Mayo肘关节评分系统对肘部及前臂功能进行量化。常规正位、侧位、斜位黑白片可发现引起肘关节挛缩的绝大多数骨关节因素，特别是判断骨关节解剖是否完整和关节周围是否存在异位骨化。CT扫描可评估残存关节面的匹配程度，以及关节周围异位骨化的确切部位与程度。

术前要仔细评估关节内和关节外因素，并判断目前的关节面情况和骨关节的匹配程度。绝大多数的肘关节僵硬患者都存在关节周围软组织挛缩、异位骨化，甚至骨关节不匹配等情况。非手术治疗适应证：①保留有正常的骨关节解剖；②轻度挛缩，病史不超过6个月；③没有异位骨化骨桥形成，活动范围在终点时有弹性，而没有骨性撞击等硬性阻挡。当非手术治疗失败后可选择手术治疗。病例选择和最佳术

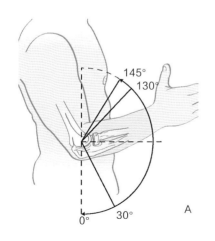 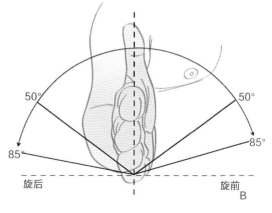

图16-1 Morrey认为肘关节功能范围为屈伸100°（30°~130°）（A）和前臂旋转100°（旋前、旋后各50°）（B）

式取决于：①肘关节僵硬类型；②对于关节内骨折坚强内固定后的患者，手术医师有无重建关节面解剖结构并恢复关节稳定性的能力；③术后康复过程中患者早期进行主、被动活动的能力。

一、肘关节异位骨化分级

关节周围异位骨化形成是肘关节创伤后的一个常见后遗症，表现为成熟的骨组织形成，替代了周围损伤的软组织，病因目前尚不清楚，可能是创伤后间质细胞或成纤维细胞在骨形态发生蛋白（BMP）存在的条件下分化增殖成成骨细胞。直接创伤及其程度是异位骨化最常见的原因，通常发生于水肿和充血的组织中。创伤后制动或神经源性肌肉挛缩引起活动逐渐受限，可促进异位骨化的形成。异位骨化通常出现于手术或神经系统损伤后2~3周，此时应采取积极措施避免关节活动逐步丧失。

Hastings和Graham基于功能受限情况，提出了肘关节异位骨化的X线与临床分型，具体见表16-1。

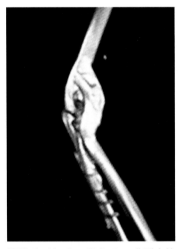

图16-2　Hastings和Graham分型中的Ⅲ型，骨桥形成，活动完全受限

表16-1　肘关节异位骨化分型（Hastings和Graham）

分型	X线和临床表现
Ⅰ型	出现异位骨化但没有功能限制
Ⅱ型	有异位骨化，且影响关节活动
－ⅡA	屈伸活动受限
－ⅡB	旋转活动受限
－ⅡC	屈伸和旋转活动均受限
Ⅲ型	任一平面上的关节强直（图16-2）。

二、肘关节僵硬分级

Morrey将创伤后肘关节僵硬分为内源性、外源性和混合性3种类型。

外源性僵硬：软组织的挛缩（前、后关节囊，以及韧带、关节周围肌肉）。其他外源性因素是异位骨化形成跨越关节的骨桥。

内源性僵硬：关节内骨折造成关节软骨破坏或关节面解剖异常，形成关节内粘连。

混合性僵硬：同时存在内源性和外源性僵硬。

根据笔者的临床经验，对于任何肘关节僵硬，绝大多数都是混合性僵硬，术前几乎都存在关节囊挛缩和关节内的粘连。外源性挛缩可导致关节内粘连或继发骨关节炎，而内源性挛缩总是伴有外源性挛缩。而异位骨化和骨关节的解剖状态可以影响预后和手术方式。

按Morrey等提出的肘部僵硬标准，根据僵硬程度将肘关节僵硬分为：极重度（≤30°）、重度（31°~60°）、中度（61°~90°）、轻度（≥90°）。

三、肘关节镜下松解

肘关节镜已逐渐应用于肘关节僵硬的治疗，通过肘关节镜，可进行关节囊松解，切除滑膜、骨赘，进行骨折内固定，切除桡骨头等。但手术难度较高，必须有丰富的经验以保证手术安全进行。关节松解包括切除滑膜、清理鹰嘴及冠状突尖的所有骨赘、切除桡骨头和鹰嘴窝开窗术。不推荐在严重纤维化或挛缩的病例中进行肘关节镜手术，因为在肘关节纤维化时关节腔容量及顺应性减小，可能增加关节镜进入时血管神经损伤的风险；另外，创伤后的肘关节可能会导致骨性标志改变，很难选择关节镜的通道。手术中磨钻清理骨赘造成的骨屑若没有彻底冲洗排出，可能反而造成更严重的骨化和僵硬（图16-3）。肘关节僵硬时关节囊的容积从25ml减少至6ml，血管神经损伤的潜在风险很高，特别是尺神经和桡神经深支。Jones和Savoie报道了12例患者，通过肘关节镜进行近端关节囊的松解和鹰嘴窝的清理，术前平均伸肘受限38°，术后改善至3°，而屈肘则自术前106°改善至术后138°，其中1例并发永久性骨间背侧神经麻痹。Haapaniemi等报道了1例57岁女性创伤后肘关节僵硬行肘关节镜下松解时切断了正中神经和桡神经。作者认为，对肘关节挛缩有选择

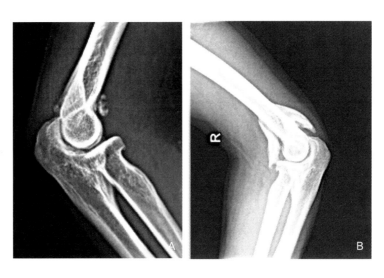

图16-3 患者，38岁，术前肘关节轻度屈伸受限，肘关节镜术后出现前后方严重骨化（A和B）

地进行关节镜下关节囊松解是一种比较好的治疗方法，但是肘关节镜下松解技术上要求较高，需要一定的学习曲线和实际经验。

四、切开松解手术

绝大多数肘关节僵硬患者需要切开松解，特别是异位骨化较重者。术前要考虑患者的需要、期望和参与，肘关节僵硬的病因和临床评估，以及术者的手术技能。根据患者改善肘关节功能的需求和不产生高风险并发症的期望值来确定手术的指征。术前术者必须根据损伤的复杂程度，向患者解释可能获得的活动范围和可能出现的并发症。手术指征是：活动范围受限不能满足患者的特殊需求（如职业、专业或娱乐活动），或保守治疗失败后6~8个月。

切开松解手术时，很少单纯行关节囊切除术，一般还需同时切除异位骨化。异位骨化引起骨性撞击时，可伴有对侧关节囊的挛缩，手术时需考虑同时进行肘关节前、后侧松解。对于伴有关节面不匹配的肘关节僵硬，手术难度很高。手术时要同时解决关节内的粘连、不匹配或畸形愈合，在这种情况下，术者在手术时处理这些复杂情况的经验很重要。

手术的一般原则是：去除所有挛缩的组织和关节内畸形以及骨性阻挡，以获得肘关节活动；保留内侧副韧带的前束和外侧副韧带的后束，以维持肘关节的稳定性；避免损伤神经血管。骨化严重的患者，可采用术前单次大剂量放疗、术后口服吲哚美辛预防骨化复发。

有许多入路可用于挛缩松解，如后正中切口、内侧切口、外侧切口或内外侧联合切口。而相关因素如陈旧瘢痕、皮肤柔韧性、关节内病变的位置等有助于决定采取何种手术入路或者联合入路。后方入路是肘部通用入路，可同时处理前后内外各个方向，缺点是需要广泛剥离，术后锻炼时切口所受张力较大，可出现皮下血肿、皮肤坏死等。而其他单一入路显露局限，常无法广泛显露病变并彻底松解，需联合应用。笔者曾对肘松解时采用的后正中入路和内外侧联合入路进行了对比研究，发现两种手术入路均可进行有效松解，获得明显功能改善，但内外侧联合入路可避免后正中入路的切口并发症，如血肿、切口裂开等（图16-4）。无论是后正中入路还是内外侧联合入路，需处理的结构和采用的肌间隙基本是一致的，只不过后正中入路皮瓣剥离的范围更广。

后内侧的处理。Wada等认为增厚和瘢痕化的内侧副韧带后束是引起创伤后肘关节屈曲挛缩的重要因素。因而，如果肘关节屈曲受限，可取肘关节后内侧切口，或后正中切口向内侧游离皮瓣，游离尺神经后，切除内侧副韧带后束和后侧关节囊内

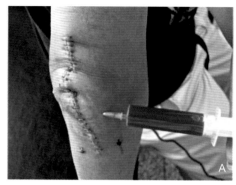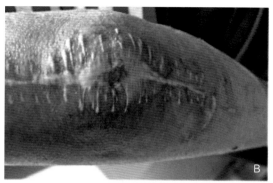

图16-4 切口并发症:血肿形成(A);伤口裂开(B)

侧半,可改善屈肘。若存在伸肘受限时,从肱骨远端后侧面游离肱三头肌,完全切除鹰嘴窝中的纤维组织,修整鹰嘴尖以便和鹰嘴窝相互匹配。绝大多数肘关节僵硬的患者需要处理肘内侧,特别是对于有尺神经病变或异位骨化位于肘关节后内侧的创伤后肘关节僵硬患者。术中应仔细保护尺神经,尺神经游离后前置于皮下或肌下。

前外侧的处理。取外侧切口或后方切口向外侧游离皮瓣,经外侧柱入路并逐层切开。通常可在两个间隙分别处理前外侧和后外侧。从外侧柱近端开始进行深层显露,将肱肌向前方牵开,显露肱骨前方。继续向远端沿桡侧腕长伸肌和桡侧腕短伸肌之间切开。桡侧腕长伸肌在此处为肌性,而桡侧腕短伸肌为腱性,表面覆有一薄层白色筋膜,可以此相鉴别。此入路的优点是可避免术后肘关节不稳定,而缺点是存在损伤桡神经深支(骨间背侧神经)和桡侧腕短伸肌肌支的风险。桡侧腕短伸肌肌支起自桡神经深支外侧、肱桡关节近侧。使用Hohman拉钩将肱肌和桡侧腕长伸肌自肱骨远端和前关节囊牵开。关节囊常增厚、挛缩,并与肱骨粘连。从肱骨、冠状突和桡骨头附着处切除前侧关节囊,注意保护环状韧带。建议切除关节囊而不是切开关节囊,以避免挛缩复发,通过这一切口可完整切除前关节囊。

后外侧的处理。如果需要显露肱桡关节后方、肱尺关节后外侧和上尺桡关节间隙,可沿肘肌和肱三头肌间隙进入。显露并保护外侧副韧带复合体和伸肌腱起点。此时可切除上尺桡关节骨桥、后外侧关节囊、肱尺关节外侧半骨性撞击。

为维持术中获得的关节活动度,术后治疗是必不可少的。术后治疗包括:在关节前部和后部分别放置一根引流管,用绷带保持肘关节于完全伸直位,抬高上臂,使肘关节高于肩关节,持续24小时;术后在腋路置管持续臂丛神经阻滞镇痛前,要检查神经功能,尤其是尺神经状态;手术第二天,即可开始全范围的持续被动活动,早期活动可减少液体在关节周围软组织中的积聚;在持续被动功能锻炼时去除绷带,保持一个简单的弹性套,以防止水肿对皮肤及切口的应力;2～3天后停止阻滞镇痛;术后6周内口服吲哚美辛预防异位骨化,吲哚美辛还有助于减少在康复过程中关节和软组织的炎症反应。

典型病例,具体见图16-5～16-12。

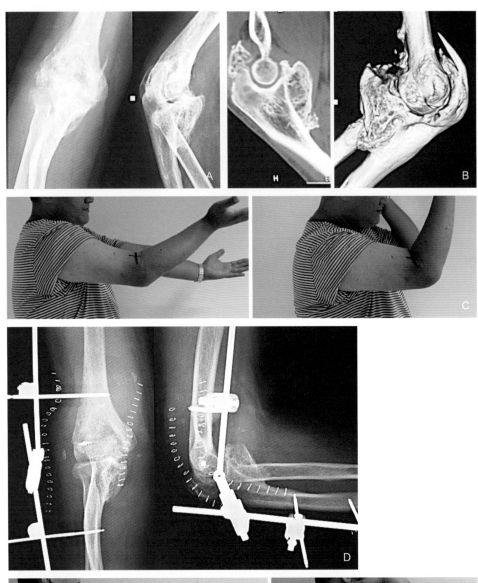

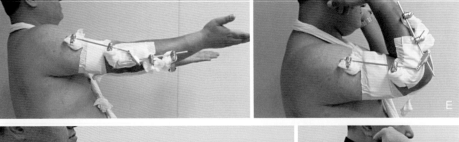

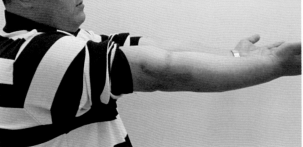

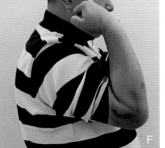

图16-5 患者男性，30岁，肘关节僵硬患者，无手术史。黑白片和CT显示严重异位骨化（A和B）；术前仅有很小的屈伸活动度（C）；术后黑白片显示通过内外侧双切口进行松解，外侧韧带修复，外固定架保护（D）；术后即可开始功能锻炼，获得较好的恢复（E）；1年后随访功能恢复满意（F）

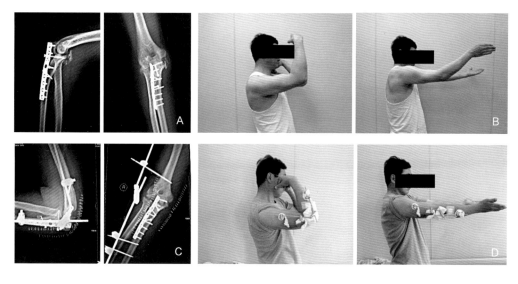

图16-6 患者男性，46岁，尺骨近端骨折致肘关节僵硬。术前（A和B）；松解术后，以外固定架保护，屈伸功能恢复良好（C和D）

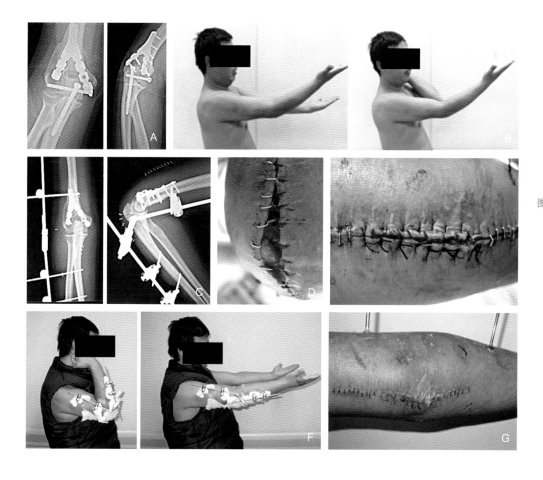

图16-7 患者男性，38岁，肱骨髁间骨折术后半年，肘关节完全僵硬，无屈伸活动。术前黑白片（A）；术前功能活动度（B）；松解术后黑白片，以外固定架保护（C）；术后3天伤口裂开（D）；局麻后缝合伤口（E）；2个月复查功能恢复良好（F）；伤口愈合良好（G）

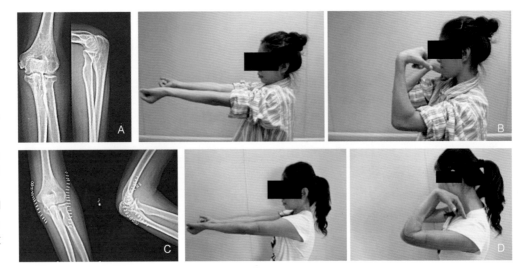

图16-8 患者女性，26岁，肘关节外伤后9个月，屈肘受限。术前黑白片（A）；术前体位像，屈肘90°，伸肘0°（B）；通过内外侧切口松解（C）；肘关节屈肘完全改善（D）

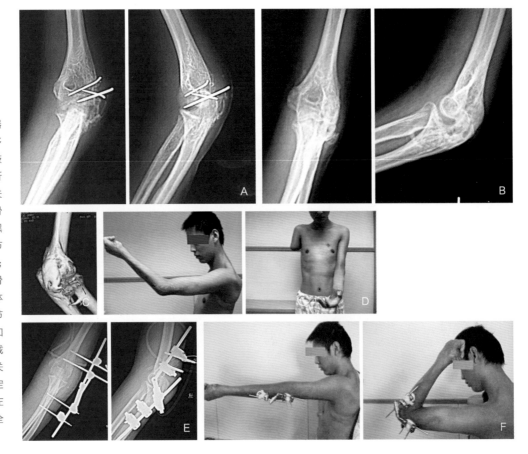

图16-9 患者男性，机器绞伤致双上肢多发损伤，右上肢截肢，左肘骨折脱位，术后肘关节僵直。左肘骨折术后（A）；黑白片示肘关节骨桥形成（B）；CT提示肘关节骨桥形成（C）；体位像可见肘关节僵直，无屈伸和旋转，右上肢截肢（D）；肘关节松解+外固定架保护（E）；左肘屈伸功能完全恢复（F）

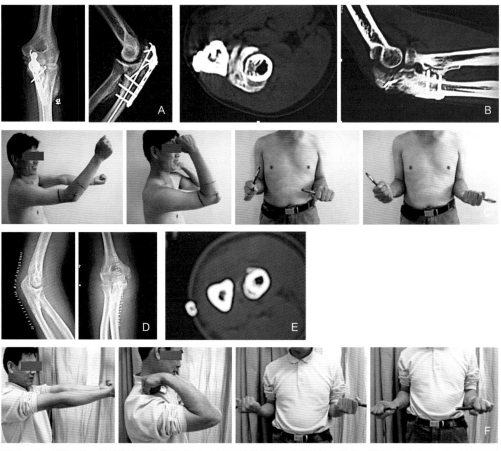

图16-10 患者男性，尺骨鹰嘴骨折术后8个月，肘关节屈伸和前臂旋转均受限明显。鹰嘴骨折术后8个月，异位骨化形成（A）；CT可见上尺桡关节间隙大量异位骨化，鹰嘴钢板螺钉影响桡骨旋转（B）；术前体位像，可见肘关节屈伸和前臂旋转明显受限（C）；松解术后黑白片（D）；CT证实上尺桡关节间隙骨化基本切除（E）；术后随访，肘关节屈伸和前臂旋转完全恢复正常（F）

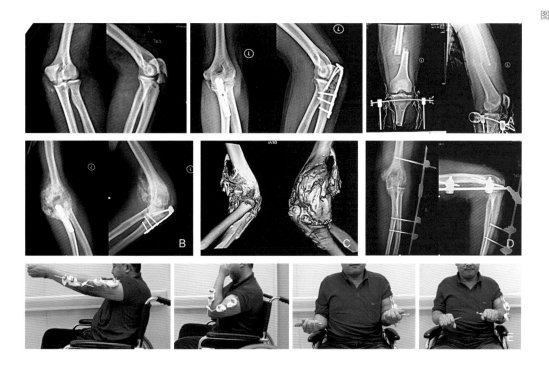

图16-11 患者男性，35岁，车祸致多发创伤，左尺骨鹰嘴骨折切开复位内固定，左下肢截肢术后，股骨干牵引治疗。伤后7个月，肘关节僵直来我院就诊。受伤时及术后黑白片（A）；黑白片和CT可见大量异位骨化形成（B和C）；彻底松解，外固定架保护（D）；术后2个月随访，肘关节屈伸和前臂旋转完全恢复正常（E）

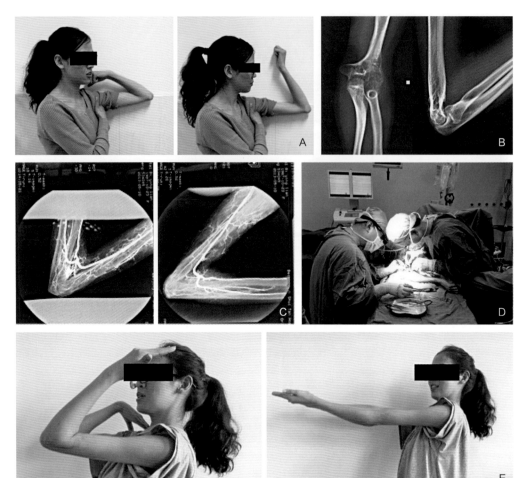

图16-12　患者女性，25岁，16年前肱骨髁上骨折，保守治疗，现伸肘受限明显。术前体位像，可见屈肘135°，伸肘120°（A）；术前黑白片（B）；术前造影，明确血管情况（C）；松解术中，发生肱动脉断裂，取同侧贵要静脉修复肱动脉（D）；术后4个月功能活动，伸肘改善明显（E）

五、骨结构异常的肘关节松解

对于骨结构异常的肘关节僵硬患者，需于松解的同时解决骨折不愈合或畸形愈合的问题。典型病例见图16-13～16-17。

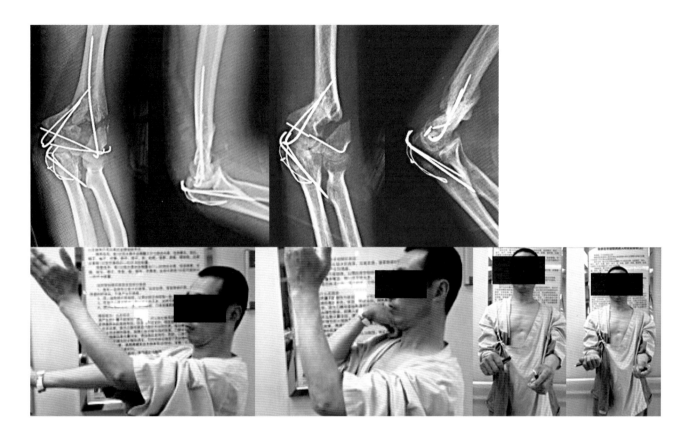

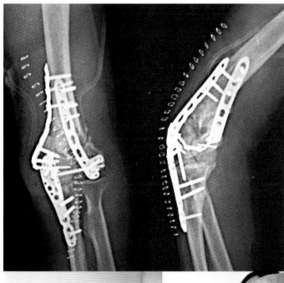

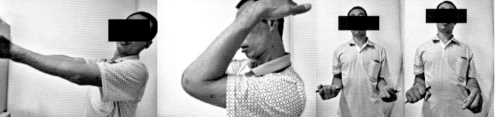

图16-13 肱骨远端骨折术后骨折不愈合患者，行骨折重新切开复位内固定，自体髂骨取骨植骨，同时行关节松解，术后患者骨折愈合，关节功能恢复良好

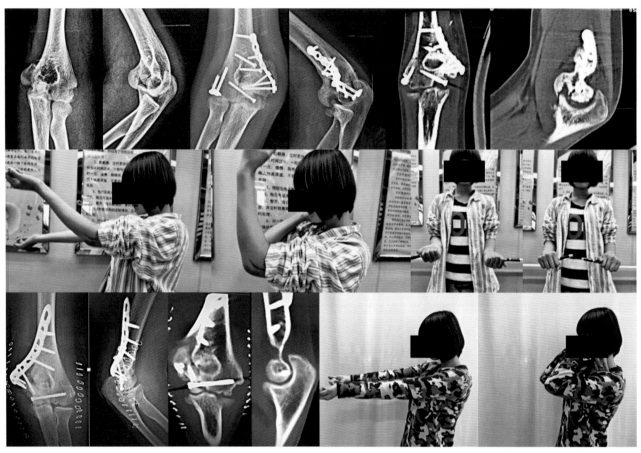

图16-14 肱骨远端骨折术后骨折畸形愈合患者，行骨折重新切开复位内固定的同时行关节松解，术后患者骨折愈
　　　　合，关节功能恢复良好

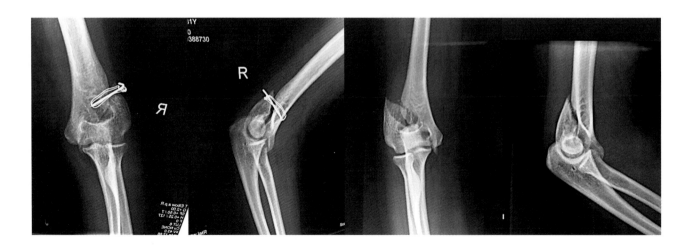

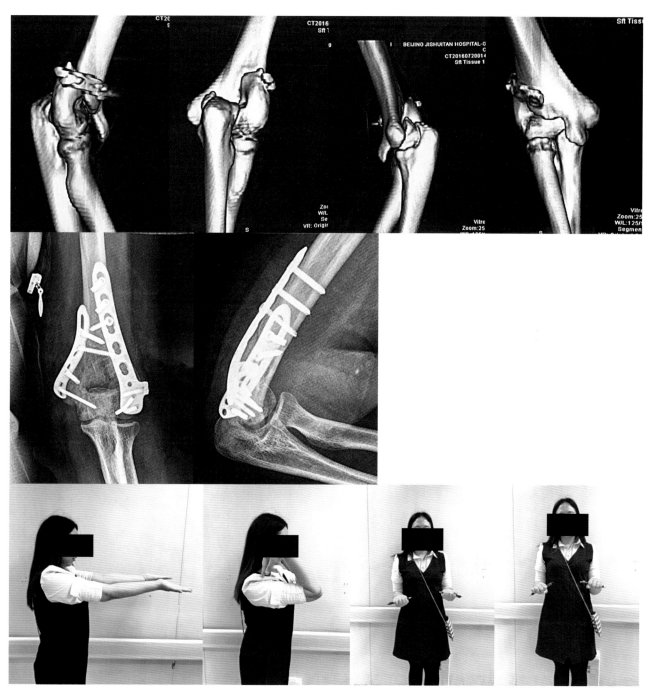

图16-15　骨折复位固定欠佳，骨折不愈合患者，于重新骨折复位固定同时行肘关节松解，效果良好

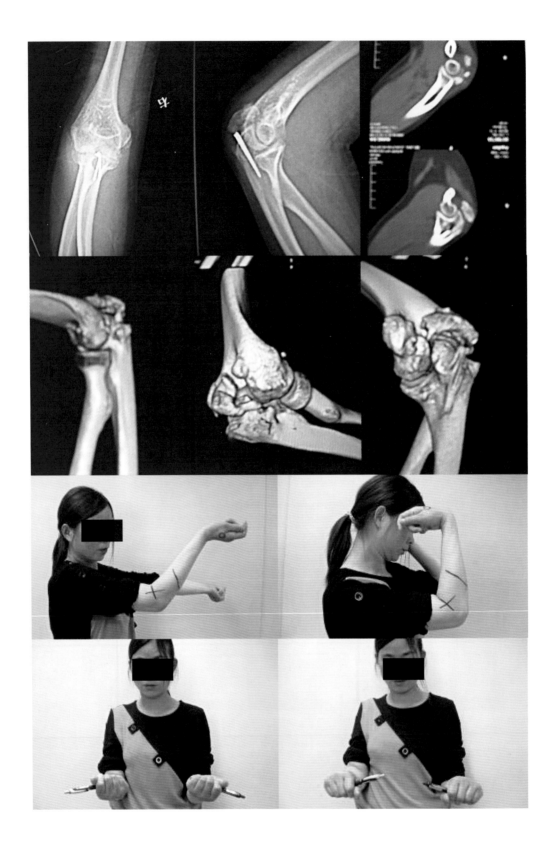

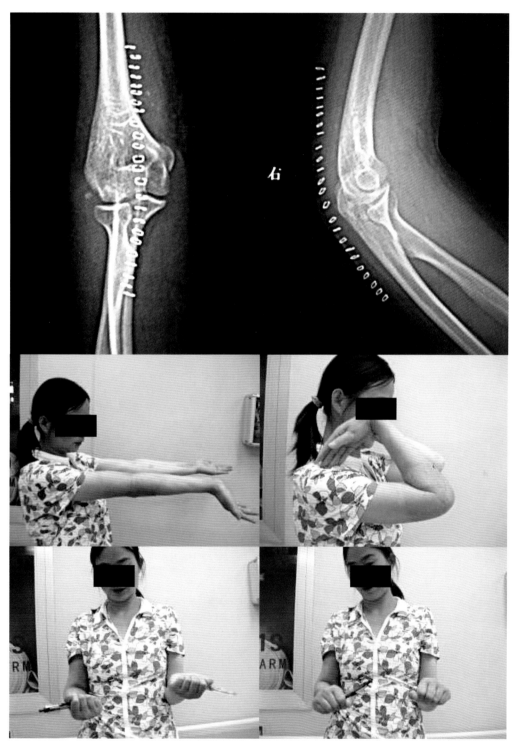

图16-16　对于肱三头肌肌腱修复失败同时合并肘关节僵硬患者，可以在修复肌腱的同时行关节松解

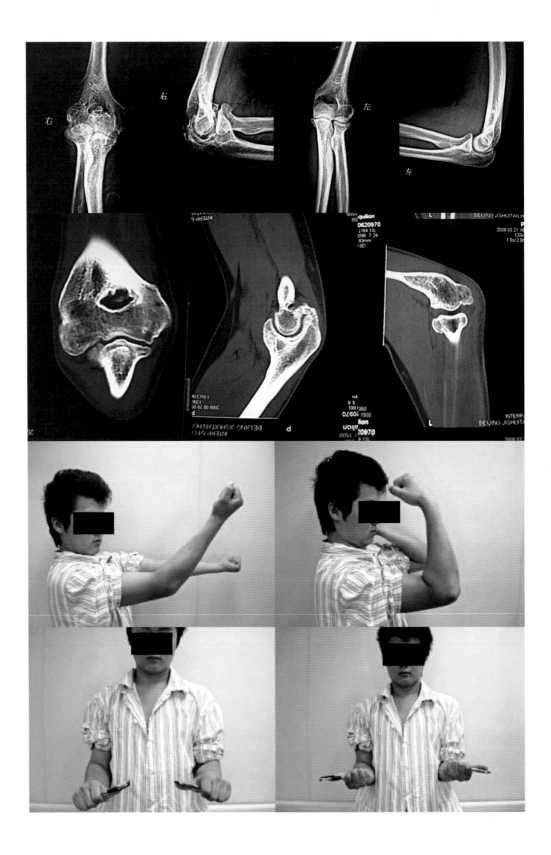

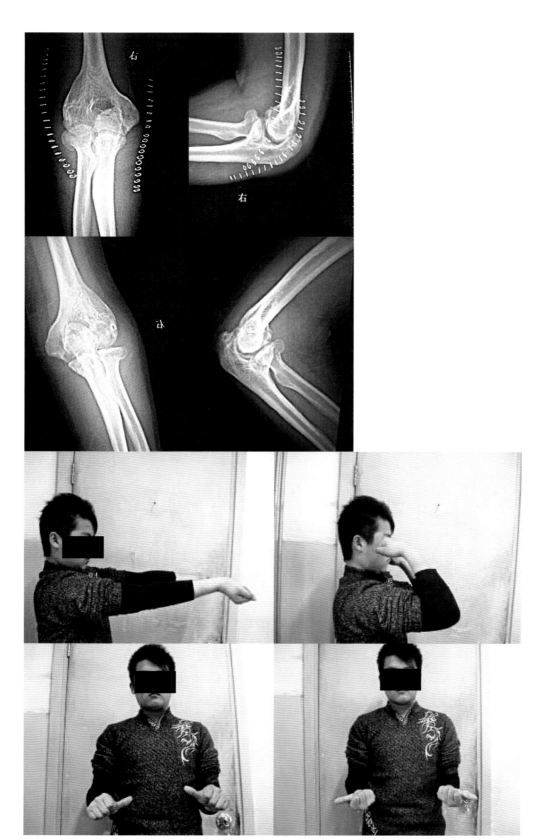

图16-17　对于有些关节本身结构异常者，亦可以考虑行关节松解。本例为一年幼时有外伤史的患者，考虑为创伤后骨性关节炎，松解后效果良好

六、间隔式肘关节成形术

　　间隔式关节成形术是一种明确的手术方式：适用于关节面严重损坏的年轻和成人患者，若不能恢复关节面解剖，可采取间隔式关节成形术。在这种情况下，必须重塑关节面；因此，可使用自体或异体软组织作为间隔物以代替缺损的软骨。Morrey等建议，因关节骨折造成50%的软骨缺损和关节不匹配时，首选间隔式关节成形术。间隔式关节成形术也是治疗年轻患者持续性脱位或半脱位切实可行的手术方法，此时往往累及骨和韧带结构，常伴有关节软骨退变或关节骨量丢失。

　　可作为间隔的组织包括自体组织和异体组织。其中，自体组织包括：①阔筋膜移植：从近至远，取大腿外侧8cm×20cm大小的阔筋膜；②真皮移植，Morrey建议于腹股沟区取一椭圆形区域，先锐性去除表面皮肤，再切取下方真皮作为间隔物。异体组织包括：异体跟腱移植（Morrey技术），用来覆盖肱骨远端，若韧带功能不全，可使用跟腱剩余的部分重建一条或两条韧带。

　　肘关节间隔式关节成形术的治疗理念为：广泛显露，处理严重损伤的关节内和关节外组织；肱骨远端和尺骨关节面截骨成形和再塑形，形成一个相对匹配、类似解剖结构的新关节；以异体或自体筋膜或真皮等组织作为间隔；修复内外侧副韧带，并应用铰链式肘关节外固定架保护。

　　可采用后正中入路或内外侧联合入路对肘关节周围进行深层显露。游离、松解并保护尺神经。从肱骨前方分离前关节囊和肱肌，自肱骨后侧和外侧柱分离后关节囊、肱三头肌和肘肌，保留肱三头肌肌腱的鹰嘴附丽。去除肌肉和肱骨之间的任何粘连，切除前、后关节囊。将外侧副韧带复合体和伸肌总腱作为一个整体进行游离。尽量保留内侧副韧带前束，以内侧的尺侧副韧带和屈肌肌腱附着部作为铰链，极度旋后前臂，脱位并显露肘关节。切除骨赘、畸形骨片和纤维碎片，以磨钻重塑肱骨远端。去除关节软骨后，加深加宽滑车，使其表面平滑圆润。必须切除任何影响关节运动的异常骨块。这样，既保持了滑车形状，又维持了肱尺关节的骨性稳定。只有桡骨头畸形愈合或不愈合限制旋前、旋后运动时才考虑切除桡骨头，桡骨头的存在可增加内外侧稳定性。必须注意不要去除过多滑车和肱骨小头骨质，以免关节不稳定。最大厚度的移植物可能会降低肱尺关节间的骨性匹配。用移植物覆盖肱骨远端，如有必要还需覆盖鹰嘴滑车切迹；沿内、外上髁嵴钻数个小孔，通过小孔将移植物缝合固定。笔者目前喜欢取自体真皮做间隔物，行真皮间隔式关节成形术，典型病例见图16-18。手术结束时，外上髁钻孔，通过骨孔将外侧副韧带和伸肌总腱复合体缝合固定于骨上。如果侧副韧带缺损，可使用剩余的移植物进行重建。常需使用铰链式外固定架：铰链式外固定架固定可维持关节稳定性，有利于术后自主运动时软组织的充分愈合，而且也可以牵开关节间隙（在整个关节运动中至少

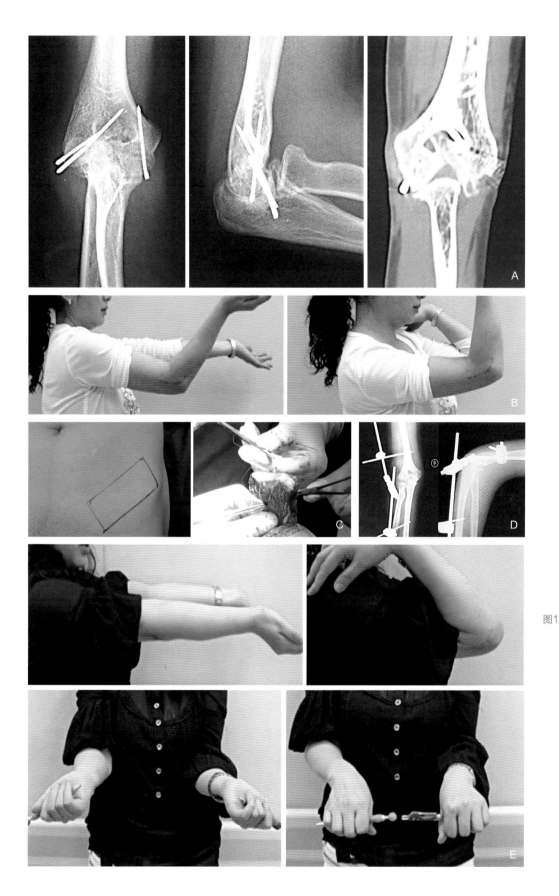

图16-18 患者女性，33岁，右肘外伤术后6个月明显疼痛，活动受限入院。黑白片和CT显示关节面严重破坏（A）；术前活动受限（B）；取腹部真皮行间隔肘关节成形术（C）；术后使用外固定架保护（D）；术后1年随访，活动度良好（E）

3mm）以保护间隔物。

持续臂丛神经阻滞镇痛允许术后肘关节进行早期活动。建议进行早期主动活动，不允许治疗师强力被动伸展。6～8周后拆除铰链式外固定架，检查肘关节活动度和稳定性。应使用肘关节支具保护主、被动活动。必要时可延长外固定架使用时间。

七、肘关节铰链式外固定架应用技巧

肘关节的屈伸旋转中心为锥形变化，但变化很小，近似于一个铰链关节（图16-19A），因此可使用铰链式外固定架。术后应用铰链式外固定架辅助手术治疗创伤后肘关节僵硬，能提高手术后肘关节侧方稳定性，使韧带在无张力下获得修复，并可保证肘关节进行早期功能锻炼，在动静结合下促进肘关节功能的康复。在肘关节康复过程中，使用铰链式外固定架可使肘部固定于最大屈伸位置，可保证固定的时间，防止僵硬复发，也保证了松解和修复的组织在无张力的环境中愈合。对于原始有一定的关节面退变或破坏的患者，还可以通过外固定架做一定的撑开，从而允许关节面的瘢痕修复，避免后期出现疼痛和退变。

可选择多种肘关节铰链式外固定架。我院曾使用Orthofix可活动的铰链式外固定架，并取得了良好的效果。但由于该类型固定架沉重而不舒服，不为患者所接受，并没有广泛应用。目前笔者常用的外固定架为梅奥医学中心的Morrey教授等设计的Stryker DJD II（dynamic Joint distractor II）可活动的铰链式外固定架。在手术前要做好准备，扩大消毒范围，并使用台上无菌止血带，操作时在侧方桌上进行。

1.
旋转中心定位轴的放置

笔者认为该步骤是铰链式外固定架操作最重要的一步，只有精确的定位，才能最小化对肘关节活动的限制，如果旋转中心定位不当，可增加肘关节的应力，甚至可能影响肘关节的活动。一般可采用两种方法。①在C型臂X线透视下摆出肘关节真正的侧位，此时肱骨小头、滑车和滑车间沟三个圆心为同一个点，另外还有一种判断方法，即认为在肘关节真正侧位时肱骨内上髁向上延伸部分的距离占肱骨前后皮质的27%（图16-19B）。经皮操作，用一枚直径3.0mm的定位针自外向内穿过肘关节旋转中心，在侧位上定位针要呈一个点与圆心重叠（图16-19C）。②如果松解手术为内、外侧入路，则可直视下定位旋转中心，外侧位于外侧副韧带的起点处，有一突起结节，为肱骨小头圆弧的中心，内侧则为内上髁的前下方，为滑车的圆弧中心（图16-19D），安装C型定位导向器（图16-19E），打入定位针，透视下同样要求与圆心呈一个点，不穿透内侧皮质以避免损伤尺神经。两者相比较，笔者更喜欢第一种方法，因为定位相对更准确，而且避免了骨性结构异常时的误差，还可以在关闭伤口后再进行操作，减少了手术暴露的时间和术中出血。

2. 安装外固定架

将外固定架上的中心孔套入打好的定位轴上，该外固定架有长短两种构型。短型的外固定架需要将固定针打在肱骨髁上部位和尺骨近端，可避免引起尺骨骨折和旋转受限等；但稳定性相对较差，且肱骨上两枚固定针均位于髁上部位，增加了桡神经损伤的风险（图16-19F）。一般认为，若将内外上髁间距设为D，则桡神经位于外上髁1.4D处，在该范围内是安全的（图16-19G），显然在这么小的范围内打入两枚Schanz针的难度更大，桡神经损伤风险也更大。笔者相对更喜欢长型外固定架，因其可将肱骨侧外固定针打在桡神经沟的上下方，远端在髁上部位，近端在三角肌止点处，范围更大，减少了桡神经损伤的风险；另外，外固定针在肱骨和尺骨上可固定的范围更大，可避开肘关节周围的内固定物进行固定，适应范围更广，稳定性也相对更好（图16-19H）；但对于一些较肥胖的患者，肱骨近端的外固定针可能因为针道较小，皮肤别着固定针，影响肩关节外旋，从而影响功能训练。临床上就出现过一例这种情况，采取术后局麻下将针道切大从而解决了该问题，因此术中操作时要仔细检查有无该情况发生。

3. 外固定针的置入

笔者更喜欢采用横切口，可避免旋转时皮肤的影响，打入时要用等距模块，并用套袖保护，这样可以保证肘关节所受应力最小。①肱骨侧：如中心轴定位准确，外固定杆应沿着肱骨干的前缘（图16-19I），先打近端位于三角肌止点处，用等距模块和套袖保护垂直肘关节屈伸平面打入一枚4mm Schanz针，再在髁上部位1.4D以内用等距模块打入一枚。无应力下连接可保证旋转中心无变化。②尺骨侧：同样采用横切口，用等距模块打入两枚3mm Schanz针（图16-19J），尽可能靠近近端，可避免旋转受限，若尺骨近端存在内固定物，则可略偏远端，避开内固定物，操作时要尽量小心，垂直肘关节屈伸平面，一次性打入尺骨的中点，禁忌同一部位反复操作，若没有把握，尽量切开显露尺骨干，避免医源性尺骨骨折，然后在透视下检查并调节固定针的长度。

4.
连接固定

用针杆夹钳连接外固定架，尽量做到无应力，尽可能贴近肢体以增加稳定性。检查肘关节屈伸活动度，如屈肘时外固定架摩擦皮肤，需进行距离的调整；若旋转时针道影响活动，则需将针道切大后再缝合，避免影响旋转。安装完成后，伸直位肘关节有一定程度的携带角，屈伸无受限及应力，透视下证实屈伸过程中肘关节始终处于良好的同心圆复位，无应力性半脱位等情况，再拔除定位轴。根据具体情况，决定是否进行关节的牵开（图16-19）。

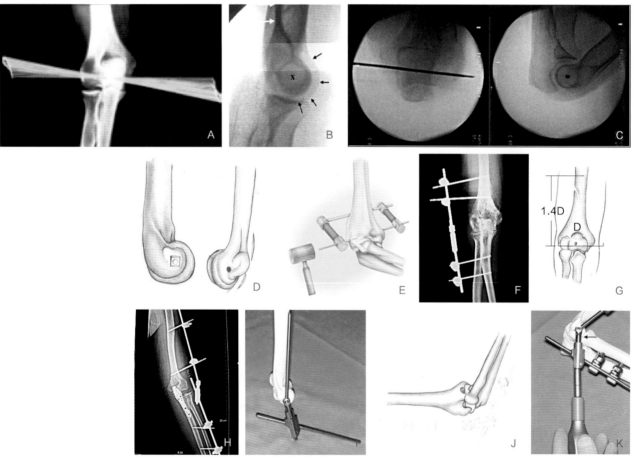

图16-19 肘关节旋转中心随着屈伸活动有轻微的变化（A）；一般认为在肘关节真正侧位时肱骨内上髁向上延伸部分的距离占肱骨前后皮质的27%（如白箭头所示），而"X"则为旋转中心，位于肱骨小头圆弧的中心（如黑箭头所示）（B）；定位导针在侧位上应为一个点，与旋转中心重叠（C）；内外侧旋转轴的解剖定位（D）使用C型导向器定位（E）；短型外架（F）；1.4D内为安全区（G）；长型外固定架，肱骨侧可位于桡神经沟上下方，且范围更大，可避开原有的内固定物（H）；外固定架杆应平行于肱骨干前缘（I）；使用等距模块可以避免连接时的应力（J）；关节牵开作用（K）

参考文献

1. Guo Q, He D, Sun N, et al. Retrospective analysis of 553 patients with posttraumatic elbow stiffness[J]. Zhonghua WaiKe ZaZhi. 2015, 53(2): 85-89.

2. Morrey BF. The posttraumatic stiff elbow[J]. Clin Orthop Relat Res. 2005, (431): 26-35.

3. Jupiter JB, O'Driscoll SW, Cohen MS. The assessment and management of the stiff elbow[J]. Instr Course Lect. 2003, 52: 93-111.

4. Park MJ, Kim HG, Lee JY. Surgical treatment of post-traumatic stiffness of the elbow[J]. J Bone Joint Surg Br. 2004, 86(8): 1158-1162.

5. Koh KH, Lim TK, Lee HI, Park MJ. Surgical treatment of elbow stiffness caused by post-traumatic heterotopic ossification[J]. J Shoulder Elbow Surg. 2013, 22(8): 1128-1134.

6. Veltman ES, Doornberg JN, Eygendaal D, et al. Static progressive versus dynamic splinting for posttraumatic elbow stiffness: a systematic review of 232 patients[J]. Arch Orthop Trauma Surg. 2015, 135(5): 613-617.

7. Everding NG, Maschke SD, Hoyen HA, et al. Prevention and treatment of elbow stiffness: a 5-year update[J]. J Hand Surg Am. 2013, 38(12): 2496-2507.

8. Attum B, Obremskey W. Posttraumatic Elbow Stiffness: A Critical Analysis Review[J]. JBJS Rev. 2016, 4(9).

9. Giannicola G, Bullitta G, Polimanti D, et al. Factors affecting choice of open surgical techniques in elbow stiffness[J]. Musculoskelet Surg. 2014, 98 Suppl 1: 77-85.

10. Ball CM, Meunier M, Galatz LM, et al. Arthroscopic treatment of post-traumatic elbow contracture[J]. J Shoulder Elbow Surg. 2002, 11(6): 624-629.

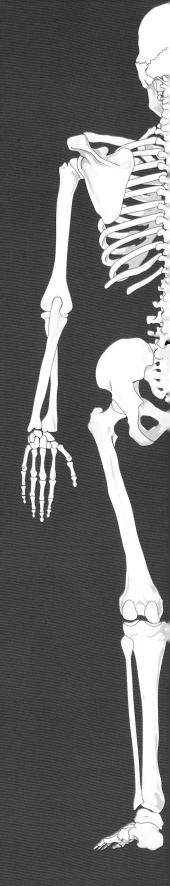

| 第17章 |

肘关节非骨性
不稳定

刘兴华

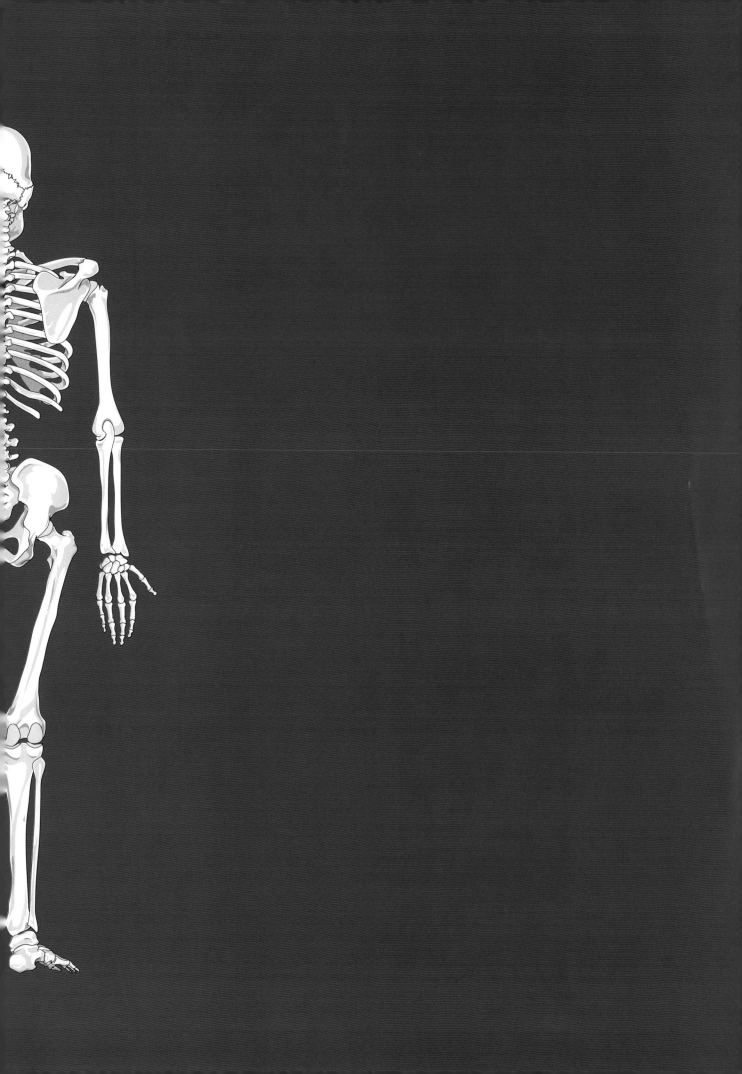

肘 关节稳定性主要来源于骨性部分，有学者提出四柱理论，图17-1为其示
意图。

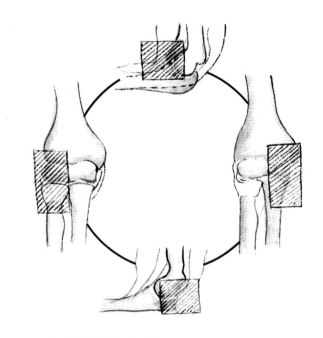

图17-1 肘关节稳定性的四柱理论

图17-2为主要抗外翻应力的稳定结构内侧韧带复合体示意图，内侧韧带复合体
最主要的部分为前束。

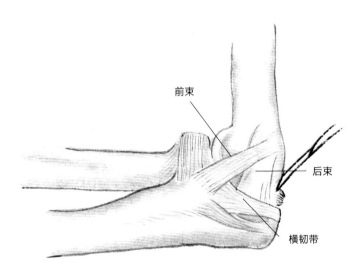

图17-2 内侧韧带复合体示意图

图17-3为主要抗内翻应力的稳定结构外侧韧带复合体示意图，外侧韧带复合体最主要的部分为外侧尺骨副韧带。

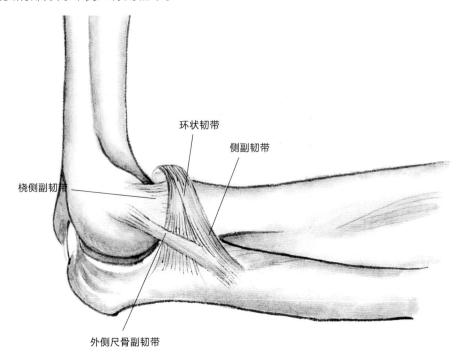

环状韧带

侧副韧带

桡侧副韧带

外侧尺骨副韧带

图17-3 外侧韧带复合体示意图

一、肘关节脱位

肘关节脱位是一种后外侧旋转不稳定损伤，其损伤机制一般认为是肩外展位伸肘受伤（肘关节于外翻位受到旋后及轴向应力），如图17-4所示。

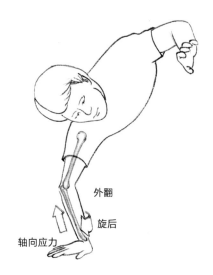

外翻

旋后

轴向应力

图17-4 肘关节脱位损伤机制

有学者提出Horii环理论，指出肘关节脱位受伤结构依次为：外侧尺骨副韧带、前后关节囊、内侧副韧带（图17-5）。

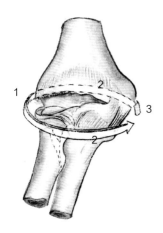

图17-5　Horii 环。1—外侧尺骨副韧带；2—前后关节囊；3—内侧副韧带

肘关节脱位分为三期，如图17-6所示。一期为后外侧旋转不稳定，外侧副韧带损伤，肘关节于外翻位受到旋后以及轴向应力，桡骨头向后移位。二期为Perched损伤，冠状突与肱骨远端嵌压。三期为肘关节脱位。

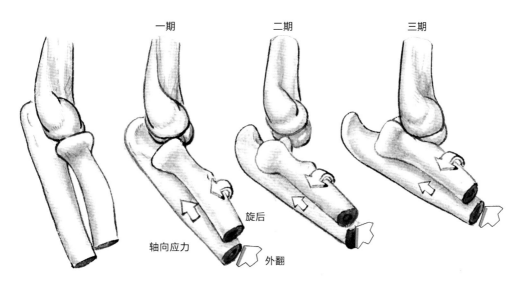

图17-6　肘关节脱位分期

肘关节脱位治疗远期效果：简单肘关节脱位后约一半患者可以得到优良的效果，关节活动度完全恢复，肌肉力量恢复正常，无痛，关节稳定；约1/3患者恢复良好，关节屈或伸丧失不超过15°，轻度不适，关节稳定；另外约15%患者效果可或差，有其他并发症。由此可见，肘关节内外侧副韧带有很强的自愈能力，一般无须修补重

建。肘关节骨折脱位时一般不必修复内侧副韧带。只有在修复骨折和外侧副韧带后肘关节仍不稳定时，才考虑修复内侧副韧带。通过内侧副韧带和旋前屈肌群的修复来增加肘关节的稳定性。

图17-7为外侧副韧带经骨修复方法示意图。于肱骨远端活动轴上穿孔，经骨隧道与近端两骨孔相连（A）；连续锁定缝合，缝线拉紧时可关闭桡侧副韧带和外侧尺骨副韧带之间间隙（B和C）；伸肌总腱和肘肌筋膜间隙连续锁定缝合（D和E）缝线经过骨隧道于肱骨远端打结固定（F）

过分强调了内侧副韧带的重要性，单纯修复内侧副韧带不可取。下面病例可见单纯修复内侧副韧带以后，关节稳定性并没有得到很好的恢复（图17-8）。

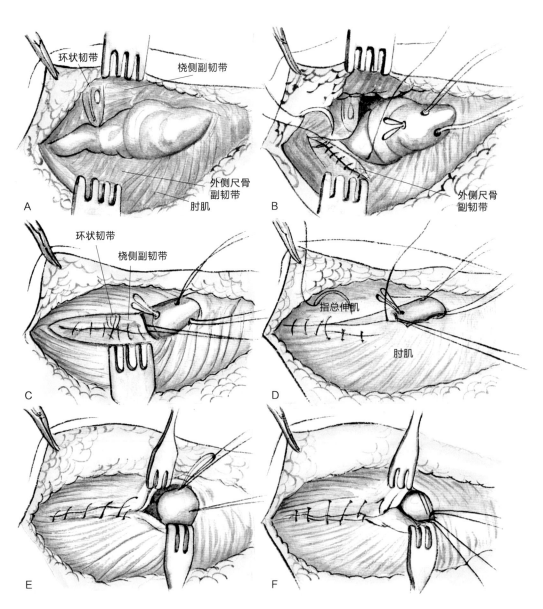

图17-7　外侧副韧带经骨
　　　　　修复方法示意图

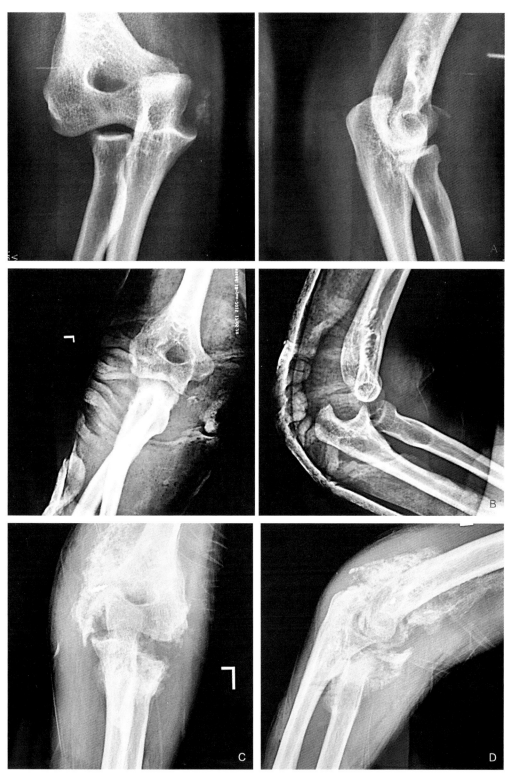

图17-8　单纯修复内侧副韧带。原始损伤（A）；施行复位以后（B）；单纯修复内侧副韧带后，关节稳定性没有得到
　　　很好的恢复（C）

二、肘关节外翻不稳定

肘关节外翻不稳定，主要的不稳定结构为内侧副韧带前束。主要的检查方法为活动外翻试验，如图17-9所示，于外翻应力下屈伸肘关节会出现痛区。

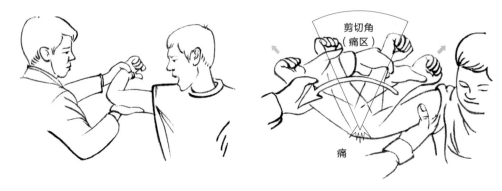

图17-9　活动外翻试验

一般内侧副韧带重建可以考虑采用图17-10所示的类似方法：于尺骨近端高耸结节穿骨隧道，并于肱骨远端内上髁前下及内侧嵴前后方穿骨隧道，以半腱肌或掌长肌腱重建内侧副韧带。

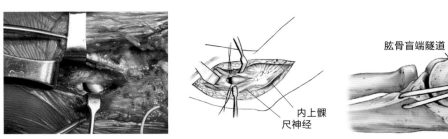

图17-10　内侧副韧带重建

图17-11为一例肘关节内侧副韧带重建患者，术后3年效果良好。

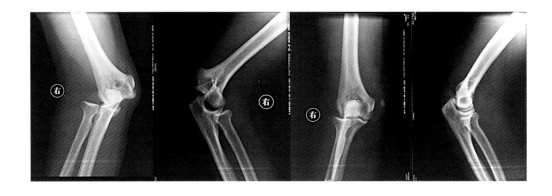

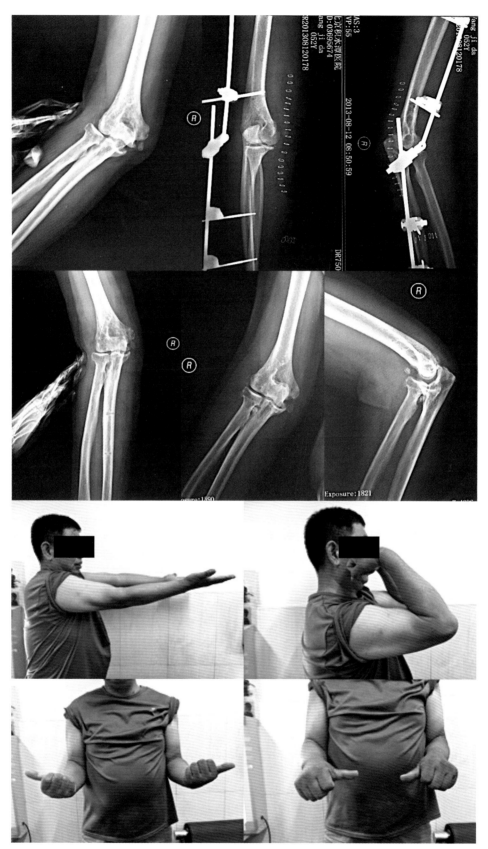

图17-11　肘关节内侧副韧带重建，术后效果良好

三、肘关节后外侧旋转不稳定

肘关节后外侧旋转不稳定主要损伤结构为外侧韧带复合体，其中最重要的部分为外侧尺骨副韧带。其检查方法为轴移试验，模拟肘关节脱位机制，如图17-12所示。

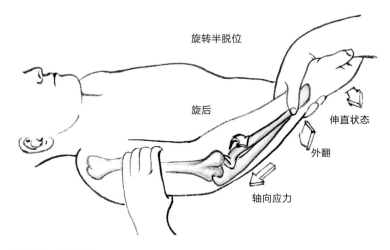

图17-12　轴移试验

为解决肘关节后外侧旋转不稳定，可重建外侧尺骨副韧带或肘关节外侧韧带复合体。重建外侧尺骨副韧带时，可考虑采用图17-13中所示方法：于尺骨近端旋后肌嵴穿骨隧道，于肱骨远端寻找等长点，于等长点穿骨隧道，与外侧嵴前后骨孔相通，之后以掌长肌或半腱肌穿骨孔重建韧带。

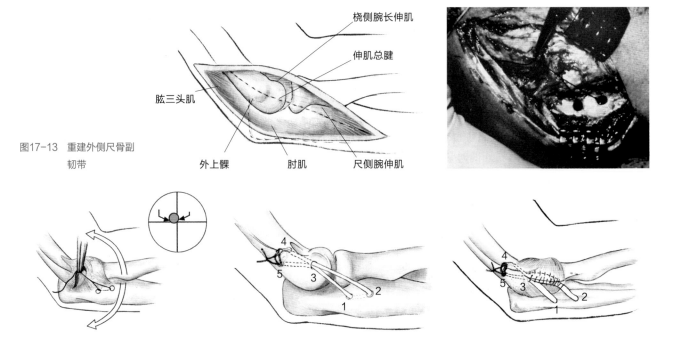

图17-13　重建外侧尺骨副
韧带

也有学者建议，以肘肌筋膜重建外侧副韧带复合体以减小供体部位损伤：保留肘肌筋膜尺骨附丽，将所取肘肌筋膜劈为两部分，分别行锁定缝合，一部分穿肘肌下方，另一部分穿环状韧带下方，之后于肱骨远端等长点穿骨隧道，经外侧骨嵴前后方骨孔穿出缝线后打结固定。图17-14为一例以此法重建外侧副韧带后恢复良好的患者。

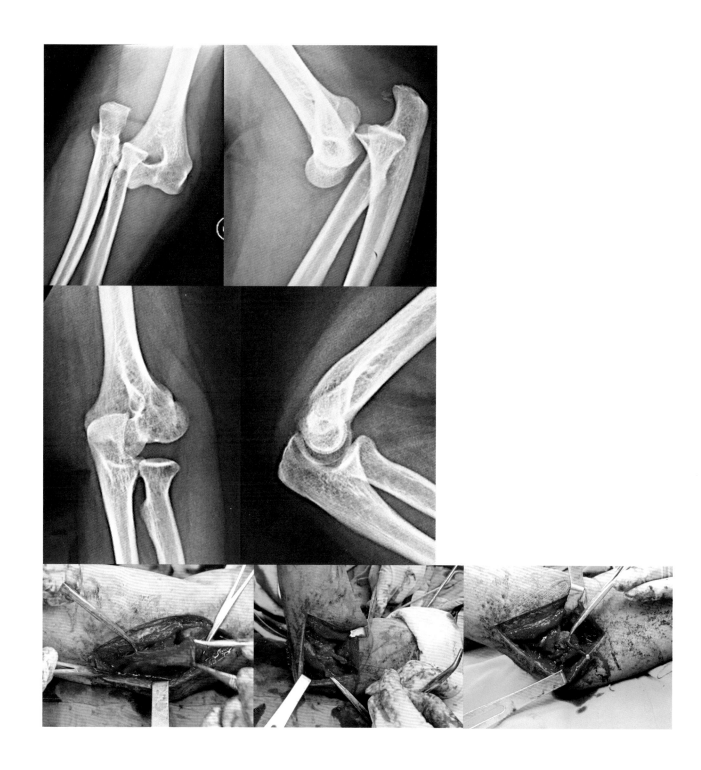

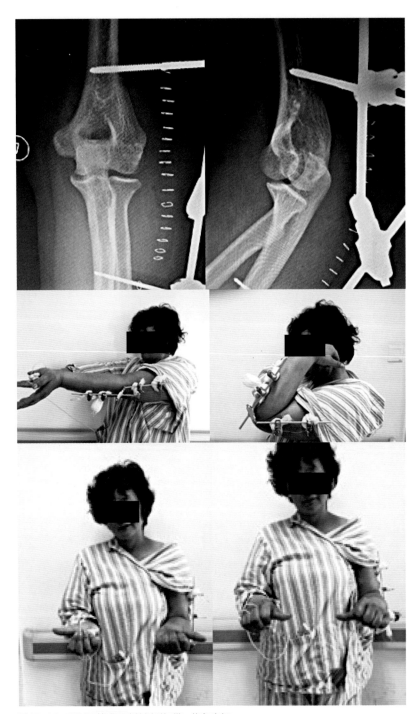

图17-14　以肘肌筋膜重建外侧副韧带，恢复良好

▌ 参考文献

1. Nietschke R, Schneider MM, Hollinger B, et al. Bilateral instability of the elbow joint—pearis and pitfalls of surgical stabilization[J]. Obere Extremität, 2018:1-10.

2. Vedrine B. Use of an elastic transarticular external fixator construct for immobilization of the elbow joint[J]. Canadian Veterinary Journal La Revue Veterinaire Canadienne, 2017, 58(4):353-359.

3. 李庭 , 蒋协远 , 张力丹 , 等 . Essex-Lopresti 损伤的诊断与治疗 [J]. 中华医学杂志 , 2005, 85(38):2674-2677.

4. Rhyou IH, Lim KS, Kim KC, et al. Drop sign of the elbow joint after surgical stabilization of an unstable simple posterolateral dislocation: natural course and contributing factors[J]. Journal of Shoulder & Elbow Surgery, 2015, 24(7):1081-1089.

5. Hobgood ER, Khan SO, Field LD. Acute dislocations of the adult elbow[J]. Hand Clinics, 2008, 24(1):1-7.

6. Siebenlist S, Biberthaler P. Acute soft tissue injuries of the elbow[J]. Trauma Und Berufskrankheit, 2015, 17(1):132-139.

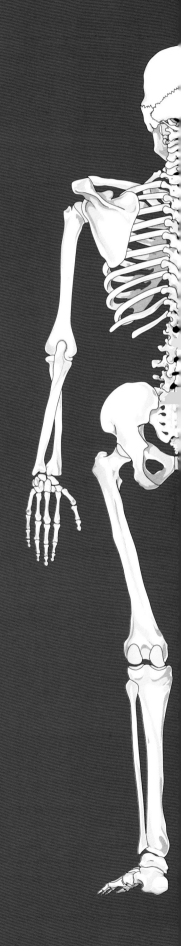

| 第18章 |

肘关节内翻畸形
截骨方法

张力丹

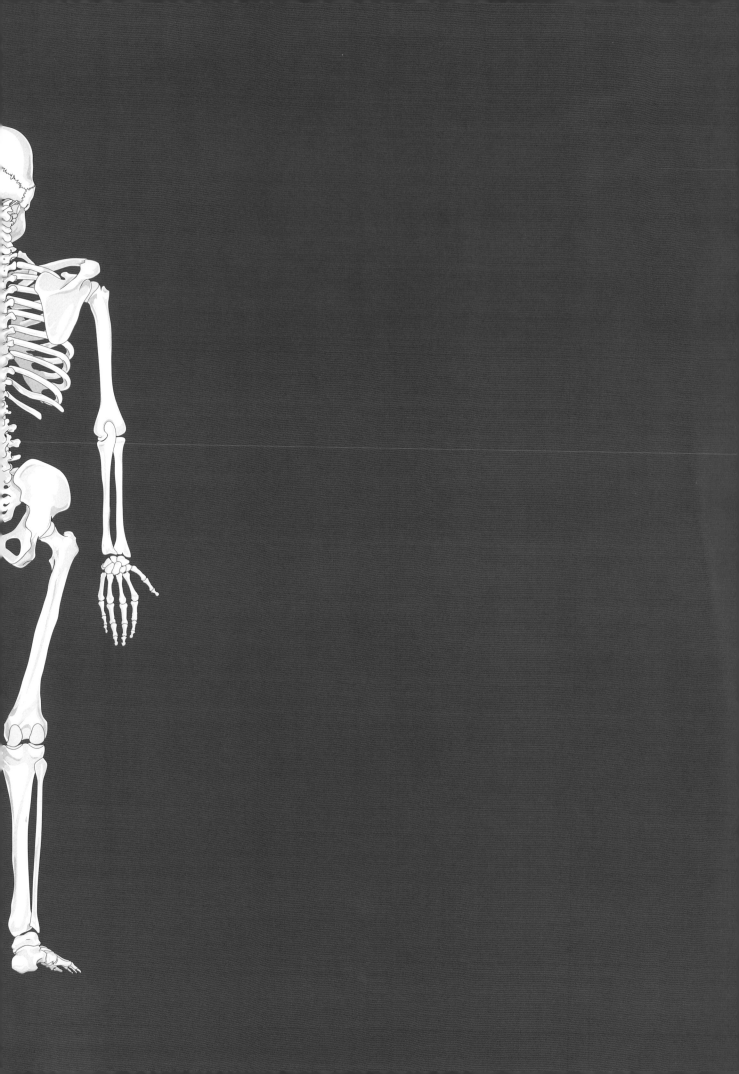

青少年肱骨远端骨折治疗后继发肘内翻畸形在临床上并不少见。这些患者成年后肘关节的活动度和使用力量通常不受影响，而上肢的美观问题通常成为患者的第一主诉。肱骨远端截骨术通常是解决这一问题的外科手段。

目前常用的肱骨髁上截骨矫形的方式都是以楔形截骨理念为基础的。现分类介绍如下。

一、平面楔形截骨方法

1.
闭合楔形截骨

闭合楔形截骨是传统截骨矫形方式，应用范围广，技术成熟。但应用在肘内翻矫形中，常存在截骨面出现"台阶"而不齐，肱骨远端矫形后形态仍与正常形态差距较大的问题图（18-1）。术后常因出现肱骨外髁突出的问题而使患者不满意。

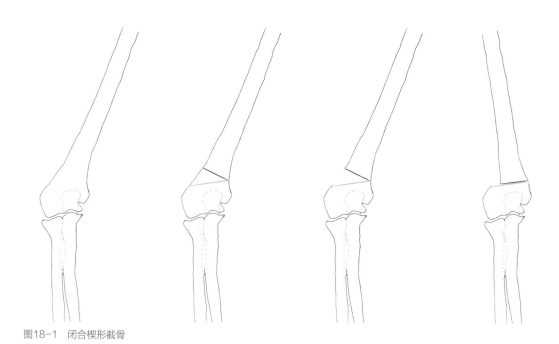

图18-1 闭合楔形截骨

2.
开放楔形截骨

开放楔形截骨可保留肱骨长度，但截骨端需要植骨且稳定性差，还有尺神经受牵拉的风险（图18-2）。

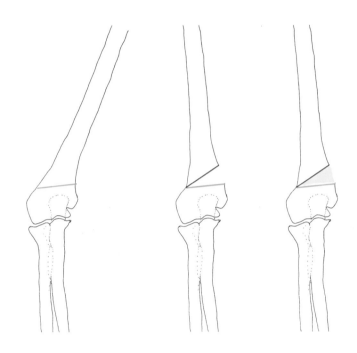

图18-2　开放楔形截骨

3.
楔形截骨平移对位

此方法是在传统闭合楔形截骨上进行了向外侧平移，改善了"台阶"问题和矫形的形态。但该方法是在破坏了软组织合页基础上的平面截骨，截骨面的稳定性差，截骨后要进行坚强内固定（图18-3）。

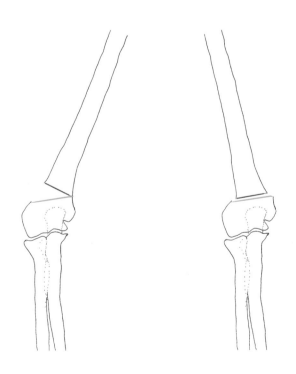

图18-3　楔形截骨平移对位

平面楔形截骨方法为传统骨科手术技术,有广泛的应用基础;但此方法存在手术剥离范围广、截骨端对合不齐、截骨端对合不够稳定而需要双侧固定等缺陷。进行单纯的闭合或开放楔形截骨,通常术后会出现肱骨外髁仍向外突出、矫形不彻底等问题,使患者仍留有遗憾。

二、非平面截骨方法

1.
"V"形截骨
（图18-4）

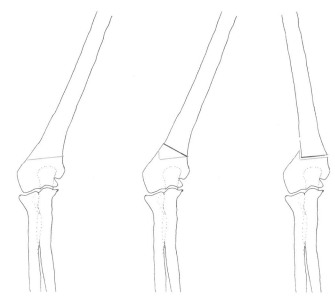

图18-4　非平面"V"形截骨

2.
弧形截骨
（图18-5）

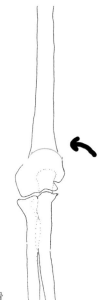

图18-5　非平面弧形截骨

3.
直角截骨

此方法的截骨理念是将肱骨干中心线和肱骨远端正常中心线矫正到一条直线上。肱骨近端中心线为肱骨干的轴线。肱骨远端的中心线位于肱骨桡侧滑车且与关节间隙有正常的外侧夹角（因人而异，通常可参照健侧采用相同的夹角）。

以确定的远近端中心线为角平分线做直角截骨（图18-6）。

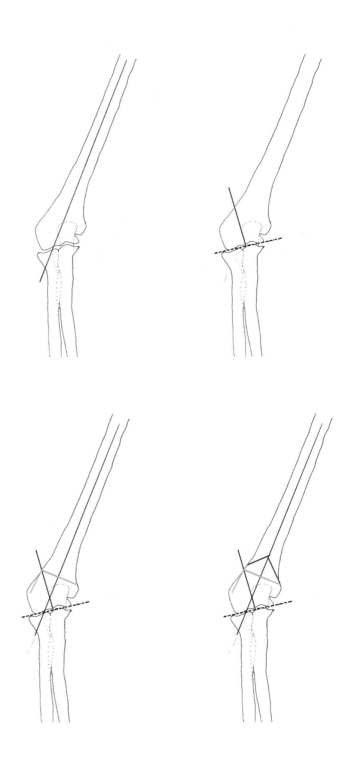

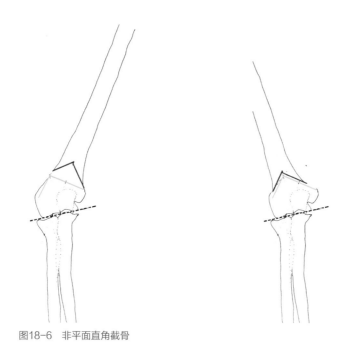

图18-6 非平面直角截骨

直角截骨法为近年作者改进的肱骨远端截骨方法。从截骨理念上对肱骨远端的矫形方法进行了重新分析与设计：通过确定肱骨轴线与肘关节关节间隙的位置关系进行直角截骨，使肱骨远端矫形形态接近肱骨远端正常形态；同时设计了相应截骨手术工具，使得截骨的精确性和易操作性得到很大提高。此手术设计采用后外侧切口，于肱三头肌外缘分离暴露肱骨髁上后方，自后向前截骨，不但操作方便，且能保留肱骨前面软组织附着，手术创伤小。直角截骨面对合后，可通过拉力钉和外侧一块钢板固定即能保证截骨面固定的稳定性，避免了双钢板的使用。目前此方法仅为单平面矫形设计，尚未对旋转畸形的矫正提供具体方法。

┃ 参考文献

1. Zhang TJ, Song YU, Yang XH. A discussion on the causes of children distal humerus fractures leading to cubitus varus[J]. Chinese Journal of Bone & Joint, 2015.

2. Yun YH, Shin SJ, Moon JG. Reverse V osteotomy of the distal humerus for the correction of cubitus varus [J]. Journal of Bone & Joint Surgery British Volume, 2007, 89(4):527.

3. 公茂琪, 蒋协远, 王满宜. 外侧闭合楔形截骨治疗成人肘内翻[J]. 中华医学杂志, 2006, 86(31):2201-2204.

4. Myint S, Molitor PJ. Dome osteotomy with T-plate fixation for cubitus varus deformity in an adult patient [J]. Journal of the Royal College of Surgeons of Edinburgh, 1998, 43(5):353-354.

5. Omori S, Murase T, Oka K, et al. Postoperative accuracy analysis of three-dimensional corrective osteotomy for cubitus varus deformity with a custom-made surgical guide based on computer simulation[J]. Journal of Shoulder & Elbow Surgery, 2015, 24(2):242-249.

6. Ho CA. Cubitus Varus-It's More Than Just a Crooked Arm![J]. J Pediatr Orthop, 2017, 37 Suppl 2(6):S37.

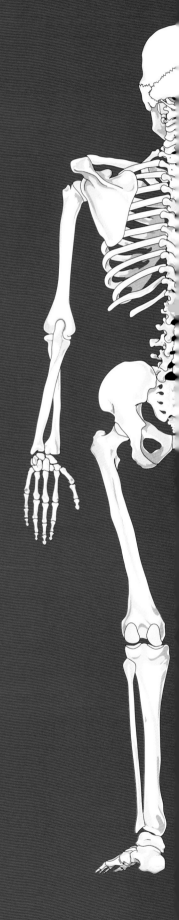

| 第19章 |

全肘关节置换
术在创伤骨科的应用

蒋协远　　陈　辰

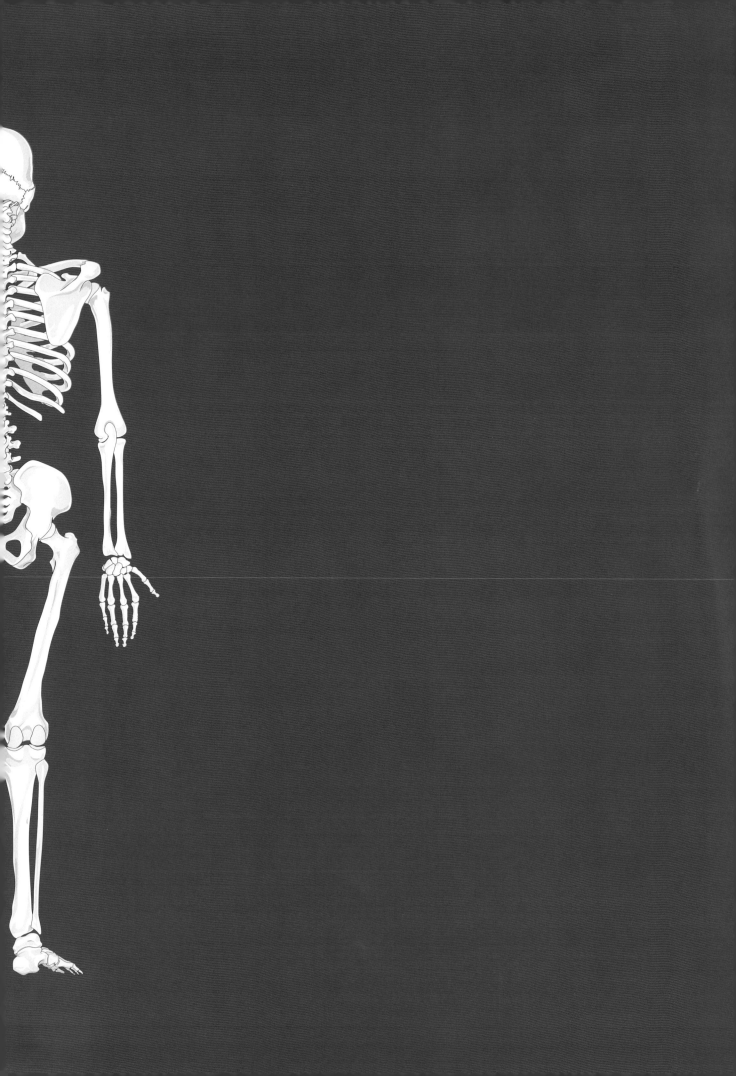

全肘关节置换术（total elbow arthroplasty，TEA）早期主要应用于关节破坏和关节退行性改变，近年来广泛用于治疗肱骨远端关节面粉碎骨折的老年患者，其目的是提供一个稳定、无痛、功能良好的肘关节。但TEA是一个有一定难度的手术，有其特殊的手术指征，需要术者对TEA的假体选择、手术适应证、手术入路、手术具体操作有全面的理解。

一、肘部成形术的历史回顾与假体的发展

（一）肘部成形术的历史

1882年，Ollier行骨膜下肘关节切除术，以改善结核引起的关节僵硬。20世纪初，关节切除成为一种常用手术，主要有两种类型：①Herbert关节成形术，为骨膜外切除；②Hass关节成形术，为骨膜下切除。关节切除使80%的患者减轻了疼痛，但术后均出现伸肘力弱和不稳定，并且关节切除后骨端互相撞击引起疼痛，也可造成术后肘关节僵硬。为此，许多医师在关节切除后再在间隙置入间隔材料，即间隔式关节成形术。此种手术当时很流行，也曾有疗效满意的报道，但不满意率仍高达60%～70%，尤其在治疗创伤后关节炎时效果较差。Ljung等曾应用间隔式关节成形术治疗类风湿肘关节炎。该手术减轻疼痛效果较好，但改善关节活动度和保持关节稳定性效果较差，术后半数以上出现进行性骨质破坏，其结果明显不如人工关节置换。

（二）全肘关节假体的类型与发展

全肘关节假体根据有无铰链主要分为铰链式和非铰链式两种；根据假体的限制程度分为非限制型、半限制型和完全限制型。通常非铰链式假体均为非限制型的，而铰链式假体包括半限制型和完全限制型两种。

1. 完全限制型铰链式假体

1952年，Venable尝试应用金属表面置换部分肘关节获得成功。1972年，Dee报道了第一例全肘置换，他使用的假体就是完全限制型铰链式假体。20世纪70年代早期，大多学者应用完全限

制型铰链式假体，由于铰链的固定性使其在冠状面和旋转活动中缺乏弹性，从而将强大的剪切应力直接传递到骨与骨水泥界面，在长时间作用下，不可避免会发生松动。各家报道其松动率均很高，而且逐渐发现，无论如何改善设计，其高度限制性均增加了假体界面扭矩，从而将应力直接传递至假体界面，使松动率和早期失效率很高。

2.
非限制型假体

随着对肘关节解剖学及生物力学的深入理解，肘关节假体的设计也得到了很大进步。为避免完全限制型假体的松动，人们设计了各种类型的非限制型非铰链式假体（表面置换型假体），其基本原理是通过重建关节面使应力能够通过残存或重建的侧副韧带传导，而机械负荷则通过内、外侧柱得以分散。表面置换型假体试图以一种持久、破坏性小的方法重建关节面、增加活动度，同时减轻疼痛，并且解决完全限制型假体的松动问题。新一代假体通过重建肱尺关节的解剖结构使假体具有一定的限制性，其关节面形态也具有一定的内在稳定性，从而减少了脱位和不稳定的发生率。例如，钴铬钼合金尺骨近端间隔式表面置换型假体，"马鞍形"表面置换型假体，肱骨远端表面置换型假体。最早的非限制型假体是无柄表面置换型假体，如Prichard假体、Wadsworth假体和Kudo假体。但目前认为重建关节面的人工假体也需要假体柄。

长期随访发现，无柄Wadsworth假体的松动率很高，无柄Kudo假体肱骨侧向近端沉降的发生率也很高（70%），可使假体向后移位。后期设计加入了带假体柄的假体，但Kudo带柄肱骨侧假体（Kudo 3型）也出现了假体柄疲劳断裂，特别是非水泥型的钛合金设计及肱骨髁有吸收的患者尤为显著。Souter-Strathclyde假体带有凸翼，可插入肱骨小头和内上髁，与其他表面置换型假体相比，其增加了抗扭转应力，长期随访假体存活率为69%～80%。1982年出现的Norway假体带有同样的设计，为非铰链式半限制水泥型假体，其带有一个锁定环，侧副韧带缺损时可增加稳定性，平均随访4.3年时失效率为3.4%，但其在挪威以外使用很少。

3.
半限制型假体

半限制型假体分为铰链型和非铰链型。

理论上，铰链式假体新的设计有一"疏松铰链"式的机械连接，这种假体可起到肘关节半限制性运动的作用。理想状态下，肘关节正常屈伸运动中所产生的旋转、内外翻应力最好通过软组织来抵消，而不是通过关节机械轴。O'Driscoll等也已经证实如果假体的铰链有一定的松弛以允许有一定程度的内、外翻（即"松弛的铰链"），由于肌肉组织的动力稳定作用，其松弛程度将小于其机械结构的松弛程度，将减少骨水泥与内置物界面的应力。如果软组织允许更大的自由度而使假体达到了所设计的松弛度极限，则其所受到的扭矩会传导至假体柄部而成为限制型假体。生物力学研究显示，如果假体周围软组织平衡，假体位置良好，不会引起假体连接轴结构性松弛，假体置换后功能性松弛范围比其结构性松弛范围要小，这可降低水泥-假体界面的应力负荷，从而降低聚乙烯衬垫磨损、骨溶解和假体无菌松动的发生率。

半限制型铰链式假体主要有两种类型：有凸翼型和无凸翼型。较早应用的都是无凸翼型，包括Coonrad的早期类型、GSB Ⅱ和Pritchard Mark Ⅱ等。这种类型的假体很容易失效。Pritchard Mark Ⅱ的失效率很高，其8年有效率仅为43%。主要原因是铰链结构失效，其轴心套管发生移位。为进一步增强结构构型，又增加了前方凸翼，如Gschwend、Scheier 和 Baehler设计的GSB Ⅲ半限制型假体。同样，带前方凸翼的Coonrad-Morrey假体明显降低了"雨刷效应"引起的肱骨侧假体柄的松动率，并可对抗屈肘所致的向后应力。

目前临床流行的半限制型假体包括 Coonrad-Morrey 假体、GSB Ⅲ假体、Prichard Ⅱ假体和 Triaxial 假体等。临床上，铰链式假体和非铰链式假体对减轻疼痛和功能恢复的作用类似，但目前大多为铰链式假体。为减少聚乙烯衬垫磨损，又设计了多种新的假体，有些并不需要依靠铰链来维持稳定，理论上可减少之前设计出现的衬垫磨损，另一些新的假体则可在铰链和非铰链两种类型间转换，但目前还没有其长期随访数据。

二、肘关节置换的假体类型

（一）非限制型假体

在英国和欧洲部分地区，Souter-Strathyclyde假体是应用最

1.

Souter-Strathyclyde假体（图19-1）

广泛的假体。荷兰的一个回顾性研究纳入34例患者，其中31例患者获得2年以上随访。其中5例进行了翻修手术，其余26例患者平均随访时间为4年，患肢功能均有所改善，且疼痛等症状有所缓解。香港也有一项研究纳入20例患者，在术后随访3.5年时依然有16例效果满意。Trail的研究纳入了186例患者，且随访超过12年。发现术后12年随访时假体保持率仅为80%。另外，挪威和瑞典的研究也发现影像学松动率达30%，5年随访时翻修率达到20%。但目前该假体的报道仅限于类风湿关节炎，且该假体要求内、外上髁骨质完整以维持肱骨侧假体的稳定，不适用创伤患者。目前文献报道仍较少，但并发症发生率为32%，松动率为30%，翻修率为20%，相信随着远期疗效的报道，并发症比例会更高。

2.

Kudo假体（图19-2）

Kudo假体由日本学者设计，在欧洲也进行过应用，但目前相关文献很少。一名比利时学者使用Kudo假体治疗16例患者，随访2.5年时满意率仅为81%。该假体限制性很小，且为非铰链式，与人体正常生物力学特性相符性差。目前应用并不广泛，英文文献也较少。

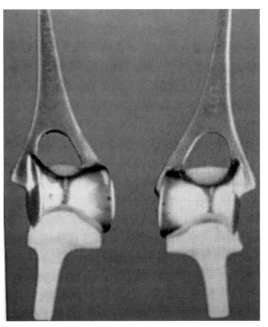

图19-1 Souter-Strathyclyde 假体

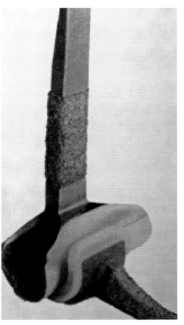

图19-2 Kudo假体

（二）半限制型假体

1.
GSB假体
（图19-3）

　　这种假体由瑞士学者设计，在欧洲应用比较普遍。Gschwend等研究133例患者，发现术后10～15年随访时仅4例发生影像学松动，类风湿关节炎关节炎患者因松动而需要翻修的比例仅为2.8%，创伤后关节炎患者术后翻修率为6.5%。目前该类型假体已由第二代升级为第三代，增加了前方凸翼，降低了松动发生率。

2.
Coonrad-
Morrey假体
（图19-4）

　　半限制型假体是目前临床上的主流型假体，适用的疾病较广。Coonrad-Morrey型假体是其代表，其特征之一是尽管肱骨侧假体和尺骨侧假体是通过机械轴连接，但同时有5°～10°的内、外翻松弛，其运动轨迹在其耐受限制之内，为肘部提供了屈伸活动，"复制"了正常的肘关节运动学和限制特性，减少了骨与骨水泥界面的应力。临床疗效的明显改善证实了其优越性，也明显扩大了其适应证。虽然表面置换型假体对类风湿关节炎很有效，但容易受到骨量和软组织完整性的

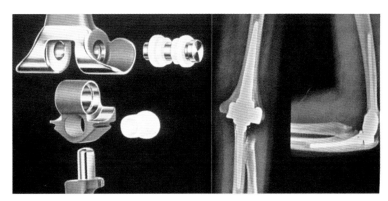

图19-3　GSB假体

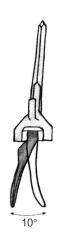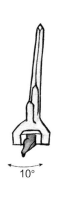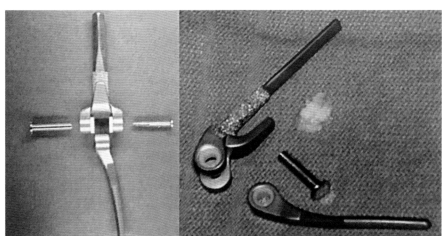

图19-4　Coonrad-Morrey假体

限制；而半限制型假体不论是类风湿关节炎、创伤后关节炎还是翻修手术均可获得同等满意的疗效。

改良的Coonrad-Morrey假体，其基本结构也是一个铰链关节，由中空钴铬合金制成的固定针通过超高分子量聚乙烯衬垫将肱骨和尺骨部件连接在一起。假体尺骨柄外形为四边形，但使用起来分左、右侧；而假体的肱骨柄不分左右侧。有7°～10°的铰链松弛，使其具有正常肘关节的平均松弛范围。上述改良改变了此种假体的最初设计特点，扩大了手术适应证。肱骨远端和尺骨近端的假体柄进行了条状多孔喷涂，增加了固定效果。另外，在肱骨柄的前方增加一个凸翼，可在肱骨远端的前方即最大应力处进行植骨，加强了固定强度。可使用骨水泥固定假体。

改良的Coonrad-Morrey假体分为两种型号：常规型号和小型号。假体肱骨柄有3种长度：10、15、20cm。15cm长度最常用于非类风湿关节炎患者，能够保证获得充分的对抗旋转应力的机械稳定性；10cm长度可用于治疗类风湿关节炎患者同侧肩部已受累或已行肱骨假体置换者；而15cm长度则常用于翻修术。假体尺骨柄也分为标准直径和小直径，小直径的尺骨柄长度常属超长，主要用于尺骨髓腔较细的青少年类风湿关节炎患者。

和其他关节的置换一样，假体的准确置放是防止松动所必需的，但对髁部骨缺损严重的退变关节而言准确置放假体非常困难。若Coonrad-Morrey型假体肱骨部件的置放有大于10°的旋转畸形，则在肘屈伸过程中假体的内外翻松弛性将受到明显的限制，这将增加骨水泥界面的应力进而增加松动率；若尺骨部件的安放有旋转畸形，则伸肘受限。

在Coonrad-Morrey假体的设计理念基础上，学界也发展出许多Coonrad-Morrey假体的变种，以解决Coonrad-Morrey假体的相关并发症。

（1）Nexel假体（图19-5～19-7）。Nexel假体是Zimmer公司设计的新一代全肘关节假体。这种假体仍然是骨水泥型假体，有三种大小型号，并分为左右两种类型。该假体保留了Coonrad-Morrey假体的设计理念，为铰链式假体。尺骨侧假体和肱骨侧假体都是Tivanium合金（Ti-6Al-4V）。尺骨侧假体用Tivanjum合金进行多孔涂层，同时设计有一弧度，以便于假体置入。肱骨侧假体也有涂层，并且加长了前方凸翼，以利于植骨。同时，假体使用了维生素E交联的超高分子量聚乙烯衬垫以防止金属关节间的接触。

该假体对工具进行了改进，肱骨侧采用环钻，从而减少了肱骨髁部骨折的风险。尺骨侧则先使用软骨锉进行开髓，然后再使用硬骨锉充分扩髓。在假体设计上虽然秉承了Coonrad-Morrey的理念，但是也进行了相应改进。肱骨假体提供了长凸翼的选择，髓内部分假体形态基于Coonrad-Morrey假体，但是旋转中心相较于Coonrad-Morrey轻度后移，以改善肘关节背伸功能。同时肱骨侧与尺骨侧连接部分也做了相应改进。使用特制螺钉以固定肱骨-尺骨假体的连接轴，这种设计可以在翻

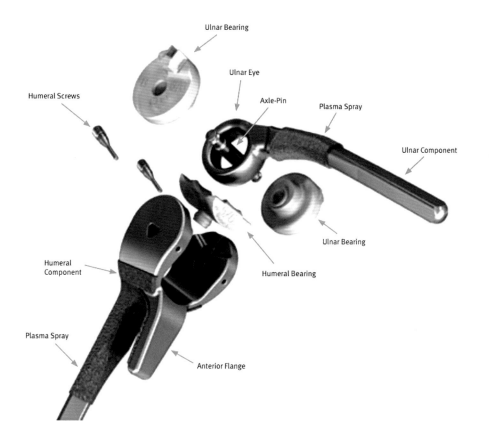

图19-5 Nexel假体
（Zimmer公司设计）

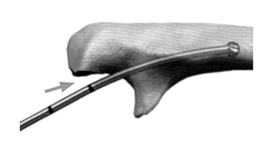

Ream canal with Flexible Reamers to depth mark.

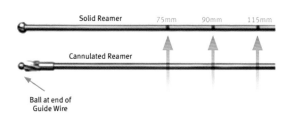

Mark Cannulated reamers with surgical marker.

图19-6 扩髓器标有长度

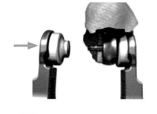

Use UBAT to place Bearings.

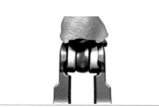

Use UBAT to attach bearings.

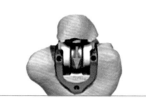

Align Bearing tabs and partially reduce joint.

图19-7 尺骨与肱骨假体的放置

修手术时仅更换聚乙烯衬垫，而无须进行髁部切除。同时假体使用3个聚乙烯衬垫，其中2个衬垫与尺骨假体接触，1个与肱骨假体接触。维生素E交联的超高分子量聚乙烯，极大改善了磨损。半限制型假体允许7°的内外翻活动。

（2）三翼假体。Cil等在2011年于*JSES*杂志上发表了一种Coonrad-Morrey的变式假体，该研究纳入5例患者，均满足以下标准：①尺骨侧假体松动；②肱骨远端双侧髁部缺失；③聚乙烯衬垫过早出现中度或重度磨损。

患者平均随访时间为6.8年（5.5～10.3年），MEPS评分从翻修前的40分升至91分，疼痛明显减轻，患者主观满意度为100%，并且无松动等并发症。作者认为增加侧方凸翼显著减低了尺骨侧假体松动的比例，这归功于更好的力学平衡和聚乙烯衬垫的应力降低。作者认为在新一代假体诞生之前，三翼悬吊型尺骨假体可作为全肘关节置换的另一选择，尤其是对于肱骨髁部缺失以及衬垫磨损高危的患者。

假体设计：三翼吊臂的设计理念来源于波利尼西亚人的独木舟。船只的一个重要特性为翻滚稳定性。带有吊臂的独木舟展现了很好的抗翻滚能力，通过增加力臂以对抗翻滚，研究中的尺骨侧假体就是借鉴了这种设计（图19-8）。

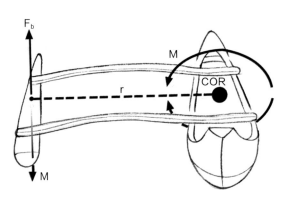

图19-8　三翼假体-独木舟理论示意图

目前可用的Coonrad-Morrey假体有2个肱骨侧衬垫和1个尺骨侧衬垫。肱骨侧和尺骨侧假体通过针-针设计相连，从外部插入轴向锁定针，锁定针穿过假体的两侧组件并与内部的轴向锁定针牢固固定。在三翼吊臂的尺骨假体设计里，向原有尺骨假体的内侧和外侧各添加了一个凸翼，这样使得轴向锁定针长度增加，同时还增加了两个衬垫。外部增加的2个衬垫同比面积更大，以使内-外翻松弛度与原假体一致。这些凸翼减少了边缘负荷，同时减少了尺骨侧假体衬垫的负荷。

在正常的Coonrad-Morrey假体中，衬垫起到半限制铰链的作用，关节承受的弯曲力矩（M）会在衬垫的两个最远的接触点抵消。因此，接触力（F）等于弯曲力矩除以接触点之间的距离（r）：$F=M/r$。目前小号假体的接触点间距r_0为9mm，而三翼吊臂型假体的接触点间距r_n为45mm。因此接触力$F_n=F_0 \times r_0/r_n$，亦即$F_n=1/5 f_0$。因此，三翼吊臂型假体可使聚乙烯衬垫的接触力减少至少5倍。（图19-9）

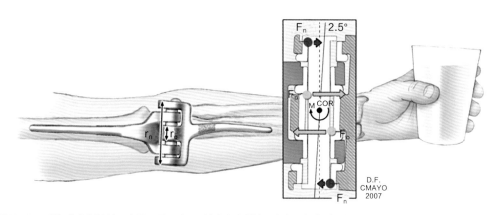

图19-9 三翼假体力学特性示意图。图示肱骨髁缺失患者模拟日常生活行为时三翼假体的状态。r_o为原始小型尺骨假体的接触点间距，大约为9mm；r_n为新型三翼尺骨假体的接触点间距，大约为45mm；F_o为作用于原始假体衬垫部位最外缘的接触力，作用为对抗弯曲力矩；F_n为作用于新型三翼尺骨假体衬垫部位最外缘的接触力，作用同样为对抗弯曲力矩

（三）半肘关节置换

TEA已被认为是肱骨远端骨折的首要治疗选择，但是仍有少量研究认为半肘关节置换术（EHA）也可以被用作一种选择。同时，TEA后较多的并发症，如聚乙烯衬垫磨损、磨损导致的溶骨等使得现在对EHA的研究再次引起了学者们的兴趣。2015年，Phadnis等使用保留肱三头肌入路进行模块化解剖型假体EHA（图19-10），并对结果进行报道。

研究纳入16例急性肱骨远端骨折后行EHA的连续随访患者，最少随访时间为2年。临床评估方法包括关节活动度、MEPS评分、简化DASH评分、Oxford肘关节评分。影像学评估包括假体对线、松动迹象、尺骨及桡骨头磨损、异位骨化以及髁部是否愈合。平均随访35个月（24～79个月），平均分数如下：MEPS评分 89.6分，简化DASH评分 11.2分，Oxford肘关节评分 43.7分。平均屈伸以及旋转活动度分别为116°以及172°。13例患者无桡骨头磨损，3例存在轻度磨损。6例患者无尺骨磨损，8例患者轻度磨损，2例患者中度磨损。虽然磨损但患者并无强烈疼痛或功能评分受损。并无患者出现无菌性松动，且15例肘关节的肱骨髁部均完全愈合。出现1例暂时尺神经功能不全，未予干预后自行缓解。

手术取后正中入路，11例患肘沿内侧2/3和外侧1/3切开肱三头肌，保留外侧肱三头肌与肘肌筋膜的延续性，保留肱三头肌尺骨附丽点，保留1cm左右附丽于鹰嘴的筋膜，以利于后期缝合。从外侧髁以及尺骨外侧面掀起肘肌，暴露肱骨远端的后外侧面以及桡骨头。另7例患肘从内侧1/4及外侧3/4结合处切开，从尺骨鹰嘴骨膜下锐性分离内侧1/4的肱三头肌腱，暴露肱骨远端后内侧面，保留外侧3/4肱三头肌与尺骨相连。不论采用哪种入路，于对侧肱三头肌边缘开第二窗以暴露对侧髁部及侧副韧带。

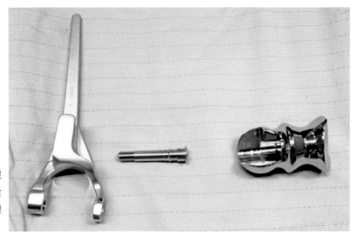

图19-10　Latitude 肘关节置换假
体：假体柄、空心螺栓
（允许缝线穿过以固定髁
部）、组配型关节轴

使用2号合成编织线重建肱骨髁部（图19-11），通过一侧髁部骨道以及侧副韧带和屈肌/伸肌起点放置缝线，使缝线穿过假体的空心螺栓，并固定于对侧髁部骨块和其侧副韧带及屈肌/伸肌起点。在髁上部分以及邻近的肱骨间使用不可吸收线行加强"8"字缝合，起到张力带作用，减少界面间的微动。术中需注意防止骨水泥渗漏至缝隙间，以防术后不愈合。将术中切除的骨块作为植骨块放于肱骨前侧皮质与假体前方凸翼之间。

他们认为EHA的潜在优势为消除了尺骨侧假体以及TEA连接关节带来的并发症，如聚乙烯衬垫磨损、磨损导致的溶骨等。EHA的劣势包括非连接型假体的不稳定性以及对应尺桡骨关节面的磨损等。因此，对于老年患者重建困难的肱骨远端骨折，可将使用保留肱三头肌入路并使用模块化解剖型假体的EHA作为一种可靠的治疗方式。这种EHA虽仍缺少大规模的文献汇报和研究证实，但仍为诸多学者提供了新的思路。

Kerlan等回顾了同一医师在2008—2012年手术的10例患者，均因肱骨远端骨折接受肱骨远端EHA。平均年龄72.9岁（56~81岁），平均随访73.2个月（36~96个月）。手术采用后正中入路，所有患者均进行鹰嘴截骨，假体使用Tornier Latitude系统（图19-12），置入假体时注重重建屈曲/伸直轴以及肱桡关节关系。通过侧副韧带止点和肱骨髁确定正确位置。尺骨鹰嘴截骨通过6.5mm空心钉进行固定。术后患者进行被动活动2周，逐渐进行主动活动6周，肌肉力量恢复后正常活动，并不限制患肢负重。

结果显示患者MEPS评分得到明显改善（平均89.23分，75~100分），DASH评分也保持较好（平均33.71分，11.2~55.1分），活动度相比术后1年随访时无显著下降。视觉疼痛评分（VAS）平均为2.43分（0~5），单项评估数字评分为74.14分（50~100分），ASES评分为72.14分（48.33~100分）。患者平均屈曲活动度为128.7°（95°~142°），伸直受限27.1°（0°~45°），旋后79.1°

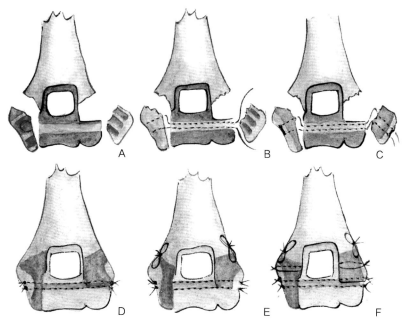

图19-11 髁部重建图示。在内侧及外侧髁部骨块上钻孔（A）；使用2号编织线穿过假体轴部中空
导管以及预钻孔，锁边缝合至侧副韧带（B和C）；将髁部复位至假体及肱骨干内外侧柱，
并通过轴部中空导管系紧（D）；进一步使用张力带缝合固定髁部，缝线穿过预钻骨孔与
假体环扎至一起（F）

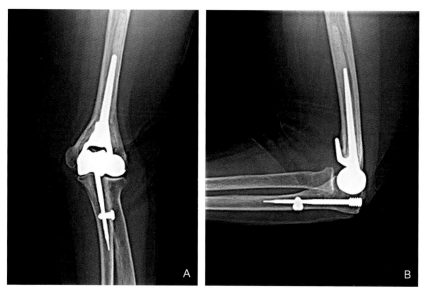

图19-12 使用Tornier Latitude系统术后X线正位及侧位片（A和B）

（45°～90°），旋前73.3°（50°～90°）。无异位骨化、肘关节脱位或半
脱位。

肱骨远端EHA相对于TEA更适合年轻或活动较多的患者。由于无尺骨侧假体及聚乙
烯衬垫，假体松动的风险大幅降低。且由于无聚乙烯衬垫磨损的风险，患者假体寿命延
长，患肢负重标准也没有那么严格。EHA为术中固定失败时提供了另一种选择，尤其是

通过鹰嘴截骨暴露肱骨远端却发现无法成功固定时。

但是相对于TEA来说，EHA在手术中适应证的选择上也略为局限。研究中患者的纳入标准为：低位肱骨远端骨折且骨折粉碎，骨质情况差，术中无法重建。所有骨折均为AO分级C2或C3级。所有患者均有完整的桡骨头、冠状突、半月切迹软骨、完整或可以重建的内外侧柱、侧副韧带以及完整的伸肌装置。作者认为EHA需要相应解剖结构满足以下条件：完整稳定或可以进行重建的肱骨头和冠状突、肱骨远端双侧柱完整或可以进行重建、稳定的侧副韧带、无肱尺关节退行性变或创伤。EHA的一项潜在劣势是由于其结构是非连接型假体，因此必须在正确的平面和方向置入假体，以重建稳定的关节力学特性。

他们得出结论：肱骨远端EHA疗效良好，可以作为特定肱骨远端骨折的有效治疗方式。研究显示肘关节活动度与功能与短期疗效相近，得到了良好的维持。可对EHA进一步研究，明确其在肱骨远端复杂骨折中的应用。

三、全肘关节置换术的适应证与禁忌证

近年来，TEA取得了很大的发展，应用日渐广泛，其手术适应证也发生了较大变化。Cedars等从美国国家住院样本数据库中获取数据，统计了美国2002—2012年使用TEA作为肱骨远端骨折首次手术治疗方案的国家级趋势，研究对象为65岁及以上老年人。研究将受试者分为两组，TEA组以及切开复位内固定组。研究发现，2002—2012年，肱骨远端骨折老年患者接受TEA的频率增加了2.6倍，从2002年的147例上升到2012年的385例。2012年所有因肱骨远端骨折接受手术的患者中13%接受了TEA，而这一数据在2002年仅为5.1%（$P<0.05$）。Jacob等统计了2005—2012年美国TEA的使用情况，发现由于抗风湿药物的发展和内固定物的成熟，TEA在治疗类风湿关节炎和肱骨远端骨折不愈合上的应用有所下降，但是TEA仍广泛应用于骨性关节炎、肱骨远端骨折和创伤后关节炎。因此，理解并严格把握TEA的手术适应证与禁忌证至关重要。

（一）手术适应证

1.
类风湿关节炎
（ rheumatoid
arthritis，RA ）

类风湿关节炎是最常见的手术适应证，也是TEA最早应用时的主要手术指征。类风湿关节炎分4期： Ⅰ 期，X线表现正常，有骨质疏松和活动性滑膜炎； Ⅱ 期：慢性滑膜炎、轻度关节退变和关节间隙变窄，早期可采取关节镜下滑膜切除结合药物治疗，可获得较满意疗效； Ⅲ 期：关节软骨完全丢失，伴疼痛和力量减弱； Ⅳ 期：可出现骨性破坏和严重不稳定，采取TEA疗效最好。术前必须评估全身情况，若下肢已行关节置换，可能需要上肢辅助行走，则不适合行TEA。

Sanchez-Sotelo等在2017年发表了一篇关于半限制型假体治疗类风湿关节炎的长期随访研究。研究纳入了1982—2006年的461例行Coonrad-Morrey肘关节假体置换术的387名类风湿关节炎患者。其中435例肘关节（362例患者，94%）最少随访2年，平均随访时间为10年（2～30年）。其中49例肘关节（11%）接受了翻修手术或移除了假体（其中深部感染10例，机械性失效39例）。另有8例肘关节出现了影像学松动。对于其他正常的关节假体，MEPS评分平均为90分。其中71例肘关节（23%）出现衬垫磨损，然而仅2%因单纯的衬垫磨损接受了翻修术。术后10年时假体无翻修或取出的存活率为92%（95%CI=88%～94%），15年时为83%（95%CI= 77%～88%），20年时为68%（95%CI= 56%～78%）。若计算20年时假体因无菌性松动而行翻修术，但假体完好的情况，存活率为88%（95%CI= 83%～92%）；若考虑单独行衬垫更换的患者，假体存活率为89%（95%CI= 77%～95%）。假体翻修的危险因素包括男性、患肘创伤病史以及尺骨假体表面使用聚甲基丙烯酸甲酯。作者认为使用水泥型半限制型肘关节假体治疗类风湿关节炎可以提供满意的临床疗效，20年时假体存活率（无机械性失效）良好。尽管有将近25%的患者出现影像学上的衬垫磨损，但是因单独衬垫磨损而需要进行翻修术的比例并不高。

2.
创伤后关节炎
（ post-traumatic
arthritis, PTA ）

以前的观点，如Morrey等认为，有明显疼痛者，年龄为55岁及以上者可行TEA；小于55岁，伴关节软骨破坏，可行牵开式间隔式关节成形术，但随着技术的成熟，创伤后关节炎逐渐成为常见适应证。但笔者认为必须考虑患者的年龄、活动水平、损伤严重性以及关节破坏程度。假体有一定使用寿命，且有失效倾向，对年轻、活动量较大者，不应考虑 TEA，应对骨折不愈合和畸形愈合行内固定、关节松解或清理、间隔式关节成形术等。CT扫描可评估畸形程度和关节面质量。肱尺关节严重破坏不能挽救时可行TEA，但仅适宜于活动少、年龄超过60～65岁者。

对创伤后关节炎患者行TEA的疗效尚无一致看法。有学者报道了40 例行TEA治疗的创伤后关节炎患者，术后5年随访：38例功能良好，满意率95%；30例患者无痛或微痛；11例有较严重并发症，如感染、假体断裂和衬垫磨损等。作者认为严重并发症与术后没有严格限制持重及术前关节严重畸形有关。

3.
肱骨远端骨折（新鲜骨折、不愈合、畸形愈合、毁损伤）

TEA最开始主要应用于类风湿关节炎患者，然而随着半限制型假体的出现及类风湿关节炎药物治疗的巨大发展，TEA在得到广泛应用的同时，手术指征也发生了一定变化。根据David等的研究，1997—2006年纽约州行TEA的数量呈现显著增长，每年增长44%，其中1997年48%行TEA患者的病因为类风湿关节炎，而这一比例在2006年下降到19%。Fevang等的研究也发现，1994—2006年因创伤性因素行TEA的患者数量有所上升，因类风湿关节炎接受TEA的患者数量显著下降。其他学者的研究同样证实了这一点。目前TEA的适应证已不止于风湿性关节炎，还涵盖了创伤后不稳定及创伤后关节炎，在老年人肱骨远端粉碎性骨折中也应用甚广。

①老年患者常存在严重骨质疏松，若肱骨远端骨折粉碎，行切开复位内固定常不能获得满意疗效，可行TEA治疗。TEA治疗肱骨髁间骨折的适应证为：患者年龄为65岁及以上（老年人标准，发达国家为≥65岁，发展中国家为≥60岁），平日基本不做剧烈活动，骨质疏松明显，骨折粉碎难以复位和固定。对于这些患者行TEA可更快恢复其功能。考虑行TEA时，应结合以下方面，选取最适合患者的治疗方式：①肘关节骨折类型及粉碎情况；②患者是否存在伴随疾病；③患者年龄；④患者的活动情况。

肱骨远端粉碎性骨折的治疗也在近年间发生了较大变化。切开复位内固定和早期功能活动是肱骨远端骨折的传统治疗方法，但是患者（尤其是老年患者）常表现为骨质疏松和关节内粉碎性骨折，该类患者常不能获得稳定固定，造成长期制动，最终使并发症发生率较高，预后较差。近年的文献报道显示，

60岁以上老年患者的肱骨远端粉碎性骨折采用切开复位内固定治疗，效果并不令人满意。

Pajarinen等比较了内固定治疗肱骨远端骨折的结果，发现40岁以下患者的优良率大于50岁以上患者，因此他们认为骨折是否能获得坚强固定以及肱骨远端骨量的多少决定着最终患者制动的时间长短，影响患者最终的活动度。年轻患者平均制动时间明显短于50岁以上患者，老年患者最终功能不佳的主要原因是骨量少且骨折粉碎，造成内固定术后制动时间长，关节僵硬。Robison等发现C型肱骨远端骨折难以获得稳定固定，而且不愈合的发生率很高，建议老年患者的C型肱骨远端骨折首选TEA。

Morrey等也认为老年患者因骨折粉碎和骨质疏松，难以获得稳定内固定，应选择TEA。Cobb和Morrey最早报道了TEA治疗肱骨远端新鲜骨折病例。21例患者均为肱骨远端关节内粉碎性骨折，有10例患者伴有类风湿关节炎引起的关节面破坏。伴有类风湿关节炎直接让他们决定选择TEA。

Morrey的研究结果使Frankle重新思考对于骨质疏松和骨量丢失较多的老年女性患者是否应首选内固定治疗。Frankle通过研究，提出了65岁以上肱骨远端关节内骨折的治疗流程。认为决定治疗方式的两个重要因素是骨的质量和患者的伴随疾病。伴随疾病包括骨质疏松、类风湿关节炎、糖尿病等，同时还应考虑患者的年龄、性别以及药物使用史，如是否长期使用类固醇等。一般伴随疾病占患者的69%。根据患者是否存在伴随疾病以及相关病史，确定其治疗方案。若老年女性患者合并伴随疾病，且肱骨远端骨折粉碎，应首选TEA；若患者无伴随疾病，且骨量充足，则应选择切开复位内固定术。这是第一篇比较65岁以上老年急性肱骨远端骨折患者内固定和TEA的文献，随后Morrey等也报道了梅奥医疗中心的经验，93%患者获得了满意的结果。Little等对相关文献进行了综述，发现6篇文章采用TEA治疗79例肱骨远端新鲜骨折，发现短期内结果很好，优良率达99%。

Mckee等对关节内粉碎性骨折进行了一项前瞻性随机多中心研究，40例中20例行内固定，20例行TEA，内固定组有5例在术中转为TEA。切开复位内固定15例，平均年龄77岁；TEA

25例，平均年龄78岁。两组并发症发生情况无明显差异，均以尺神经炎最为常见。TEA组的手术时间明显降低、MEPS评分更高、DASH评分更佳，差异有统计学意义。TEA组的活动度更好，再手术率更低，但两者差异无统计学意义。该研究表明对于老年肱骨远端粉碎骨折，TEA组术后2年内的疗效明显优于内固定组。

　　我们也通过一项研究对比了双钢板内固定与TEA治疗老年肱骨髁间C型骨折的早期疗效。共22例获得完整随访，其中双钢板内固定10例，男5例，女5例，平均63.2岁；TEA12例，均为女性，平均65.2岁。TEA组的平均屈伸活动度（107.5° *vs* 84.50°）、MEPS评分（87.9分*vs*75.5分），均优于双钢板内固定组。双钢板内固定组术后并发症包括2例尺神经炎，2例异位骨化；TEA组术后并发症包括1例尺神经炎，1例肱三头肌肌力减弱，1例异位骨化。因而认为对老年肱骨髁间C型骨折，一期行TEA较双钢板内固定能获得更好的早期疗效。

　　②TEA也可用于治疗肱骨远端骨折不愈合的患者，但是由于患者局部结构较差，故失效比例较高，需认真考虑手术指征。Cil等报道采用半限制型假体行TEA治疗肱骨远端骨折不愈合患者91例（92肘），平均随访6.5年，根据MEPS评分，77例肘功能优于术前，但20例患者结果为可或差；假体保存率2年时为96%，5年时为82%，10年和15年时均为65%；假体翻修或取出者23例（25%）。年龄小于65岁、2次及以上的手术史及感染史是假体失效风险增加的因素。

　　③对于既往有关节破坏和类风湿关节炎的骨折患者，选择切开复位内固定还是TEA仍存在手术指征上的争议。有学者总结49例急性老年肱骨远端骨折，平均随访7年，62%合并其他内科疾病，40%有类风湿关节炎病史，因而很难将患者视为单纯骨折。虽然满意度达93%，但仍有29%患者出现并发症，包括切口感染、一过性神经功能障碍、假体骨折和假体松动等。Jost等报道手术治疗类风湿关节炎合并肱骨远端骨折患者16例，10例行TEA，6例行切开复位内固定，随访24个月，切开复位内固定组骨折均愈合，TEA组假体无松动，两组MEPS评分接近。所以目前认为对类风湿关节炎病情较轻的肱骨远端骨折患者选择切开复位内固定治疗可获得满意疗效，但对严重的类风湿关节炎患者TEA是更好的选择。作者强调对这类患者行

TEA必须严格遵守准入标准。对于可以获得牢固内固定、开放性骨折和体力活动较多的患者，不应行TEA。大多数学者也认为如果骨折可以获得可靠的固定，保留关节是更好的选择。

④TEA的适应证一直在变化，目前最具争议的是除TEA之外没有其他手术治疗方法选择的年轻毁损肘患者，因为失效率很高，目前普遍的观点是年轻患者尽可能避免行TEA。笔者曾对2例肘部毁损伤的年轻患者行TEA治疗，较好地恢复了患者的早期功能，但还没有见到大宗病例的长期随访结果。

4.
原发性骨性关节炎
（osteoarthritis, OA）

原发性骨性关节炎常见于中老年患者，主要是中年（40岁）以上的男性，女性少见。大多为主力侧，通常为终身体力劳动者。最常见主诉是活动终末出现疼痛，最大屈肘和伸肘有一定受限，前臂旋转受限较少见。间断出现"绞锁"现象和疼痛，主要由关节内游离体所致。约20%原发性骨性关节关有尺神经病变。功能要求高且年轻者，首选关节清理和松解；功能要求较低、关节破坏严重、年龄超过60岁者，建议行TEA。

5.
肘关节僵硬

TEA治疗肘关节僵硬非常具有挑战性，特别是关节僵直或融合的患者更要慎重，按照以往观点，肘部已经发生融合是相对禁忌证，决定是否进行假体置换必须根据患者对功能的需要。对发生肱二头肌或肱三头肌麻痹者，应在进行肌肉移位重建肱二头肌或肱三头肌功能之后（如背阔肌移位重建肱二头肌功能，胸大肌移位重建肱三头肌功能）再考虑进行TEA。Peden等报道在22年内，以半限制型铰链式假体行TEA治疗13例自性肘关节僵硬患者，平均54岁，平均随访12年，肘部屈曲活动度为37°～118°，7例MEPS评分结果为优良，但并发症发生率很高，超过一半的病例需要翻修。

6.
青少年特发性关节炎

关于青少年特发性关节炎患者接受TEA的报道目前较少，且大多此类研究使用的是铰链式假体。Wexham等在2017年报道了这类患者使用非铰链式和铰链式假体的经验。研究纳入14例青少年特发性关节炎患者的21例肘关节（女性12例，男性2例，14例非铰链式假体，7例铰链式假体），平均年龄39.5岁（26～52岁），平均随访11.7年（5.4～17.6年）。

对于骨量良好且软组织支持良好的患者，他们使用的是非铰链式Kudo 5型假体对于骨量显著丢失，存在潜在软组织损伤以及不稳定的患者，他们使用的是Coonrad-Morrey半限制型假体。手术取后正中入路或Newcastle入路，切除桡骨头，在肘管和尺侧腕屈肌两头之间减压尺神经，直至第一运动支的位置。全程保护但是不常规前置尺神经。松解软组织，包括松解内侧副韧带。置入假体时使用带抗生素的骨水泥。

研究发现，9例患肘（42.9%）需要进行包括假体翻修的再次手术。以翻修手术作为时间节点，术后5年时关节假体生存率为95%，10年时为68%。非铰链式假体组10年时假体生存率为70%，铰链式假体组为69%。研究发现，双侧都需行TEA是10年内需要翻修的一项危险因素（6/11 *vs.* 0/7，*P*=0.0.7）。非铰链式假体组影像学假体无菌松动的比例较高（12/14，85.7%），但其中许多患者功能良好，无须进行翻修。

（二）手术禁忌证

禁忌证分为绝对禁忌证和相对禁忌证。感染以及开放性创伤为手术的绝对禁忌证，关节强直及软组织条件差等因素为相对禁忌证。

1.
存在感染或开放性创伤

怀疑皮肤、软组织或骨骼感染，应推迟手术。肘部创伤且合并开放伤口也是TEA的禁忌证。此外，还应除外其他细菌病灶，如尿路感染等。骨折内固定后失效，也应怀疑骨折部位存在感染。停用抗生素后行细菌培养，以明确诊断。存在或怀疑活动性感染，应对所有感染或受累组织彻底清创，去除所有内置物。根据细菌培养结果使用抗生素，经外周静脉置入中心静脉导管（PICC）输注敏感抗生素6周。停用抗生素6周后，再次对肱骨远端穿刺并进行细菌培养。只有培养阴性，且没有感染的临床体征，才考虑TEA。

2.
关节完全强直或神经性关节破坏

虽然对于部分肘关节僵硬的患者，可在治疗原发病、改善局部软组织条件后行TEA以改善患肢功能。但在完全无痛的肘关节僵直患者或者完全融合的患者，假体置换不能完全恢复功能。虽然假体置换代替肘融合可明显改善功能活动度，但也可导致更多的术后并发症，预后也更差。神经性关节破坏者（如Charcot病）本身不稳定，应禁行TEA。

3.
软组织条件差

术前仔细评估皮肤有无严重挛缩、瘢痕或烧伤。为使假体更好地发挥作用，皮肤和软组织必须有足够的顺应性以允许假体置入。类风湿关节炎患者因服用免疫抑制药物致皮肤条件很差，极易引起术后严重感染，需术后制动10~14天以允许软组织愈合。软组织条件不佳，术前应先进行肌瓣覆盖后再行TEA。

四、手术入路的选择

近年来，TEA的普及程度逐渐提高。随着手术技术的进步、新型假体的诞生、临床疗效的不断改善，TEA的应用也变得越来越广泛。但是随着半限制型假体的发明和不断改进，TEA的适应证已经扩大到了创伤后不稳定、创伤后关节炎以及老年人新鲜肱骨远端骨折。TEA的并发症发生率也在不断减少。Gschwend等于1996年统计了1986—1992年的报道，发现并发症总比例为43%，而1993—2009年这一数据降至（24.3±5.8）%。并发症发生率减少归功于新型假体设计以及不断改进的外科技术。随着并发症的减少，越来越多地认识到伸肌装置的正确处理是成功的关键，对于并发症的关注点也逐渐变为尺神经损伤以及术后肱三头肌肌力的减弱，术者开始寻求不同的手术入路，一些原有入路以及现存的入路被重新启用或改良，使得近年来TEA的最佳手术入路成为热点话题。

（一）皮肤切口

对于皮切口的选择，有的医师选用直切口，但大部分术者选择自内侧或者外侧绕过鹰嘴尖，避免术后出现伤口并发症，但应选择偏内还是偏外存在一定的争议。Smith认为偏内侧切口比偏外侧切口在愈合方面更理想，相对也更隐蔽更美观。也有报道称后方入路相对于内侧或外侧入路发生皮神经瘤及感觉异常的比例更低。Prokopis认为偏鹰嘴内侧切口具有一定优势：①更容易暴露尺神经；②避免直接自鹰嘴切开，减少了来自鹰嘴的压力，避免了皮肤并发症；③保留了外侧皮瓣的皮神经。但有的学者认为伤口弧向内侧可能会使瘢痕与桌面接触产生触痛，而弧向外侧髁避免这种问题。我院的经验是，无论切口的选择是偏内侧还是偏外侧，重要的是不要直接跨过鹰嘴尖，从而避免术后鹰嘴尖处皮肤压力过大，造成术后皮肤切口愈合等问题。手术结束前，应通过缝合软组织使内外上髁以及假体得到充分的覆盖，这样可形成一个良好的软组织合页，可保护假体使其不承担额外的应力，也避免了切口裂开或皮肤压力性坏死。同时为避免切口并发症，要仔细设计手术切口，选择使用原手术切口还是新手术切口尤为重要，目的是尽量避免形成与原手术切口距离小于1cm以内的皮桥。为此，即使原切口为后正中直切口时，也可以直接选用。

（二）肱三头肌的处理

1.
肱三头肌解剖

上臂整个后部都由肱三头肌构成，肱三头肌长头起自盂下结节，外侧头以及内侧头通过桡神经沟分界，分别起自肱骨近端和远端。长头与外侧头走形于浅层，内侧头位于深层，最终两层混合形成联合腱，并通过沙化（Sharpey's）纤维连接于鹰嘴尖上。肌腱与鹰嘴之间经常存在腱下鹰嘴囊，远端40%的肱三头肌装置由肱三头肌与腱膜混合形成。肱三头肌由桡神经支配，桡神经在未进入桡神经沟前发出分支支配长头和外侧头，桡神经在越过桡神经沟后发出肌支穿过并支配内侧头，该支终末于肘肌并支配肘肌。这一解剖学特点在某些入路时（如Bryan-Morrey入路）尤为重要。

2.
肱三头肌处理方法

TEA分为外侧入路和后正中入路。外侧入路包括Kocher入路和Mayo改良的Kocher入路，主要用于表面置换型假体，虽然早年某些作者报道了该入路的并发症较少，但随着该类型假体的应用越来越少，外侧入路的应用也逐渐减少。

目前TEA应用最多的是后正中入路（图19-13），处理肱三头肌伸肘装置的方法主要包括3种：①通过剥离肱三头肌肱骨止点，自单侧或者双侧进入关节，或横断肱三头肌肌使肱三头肌腱鹰嘴附丽点保持完整；②在保持软组织连续性的同时，向内侧或外侧翻转肱三头肌，保留或不保留骨性附丽点；③劈开肱三头肌，以不同方法从尺骨近端和肱骨远端向上翻开伸肘装置。

（1）保留肱三头肌止点入路。该入路主要包括以下几种具体方式：①双侧切开肱三头肌入路；②自内侧切开肱三头肌入路；③Stanley入路；④肱三头肌腱膜舌形瓣入路；⑤横断肱三头肌入路。

　　a. 双侧切开肱三头肌入路（图19-14）。保留肱三头肌的
入路由Alonso-Llames在1972年第一次提出，当时主要是为了
治疗儿童髁上骨折。Morrey发现在为肱骨远端不愈合采取TEA
或TEA翻修时，也可以保留肱三头肌的鹰嘴附着。该入路自肱
骨内侧柱和外侧柱剥离肱三头肌，外侧肘肌可保持原位，也可
以与前臂伸肌分离，但应保持与肱三头肌的连续性。保留肱三
头肌的鹰嘴附着点，通过前臂极度旋前与旋后使肱尺关节脱
位，暴露肘关节，分别置入尺骨假体和肱骨远端假体。

　　Pierce等最初用Bryan-Morrey入路治疗及例患者，肱三头
肌肌力4例优，3例良，2例差，4例肱三头肌撕裂需要二次手
术，均为应用类固醇和抗代谢药物治疗的类风湿关节炎患者。
后改用双侧切开肱三头肌入路治疗10例，肱三头肌肌力9例

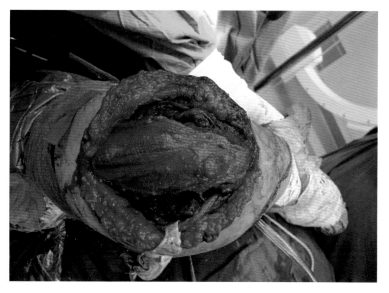

图19-13 TEA后正中入路

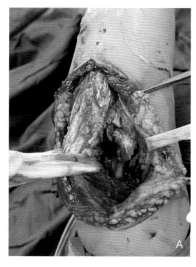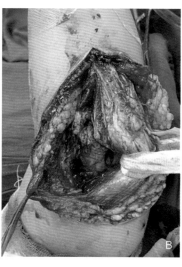

图19-14 双侧切开肱三
头肌入路（A和B）

优，1例良，无肱三头肌不连续、肌力减弱。Boorman等用该入路对类风湿关节炎及创伤后关节炎40例行TEA，术后无肱三头肌肌力不足或断裂。

b. 自内侧切开肱三头肌入路。Prokopis等提出了一种只通过内侧切开行TEA的方法。内侧开窗识别并保护尺神经，自尺骨近端内侧面骨膜下分离尺侧腕伸肌，继续向近端切开肱尺关节。骨膜下继续向近端切开至肱骨干。保留肱三头肌的尺骨止点不受影响。将前臂旋前，暴露整个肱骨远端及肘外侧结构。通过内侧窗切断外侧尺骨副韧带。继续旋转前臂，解锁肱尺关节，暴露肱骨及尺骨关节面。其进行的10例TEA没有出现肱三头肌并发症。

c. Stanley入路。Shahane和Stanley等提出了一种结合了肱三头肌劈开入路和肱三头肌翻转入路优势的入路。通过纵劈肱三头肌使肌腱分为外侧（75%）和内侧（25%），将内侧肱三头肌、前臂浅筋膜及尺骨内侧面的骨膜，作为一个整体向内侧翻转。保持了肱三头肌止点外侧3/4的完整性。用该入路行TEA 86例，仅1例之前接受过多次手术者发生了肱三头肌撕裂。

d. 肱三头肌腱膜舌形瓣入路（19-15）。Campbell、Van Gorder等还描述了肱三头肌腱膜舌形瓣入路，将肱三头肌腱腹移行部自近端到远端切开全层腱膜，切取一个倒"V"形舌形瓣，保持深层肌纤维和鹰嘴附丽点的完整，将肱三头肌内侧头与肘肌一起牵向外侧。该入路可增加屈肘范围，尤其适用于肱三头肌挛缩者，也保持了肱三头肌内侧头和肘肌的连续性，保留了支配肘肌的血管和神经。但目前该入路已较少使用。

e. 横断肱三头肌入路。也有一些作者如Amirfeyz、Poon及Joshi等采取在肱三头肌的肌肉-肌腱移行处完全或不完全横断肱三头肌肌腱。一般在鹰嘴近端2~3cm横断肱三头肌，并向远端翻转。他们认为此法虽然劈开了肱三头肌，但由于肱三头肌肌腱断面间有很大的接触面积，反而便于牢固修复。同时由于尺骨侧的筋膜和骨膜得到了保存，与其他入路相比，并发症并没有显著增加。生物力学研究也证实该入路能够保持足够的伸肘强度。但关于该入路的报道仍较少，而且也有作者认为该入路并不能为术后康复锻炼提供足够的强度，因此并没有得到广泛应用。

笔者认为该入路的主要优点是自双侧或内侧剥离肱三头肌肱骨附丽点，完全保留或像Stanley入路一样部分保留其鹰嘴止点，使肱三头肌肌腱鹰嘴附丽点不受干扰，保持了伸肘装置与前臂筋膜-尺骨-骨膜复合体的延续性。Stanley入路通过肱三头肌内侧操作减少了尺神

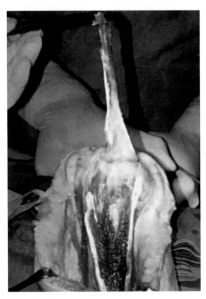

图19-15　肱三头肌腱膜舌形瓣入路

经损伤的可能和尺神经血运的破坏，同时放置假体时也可以更清楚地看到尺骨假体的位置。根据近年的文献报道，有些术者已经将该内外侧入路或内侧入路作为TEA的常规入路，并取得了良好疗效，减少了并发症，应用也越来越多。保留肱三头肌止点另一优点是术后即可进行功能锻炼，与Bryan-Morrey等入路相比，术后可立即开始主动伸肘，减少了制动时间。但此入路虽能对肱骨远端提供良好的术野，但对尺骨近端暴露范围较小，且完全暴露肘关节难度较大，对TEA不熟悉者有一定难度。

（2）肱三头肌自内向外翻转入路。该入路在肘内侧进行切开及游离，保留肱三头肌与肘肌、前臂筋膜和骨膜的连续性，将伸肘装置作为一个整体自内侧向外侧翻转。主要包括：①Bryan-Morrey入路；②改良Bryan-Morrey入路：骨-肘肌瓣入路。

a. Bryan-Morrey入路（图19-16）。该入路于1982年由Bryan和Morrey首次提出，沿内侧肌间隔至后方关节囊掀起内侧肱三头肌。向远端切开前臂浅筋膜约6cm，深达尺骨内侧面骨膜。将骨膜和筋膜作为一个整体自内侧向外侧翻转，小心切开肌腱通过沙比纤维连接到鹰嘴的部分，以保持与骨膜和筋膜的连续性。手术结束时在尺骨钻孔，经骨直接将肱三头肌缝合至尺骨，并将骨膜缝合至前臂筋膜。手术操作的关键是自内向外游离肱三头肌止点，保留其与肘肌和前臂筋膜的连续性。该入路需用手术刀自鹰嘴尖骨膜下剥离沙比纤维，特别是类风湿关节炎患者，避免用单极电刀，否则可致组织坏死，还可影响肌腱修复后的愈合。需仔细标记肱三头肌在鹰嘴尖止点，以利于假体置入后解剖修复，降低肱三头肌失效的可能。Bryan和Morrey等用该入路行TEA 49例，无肱三头肌连续性丧失或明显肌力减弱。近来Ducrot等报道用该入路行TEA，也无明显肱三头肌并发症。

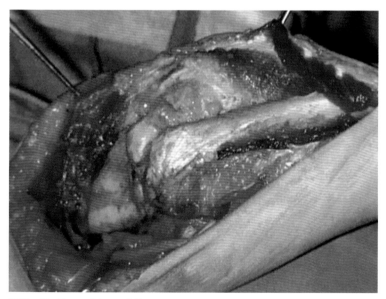

图19-16　Bryan-Morrey入路

Morrey等观察到在TEA后，患者的屈肘力量、旋转功能以及握力都有了改善，但伸肘力量却没有变化。于是对肱三头肌翻转入路、肱三头肌劈开入路及改良Kocher入路进行了对比。发现Bryan-Morrey入路的伸肘功能提高了26%，其他入路只提高了6%。他们认为伸肘力量改善最少，主要是因为所有的入路都破坏了肱三头肌伸肘装置。其中Bryan-Morrey入路是破坏伸肘装置最少的入路，其术后伸肘力量也最好。因此，他们认为Bryan-Morrey入路在伸肘力量方面表现更好，相比其他入路更具有有优势。

Guerroudj等在尸体标本比较了Campbell肱三头肌"V-Y"劈开入路、Bryan-Morrey肱三头肌翻转入路与Gschwend肱三头肌纵劈入路的生物力学特性，认为所有肱三头肌劈开或翻转入路都会使肱三头肌肌腱的抗拉力量明显下降，但三种入路的修补强度并不相同，Bryan-Morrey入路达到了对侧强度的43%，Gschwend和"V-Y"入路分别达到了27%和22%，因此Bryan-Morrey入路提供了更好的强度。但通过术后制动和恢复锻炼，再加上愈合后，这三种入路间是否还存在差距尚不明确。

b．改良Bryan-Morrey入路。骨-肘肌瓣入路Wolfe等对Bryan-Morrey入路进行了改良，对三头肌鹰嘴附丽点进行截骨形成一个小骨片（厚3~5mm，直径1~2cm），保留肱三头肌与鹰嘴翻转骨片的连续性，也保留与前臂外侧筋膜的连续性。关闭切口时，重新将骨片缝合至鹰嘴。作者报道了22例TEA，肱三头肌力优20例，良2例，无肱三头肌撕裂和鹰嘴不愈合。他们认为此入路在行TEA时能够快速广泛地暴露肘关节，在保持较低并发症的同时最大限度地保留了肱三头肌强度。

肱三头肌翻转入路自内侧向外侧翻转伸肘装置，保留了肱三头肌与前臂筋膜与尺骨骨膜的连续性，可更加广泛暴露肘部，术毕对肱三头肌止点进行牢固缝合，对伸肘装置破坏较小。但此入路的一个潜在问题是肱三头肌肌腱的愈合，类似鹰嘴截骨有赖于骨愈合一样，此入路需要肱三头肌肌腱与骨膜等周围软组织合页的愈合。术后需要等到肱三头肌愈合后才能开始主动伸肘及肌力锻炼，术后6周可主动伸肘，练习肌力则必须在术后10周，术后12周后才可行完全的活动。根据我院经验，尽管此入路能获得良好功能、并发症较少，但对风湿性关节炎来说，软组织状况往往较差，筋膜与骨膜萎缩，有时不能够提供牢固的缝合，从而造成术后肱三头肌并发症。此时可采取Bryan-Morrey改良法，将骨-肘肌瓣作为一个整体翻转，可更加牢固地修补伸肘装置，当遇到因萎缩而变薄的筋膜和骨膜时此方法则更为适用。

（3）肱三头肌劈开入路。该入路自中线向鹰嘴尖和尺骨近端切开肱三头肌，是最古老的一种入路。自内侧和外侧剥离肱三头肌位于鹰嘴的附丽点，继续自尺骨近端内侧和外侧进行骨膜下剥离，可在手术结束时更好地修复肱三头肌肌腱，理论上该入路可减少和避免肱三头肌肌腱自鹰嘴尖向外侧滑脱的趋势，但能否降低肱三头肌无力的发生率仍需进一步证实。Gschwend又进行了改良，改为剥离骨膜瓣（在每侧肌肉深层附着骨膜瓣或小片骨块），以利于将肱三头肌肌腱重新修复于尺骨附丽点，从而使肱三头肌附丽点能够更好地愈合。但该入路由于为充分暴露术野需游离鹰嘴附丽点，且术后修复困难，存在鹰嘴不愈合风险，多数作者已不再使用。

该入路由于劈开了肱三头肌且进行了骨膜下剥离，对软组织破坏较大，并发症较多，有报道相比肱三头肌翻转入路肌力下降达20%。主要弊端在于破坏了肱三头肌及鹰嘴附丽点，患者愈合和康复的时间相对于其他入路延长。

（三）不同入路的选择

1.
鹰嘴截骨入路

对于TEA，治疗肱骨远端骨折时常用的鹰嘴截骨入路并不适用，因为尽管"V"形截骨相比横行截骨的不愈合率自11%下降至3%，但对TEA仍具有潜在的不愈合风险。据统计，不愈合或截骨块骨折在风湿性关节炎中发生率为7%，且风湿性关节炎的鹰嘴骨质已经变得非常薄弱，使截骨的固定变得非常困难。同时，鹰嘴截骨入路减弱了尺骨假体固定的强度。更重要的是，尺骨近端截骨使肘关节旋转轴心变得难以确定，而此步骤在尺骨假体置入过程中非常重要。因此，除非术者在术中临时决定将肱骨远端骨折的术式自内固定转变为TEA，否则一般不采取鹰嘴截骨入路。

2.
TEA入路的选择

选择TEA入路时，需要根据以下几项基础来确定：①骨折类型，肱骨远端骨量丢失严重，最好保留肱三头肌止点；②肱三头肌状况，若具有上述肱三头肌失效的危险因素，应尽量保留肱三头肌止点；③术者喜好和经验，此点对术式的选择也是决定性的，应尽量选择自己熟悉的入路。当术者对TEA不熟悉时，大部分倾向于选择广泛暴露，如 Bryan-Morrey 入路。保留肱三头肌止点的入路在技术上有挑战，尤其暴露尺骨端有难度，对TEA过程不熟悉者在采取该入路时会遇到一定困难。

根据我院经验，入路的选择一般遵循如下原则。

（1）肱三头肌劈开入路。该术式现在已较少用于TEA，只有在术者自己习惯并操作熟练该入路的情况下才用。该入路剥离范围较广，而在某些风湿病患者中，鹰嘴的滑囊炎已经侵蚀了肱三头肌的附丽点，采取该入路可造成肱三头肌腱附丽点内侧面无法缝合，只能附丽在鹰嘴外侧面，致肱三头肌肌力减弱，甚至在术后康复过程中造成肱三头肌撕裂。

（2）Bryan-Morrey入路。在置入组配型或连接型假体及假体翻修术时都可用Bryan-Morrey入路。此入路应用广泛，但当存在以下情况不能将翻转的结构重新缝合至尺骨时，则不应选取该入路：①肱三头肌鹰嘴附丽点缺如；②肱三头肌腱膜或肌肉缺如；③某些软组织条件极差的风湿性关节炎患者。

（3）保留肱三头肌入路。Morrey等认为当肱骨远端骨量缺如，且术者对于该入路经验丰富、能够顺利处理尺骨时，可采用该入路。根据笔者经验，肱骨远端骨量缺如常发生在以下情况：①骨折不愈合时要切除肱骨远端不愈合骨块；②新鲜骨折切除骨折块；③恶性肿瘤；④多次翻修。为更好地安装尺骨侧假体，可剥离肱三头肌止点内侧缘的20%，即采用Stanley入路以更好地暴露尺骨。某些风湿性关节炎或创伤后关节炎，软组织条件较差，也应采取此入路行TEA。对肱骨远端骨折需行TEA的老年患者，笔者的经验是保留肱三头肌入路疗效更佳。但对严重屈曲挛缩者应尽量不用该入路。而对于肱三头肌腱膜舌形瓣入路，就笔者所知，一般只有2种情况下应用该入路：①术者的喜好；②关节挛缩严重。软组织不足或之前接受过手术造成不能予以充分缝合者也不应该选取该入路。当患者肘关节僵硬于伸直位或者肱三头肌挛缩、瘢痕化时，通过Campbell和Van Gorder等提出的肱三头肌腱膜舌形瓣入路可延长伸肘装置的长度，达到良好的疗效。

五、手术操作技术及术后处理

（一）手术操作技术

手术应在层流手术间进行，采取半侧卧位，患肢过胸位置于支撑架上，用无菌止血带。后正中皮肤切口至筋膜层，向内、外侧游离全厚浅筋膜瓣，仔细分离并保护尺神经。

大多采用Bryan-Morrey肱三头肌牵开入路（图19-17），自鹰嘴后方松解肱三头肌附着点，将肘肌剥离，使其成为伸肘装置外下方的延续，保持其连续性。用手术刀自鹰嘴尖骨膜下剥离沙比纤维时，特别是类风湿关节炎患者，应避免用单极电刀，否则可致组织坏死，还会影响肌腱修复后的愈合。仔细标记肱三头肌在鹰嘴尖的止点，以利于假体置入后解剖修复，降低肱三头肌失效的可能。使用铰链式假体时，可彻底松解对侧副韧带。若双侧肱骨髁缺失，则可用保留肱三头肌入路。切除肱骨远端，自肱三头肌内侧或外侧进入，保留其在鹰嘴的附着。首先显露内侧髁，

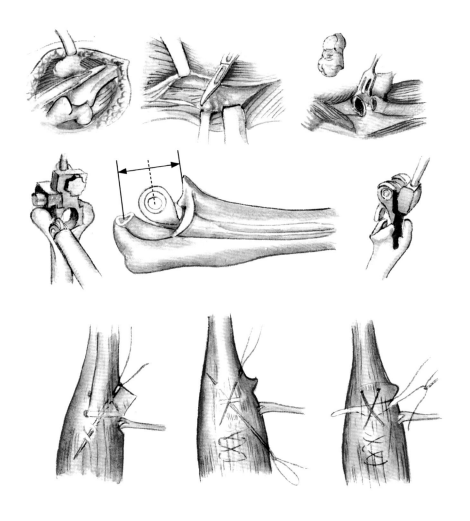

图19-17 Bryan-Morrey
入路图解及肱
三头肌肌腱的
吻合修复

并保护尺神经。自骨折不愈合处或新鲜骨折的碎骨块上剥离软组织。极度屈肘和半脱位、肩外旋，有助于显露关节面和处理骨性结构。切除鹰嘴尖和冠状突尖，并在插入试模和最终插入假体后都要检查有无鹰嘴尖或冠状突尖的骨性撞击。除非关节炎只局限于肱尺关节，否则应同时切除桡骨头。按照假体（Coonrad-Morrey型假体）大小切除滑车中间部分，以磨钻开髓。其正确入点通常更靠后，用截骨模板对肱骨远端进行截骨，截骨模板紧贴肱骨外侧保证正确的截骨深度，并紧贴肱骨远端后方保证正确的旋转对线。随后用骨锉扩大髓腔，插入试模至一定深度以调整旋转轴。应注意肘关节的旋转轴与肱骨远端膨大的髁部后侧表面平行。插入试模检查，前方皮质可能会影响假体的完全插入，应处理以容纳假体前方凸翼，当假体插入合适时，肱骨假体的前方凸翼应位于冠状突窝顶部。在假体的深度方面，尺骨侧由于有完整的冠状突和鹰嘴尖，长度较易判断，肱骨侧深度可通过骨折临时对合在一起判断，若骨折粉碎严重，则通过试模复位后屈伸活动软组织张力来评估假体置入深度。

尺骨侧处理比肱骨侧更困难。可自其鹰嘴附丽点剥离约25%的肱三头肌内侧附丽，去除鹰嘴尖，旋转前臂，显露冠状突基底部。用高速磨钻自冠状突基底锉出尺骨髓腔，并用尖钻打开髓腔，再用一系列骨锉处理尺骨髓腔。髓腔锉插入困难通常是入点处骨性限制。通常需在鹰嘴做一凹槽，以便于置入尺骨侧假体。要特别注意保证尺骨侧假体在髓腔内的力线正常。应避免穿透尺骨近端，特别是类风湿关节炎患者。用试模进行复位，评估假体柄置入深度和软组织对伸肘的限制。尺骨侧假体的适宜深度为假体中心位于鹰嘴半月切迹中心。尺骨侧假体插入过深，将导致鹰嘴突出及屈肘时冠状突与肱骨远端发生撞击；假体插入过浅，则可导致屈曲挛缩和伸肘受限。调整尺骨侧假体的轴向旋转，使其屈肘运动轴垂直于鹰嘴后方平面。适度旋转肱骨侧假体，使假体后方平面与肱骨内、外髁后方平面相一致。若不能确定髓腔力线，可用 X 线透视帮助。插入试模，检查活动度，术前肘关节僵硬应行关节囊松解，可能还需切除更大范围的肱骨远端，以改善伸肘，但通常最终仍有20°以内的屈曲挛缩。在肱骨和尺骨髓腔内置入限制骨水泥的聚乙烯髓腔塞。肱骨髓腔近端有时很宽大，标准髓腔塞很难封闭，伞形设计更合适。

在最终置放假体前，用假体试模反复测试，并检查肘部被动活动。屈肘应大于120°，假体关节面在屈伸过程中应有良好而稳定的接触。被动完全伸直时，肘外翻15°。屈肘90°并前臂完全旋前时，稳定性应良好。冲洗肱骨与尺骨骨髓腔后，常规用含抗生素的骨水泥来固定假体，可在40g骨水泥中加入1g万古霉素，用骨水泥枪先将骨水泥注入肱骨髓腔，再注入尺骨髓腔。先插入尺骨侧假体，再插入肱骨侧假体。将所切除的骨折块作为植骨块备用或自肱骨滑车处取植骨块，植骨块厚3～4mm，长2cm，宽1.5cm。将植骨块放置在肱骨远端前侧皮质前方，假体的前方凸翼与植骨块相接触。将肱骨侧假体插入髓腔，并将肱骨侧假体打入合适的深度，肱骨侧假体前方凸翼恰好覆盖植骨块，然后将其与尺骨侧假体通过"针-针系统"进行连接组成关节，随后去除多余骨水泥。

松止血带，止血，修复肱三头肌，在鹰嘴尖钻孔，采用不可吸收缝线通过尺骨近端的"十"字交叉和垂直骨孔将肱三头肌肌腱缝回尺骨近端。对肱三头肌坚强解剖修复，使其张力能满足完全屈肘。若用Gschwend肱三头肌劈开入路，则自肌腱边缘几毫米开始连续锁边缝合，中间再加以边对边的间断缝合。不管采用何种修复方法，都要用1个以上的经骨钻孔缝合。常规缝合软组织，留置引流管24～48小时，直至8小时内引流量小于30ml。

（二）术后处理及注意

术后用掌侧石膏夹板将肘部制动于屈肘30°位，并抬高肘部。第二天则鼓励患者开始主动屈肘及被动伸肘，为保护肱三头肌，术后3~4周开始主动伸肘。不必采取理疗，但鼓励进行肘部功能康复锻炼，即在可忍受的范围内活动肘关节。若患者术前屈肘受限超过60°，可在夜间使用伸肘位夹板3个月。与其他全关节置换一样，建议对患肢采取一定的限制或保护措施。一般建议单次屈肘时持重不超过5kg，而反复屈肘时持重则不超过1kg。该限制措施要在术前、术后和患者本人进行详细沟通。

对于类风湿关节炎患者，其皮肤薄、弹性差，需制动10~14天以允许软组织愈合。若显露时自鹰嘴游离肱三头肌止点，则术后6~8周内必须限制主动伸肘。建议早期白天吊带制动，夜间支具制动于最大伸直位，以避免屈曲挛缩。

术后1、2、3、6、12个月进行复查，之后每年复查1次。复查包括体格检查和影像学检查。评估项目：骨折愈合情况，是否存在伤口感染、异位骨化、神经损伤、内固定失效、假体松动、假体周围骨折、假体失效等并发症。

（三）尚存争议的问题

1. 尺神经的处理

尺神经损伤是TEA后较常见的并发症，发生率为5%~10%。然而，关于TEA术后合并尺神经损伤的报道很少。Rispoli等报道的1607例TEA中，仅8例因持续性或进展性尺神经病变需要手术松解，平均随访9.2年，6例临床症状和功能改善，但仅4例完全恢复。

目前大部分作者对术中暴露尺神经并进行保护没有异议，但是术后尺神经的处理一直存在争议，各个作者报道的并发症也并不尽同。很多针对是否应该前置尺神经的研究都是关于肱骨远端骨折切开复位内固定的，而对TEA，传统观点认为应该常规前置尺神经，但Stanley等术后将尺神经放回原位，86例中只发生1例尺神经麻痹，且在8周后神经症状自行缓解。近年来也有作者报道原位放置尺神经，20例中只有2例出现尺神经症状，其中1例后期自行恢复。

近期也有一些作者对肱骨远端骨折切开复位内固定是否应该前置尺神经做了研究。Ruan等前瞻性随机多中心研究对照了术前伴有尺神经症状的29例肱骨远端骨折，分为前置神经尺神经组（15例）及原位减压组（14例），结果显示前置神经组的疗效明显好于原位减压组，前置神经组中有12例尺神经得到了完全恢复，减压组仅为8例。Chen等进行回顾性研究，包括术前有尺神经症状及没有症状患者，均接受切开复位内固定，发现术后神经前置组有33%出现了尺神经炎（16/48），而原位组发生率仅为9%（8/89），表明前置尺神经并没有明显的益处。一些证据等级为Ⅳ级的研究显示，术前尺神经正常者皮下前置尺神经后，尺神经发生神经病变的比例为0～12.5%。我院黄雷等比较了尺神经前置与否对术后发生尺神经炎的影响，结果显示差异无统计学意义。

笔者认为尺神经病变的原因有很多，如骨赘、血管翳的侵袭、瘢痕组织都可以造成不同程度的尺神经失用症。术后部分尺神经的血运障碍、持续的远近端的压迫、术中分离不充分以及过度牵拉和长时间的尺神经脱位等因素共同造成了术后尺神经功能的恶化。长时间以及反复进行肘关节脱位操作时如果没能完全游离以及保护尺神经，也会造成术后尺神经功能障碍。

笔者认为对于肱骨髁间骨折，无论尺神经前置与否，更重要的是使用软组织将尺神经和内固定物进行间隔，避免两者直接接触使肘关节活动过程中尺神经滑动摩擦产生症状。而对行TEA的患者，若已切除内外侧髁，也就无所谓是否前置，仅需避免尺神经向后滑移。对于类风湿关节炎等患者内侧髁完整者，若将尺神经置于原位，可能会在假体和内上髁之间发生卡压而出现症状，建议常规前置。

术中游离尺神经后需要在整个手术过程中充分加以保护。在向髓腔内注入骨水泥时，也应该注意勿使溢出的骨水泥损伤尺神经。如果术前存在长期的屈曲障碍，屈肘功能受限严重，一旦术后屈肘功能明显改善，若尺神经仍保留在原始解剖位置，在术后练习屈肘或术后屈肘位石膏固定时可对尺神经产生压迫，从而引起尺神经麻痹，此时应皮下前置尺神经。肱骨远端骨折者，若术前出现尺神经症状，或术中发现骨折粉碎影响尺神经沟以及发现内置物与尺神经有接触，甚至影响尺神经，也应常规前置尺神经。若患者之前进行过涉及尺神经的手术，为避免术后软组织粘连对尺神经的压迫，也应该进行尺神经前置。若术后立即出现尺神经运动功能减退且不能确定神经的状态，应立即进行神经探查；若属神经支配区的感觉减退，特别是不完全性的感觉减退，可进行观察，多可自行恢复，不需要手术探查。

目前文献对于这一话题依然充满了争论，术前神经功能正常的肱骨远端骨折，在进行TEA或者切开复位内固定时是否前置尺神经仍存争议。但笔者认为，只要在术中最大可能地保护尺神经，避免不必要的张力，同时避免假体或内置物与尺神经直接接触，就可以最大限度地保护尺神经功能，减少术后尺神经并发症。

2.
肱骨髁是否保留

对新鲜骨折患者，无法保留肱骨内外侧髁是否影响肌力、功能和稳定性？对类风湿关节炎、原发性骨性关节炎、创伤后关节炎患者，若术中发生内外侧髁骨折是否需要固定等问题仍充满疑问。2003年，McKee等研究了半限制型假体TEA治疗创伤和创伤后关节炎术中切除肱骨髁对力量和功能的影响，纳入患者32例，平均67岁，保留肱骨髁16例，切除肱骨髁16例，观察术中切除肱骨髁对肘关节力量和功能的影响。平均随访64个月，发现肱骨髁切除对前臂、腕部和手部的力量及肘关节功能评分没有显著影响。但是目前仍无明确证据，仍需大宗病例的前瞻性随机对照研究来明确。

六、手术并发症及处理

TEA能有效缓解疼痛，但其并发症比例相比其他关节置换术仍较高。目前报道的TEA并发症比例不等，为20%45%。1996年，Gschwend等回顾文献，发现TEA并发症比例为43%，主要包括：无菌性松动、感染、尺神经损伤、关节不稳定、假体解体、关节脱位或半脱位、术中骨折、假体周围骨折及异位骨化形成。Little等总结2003年以前有关各种类型假体的英文文献86篇，共3184例肘关节行TEA，并发症发生率为14%~80%（平均33%），翻修率为13%。为了减少并发症，近20年来骨科医师在假体设计及手术技巧方面采用了大量新技术。以Coonrad-Morrey为代表的新一代假体，其并发症发生率有所下降，尤其是应用于类风湿关节炎患者，10年随访时优良率可达92%。完全限制型假体由于其较高的无菌性松动比例，现已广泛被半限制型或非限制型假体取代。

Morrey根据并发症的处理方法将其分为三类：①需行翻修术，包括无菌性松动、严重感染、不稳定、假体失效、部分类型假体周围骨折；②需行手术但不需更换假体，包括尺神经损伤或压迫、肱三头肌肌力弱和肘关节活动度受限；③引起症状但不需行手术治疗，包括伤口愈合不良、一过性尺神经麻痹、部分类型假体周围骨折等。肘关节相较于膝、髋等关节的置换术，其特有的并发症为肱三头肌肌力弱和尺神经损伤，而不同类型假体无菌性松动、假体失效发生情况各异，对于半限制型假体，不稳定的发生即意味着假体失效。Voloshin等研究比较了1993—2009年TEA相关的64篇文献，包括2938例肘关节TEA，得出并发症发生率为（24.3±5.8）%。最常见并发症也发生了一定变化，主要并发症为假体松动、关节不稳定（脱位或半脱位）、深部感染及尺神经损伤。

（一）假体无菌性松动

假体无菌性松动是TEA失败的首要因素。尽管过去20年假体设计经过了很多改进，但假体无菌性松动发生率在1993—2009年仍为（5.1±3.4）%，相对于Gschwend等报道的6.4%并没有显著改善。目前普遍认为相对于非限制型假体，半限制型假体骨-水泥接触面的应力较大，因此松动的发生率也更高。Voloshin等的系统回顾支持了这一点，非限制型假体松动发生率为（10.1±4.8）%，较半限制型假体的（13.7±6.8）%明显降低（P<0.05）。根据报道，Coonrad-Morrey假体松动发生率为0~7%，GSB Ⅲ假体为4%~9%。虽然现代假体设计及骨水泥技术得到了很大发展，无菌性松动的发生率明显降低，但仍高达2%~9%。

假体无菌性松动的主要原因可以是骨-水泥接触面的原发性失效，也可以是骨溶解造成的骨-水泥接触面继发性失效。聚乙烯衬垫磨损产生的碎屑以及金属碎屑会诱发异物反应，引发假体周围骨质重吸收，继而造成松动。骨溶解一般发生在尺骨侧假体的尖端，骨溶解迅速进展，最终造成整个假体松动。此外，尺骨前部还存在多种阻挡结构如软组织瘢痕、溢出的骨水泥、骨性结构及肱骨侧假体的前方凸翼，这些阻挡结构均会在屈肘时撞击尺骨侧假体，产生拔出样应力，造成尺骨假体松动。肱骨假体松动的主要原因为屈肘及伸肘时产生前向及后向的力，该作用力可高达3倍体重，因此现代半限制型假体都具有凸翼形设计，以吸收作用于肱骨假体上的力量，减少松动比例。

完全限制型假体由于其极高的松动比例，现在已被半限制型假体及非限制型假体取代。半限制型假体应用可活动的铰链式结构的概念，允许铰链结构在正常肘关节活动度内存在一定的内侧、外侧及旋转活动。铰链式结构可降低无菌性松动及关节不稳定发生率。O'Driscoll等研究证实，如果假体的铰链结构存在一定可活动性，则周围软组织可产生功能稳定性，进而减少骨-水泥接触面的应力；而当周围软组织无法提供所需的稳定作用时，假体又作为一个限制性结构，起到了稳定作用。但是与非限制型假体相比，半限制型假体的松动率仍较高。目前也有新型的假体面世，可以在不稳定性增加时从非限制型假体转换为半限制型假体，使得手术的选择更为多样。国内最常使用的Coonrad-Morrey假体失效类型多为尺骨侧假体松动。Hildebrand等注意到随访（50±11）个月时尺骨侧假体周围的骨溶解现象多于肱骨侧假体，达32%。同时研究发现，因创伤性因素而接受TEA的患者其骨溶解现象多于类风湿关节炎患者。目前建议在出现假体周围骨折或假体解体以前行翻修术。

假体松动的治疗十分具有挑战性，对于存在显著骨吸收的患者尤为如此。治疗方法包括：观察、直接取出假体形成肘关节切除状态、更换关节假体、关节融合术以及用尸体关节进行置换。目前学者广泛认为，更换关节假体能够提供最好的功能结果，但术中需要解决很多问题，如骨与软组织缺损、原始假体设计缺陷等，因此常需更换更长的假体柄并行植骨术，同时翻修术需要保证骨与水泥充分接触以提供足够的固定强度。

（二）关节不稳定

TEA术后肘关节不稳定会严重影响患肢功能，同时加速假体松动，主要表现为肘关节脱位及症状性半脱位。非限制型假体发生关节脱位及症状性半脱位的比例显著高于半限制型假体，分别为（4.9±3.9）%及（1.4±4.5）%。这是由于非限制型假体的稳定性主要依赖于肘关节周围软组织结构，尤其是尺侧副韧带及伸肌装置。同时假体的解剖位放置对于减少骨水泥接触面的应力、提供关节稳定性也十分重要。但大部分接受TEA患者的软组织质量均较差，为软组织处理及软组织平衡带来了很大难度，亦增加了术后关节不稳定的发生率。Ring等发现，55%接受非限制型假体翻修术患者的病因为肘关节不稳定，且若翻修术保留非限制型假体，会造成肘关节持续性不稳定（9/12）。Levy等将非限制型假体翻修为半限制型假体，1年随访时84%的假体保持完好，而用非限制型假体进行翻修的患者1年随访时假体完好率仅为47%。

非限制型假体的不稳定治疗十分困难。内外侧平移型半脱位一般耐受较好，但是大部分完全脱位患者因症状明显而要求进行治疗。首选进行闭合复位及制动治疗，但闭合复位制动并不可靠，若患肘仍持续存在症状性不稳定，则需进行翻修术。由于此类患者软组织重建极少能恢复关节稳定性，故非限制型假体翻修术常使用半限制型假体以提供更为可靠的稳定性。

（三）切口并发症

TEA切口并发症分为感染性及非感染性两类。根据目前文献，TEA术后深部感染比例高于其他大关节置换术，主要原因有：①肘关节为皮下关节，周围软组织较薄；②患者常因原发疾病接受多种药物治疗（如类风湿关节炎或创伤后关节炎），多为免疫抑制状态；③周围软组织受药物或手术影响，质量较差。TEA术后切口感染是极其严重的并发症，常造成患者死亡或严重影响患肢功能。早先的报道中，深部感染发生率高达9%，近年文献报道中，深部感染的发生率为（3.3±2.9）%，故须引起格外重视，及时正确诊治。

关节感染的确诊必须进行细菌培养。最常见的病原体为金黄色葡萄球菌、表皮葡萄球菌及革兰染色阴性菌。目前浅表感染的诊断标准为皮肤或皮下组织在术后30天内出现以下表现：①脓性渗出物；②拭子或渗出液/组织中含有微生物或脓细胞；③出现临床症状，如疼痛、触痛、肿胀以及局部温度升高。而出现下述征象的任何一个，即可诊断为深部感染：①脓性渗出物来自深部切口；②深部切口拭子或渗出液/组织中含有微生物或脓细胞；③脓肿、开放伤口或伤口裂开，同时伴有败血症征象且微生物培养阳性。浅表皮肤感染涉及皮肤与软组织，而深部感染则涉及肌肉及筋膜。

Jeon等回顾梅奥医疗中心1749例接受TEA的患者，发现切口并发症患者97例，达5.5%，其中25%为感染性切口并发症，占总人数的1.4%（22/1749）。总并发症中切口延迟愈合及渗出为34例，其中8.8%发展为深部感染。切口血肿33例，其中29%发展为深部感染。出现并发症的97例患者中86例（88.7%）在保留假体的同时能获得切口愈合，但在切口感染患者中50%需进行假体移除，移除比例明显高于非感染性并发症。因此，Jeon建议对于短期保守治疗效果不明显的切口渗出患者，应及时行手术治疗，以防止非感染性并发症发展为感染性并发症。

处理切口并发症的关键在于预防，精细处理软组织与无张力缝合十分重要，可以防止浅表感染向深层扩散。由于肘关节为表浅关节，肱三头肌肌腱位于皮下且血供不良，故皮肤坏死会暴露肱三头肌肌腱，引发深部感染，因此皮肤张力非常重要，如果术中缝合张力过大，可以二期缝合或行皮瓣覆盖。

对于切口血肿、切口裂开、延迟愈合或切口渗出，若无深部感染证据（如皮肤发红、脓性渗出或疼痛），可以仅行切口换药、护理及制动。若存在浅表感染，除了伤口裂开应立即行清创术外，其余治疗策略与非感染性切口并发症一致。对于局限性血肿，可先于无菌条件下抽吸血肿，若血肿渗出明显，可行手术引流。若5~7天后血肿渗出仍无减少迹象，应行清创术并一期闭合伤口。

对于皮肤缺损或坏死的处理：若浅表坏死区域小于3cm，或可自行愈合；局部皮肤坏死但筋膜层完整者应行皮肤移植；若坏死区域大于3cm或全层皮肤坏死伴肌肉缺损，则应行清创术。位于鹰嘴尖部的皮肤坏死需行皮瓣覆盖，以防肱三头肌感染。对于存在贴骨皮肤瘢痕的患者应考虑预防性使用肌皮瓣覆盖。皮瓣有多种选择，前臂皮瓣可用来覆盖较小的缺损，当出现感染或死腔时，可使用背阔肌等带蒂肌皮瓣进行治疗。肘肌皮瓣也可以用于治疗感染，在覆盖中小型肘关节外侧皮肤缺损能发挥一定作用，如肱桡关节、肱三头肌及尺骨鹰嘴周围缺损，然而其只能治疗较小型皮肤缺损，且对前方或内侧缺损作用有限。也可使用大腿前外侧皮瓣治疗肘关节严重感染伴软组织缺损，此种皮瓣对于肱三头肌肌腱缺损尤为有效。若关节深部感染，则应取出假体，冲洗关节并行清创术，放置抗生素链珠，分期手术更换假体。

（四）肱三头肌损伤

TEA的肱三头肌并发症主要为肱三头肌撕裂或无力，主要损伤原因与手术入路相关。TEA最常用的后方入路常需分离肱三头肌肌腱以获取术野，处理肱三头肌的方法根据是否剥离肱三头肌的鹰嘴止点分为三大类：①完全剥离肱三头肌止点入路；②部分剥离肱三头肌止点的术式，如肌肉-肌腱移行处做"V"形舌形瓣入路、肱三头肌劈开入路以及保持其延续性的肱三头肌翻转入路（含或不含尺骨鹰嘴骨片）；③保留肱三头肌止点的术式主要为肱三头肌内外侧入路。

Little等回顾了2004年之前的3618例TEA，发现在肱三头肌翻转组，肱三头肌撕裂发生率为2.8%，而在肱三头肌完全剥离组则高达11%，显著高于部分剥离组。Voloshin等比较了部分剥离组的三种方法，发现并发症发生率分别为（1.2±3.3）%、（1.8±2.6）%及（1.2±2.3）%，三者间并无显著差异。目前大部分学者认为，对于肱骨远端粉碎性骨折患者应使用保留肱三头肌止点的入路，其能提供足够的视野，且术后并发症发生率较低，但目前的系统回顾均未比较保留肱三头肌止点入路的优劣，故尚无明确证据。笔者更推荐使用保留肱三头肌止点的入路，该入路主要有两大优点：①减少了肱三头肌相关性并发症；②允许患者术后立即开始进行主动及抗阻力伸肘训练，使患者更快地恢复功能，增加关节活动度。但该术式对手术技术要求高，存在一定难度。

TEA术后肱三头肌撕裂的治疗十分困难，常需进行多次手术且预后很差。肱三头肌损伤的治疗需考虑多方面因素，若肌腱组织量尚可，则应一期手术将肱三头肌肌腱修复至尺骨鹰嘴，在鹰嘴交叉钻孔，用5号不可吸收缝线穿孔固定；若肱三头肌肌腱缺损，但周围软组织与肘肌尺骨止点延续性完好，则应行肘肌旋转皮瓣；若软组织缺损严重无法行肘肌旋转皮瓣，则可用异体跟腱进行移植重建，填补肱三头肌肌腱缺损，并将跟腱缝合至尺骨上；如同时出现尺骨鹰嘴骨性缺损，则应行带跟骨的异体跟腱移植，术中用螺钉将跟骨块固定至尺骨。Celli等报道了15例TEA术后肱三头肌损伤患者，其中7例行直接修补，4例行肘肌旋转皮瓣，4例行跟腱异体重建，术后均恢复抗重力伸肘功能。也有使用腘绳肌自体移植重建肱三头肌的报道，并且供区并发症发生率很低，因此如果患者要求使用自体移植物，则可使用腘绳肌自体移植进行治疗。

（五）尺神经损伤

TEA易损伤尺神经，尤其在显露术野、放置假体时最易损伤，使用骨水泥产生的高温及术后血肿或软组织水肿也会压迫尺神经导致损伤。尺神经损伤在类风湿关节炎行TEA治疗的患者中较为常见，原因在于滑膜炎症常导致尺神经炎症，外翻不稳定也会导致尺神经受到牵拉，增加损伤概率。文献中所报道的尺神经损伤发生率为（2.9±2.4）%。

目前术中是否常规前置尺神经主要由术者喜好决定，尺神经前置可以将尺神经放置于安全位置，减少术中损伤以及术后功能锻炼时的牵拉力量，减少尺神经在肘窝中受到的压迫，但前置术同时也存在着破坏神经血运的缺点。根据Voloshin等的研究，术中处理尺神经（包括常规尺神经前置术），术后尺神经并发症发生率为（2.0±3.3）%，不处理尺神经的报道中并发症发生率为（3.2±3.1）%，两者差异无统计学意义（$P>0.05$）。目前大部分学者均认为，如果术前存在尺神经损伤或者放置假体后尺神经走行存在显著改变，需进行尺神经前置术。对于术前有长期严重屈曲障碍的患者，术后屈曲功能可得到明显改善，若尺神经仍保留在原始解剖位置，则术后长时间被动屈肘练习或屈肘位夹板固定时可对其产生压迫并引起神经麻痹，应注意及时处理。

大多数TEA术后尺神经感觉障碍为自限性，可最终完全缓解。因此，对于术后感觉神经障碍多以观察为主，若症状严重且持续时间长，则可行神经探查术并前置尺神经。若术后早期即发生严重的运动功能障碍，应早期行神经探查术以确定是否存在神经压迫或嵌顿并及时减压。原则上，术后即刻出现尺神经运动功能减退并持续12小时以上不缓解，应立即手术探查，若仅为神经支配区的感觉减退，则可进行观察，常可自行恢复，无须手术干预。Rispoli等报道梅奥医疗中心1607例TEA，术后仅有8例（0.5%）因持续或进展性尺神经病变需要手术松解，平均随访9.2年后，6例临床改善，但仅有4例完全恢复。对初次手术未行前置的尺神经，行松解前置术的恢复率为75%，对于初次术中已行前置者，再次松解前移恢复率为25%。

（六）假体失效

假体失效包括磨损和金属假体断裂。以往的文献很少将聚乙烯关节面磨损单独作为TEA失败的一种模式来讨论，因为假体松动和脱位往往在此之前就已经发生，随着假体使用寿命的延长和肘关节功能得到明显改善，衬垫磨损及其后续效应即逐渐出现。Lee等报道919例半限制型假体置换病例，其中12例（1.3%）出现磨损并行翻修术将衬垫更换。其余907例患者初次手术时平均年龄为62岁，而这12例患者初次手术时平均年龄为44岁，其中9例在初次手术前存在10°以上的内外翻畸形。报道认为磨损更容易出现在术前已有明显关节畸形及更年轻的患者，一般表现为疼痛和关节活动响声。在伸直位肘关节标准正位片上，分别引肱骨假体轴和尺骨假体关节部的内（外）侧面的平行线，两线夹角超过7°则说明由于磨损或塑性变形导致衬垫改变，两线夹角大于10°说明存在轻中度磨损。对于影像学证实存在磨损，但无临床症状的患者通常不需手术干预，因为在单纯衬垫磨损而无假体松动的情况下，肘关节假体关节面小，产生的磨损颗粒绝对体积小，不会像全髋假体那样产生明显的关节周围骨溶解而导致固定失败。但Goldberg等认为，半限制型假体可存在多种模式的磨损，可以导致骨溶解、松动、假体折断和假体周围骨折，聚乙烯磨损以及非意向性金属-金属磨损，均是假体周围颗粒的主要来源。对于已有疼痛或活动响声的患者，单纯进行衬垫置换翻修是很好的方式。为减少磨损的发生，目前的研究集中在增加衬垫的厚度和使用交联聚乙烯，但更重要的是，在初次置换时应对软组织进行充分松解和韧带平衡，尤其是对术前有长期严重畸形的病例。

金属假体断裂并不常见，Athwal和Morrey报道927例初次行TEA者，其中17例（1.2%）尺骨部件及6例（0.65%）肱骨部件发生断裂，同期的346例翻修术中，假体断裂率为2.6%。肱骨假体缺少近端骨质的支撑是引起疲劳断裂的主要原因，Athwal认为这也是引起肘关节假体断裂的主要机制，在其报道的所有肱骨假体断裂病例和17例尺骨假体断裂病例中的15例均在初次手术时就存在骨缺损。无支撑的假体关节周围部对固定良好的髓内假体柄部产生悬臂负荷，导致两者连接部的过度张应力，从而引起疲劳失效。以下几种方法可以有效增加假体的抗疲劳性能：①尽可能使用最大号直径假体；②尽可能保留骨质或进行植骨以便给假体提供足够的支撑，从而减少应力集中；③避免出现明显的交界面，例如，肱骨远端前后方外置两块异体皮质骨板时，应使两者的远端不位于同一水平。另外，以上27例断裂假体中有25例使用了钛合金材质，其抗疲劳性能往往因表面的划痕或缺口而明显下降，并且Coonrad-Money型假体使用钛珠表面以获得更大的骨水泥结合强度或应用于非骨水泥型置换，但不幸的是烧结技术再次降低了钛基材的强度，加上缺口效应使其更易于发生疲劳失效。意识到这一问题后，新型的无多孔表面尺骨假体被推出，强度大大增加，自2000年应用于临床后尚无假体断裂的报道，但Cheung和O'Driscoll认为该类型假体增加了发生松动的可能性。一旦发生金属假体断裂，解决方案是采取翻修术，术中观察另一完整部件的稳定性，若稳定则予以保留。更换断裂假体柄的方法有两种：一种为传统方法，将整个骨水泥套取出，扩髓后用骨水泥将新假体置入，并可外置异体骨板进行加强；另一种方法，将假体连同周边少量骨水泥小心取出，原位保留完整骨水泥套，扩髓后冲洗擦干，并将含抗生素的骨水泥在液态相注入，再将与骨水泥套匹配的最大号直径假体置入，若假体过长可予以剪断。

（七）假体周围骨折

根据Mayo的经验，初次TEA后假体周围骨折发生率约为5%，影响肘部假体周围骨折治疗和预后的三个主要因素：骨折部位、假体固定的牢固程度以及剩余骨量。假体周围骨折Mayo分型见表19-1。H-Ⅰ型骨折最为常见，术中、术后均可能发生。术中髁部骨折通常由于伸、屈肌总腱起点或侧副韧带的应力作用于菲薄的骨质引起，而内、外上髁在对肱骨假体插入点进行切骨后也变得薄弱，一旦切骨偏小或存在侧方偏移，在打入假体或试模时就可能导致发生内、外上髁骨折；术后发生的骨折则通常是由于应力遮挡或骨溶解引起骨质薄弱从而导致应力骨折。H-Ⅰ型骨折通常无症状，而且往往很难成功固定，所以通常无须手术治疗，只需对症处理，即使是术中骨折，也仅需将周围软组织简单缝合，以期最终形成稳定的纤维性骨不连。

H-Ⅱ型骨折最常见于翻修术中取出近端牢固固定而远端伴严重骨溶解的肱骨假体时，可试用长柄假体稳定骨折端，或对骨折端进行复位，附加或不附加异体皮质骨板，并用捆绑钢丝固定。术后H-Ⅱ1型骨折通常发生在假体柄尖端，应给予切开复位内固定。对H-Ⅱ2和H-Ⅱ3型骨折则必须行翻修术，因为骨折端不易愈合，且松动的假体会引起症状并导致进一步的骨内侵蚀。翻修术可更换长柄假体，并在骨折部位前后方外置两块异体皮质骨板，用捆绑钢丝进行固定，术中绝不可使骨水泥自骨折端溢出，以防导致骨折不愈合及桡神经热损伤。

对H-Ⅲ型骨折则按照肱骨干骨折常规给予制动处理。术中若出现尺骨骨折，处理原则同肱骨骨折，给予复位并表面外置异体骨板、张力带固定，但类风湿关节炎患者的鹰嘴骨折除外，这种情况下鹰嘴骨质极薄，应予以切除，并对肱三头肌肌腱附丽点予以重建。术后U-Ⅰ型骨折发生率仅次于H-Ⅰ型，多见于鹰嘴，因冠状突极少骨折。处理原则取决于骨折块是否移位：若无移位，短期制动即可；若移位明显，则可导致肱三头肌无力，尽可能行切开复位，术中若见骨折块坚固，可以张力带固定，如若骨折块菲薄，则以非可吸收性粗线（5号）通过尺骨钻孔固定。U-Ⅱ1型骨折若有移位，则给予切开复位内固定，无移位则石膏制动。U-Ⅱ2及U-Ⅲ3型处理原则及原因与肱骨类似。对U-Ⅲ型骨折则按照前臂骨折常规处理，给予切开复位内固定，除非骨折无移位。

表19-1　肘关节假体周围骨折的Mayo分型

骨折分型	描述
肱骨骨折	
H-Ⅰ	柱或髁骨折
H-Ⅱ	骨折位于假体柄周围
H-Ⅱ1	假体固定牢固
H-Ⅱ2	假体松动，骨量尚可接受
H-Ⅱ3	假体松动伴严重骨量丢失
H-Ⅲ	骨折位于假体柄尖端以近
尺骨骨折	
U-Ⅰ	鹰嘴骨折
U-Ⅱ	骨折位于假体柄周围
U-Ⅱ1	假体固定牢固
U-Ⅱ2	假体松动，骨量尚可接受
U-Ⅱ3	假体松动伴严重骨量丢失
U-Ⅲ	骨折位于假体柄尖端以远

七、典型病例

典型病例1

患者为老年女性，类风湿病史34年。入院前曾于外院行左侧桡骨头切除术。从黑白片及CT可见关节破坏严重，且伴有半脱位（图19-18）。

入院后行TEA。取Bryan-Morrey入路，假体大小选择X-small，仍无法完全插入假体。透视见尺骨中段髓腔过细，将尺骨侧假体远端剪短约2cm后可插入假体。按步骤放置假体并植骨后以5号爱惜邦缝线经骨孔缝合肱三头肌。术后假体位置良好（图19-19）。

术后4年复查时可见肘关节功能良好，X线示假体位置好（图19-20）。

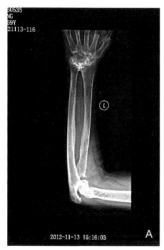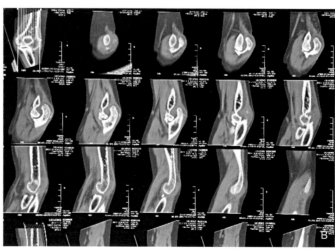

图19-18　患者入院时的肘
　　　　　关节黑白片及
　　　　　CT（A和B）

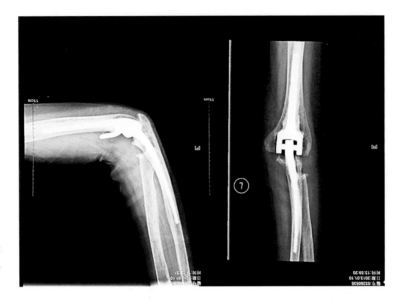

图19-19　TEA术后肘关节正位及侧位黑白片

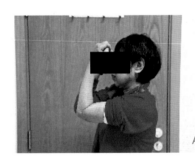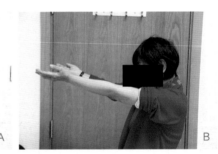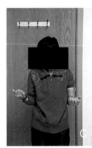

图19-20　TEA术后4年时患者体位像（A~C）

典型病例2

患者老年女性，走路时摔倒，右肘部着地，诊断为右肱骨髁间骨折。黑白片及CT可见骨折粉碎（图19-21）。

入院行TEA，术中充分游离并保护尺神经后，切开肱三头肌内侧肌间隔，将肱三头肌止点由内侧连肘肌全层向外侧骨膜下翻转剥离，远侧与外侧肌肉腱性组织保持连续性。肘关节充分暴露，见肱骨远端关节面严重粉碎，大多已游离，无法进行固定，将肱骨远端骨块全部取出后，将前后关节囊一并切除。使用X-small型号假体进行关节置换。术中透视见假体位置良好（图19-22）。

术后3年复查时，黑白片可见假体位置良好，同时患者肘关节功能与健侧一致（图19-23，19-24）。

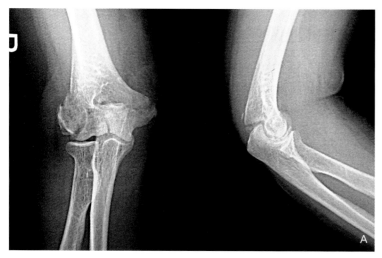

图19-21 患者入院时的
肘关节黑白片
及CT（A和B）

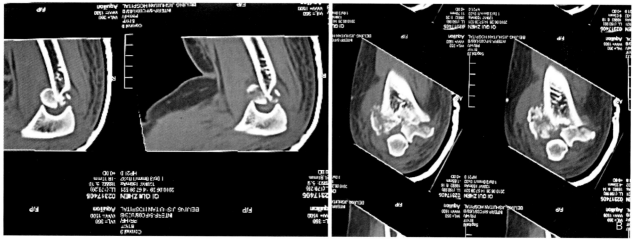

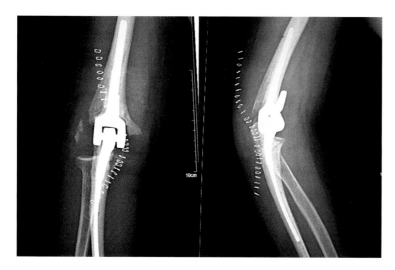

图19-22 TEA术后患者
肘关节正位及
侧位黑白片

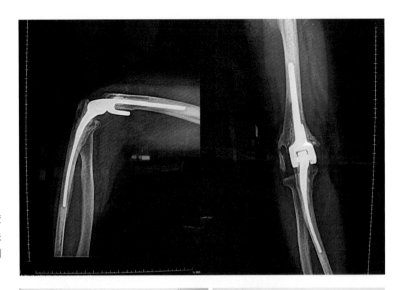

图19-23　术后3年复查时患者肘关节正位及侧位黑白片

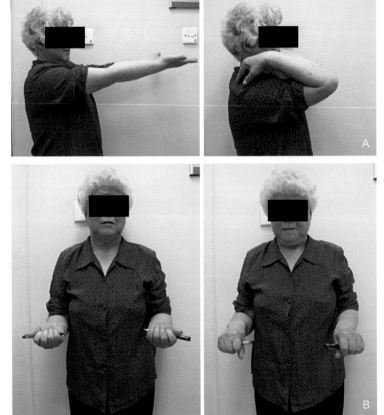

图19-24　术后3年复查时患者体位像（A和B）

典型病例3

患者老年男性，我院就诊7个月前因肘关节三联征于外院行切开复位内固定及石膏外固定（图19-25）。拆除石膏并功能锻炼后感觉左肘屈伸旋转活动障碍。

于我院行TEA，术中可见肘关节周围明显异位骨化和瘢痕粘连，前关节囊增厚挛缩。取出全部内固定物，经内外侧入路松解肘关节，剔除增生瘢痕及挛缩关节囊。使用X-small型号假体进行关节置换。术中确定被动屈伸活动度为0°～130°。术后透视见假体位置良好（图19-26）。

术后复查时可见患肢功能良好，较前改善显著，假体位置正常（图19-27，19-28）。

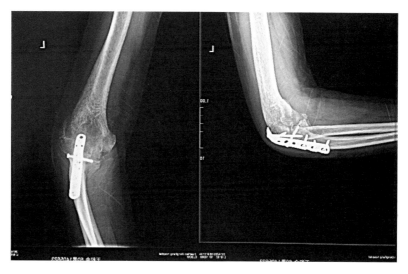

图19-25 患者入院时的肘关节正位及侧位黑白片

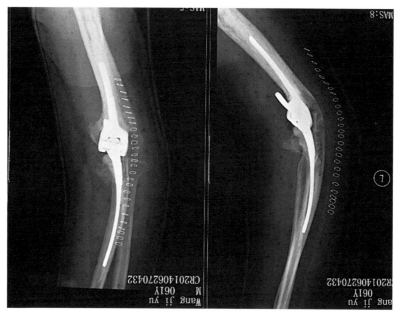

图19-26 TEA术后肘关节正位及侧位黑白片

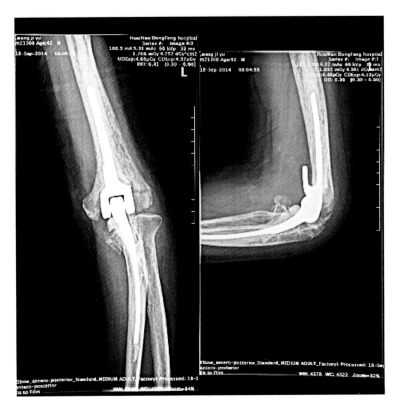

图19-27　复查时肘关节
正位及侧位黑
白片

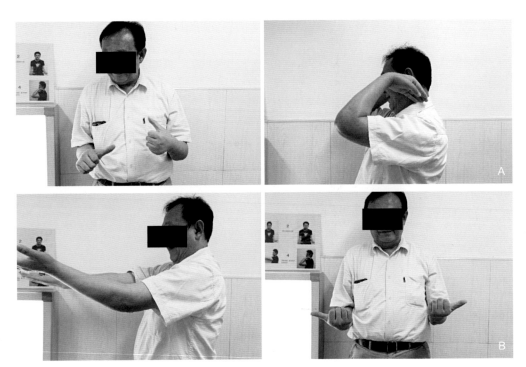

图19-28　复查时患者体
位像

典型病例4

患者53岁，曾于30年前行国产假体TEA，后关节松动，压迫皮肤，形成创面（图19-29，19-30）。

于我院一期行关节取出术，并置入万古霉素骨水泥及斯氏针Spacer（图19-31，19-32）。

4个月后行翻修术，由于尺骨近端严重缺损，故将尺骨侧假体柄置入桡骨。术中透视见假体大小及位置良好。屈伸活动度满意。术后3年复查时活动度可达80°～180°。假体位置良好无松动（图19-33）。

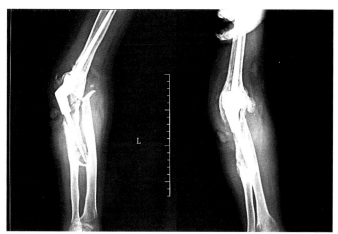

图19-29　术前黑白片

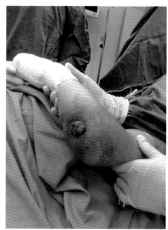

图19-30　术前患者肘后皮肤情况

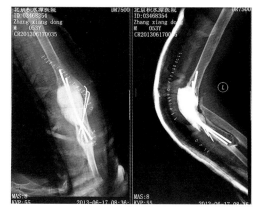

图19-31　一期手术后黑白片

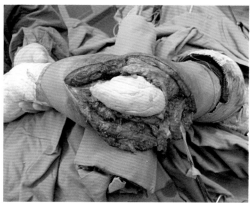

图19-32　术中置入万古霉素骨水泥

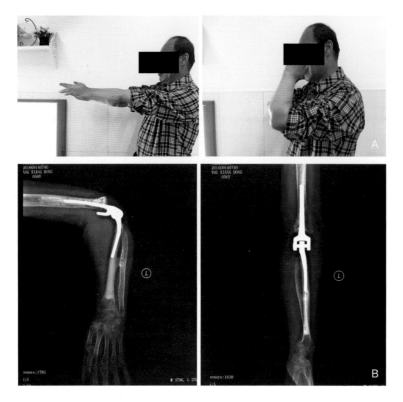

图19-33 术后复查时患者
体位像（A）及
黑白片（B）

典型病例5

患者67岁男性，5年前曾因肱骨远端骨折于外院行TEA，术后5年发现肘关节假体肱骨部分松动，同时因异位骨化伴有肘关节僵硬（图19-34）。

于我院行TEA，术中见尺骨端假体固定牢固无松动迹象，去除鹰嘴增生的骨性组织后可见肱骨侧假体明显松动，取出假体后重新置入20cm的长假体柄，术中确认关节活动可。术后复查见假体位置好、无松动，关节屈伸活动度为80°～180°，旋前、旋后均为90°（图19-35）。

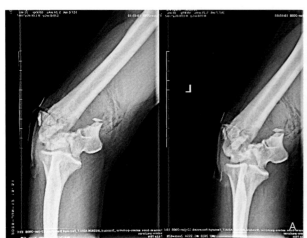

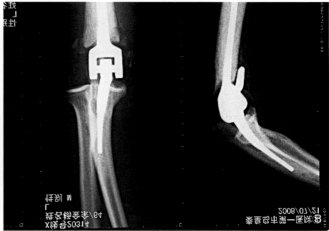

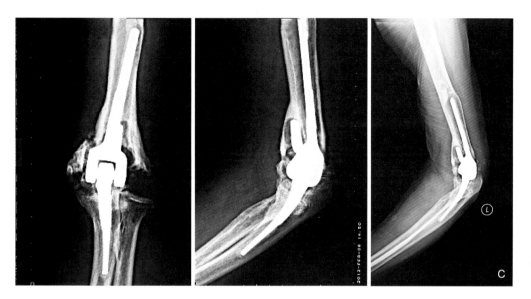

图19-34 术前患者黑白
片（A~C）

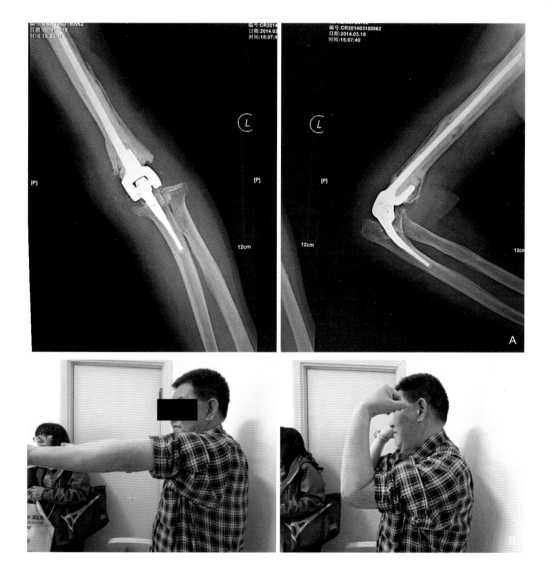

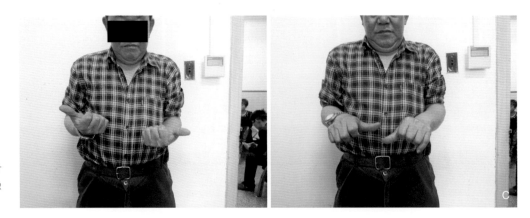

图19-35　术后患者黑白片（A）及体位像（B和C）

典型病例6

患者老年女性，长期类风湿关节炎病史，影像学检查可见关节面破坏严重（图19-36）。

于我院行TEA，采用Bryan-Morrey入路。术中发现关节软骨破坏严重，骨质疏松明显，清理滑膜组织并切除关节囊后，去除滑车关节面，肱骨使用small型号假体，尺骨使用X-small型号假体。安装过程中发现肱骨外髁骨块有骨折线，考虑与其骨质疏松骨质破坏有关，使用克氏针及张力带固定，检查被动活动不受限。肱三头肌肌腱经鹰嘴骨孔爱惜邦缝线固定。术后2年复查时屈伸活动度为45°～180°，旋前、旋后均为50°。假体位置良好无松动，外髁骨折愈合良好（图19-37）。

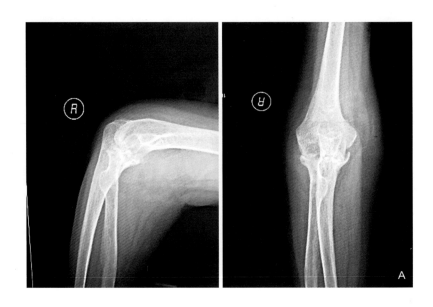

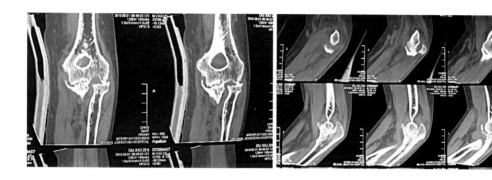

图19-36 患者术前黑白片
（A和B）

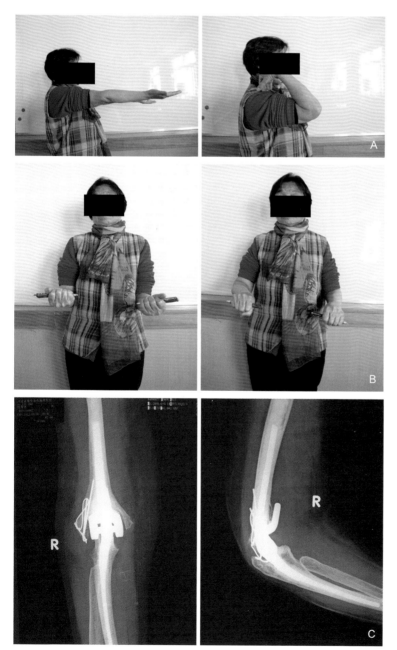

图19-37 术后患者体位
像（A和B）和
黑白片（C）

典型病例7

患者女性，43岁，右肘关节开放伤合并桡骨骨折，于外院行桡骨骨折内固定并处理软组织后1个月来我院就诊。就诊时可见肱骨远端骨折合并肱骨下1/3大段骨缺损（图19-38）。

于我院行TEA，术中见软组织多块异物，予以取出后以碘伏水反复冲洗。经肱三头肌内外侧进入以保留肱三头肌连续性，见肱骨远端骨折严重粉碎，肱骨干下1/3骨性缺损。于是切除远端肱骨髁并纵劈制成3块自体骨板。肱骨侧使用small型号假体，尺骨侧使用X-small型号假体。插入假体后在肱骨侧假体前方凸翼后方置入骨块。将自体骨板分别置于肱骨远端骨缺损处，包裹假体柄远端，以钛缆捆扎固定并置入松质骨。尺骨鹰嘴近端打孔，以爱惜邦缝线缝合编织，调节肱三头肌肌腱张力，屈肘40°位石膏制动。术后2周拆除石膏并进行功能锻炼。术后1年复查时可见骨板愈合，假体无松动，同时屈伸活动度可达70°～180°，旋前、旋后均为90°（图19-39）。

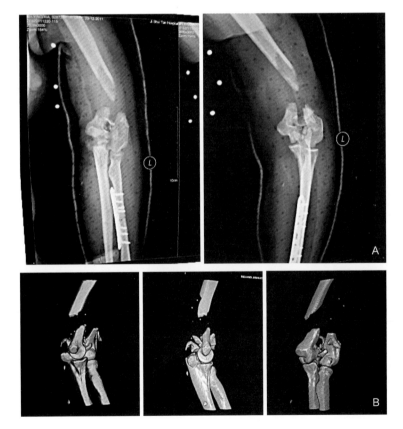

图19-38 患者术前黑白片（A）及CT（B）

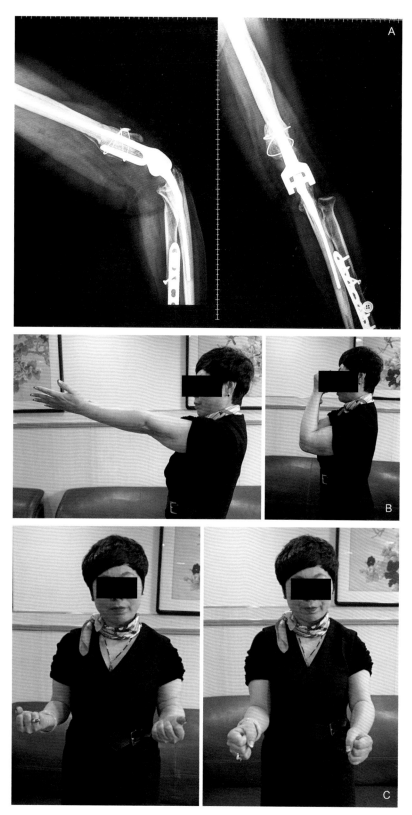

图19-39 术后患者黑白片
（A）及体位像
（B和C）

典型病例8

患者男性，74岁，诉40年前因摔倒于外院行肱骨远端骨折切开内固定治疗，7年前再次摔倒后未行手术治疗。此次来院就诊发现肱骨远端骨折术后不愈合，内固定失效（图19-40）。

考虑到患者年龄和对功能的需求，在我院行TEA。采用Bryan-Morrey入路并去除所有内固定物；见原尺骨近端内侧和肱骨远端内侧柱完全融合，彻底进行松解；常规在肱骨侧假体前方凸翼后方置入一骨块（图19-41）。伸肘30°位长臂前托石膏固定。

术后2年复查时可见假体位置良好，屈伸活动度可达70°~180°，旋转活动度基本同健侧（20-42）。

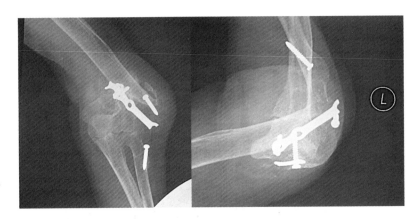

图19-40 术前患者黑白片

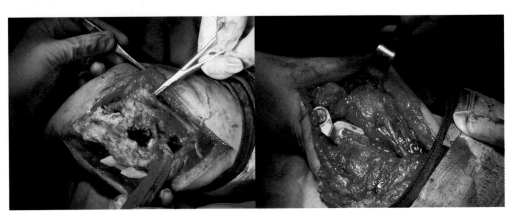

图19-41 术中取出内固定物及放置假体状况

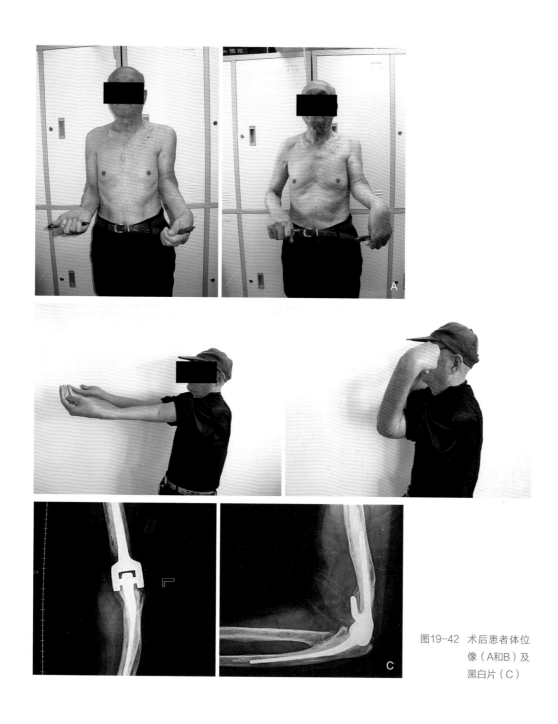

图19-42 术后患者体位
像（A和B）及
黑白片（C）

典型病例9

患者男性，69岁，急诊就诊可见肱骨髁间粉碎性骨折，涉及关节面部位骨折粉碎严重（图19-43）。

于我院行TEA，切除肱骨远端的粉碎骨折块，术中透视假体位置良好。术后半年复查时未见明显松动，活动度良好，与健侧相比基本相同。（图19-44）

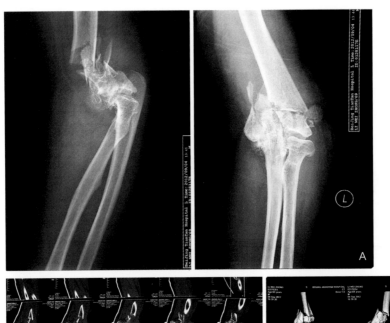

图19-43　患者术前黑白片
（A）及CT（B）

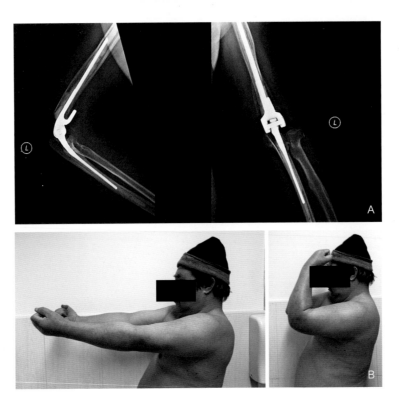

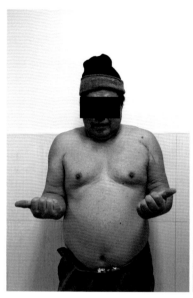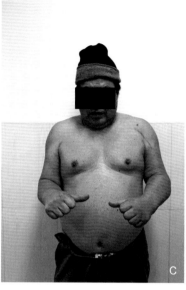

图19-44 患者术后复查
时黑白片（A）
及体位像（B
和C）

典型病例10

患者女性，59岁，于我院门诊就诊前10个月因摔伤于外院诊断为"肘关节三联征"（图19-45），行切开复位、桡骨头切除、尺骨冠状突螺钉内固定术。术后出现肘关节屈伸及旋转功能受限，遂来我院治疗。

于我院门诊就诊时发现肘关节僵硬，屈伸活动度为0°～45°，旋前、旋后功能明显障碍。行影像学检查可见肱尺关节退化明显，肘关节处于半脱位状态，尺桡骨近端骨性结构相连（图19-46）。

考虑患者的年龄和对于功能的要求，同时由于肱尺关节已经完全退变，故于

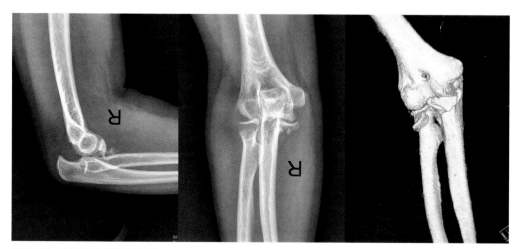

图19-45 患者受伤时黑白片及CT

我院行TEA。采取Bryan-Moorey入路，见尺骨近端与桡骨近端骨性融合、桡骨头畸形、冠状突缺失，仔细切除骨桥和桡骨头，取出螺钉及克氏针，切除前后方关节囊并彻底松解肘关节。常规步骤置入假体并伸肘30°位长臂前托石膏制动。术后短期复查时假体位置良好，活动范围明显改善（图19-47）。

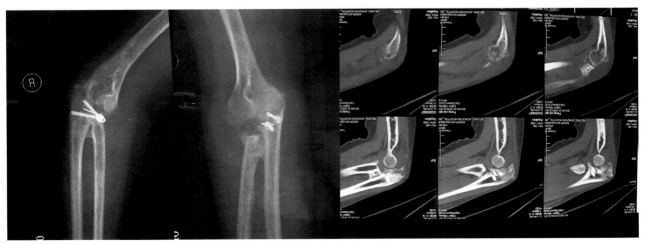

图19-46　患者于我院门诊行X线及CT检查，可见骨桥形成、关节退变严重

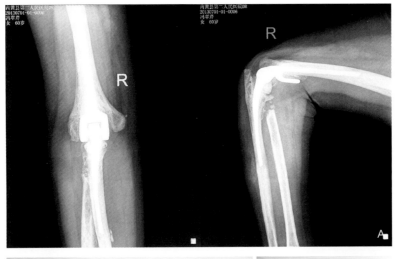

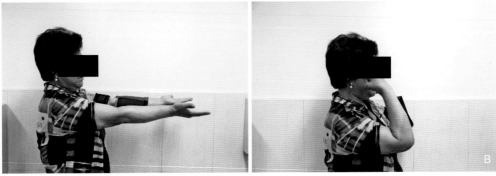

图19-47　患者术后X线（A）及体位像（B）

▌ 参考文献

1. Park SE, Kim JY, Cho SW, et al. Complications and revision rate compared by type of total elbow arthroplasty[J]. Journal of Shoulder & Elbow Surgery, 2013, 22(8):1121-1127.

2. Prasad N, Dent C. Outcome of total elbow replacement for rheumatoid arthritis: single surgeon's series with Souter-Strathclyde and Coonrad-Morrey prosthesis[J]. Journal of Shoulder & Elbow Surgery, 2010, 19(3):376.

3. Jc V DL, Geskus RB, Rozing PM. Primary Souter-Strathclyde total elbow prosthesis in rheumatoid arthritis. Surgical technique [J]. Journal of Bone & Joint Surgery American Volume, 2005, 86(3):465-473.

4. 蒋继乐, 蒋协远. 老年肱骨远端骨折的治疗：切开复位内固定还是全肘关节置换术 [J]. 中华创伤骨科杂志, 2015, 17(4):357-361.

5. Morrey BF, Adams RA. Semiconstrained arthroplasty for the treatment of rheumatoid arthritis of the elbow[J]. Journal of Bone & Joint Surgery-american Volume, 1992, 74(4):479-490.

6. Eduardo B, Angeli ME, Conforto GME, et al. Results from BI-CONTACT®total elbow arthroplasty: multicenter study [J]. Revista Brasileira De Ortopedia, 2011, 46(5):565-571.

7. Jc VDL, Geskus RB, Rozing PM. Limited influence of prosthetic position on aseptic loosening of elbow replacements: 125 elbows followed for an average period of 5.6 years [J]. Acta Orthopaedica, 2005, 76(5):654-661.

8. Lyall HA, Cohen B, Clatworthy M, et al. Results of the Souter-Strathclyde total elbow arthroplasty in patients with rheumatoid arthritis : A preliminary report[J]. Journal of Arthroplasty, 1994, 9(3):279.

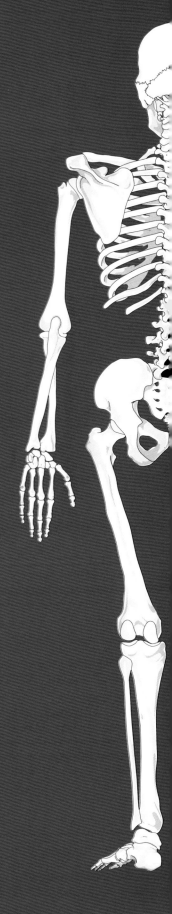

| 第20章 |

陈旧性肘关节
脱位

查晔军

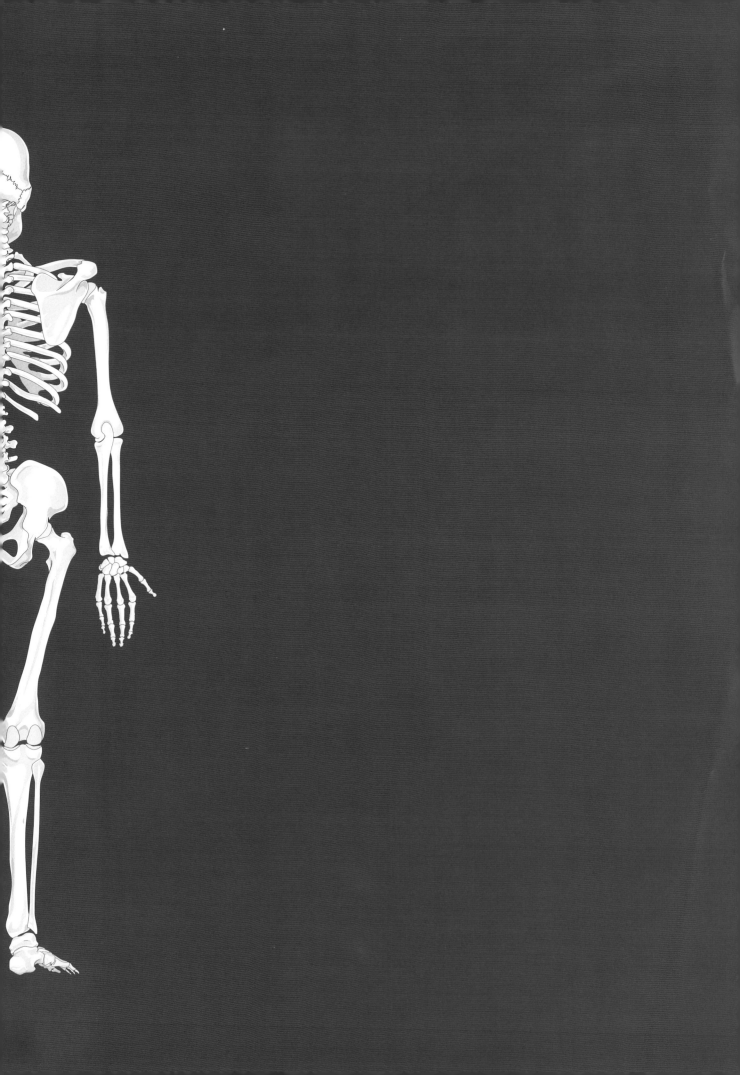

肘关节是人体内比较稳定的关节之一，但创伤性脱位仍不少见，其发生率约占全身四大关节（髋、膝、肩、肘）脱位总数的一半。10～20岁发生率最高，常属运动伤或跌落伤。

肘脱位可分为简单和复杂两种。简单肘脱位是指关节囊和韧带损伤，而不伴有骨折；而复杂肘脱位则伴有相关的骨性损伤。

新鲜肘脱位经早期正确诊断和及时处理后，一般不遗留明显功能障碍。但若早期未得到及时正确的处理，则可导致晚期出现严重功能障碍，此时无论采取何种类型的治疗都难以恢复正常功能，而仅仅是获得不同程度的功能改善而已。所以对肘脱位强调早期诊断、及时处理。

因成人肘脱位绝大多数发生在肱尺关节，故许多分类方法都是根据伤后尺骨相对于肱骨的位置来进行分类（图20-1）。

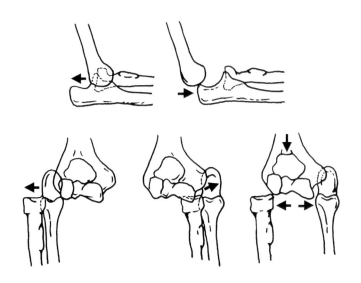

图20-1　根据尺骨相对于肱骨的位置对肘脱位进行分类

多数急性脱位是累及尺桡骨的后脱位（图20-2）。后脱位、后外侧脱位及后内侧脱位之间很难进行区分，对治疗影响不大；而其他类型的脱位，如内侧脱位、外侧脱位、前脱位及爆裂型脱位，在临床上很少见，治疗也与后脱位有所不同。真正的内侧脱位和外侧脱位很有特点，常因肌肉或神经嵌入需行切开复位。单纯的桡骨近端脱位则成人不如儿童多见。

新鲜脱位未经及时治疗或复位后再脱位而延误3周以上，又称陈旧性肘关节脱位、漏诊的脱位等，随着医疗水平的提高越来越少见。其由于肘关节周围的软组织开始出现挛缩或已经形成了挛缩，治疗上比较复杂。关节脱位后，关节软骨即失去关节液的营养而逐渐退变及剥脱。在脱位的间隙内渐渐充满肉芽及瘢痕组织，关节囊及侧副韧带与周围组织广泛粘连。这些病理改变给治疗增加了困难，导致治疗结果也并不十分满意。

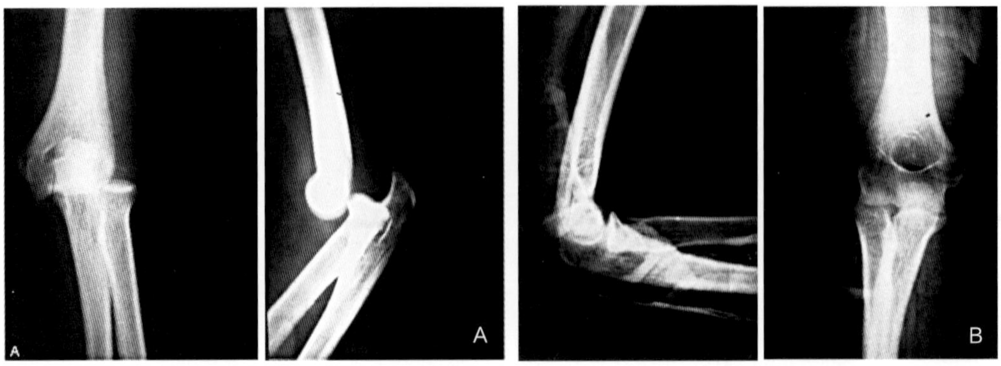

图20-2　肘关节后脱位。脱位状态（A）；闭合复位获得成功（B）

陈旧性肘脱位的病例在时间上有很大差异，故其病理改变也不尽相同。在治疗时应针对其病理变化而采取相应措施，对不同的患者选择不同的术式。其治疗目的是：尽量争取恢复比较满意的关节功能；将肘关节由非功能位改变到功能位；增加肘部活动度，稳定关节，创造有利于肌力发挥的条件。其治疗方法简述如下。

（1）闭合复位。伤后3周左右，软组织挛缩尚不特别严重，关节周围及其间隙内尚未充满肉芽及瘢痕组织，此时可试行闭合复位，如能获得成功则会得到较好的结果。应在充分的麻醉下用轻柔手法做关节的屈伸及内外摇摆运动，待将关节周围瘢痕组织松解后即可施行手法复位。先纠正侧方移位，再适当牵引或屈伸肘关节，复位成功与否并不像新鲜脱位那样有明显的弹跳感，必须经过X线检查后才能证实。复位成功后应将肘关节制动2周，过早活动可导致再脱位。或使用铰链式外固定架进行固定，以早期进行活动。闭合复位过程中及复位后均应注意尺神经是否因肘关节回至屈肘90°而受到牵拉并出现症状。

（2）切开复位。对此种陈旧性损伤进行手术治疗在理论上存在自相矛盾的地方。要获得关节的复位，必须对包绕关节的所有软组织均进行松解，包括在前方和后方对关节囊和韧带进行剥离。但一旦完成了广泛的松解剥离，肘关节将发生明显不稳定，容易再发生向后脱位，需要对稳定结构进行修复，使用铰链式外固定架固定以早期活动，有的患者甚至需要在术中用克氏针固定，并石膏制动维持3~4周再开始功能活动。这类患者的肱三头肌肌腱通常发生了功能性挛缩，使得复位和复位后的屈肘变得困难。

切开复位适用于闭合复位不成功或伤后已数月而无骨化性肌炎及明显骨萎缩者。手术可取肘后正中切口或内外侧双切口，分离出尺神经加以妥善保护，清除鹰嘴窝及半月切迹内的瘢痕，肱桡关节也需要进行清理，并适当松解内、外侧软组织，此时即有可能复位。彻底松解，使关节活动达到最大活动范围，对外侧尺骨神经韧带进行修补或重建，而内侧副韧带通常无须处理。术后可用铰链式外固定架来维持复位，8周后去除。其优点是可在维持复位的同时进行肘关节主动或被动功能练习。典型病例见图20-3。

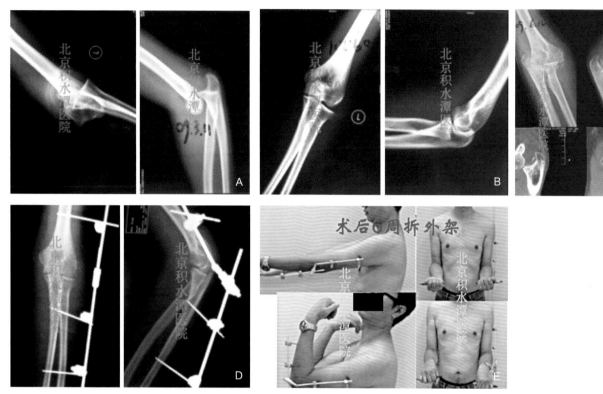

图20-3 患者男性，35岁，闭合复位后再脱位，陈旧性肘关节脱位3个月。肘关节脱位（A）；肘关节闭合复位，关节对合良好（B）；再脱位未发现，3个月后黑白片及CT，显示关节间隙内有骨赘形成（C）；松解后修复外侧副韧带，外固定架保护（D）；术后6周拆除外固定架，患者大致恢复功能活动范围（E）

儿童陈旧性肘关节脱位如已超过2～3个月，其尺骨鹰嘴切迹因失去肱骨远端的刺激，切迹开放角变小，切开复位时尺骨鹰嘴切迹与肱骨远端不相适应，给复位带来困难，另一复位困难的情况是桡骨长度相对变长。

（3）关节切除或成形术（图20-4）。脱位时间长，关节僵直在非功能位并且有明显的临床症状，此时关节软骨已发生变性及剥脱，不可能再行切开复位术；而患者的职业又要求有活动的肘关节，此时可行关节切除或关节成形术。取肘后正中切口，将肱骨远端在内外上髁水平切除，或保留内外上髁而将其中间的滑车和外髁的内侧部切除，使肱骨远端呈"鱼尾状"，并适当修整鹰嘴和切除桡骨头，此时即完成了关节切除术。若在截除的骨端之间衬以阔筋膜或脂肪组织则称之为肘关节成形术。术后患者活动度较术前可能有明显改善，但肘部稳定性较差。

（4）人工全肘关节置换术。中年以上、肘部屈伸肌力良好者，可考虑行人工TEA。近年来国外人工TEA发展较快，其主流型假体为半限制型假体（图20-5），长期随访的结果比较满意，它能够恢复良好的关节活动度并有适度的稳定性。

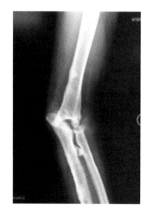

图20-4 切除式关节成形术

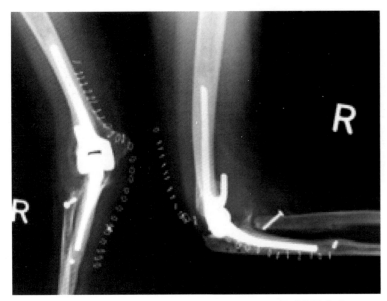

图20-5　Coonrad-Morrey型假体置换术后

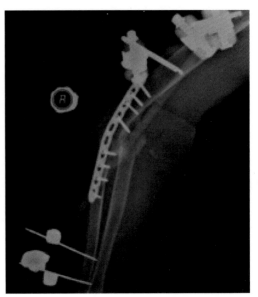

图20-6　肘关节融合术，钢板内固定结合外固定架保护，取自体髂骨植骨

（5）关节融合术。体力劳动者，为使肘部获得稳定以利于工作，可考虑行肘关节融合术。为保证融合处有牢固的骨性愈合，在切除关节软骨之后，肱尺间可用接骨板或螺钉等予以固定，周围再植以松质骨。术后再根据内固定的牢固程度如何决定是否加用外固定（图20-6）。

▌ 参考文献

1. Pawelec B, Waśko MK, Pomianowski S. Neglected Iatrogenic Elbow Joint Dislocation. Didactic Case Report[J]. Ortopedia Traumatologia Rehabilitacja, 2018, 20(1):57-63.
2. 刘兴华，蒋协远，王满宜，等. 重建冠状突治疗合并冠状突缺损的陈旧性肘关节脱位 [J]. 中华创伤骨科杂志，2010, 12(10):911-914.

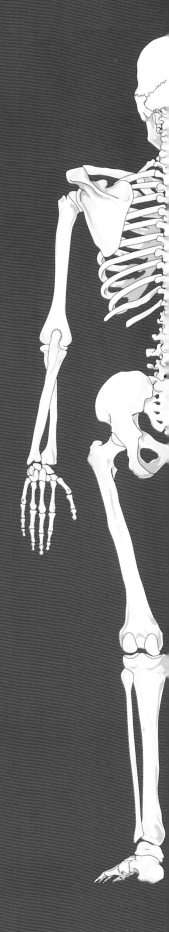

| 第21章 |

前臂功能
障碍、畸形

公茂琪

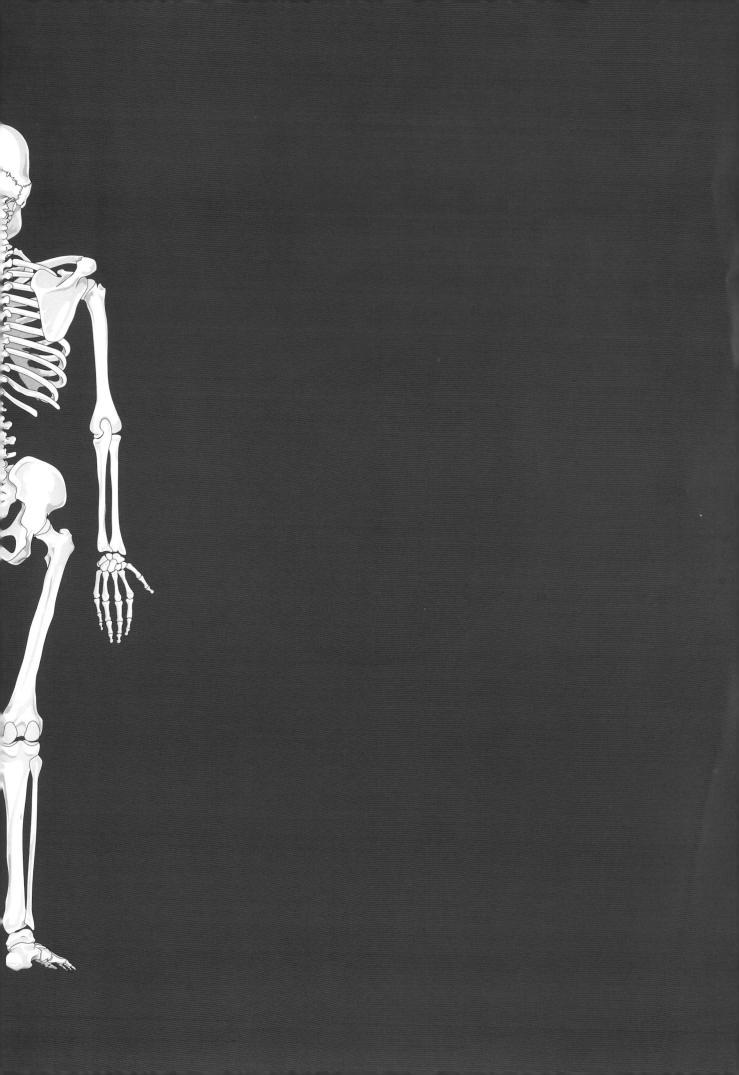

第一节　前臂桡侧、尺侧轴旁半肢畸形
（前臂桡侧列、尺侧列发育不良）

前臂桡侧、尺侧轴旁半肢畸形在成人中易与一些其他损伤的晚期病变混淆，本章对此进行简单介绍。

一、前臂桡侧列发育不良（前臂桡侧轴旁半肢）

前臂桡侧列发育不良指一系列影响前臂桡侧结构（桡骨、桡侧腕骨和拇指）的畸形，包括骨和关节、肌肉和肌腱、韧带、神经和血管的发育不良。

该病通常是双侧发生且不对称，临床表现可不明显。该畸形经常与若干先天性的综合征相关。因此，必须进行全面的体格检查并做遗传学检查。

双侧受累的严重桡侧列发育不良的患儿可由于拇指功能障碍、腕关节不稳定以及上肢短小而导致明显的功能障碍。

影像学检查可显示桡骨、拇指和腕骨（对8岁以上患儿）的受累程度。X线检查是对该类畸形进行分类的关键。其可合并肱骨发育不良、上尺桡关节融合、先天性桡骨头脱位及手指僵硬等上肢异常。

（一）手术类型

手术指征因患儿的年龄和畸形严重程度不同而各异。0型、1型或轻度2型的患儿可能只需要手法牵拉及佩戴支具治疗。如果出现相当程度的桡偏，需要进行肌腱移位术和软组织松解术。重度2型治疗困难，桡骨延长术有可能使关节稳定，但有时必须将腕骨中央化置于尺骨末端才可获得稳定性。3型和4型腕关节不稳定和桡偏畸形通常需要将腕骨中央化。

在1岁前，将腕桡侧异常伸肌腱进行移位以保持正常的腕关节位置，并进行中央化手术，可获得最好的疗效。在中央化手术前，可通过一系列的管形石膏、牵引装置或两者结合使用，来牵拉桡侧紧张的软组织，以减少中央化时的软组织张力和需要进行骨质切除的概率。早期外部牵引对年龄较大的未经治疗的3型或4型的患儿最有帮助。

对于单侧3型或4型畸形，受累侧前臂长度通常只有健侧的一半。此时可通过牵引成骨作用将尺骨进行手术延长。骨延长术通常在较年长患儿进行中央化手术后实施。

1.
早期软组织牵引

单边及环形外固定架都可在中央化手术前成功地对桡侧软组织进行牵引。采用切开技术置入固定架针以保护位置异常的解剖结构，跨过腕关节逐步牵引，直到松开或取下外固定架都可在没有残留桡偏畸形的情况下进行中央化手术。

2.
中央化手术

尽管桡侧列发育不良患儿的腕关节和前臂畸形复杂，但这些异常是可预测的。所有桡侧结构都出现不同程度的异常。

切口从尺骨远段水平中线稍桡侧开始，横行向尺骨延伸，形成椭圆形切口，切除冗余的皮肤和皮下组织。将伸肌支持带以桡侧为蒂掀起，指伸肌腱牵向桡侧。通常桡侧伸腕肌腱缺损或与背侧关节囊粘连且缺乏近侧肌肉结构；游离这些残留结构，并与部分背侧关节囊一同掀起。

在尺腕关节部位横向切开腕关节囊，显露尺骨远段。切断尺骨骺板远侧的软组织附着以游离尺骨，并将腕骨与掌侧关节囊分开。然后将腕骨复位至尺骨远端之上。

从腕骨和第三掌骨向尺骨干置入克氏针以维持复位。将腕关节囊重叠缝合，将桡侧腕伸肌腱转移至尺侧腕伸肌腱，将其缝合至其止点，必要时重叠缝合以增加尺侧软组织张力。将掀起的伸肌支持带置于指伸肌腱下方加强腕关节囊。长臂管形石膏制动（图21-1）。

3.
尺骨延长术

依照牵拉延长的原理进行尺骨延长。根据是否需要矫正合并的尺骨成角畸形，采用单平面或多平面外固定架。如果用环形外固定架，在截骨端近侧安置2根半针和1根贯穿针，截骨远端安置1根半针和2根贯穿针（一根穿过尺骨，一根穿过掌骨）。如果存在残留的桡偏畸形可在外固定架安置过程中或牵引过程中进行矫正。可通过闭合楔形截骨对成角进行一次性矫正，然后进行牵引式骨延长术。

（二）预期结果

长期随访显示，术后会出现复发和关节僵硬的问题。腕关节在术后倾向于要么活动度好但偏斜，要么力线正常但僵硬。中央化手术已被证明可改善肢体外观，但不一定能改善功能。

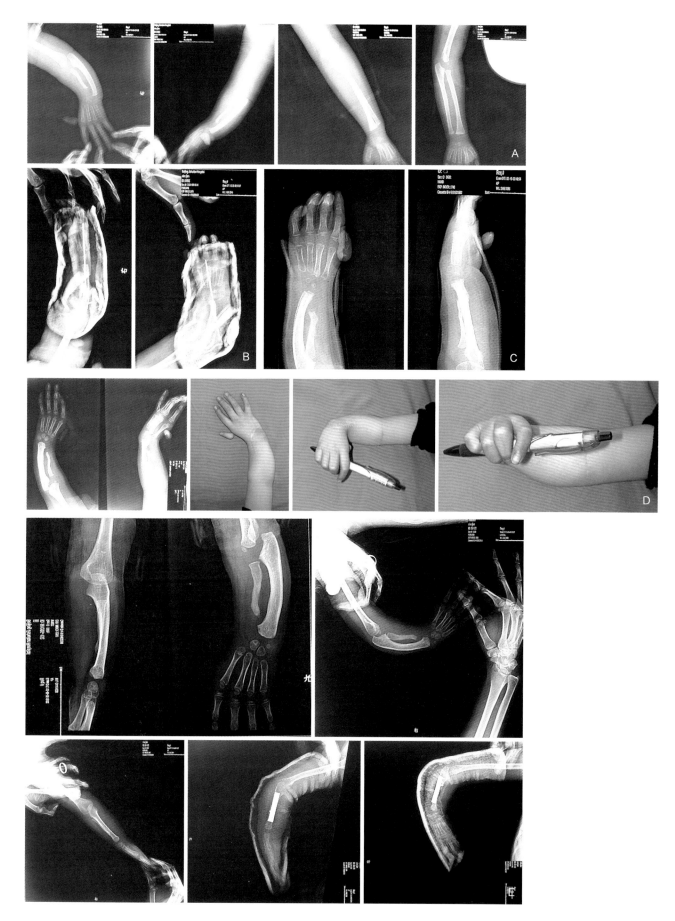

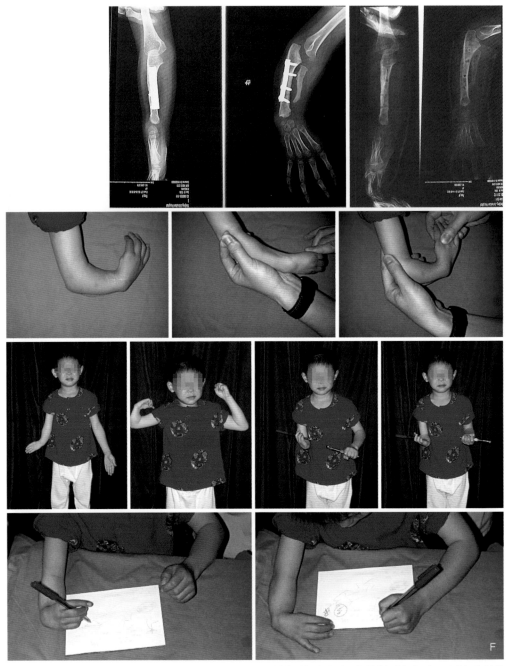

图21-1　3岁患儿，右侧桡侧轴旁半肢畸形。黑白片显示右侧桡侧轴旁半肢，与健侧对比（A）；手术行桡侧松
解、腕骨中央化（B）；腕骨中央化手术后2个月（C）；腕骨中央化手术后2年4个月黑白片及体位像
（D）；腕骨中央化手术后3年，患儿6岁，因尺骨弯曲明显，行手术截骨矫正（E）；尺骨矫正术后6个月
黑白片及体位像，术后7个月取出接骨板（F）

（三）术后处理和预后

中央化手术后，上肢置于管形石膏内至少制动8周，尽可能延长钢针固定的时
间。全天佩戴保持腕关节位置的长臂支具3~6个月，然后不定期地在夜间佩戴。

尺骨延长术的并发症很常见，特别是针道感染。针道感染可通过局部护理和使用抗生素治疗。延长过程中可能出现手指僵硬，可通过减缓牵引速度及理疗进行处理。

二、尺侧列发育不良（前臂尺侧轴旁半肢）

尺侧列发育不良比桡侧列发育不良低4~10倍。该病通常散发，合并其他系统疾病少，可合并肌肉骨骼系统疾病。单侧发病更常见，多数患儿肘关节发育异常或融合（肱桡关节骨性连结）。尺骨部分或完全缺如，可存在软骨样的尺骨残基。手和腕关节也都受累；偶尔可见单纯手部受累的病例。大约90%的患儿手指缺失，30%患儿有并指畸形，70%患儿拇指正常。

尺侧列发育不良最常与其他骨骼肌肉系统异常同时发生。应进行双上肢、双下肢和脊柱的影像学检查。尺侧列发育不良极少合并其他器官系统的异常。

（一）手术类型

对尺侧列发育不良患儿合并的很多手部畸形，手术指征都比较明确。改善手功能的方法包括并指分指、拇指和虎口重建。具体操作包括虎口加深术、拇对掌成形术、第一掌骨旋转截骨术和拇化术。

由于患儿上肢存在显著的内旋畸形和肱桡关节骨性连结，休息位时患儿手部通常位于臀部或胁腹部。这种位置会阻碍患儿进行手碰嘴巴及将手置于头顶的活动。随着时间推移，患儿可通过一些代偿活动获得足够的功能。对较重病例，可通过肱骨外旋截骨改善手的位置及肢体的总体功能。尽管前臂通常位于旋后位，但很少需要进行前臂旋转截骨。

对尺侧列发育不良患儿合并的腕关节及前臂不稳定，其手术指征不是很明确。许多作者认为，腕关节尺偏是由于尺侧的纤维软骨样的尺骨残基的牵拉导致，在部分患儿前臂可发现这种结构。尺骨残基不能与桡骨同时生长，导致尺偏不断进展。该理论的支持者提倡早期切除尺骨残基防止畸形进展。但新近的一些研究认为，进行性尺偏并不常见，因此只应对那些有明确畸形进展的患儿进行残基切除。对前臂畸形手术治疗的指征更不明确。一些作者提倡使前臂单骨化增强前臂稳定性（图21-2），尽管如此，前臂旋转功能的完全丧失会对功能造成严重影响。

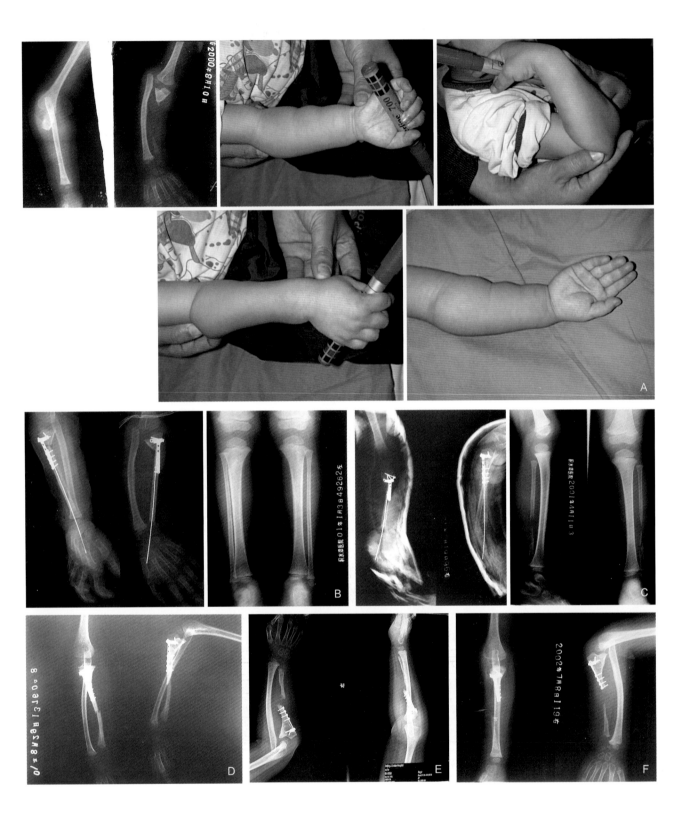

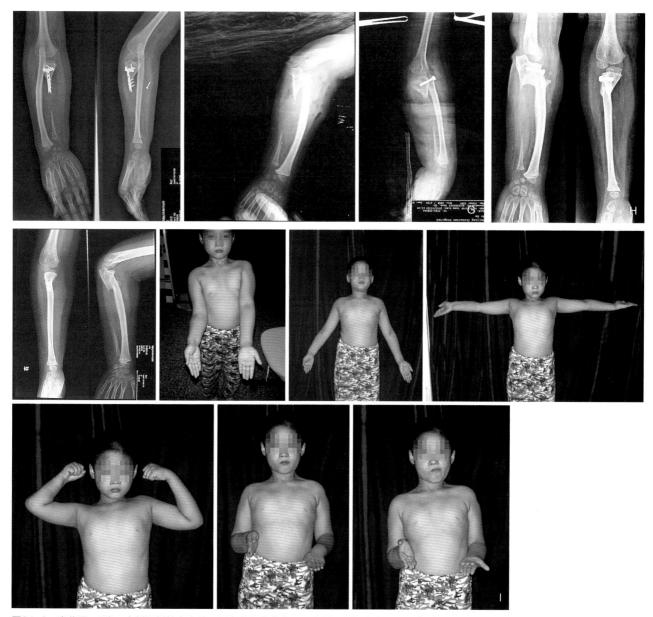

图21-2　患儿男，5岁，右侧尺侧轴旁半肢。黑白片和体位像显示右侧尺侧轴旁半肢畸形（A）；手术行尺骨残端修整，游离腓骨移植，钢板+克氏针固定（B）；术后3个月黑白片（C）；术后7个月，移植的腓骨骨折（D）；腓骨移植术后1年（E）；腓骨移植术后1年6个月（F）；腓骨移植后2年6个月，手术行桡骨头切除，上尺桡关节融合（G）；上尺桡关节融合后1年（H）；上尺桡关节融合后4年黑白片及体位像（Ⅰ）

（二）预期结果

单侧患儿通常功能尚可，但合并肱桡关节骨性连结及手指缺损或僵硬的患儿功能受限较明显。

▌ 参考文献

1. Abe M, Shirai H, Okamoto M, et al. Lengthening of the forearm by callus distraction [J]. J Hand Surg[Br], 1996, 21:151-163.

2. James MA, McCarroll Jr HR, Manske PR. The spectrum of radial longitudinal deficiency: a modifiedclassification [J]. J Hand Surg [Am], 1999, 24:1145-1155.

3. Lourie GM, Lins RE. Radial longitudinal deficiency [J]. A review and update. Hand Clin, 1998, 14:85-99.

4. Goldfarb CA, Wall L, Manske PR. Radial longitudinal deficiency: the incidence of associated medicaland musculoskeletal conditions [J]. J Hand Surg [Am], 2006, 31:1176-1182.

5. Bayne LG, Klug MS. Long-term review of the surgical treatment of radial deficiencies [J]. J Hand Surg[Am], 1987, 12:169-179.

6. James MA, Green HD, McCarroll Jr HR, et al. The association of radial deficiency with thumbhypoplasia [J]. J Bone Joint Surg Am, 2004, 86:2196-2205.

7. Mo JH, Manske PR. Surgical treatment of type 0 radial longitudinal deficiency [J]. J Hand Surg [Am], 2004, 29:1002-1009.

8. Matsuno T, Ishida O, Sunagawa T, et al. Radius lengthening for the treatment of Bayne and Klugtype II and type III radial longitudinal deficiency [J]. J Hand Surg [Am], 2006, 31:822-829.

9. Goldfarb CA, Murtha YM, Gordon JE, et al. Soft-tissue distraction with a ring external fixator beforecentralization for radial longitudinal deficiency [J]. J Hand Surg [Am], 2006, 31:952-959.

10. Nanchahal J, Tonkin MA. Pre-operative distraction lengthening for radial longitudinal deficiency [J]. JHand Surg [Br], 1996, 21:103-107.

11. Taghinia AH, Al-Sheikh AA, Upton J. Preoperative soft-tissue distraction for radial longitudinaldeficiency: an analysis of indications and outcomes [J]. PlastReconstrSurg, 2007, 120:1305-1312.discussion 1313-1304.

12. Evans DM, Gateley DR, Lewis JS. The use of a bilobed flap in the correction of radial club hand [J]. JHand Surg [Br], 1995, 20:333-337.

13. VanHeest A, Grierson Y. Dorsal rotation flap for centralization in radial longitudinal deficiency [J]. JHand Surg [Am], 2007, 32:871-875.

14. Peterson BM, McCarroll Jr HR, James MA. Distraction lengthening of the ulna in children with radiallongitudinal deficiency [J]. J Hand Surg [Am], 2007, 32:1402-1407.

15. Bock GW, Reed MH. Forearm deformities in multiple cartilaginous exostoses [J]. Skeletal Radiol, 1991, 20:483-486.

16. Manske PR, McCarroll Jr HR, Swanson K. Centralization of the radial clubhand: an ulnar surgicalapproach [J]. J Hand Surg [Am], 1981, 6:423-433.

17. Damore E, Kozin SH, Thoder JJ, et al. The recurrence of deformity after surgical centralization forradial clubhand [J]. J Hand Surg [Am], 2000, 25:745-751.

18. Temtamy SA, McKusick VA. The genetics of hand malformations [J]. Birth Defects Orig Artic Ser, 1978, 14:i-xviii.1-619.

19. Swanson AB, Tada K, Yonenobu K. Ulnar ray deficiency: its various manifestations [J]. J Hand Surg[Am], 1984, 9:658-664.

20. Miller JK, Wenner SM, Kruger LM. Ulnar deficiency. J Hand Surg [Am], 1986, 11:822-829.

21. Havenhill TG, Manske PR, Patel A, et al. Type 0 ulnar longitudinal deficiency. J Hand Surg [Am], 2005, 30:1288-1293.

22. Cole RJ, Manske PR. Classification of ulnar deficiency according to the thumb and first web [J]. JHand Surg [Am], 1997, 22:479-488.

23. Carroll RE, Bowers WH. Congenital deficiency of the ulna [J]. J Hand Surg [Am], 1977, 2:169-174.

第二节　前臂骨干续连症
（遗传性多发性骨软骨瘤导致的肘关节和前臂畸形）

遗传性多发骨软骨瘤（hereditary multiple exostoses，HME）是一种可遗传的软骨内骨生长异常。HME为常染色体显性遗传疾患，具有高外显率和表现变异性。骨软骨瘤（软骨性外生软骨瘤）可发生于长骨骨骺，以及骨盆、肋骨、肩胛骨和椎体处。

HME有多种其他称谓，包括多发性软骨性外生骨疣、骨干续连症、软骨发育不良、遗传性畸形性软骨发育不良、骨软骨瘤病等。

HME经常与多发性内生软骨瘤病（Ollier病）相混淆，两者为完全不同的疾患。

HME患者中约半数存在前臂受累。

HME的发生、发展一般在出现后的10年内，骺板闭合后停止生长。1%～5%的病例可恶变为软骨肉瘤。大多数骨软骨瘤并无症状，不需要进行切除。骨骼成熟前进行骨软骨瘤切除后有复发可能（图21-3）。尽管如此，骨软骨瘤可引起局部症状，激惹神经或肌腱，影响关节活动，导致纵向生长异常和成角畸形。

文献报道，一些未经治疗的HME患者虽然出现前臂畸形，但成年后仍具有相当的功能，患者大多可接受肢体的外观。这些报道对是否应采取积极的手术治疗以维持或改善功能提出了质疑。

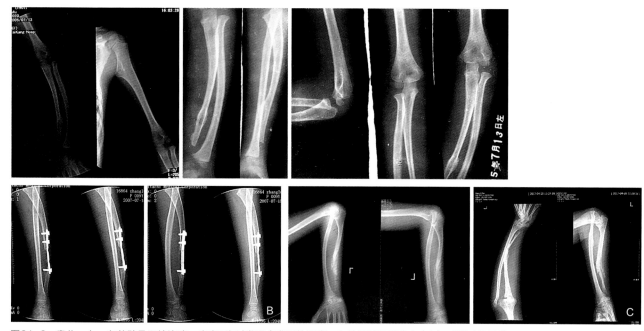

图21-3　患儿，女，左前臂骨干续连症。患者2岁时发现多发骨软骨瘤，左前臂骨干续连症（A）；4岁时行尺骨
远端骨软骨瘤切除，接骨板固定，取骨植骨（B）；患者7岁及14岁时的黑白片显示骨软骨瘤复发，桡
骨头脱位变形明显（C）

骨软骨瘤具有软骨帽，其外形较黑白片显示的要大。MRI可显示软骨帽的大小。怀疑发生恶变时，MRI是首选的检查方法。

Masada及其同事根据骨软骨瘤的发生部位对前臂畸形进行了分类。主要考量前臂主要骨软骨瘤的部位、所导致的畸形以及同时存在的临床问题。

Ⅰ型最常见，主要的骨软骨瘤位于尺骨远端，导致尺骨较短、桡骨弯曲，桡骨头无脱位（图21-4）。

Ⅱ型为主要骨软骨瘤位于尺骨远端，导致尺骨较短、桡骨弯曲、桡骨头脱位。Ⅱa型为桡骨近端干骺端存在骨软骨瘤（图21-5），Ⅱb型为桡骨近端不存在骨软骨瘤。

Ⅲ型为主要骨软骨瘤位于桡骨远端干骺端，桡骨相对较短。

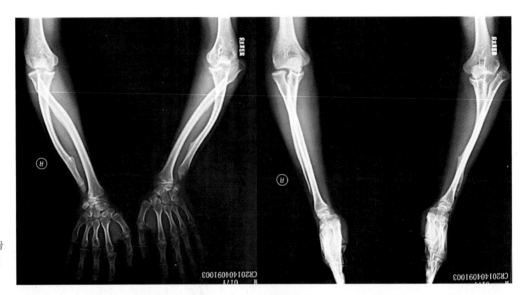

图21-4　患者男性，17岁，发病多年。前臂骨干续连症，右侧Ⅰ型，左侧Ⅱ型

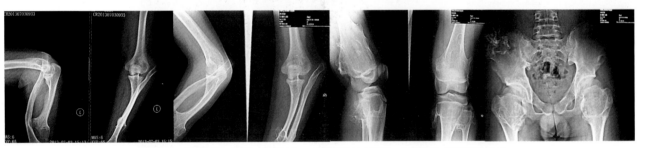

图21-5　患者男性，22岁，发病多年，全身多发骨软骨瘤。左前臂Ⅱa型骨干续连症

发生在前臂的骨干续连症大多数无症状，不需要切除。虽前臂畸形，但功能大多良好（图21-6）。

治疗方法包括桡骨远端骨骺阻滞、桡骨头切除、尺骨延长等。很多患者因桡骨头脱位明显、局部外观差而就诊，行桡骨头切除是最常用的方法（图21-7）。

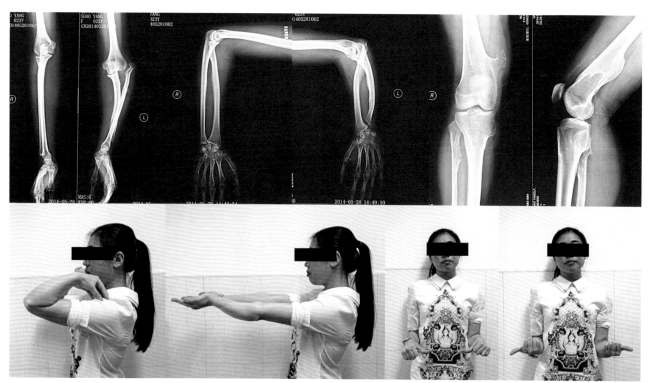

图21-6 患者女性，23岁，发病多年。左前臂Ⅱ型骨干续连症，肘及前臂功能接近正常

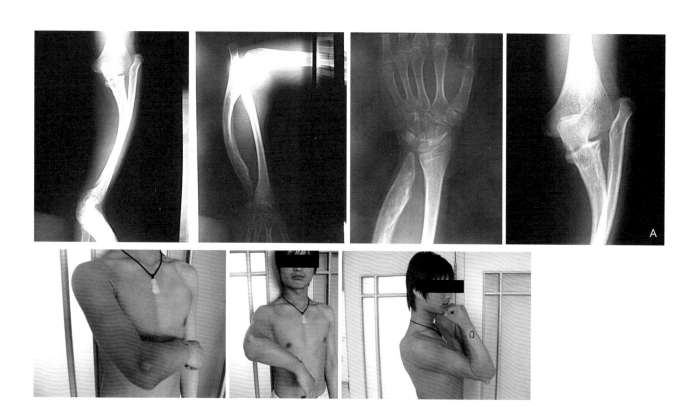

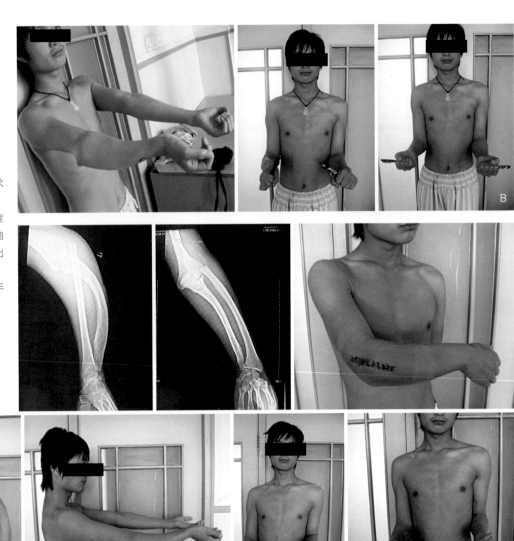

图21-7 患者男性，19岁，右前臂畸形15年，曾在当地医院手术治疗，具体不详。右前臂骨干续连症（A）；右前臂弯曲畸形，桡骨头凸出明显，前臂短小，旋前不能（B）；手术行桡骨头切除，改善外观（C）

　　对前臂短小、内翻明显的病例，有时可通过延长尺骨的方法改善外观（图21-8）。

　　常用的操作简单而结果良好的治疗方法包括：半侧骨骺"U"形钉固定术、骨软骨瘤切除术以及桡骨头切除术等。存在前臂旋转活动度的进行性减少是进行骨软骨瘤切除术的指征。如果存在孤立的尺骨远端骨软骨瘤合并桡骨进行性弯曲，进行桡骨和尺骨间的栓系组织的松解，无论是通过软组织松解还是通过Sauve-Kapandji手术，都可防止桡骨头脱位的发生。

　　大多数骨软骨瘤并无症状，不需要进行切除。是否需要早期进行骨软骨瘤切除，并进行截骨矫形以减少或防止进行性的生长障碍仍存在争议。较大的骨软骨瘤可激惹周围组织，导致局部疼痛，建议单纯切除。

　　HME患者常出现前臂畸形，而且与骨软骨瘤的位置相关，但前臂畸形是如何发

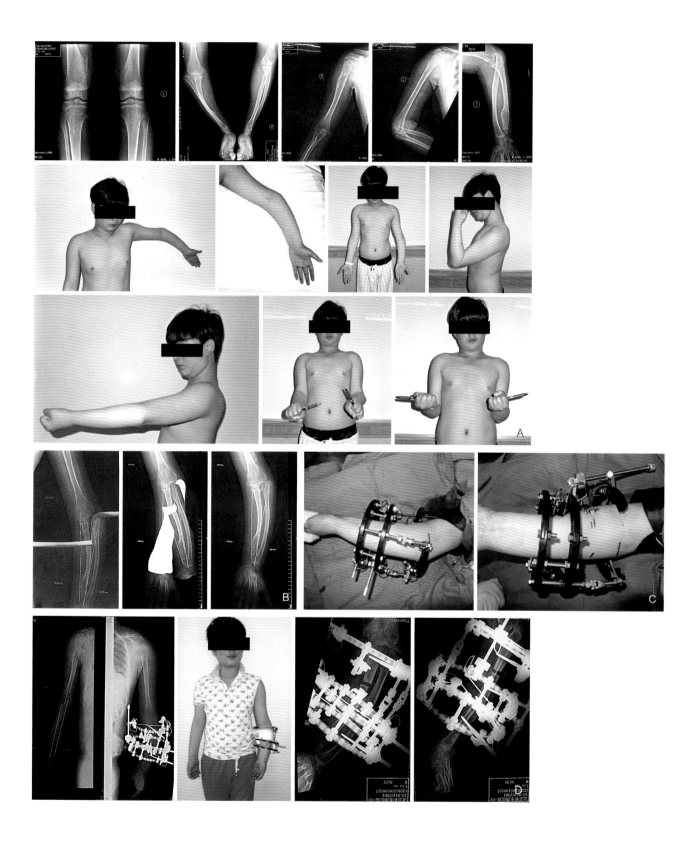

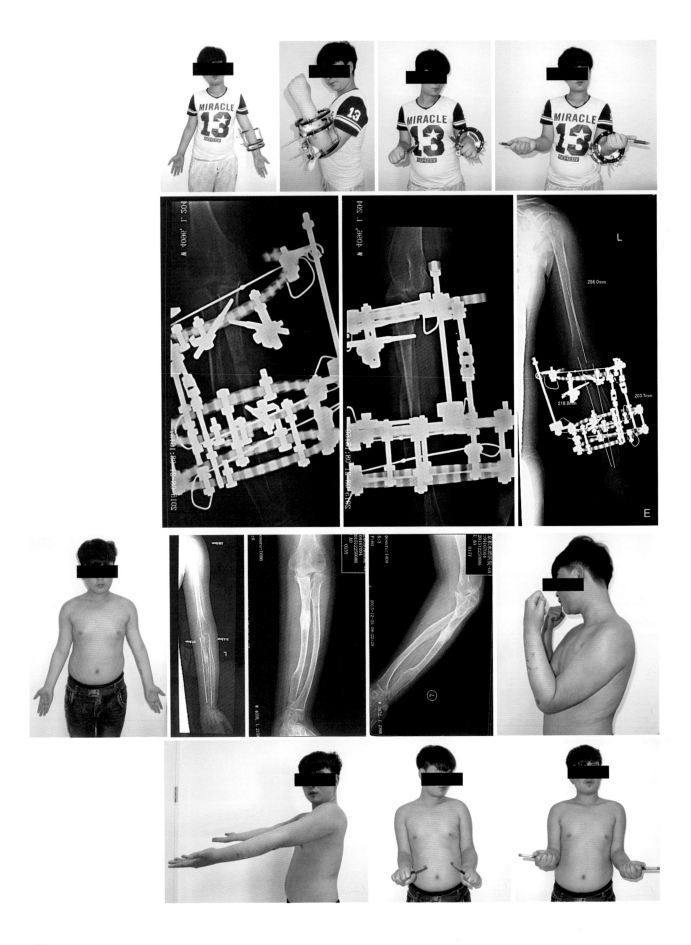

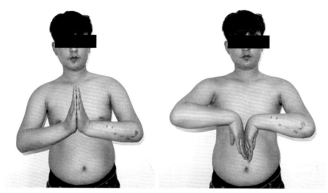

图21-8　患儿男，15岁，多发骨软骨瘤，左前臂骨干续连症。左肘内翻，前臂短，旋前受限（A）；术前计划：行尺骨近端截骨延长增加前臂长度，纠正肘内翻畸形（B）；手术行环形外固定架对尺骨进行截骨延长（C）；术后3周复查，尺骨已延长（D）；术后2个月（E）；术后8个月，拆除外固定架2个月，尺骨延长后已愈合，上肢内翻得到明显纠正（F）

生的，至今未完全明了。桡骨远端桡半侧骨骺"U"形钉固定术可减缓桡骨桡侧的生长，随着患儿的生长发育，可逐渐纠正桡骨远端尺偏角和尺桡骨长度的不一致。尺骨延长术可通过一次性手术完成或采用外固定架牵拉骨生成技术进行逐渐延长。采用差异化延长结合成角畸形矫正的方法可使桡骨头复位。

本病恶变较少见。

▌ 参考文献

1. Akita S, Yonenobu K, Murase T, et al. Long-term results of surgery for forearm deformities inpatients with multiple cartilaginous exostoses [J]. J Bone Joint Surg Am, 2007, 89:1993-1999.

2. Arms DM, Strecker WB, Manske PR, et al. Management of forearm deformity in multiple hereditaryosteochondromatosis [J]. J Pediatr Orthop, 1997, 17:450-454.

3. Bock GW, Reed MH. Forearm deformities in multiple cartilaginous exostoses [J]. Skeletal Radiol, 1991, 20:483-486.

4. Burgess RC, Cates H. Deformities of the forearm in patients who have multiple cartilaginousexostosis [J]. J Bone Joint Surg Am, 1993, 75:13-18.

5. Carroll KL, Yandow SM, Ward K, et al. Clinical correlation to genetic variations of hereditarymultiple exostosis [J]. J Pediatr Orthop, 1999, 19:785-791.

6. Cates HE, Burgess RC. Incidence of brachydactyly and hand exostosis in hereditary multipleexostosis [J]. J Hand Surg [Am], 1991, 16:127-132.

7. Fogel GR, McElfresh EC, Peterson HA, et al. Management of deformities of the forearm in multiplehereditary osteochondromas [J]. J Bone Joint Surg Am, 1984, 66, 670-680.

8. Francannet C, Cohen-Tanugi A, Le Merrer M, et al. Genotype-phenotype correlation in hereditarymultiple exostoses [J]. J Med Genet, 2001, 38:430-434.

9. Hall CR, Cole WG, Haynes R, et al. Reevaluation of a genetic model for the development ofexostosis in hereditary multiple exostosis [J]. Am J Med Genet, 2002, 112:1-5.

10. Horii E, Nakamura R, Nakao E, et al. Distraction lengthening of the forearm for congenital anddevelopmental problems [J]. J Hand Surg [Br], 2000, 25:15-21.

11. Jiya TU, Pruijs JE, van der Eijken JW. Surgical treatment of wrist deformity in hereditary multipleexostosis.

Acta Orthop Belg, 1997, 63:256-261.

12. Masada K, Tsuyuguchi Y, Kawai H, et al. Operations for forearm deformity caused by multipleosteochondromas [J]. J Bone Joint Surg Br, 1989, 71:24-29.

13. McKusick VA. Exostoses, multiple, type I; EXT1. MIM number: 133700, 2003.

14. McKusick VA. Exostoses, multiple, type II; EXT2. MIM number: 133701, 2003.

15. Noonan K, Levenda A, Snead J, et al. Evaluation of the forearm in untreated adult subjects withmultiple hereditary osteochondromatosis [J]. J Bone Joint Surg Am, 2002, 84:397-403.

16. Porter DE, Simpson AH. The neoplastic pathogenesis of solitary and multiple osteochondromas [J]. JPathol, 1999, 188:119-125.

17. Rodgers WB, Hall JE. One-bone forearm as a salvage procedure for recalcitrant forearm deformityin hereditary multiple exostoses [J]. J Pediatr Orthop, 1993, 13:587-591.

18. Schmale GA, Conrad 3rd EU, Raskind WH. The natural history of hereditary multiple exostoses. JBone Joint Surg Am, 1994, 76:986-992.

19. Shapiro F, Simon S, Glimcher MJ. Hereditary multiple exostoses. Anthropometric,roentgenographic, and clinical aspects [J]. J Bone Joint Surg Am, 1979, 61:815-824.

20. Shin EK, Jones NF, Lawrence JF. Treatment of multiple hereditary osteochondromas of the forearmin children: a study of surgical procedures [J]. J Bone Joint Surg Br, 2006, 88:255-260.

21. Stanton RP, Hansen MO. Function of the upper extremities in hereditary multiple exostoses [J]. J BoneJoint Surg Am, 1996, 78:568-573.

22. Taniguchi K. A practical classification system for multiple cartilaginous exostosis in children [J]. JPediatr Orthop, 1995, 15:585-591.

23. Vanhoenacker FM, Van Hul W, Wuyts W, et al. Hereditary multiple exostoses: from genetics toclinical syndrome and complications [J]. Eur J Radiol, 2001, 40:208-217.

24. Wood VE, Molitor C, Mudge MK. Hand involvement in multiple hereditary exostosis [J]. Hand Clin, 1990, 6:685-692.

25. Wood VE, Sauser D, Mudge D. The treatment of hereditary multiple exostosis of the upperextremity [J]. J Hand Surg [Am], 1985, 10:505-513.

第三节　前臂萎缩性不愈合

任何部位长骨骨折均可发生萎缩性不愈合，主要是由于骨折局部血运差造成的，文献中并没有专门讲述尺桡骨骨折后萎缩性不愈合有特殊性，但我们遇到的临床病例中，前臂骨折特别是尺骨骨折不愈合，随着伤后时间的增加，尺骨不承受应力，会出现尺骨干全长变细、变薄，有时细如薄纸状，特别是在儿童或青少年患者还会出现桡骨头脱位等情况（图21-9）。由于萎缩的骨干菲薄、细小，手术内固定很难牢固，治疗上有很大难度。

儿童或青少年前臂骨折后不愈合，如长时间得不到治疗，由于失去应力刺激，会逐渐变细，随时间逐渐加重。如及时治疗，骨干承受应力后，会很快变粗大，骨折端也得到愈合（图21-10）。

尺骨骨折萎缩性不愈合后成角畸形，前臂长时间承重可使桡骨头半脱位或脱

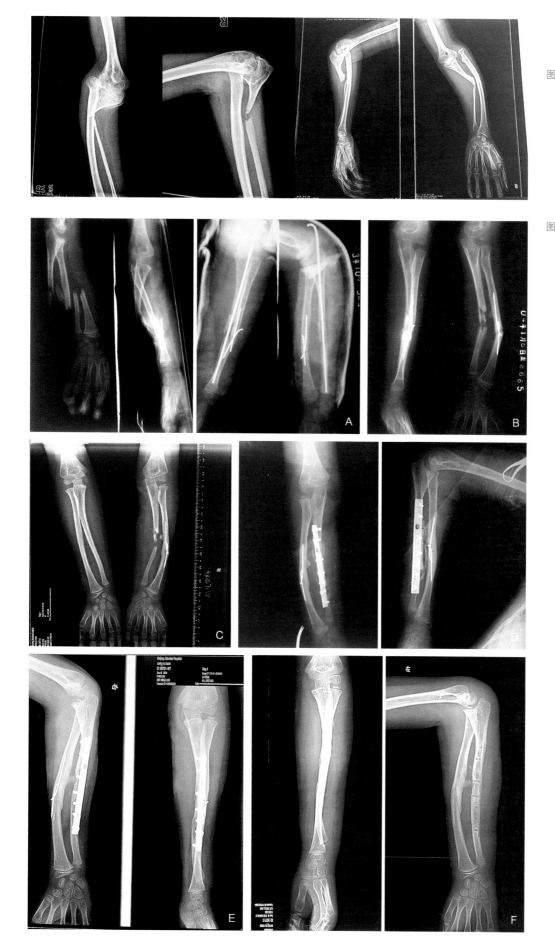

图21-9 2例病例均为孟氏骨折术后，尺骨骨折萎缩性不愈合，尺骨远端变细，菲薄如纸，桡骨头陈旧性脱位，时间长发育成蘑菇头状

图21-10 儿童患者，前臂开放骨折。尺桡骨骨折移位大，尺骨骨折有碎骨块，手术行清创，克氏针固定（A）；术后2个月拔针后，尺骨骨折不愈合（B）；拔针后3个月，与对侧相比尺骨已变细（C）；再手术行尺骨固定，取髂骨植骨（D）；植骨术后3个月，骨折愈合，尺骨恢复正常（E）；取出内固定后（F）

位，如果尺骨骨折得到及时治疗，纠正成角，桡骨头半脱位也得到复位（图21-11）。

对陈旧性孟氏骨折尺骨萎缩性不愈合的患者，脱位的桡骨头已严重变形不能复位，手术只能固定尺骨使其愈合。如脱位的桡骨头明显影响肘关节及前臂活动，可

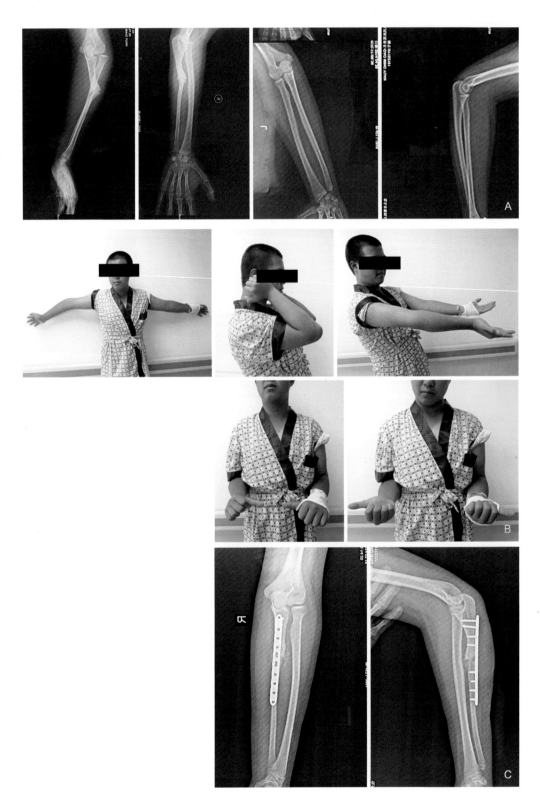

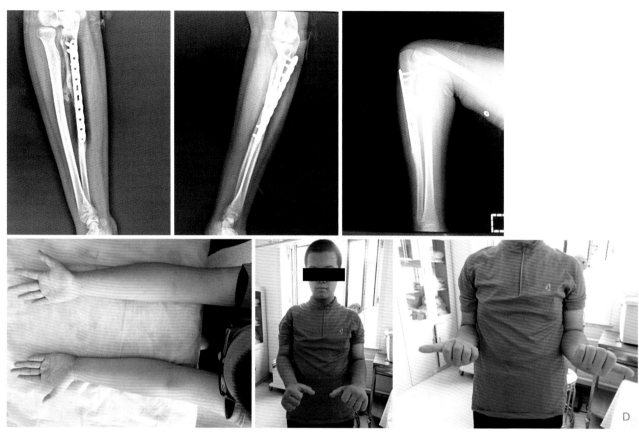

图21-11 患儿男，13岁。2年前右尺骨骨折行穿针固定，术后不愈合，向前外侧成角，桡骨头向前外侧半脱位，与健侧相比，尺骨已萎缩变细（A）；体位像显示右肘明显内翻畸形，前臂旋前略受限（B）；重再手术行尺骨复位，纠正成角，接骨板固定，取髂骨植骨（C）；术后3个月复查，尺骨骨折已愈合，桡骨头已复位，肘关节内翻明显减轻（D）

考虑二期切除桡骨头（图21-12）。

尺骨萎缩性不愈合的患者，尺骨有时变得菲薄如纸，很难用接骨板直接固定。因此，需要取髂骨长板状放在接骨板对侧加强固定，避免内固定失效（图21-13）。

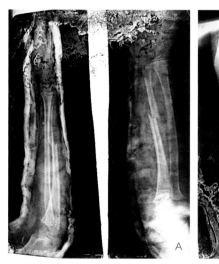
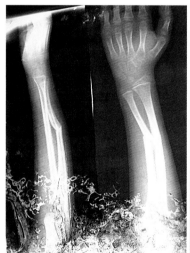
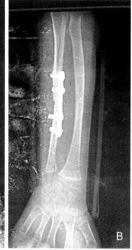

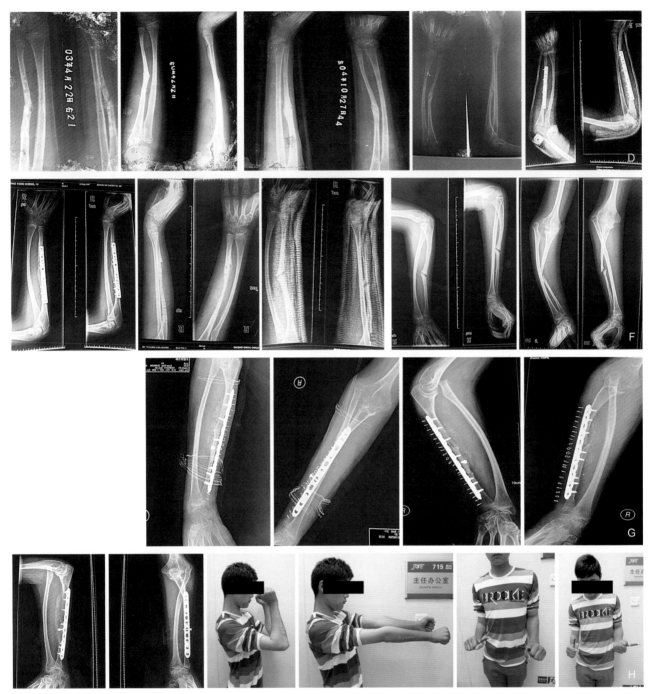

图21-12　患者男性，16岁，7年前被他人打伤致右尺骨骨折。原始黑白片（A）；石膏制动6周复查：骨折端畸
形明显，给予手术治疗，术后石膏制动3个月（B）；术后9个月取内固定，2个月后发现前臂畸形，拍
片见再骨折，继续石膏制动，骨折愈合（C）；后又发生骨折，再手术内固定（D）；再手术后骨折愈
合好，术后14个月取内固定，复查见再骨折（E）；受伤后6年8个月，尺骨骨折不愈合，向前成角，
桡骨头未脱位，受伤后7年6个月，桡骨头脱位且变形明显，尺骨明显变细（F）；手术行尺骨复位接
骨板固定，取髂骨植骨，手术室拍片及出院时拍片（G）；术后9个月复查，骨折愈合好，尺骨变粗
大，体位像示肘关节屈伸可，前臂旋后不能（H）

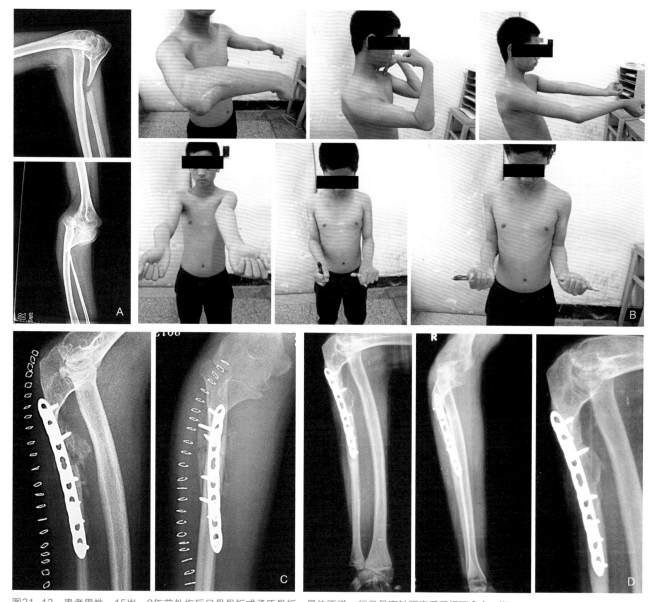

图21-13 患者男性，15岁，9年前外伤后尺骨骨折或孟氏骨折，具体不详。行尺骨穿针固定后骨折不愈合，桡骨头脱位已变形成蘑菇头状，尺骨远2/3变细小，菲薄如纸（A）；体位像示肘关节内翻畸形，肘关节屈伸及前臂旋前明显受限（B）；手术行尺骨复位，接骨板结合对侧髂骨板固定（C）；术后1年3个月复查：骨折愈合好，尺骨已变粗大（D）

　　临床上尺骨萎缩性不愈合明显多于桡骨，偶尔见到桡骨萎缩性不愈合的病例，与尺骨萎缩性不愈合常伴有桡骨头脱位类似，桡骨萎缩性不愈合后，手部长期承重可导致下尺桡关节脱位，治疗时需复位下尺桡关节（图21-14）。

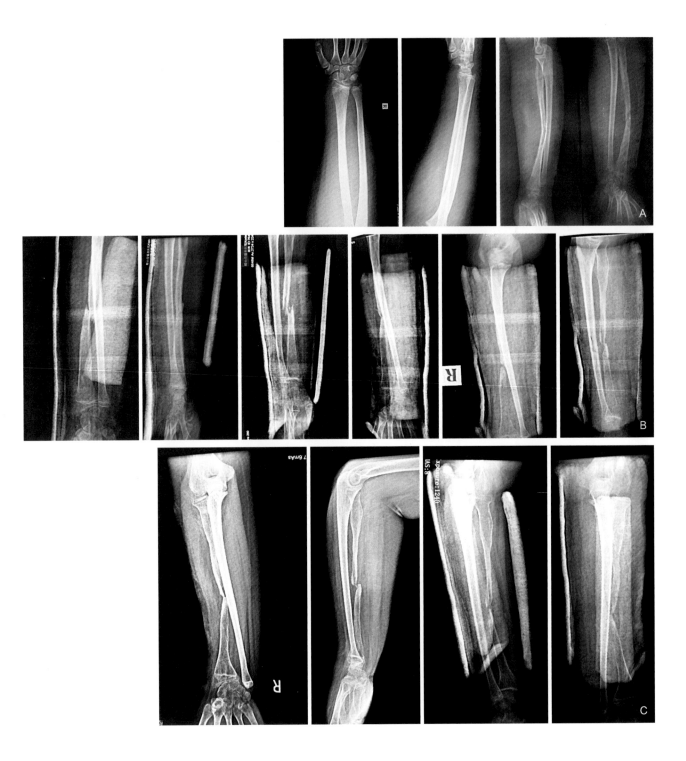

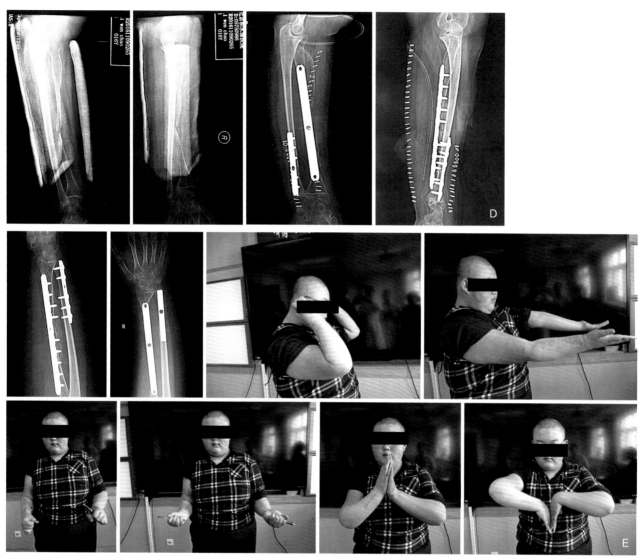

图21-14 患儿男，16岁，家人诉2年前右前臂感染。行两次扩创后拍片见桡骨骨折，因感染未行内固定（A）。伤后5、8、11个月及1年4个月黑白片，最后黑白显示尺骨已变细，下尺桡关节已脱位（B）。伤后1年7个月及1年10个月黑白片（C）。伤后1年10个月在我院再手术；桡骨复位，接骨板结合对侧长髂骨骨板固定；尺骨：远端骨段截除，短缩，接骨板固定，匹配下尺桡关节（D）。在我院手术后5个月复查：骨折愈合，桡骨已变粗大，下尺桡关节匹配好；体位像显示：前臂旋前及腕关节屈伸受限较明显，其余尚好（E）

▍ 参考文献

1. Gupta DK, Kumar G. Gap nonunion of forearm bones treated by modified Nicoll's technique [J]. Indian J Orthop, 2010, 44(1): 84-88.

2. Ling HT, Kwan MK, Chua YP, et al. Locking compression plate: a treatment option for diaphyseal nonunion of radius or ulna [J]. Med J Malaysia, 2006, 61 Suppl B: 8-12.

3. Ring D, Allende C, Jafarnia K, et al. Ununiteddiaphyseal forearm fractures with segmental defects: plate fixation and autogenous cancellous bone-grafting [J]. J Bone Joint Surg Am, 2004, 86-A(11): 2440-2445.

4. Ring D, Jupiter JB, Gulotta L. Atrophic nonunions of the proximal ulna [J]. ClinOrthopRelat Res, 2003, (409): 268-274.

5. Wang AA, Hutchinson DT, Coleman DA. One-bone forearm fusion for pediatric supination contracture due to neurologic deficit [J]. J Hand Surg Am, 2001, 26(4): 611-616.

6. Saka G, Sağlam N, Kurtulmuş T, et al. Treatment of diaphyseal forearm atrophic nonunions with intramedullary nails and modified Nicoll's technique in adults [J]. ActaOrthopTraumatolTurc, 2014, 48(3): 262-270.

7. Kamrani RS, Mehrpour SR, Sorbi R, et al. Treatment of nonunion of the forearm bones with posterior interosseous bone flap [J]. J OrthopSci, 2013, 18(4):563-568.

第四节　先天性尺骨假关节

先天性尺骨假关节是一种罕见的疾病，病因尚未明了。是指尺骨的一段骨质，通常位于远或中1/3，被纤维样组织替代。

先天性尺骨假关节通常与神经纤维瘤病相关，70%的尺骨假关节患者有神经纤维瘤病。大多数情况，假关节部位为纤维组织而非神经纤维瘤。假关节偶尔同时发生在尺桡骨或单独发生在桡骨。

尺骨先天性假关节可导致进行性前臂畸形，最终致桡骨头脱位。前臂旋转受限、不稳定及无力，有时出现疼痛。通过黑白片可做出假关节的诊断，同时可显示桡骨弯曲变形的程度和桡骨头的位置。

部分先天性尺桡骨假关节患者在身上有特征性的牛奶咖啡斑。

手术治疗的目标是获得骨性愈合，稳定邻近的关节并使骨骼持续生长。与胫骨假关节类似，通过植骨和制动的方法通常不能获得愈合。过去重建前臂稳定性的唯一方法是手术使前臂单骨化。尽管通过外固定架牵拉延长和加压的技术可使胫骨假关节获得愈合，但在前臂，如果尺桡骨延长速度不一致可致前臂旋转丧失。

先天性尺桡骨假关节很难获得愈合（图21-15），尽管目前推荐了以下几种治

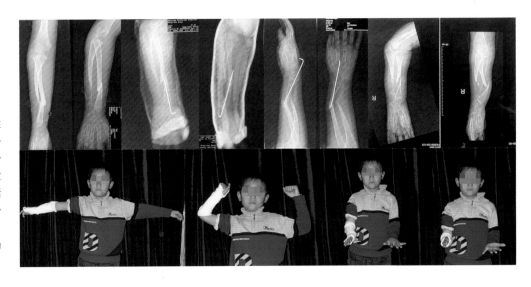

图21-15　患儿男，先天性尺骨假关节，外伤后桡骨远端骨折，行闭合复位克氏针内固定后骨折不愈合，骨折端逐渐吸收，尺桡骨均诊断为"先天性假关节"

疗方法：①局部骨段连同周围软组织切除，腓骨骨段或带血运的游离腓骨移植是较可靠的取得愈合的方法；②局部骨段切除，应用外固定架行骨运输；③长期支具固定。但采用这些方法都很难完全治愈。临床上见到的病例通常先出现前臂进行性弯曲，桡骨头脱位，后因骨折而就诊（图21-16）。

　　在一些幼儿发生的先天性尺骨假关节，由于在很小的时候发生，无明显的前臂弯曲发生过程，就诊时即存在尺骨假关节和桡骨头脱位（图21-17），这种情况下需要与前臂尺侧轴旁半肢鉴别。

　　尺骨假关节的手术治疗方法中，除了前臂单骨化之外，带血运的游离腓骨移植的愈合率是最高的，而且保存了一定程度的前臂旋转功能。该手术最好尽早进行，以减少发生前臂进行性畸形。手术并发症包括尺骨向前弯曲和桡骨头前脱位、下尺桡关节不稳定以及踝关节外翻不稳定等。

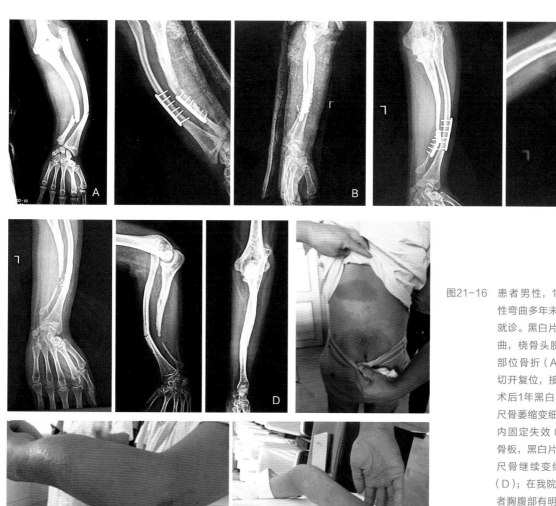

图21-16　患者男性，16岁。左前臂进行性弯曲多年未确诊，因轻微外伤就诊。黑白片显示尺桡骨明显弯曲，桡骨头脱位，尺桡骨远1/3部位骨折（A）；在当地医院行切开复位，接骨板内固定（B）；术后1年黑白片显示桡骨愈合，尺骨萎缩变细，骨折端骨吸收，内固定失效（C）；手术取出接骨板，黑白片显示桡骨再骨折，尺骨继续变细，骨折端骨吸收（D）；在我院就诊时检查见：患者胸腹部有明显的牛奶咖啡斑，左前臂明显弯曲畸形，建议患者行支具固定（E）

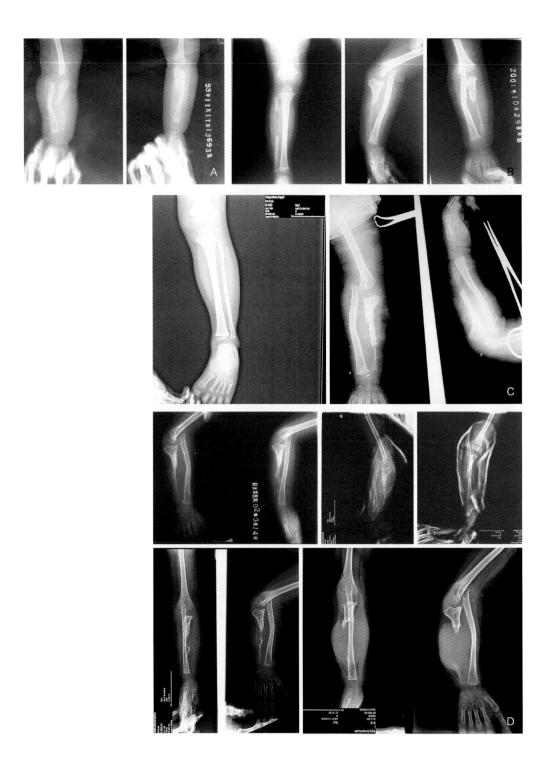

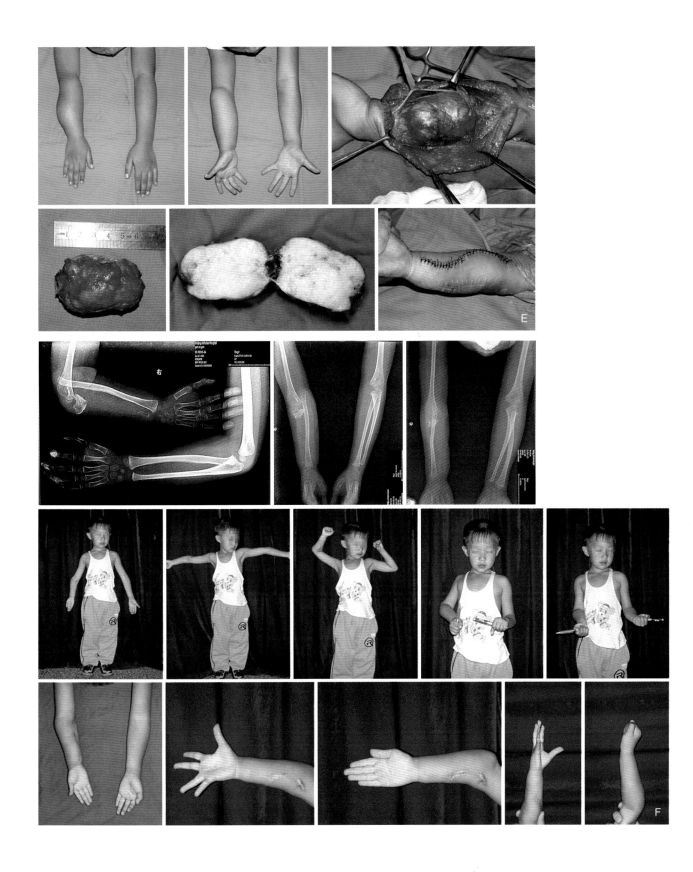

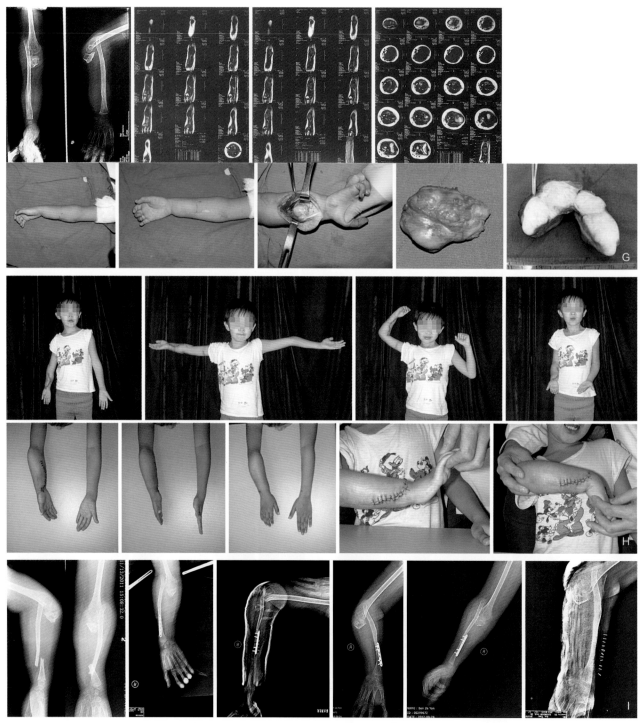

图21-17　患儿男，1岁，因右侧先天性尺骨假关节就诊。黑白片显示右尺骨假关节，节段缺损，桡骨头脱位（A）；手术行假关节区域清理，游离腓骨移植，术后骨吸收，仍呈假关节状态（B）；患儿3岁时再手术行游离腓骨移植（C）；术后游离腓骨逐渐吸收加重，又成明显假关节状态（D）；患儿4岁时，右前臂远端出现肿物，诊断"神经纤维瘤"，手术显示局部有一大的神经纤维瘤，给予肿物切除（E）；患儿5岁时黑白片及体位像（F）；患儿7岁时，神经纤维瘤复发，再手术行切除术（G）；神经纤维瘤切除后体位像（H）；患儿12岁时外伤后桡骨骨折，行切开复位接骨板内固定，术后9个月骨折愈合好，行接骨板取出（I）

▌ 参考文献

1. Allieu Y, Reckendorf GMZ, Chammas M, et al. Congenital pseudarthrosis of both forearm bones:long-term results of two cases managed by free vascularized fibular graft [J]. J Hand Surg [Am], 1999, 24:604-608.

2. Babhulkar SS, Pande KC, Babhulkar S. Ankle instability after fibular resection [J]. J Bone Joint SurgBr, 1995, 77:258-261.

3. Bae DS, Waters PM, Sampson CE. Use of free vascularized fibular graft for congenital ulnarpseudarthrosis: surgical decision making in the growing child [J]. J PediatrOrthop, 2005, 25:755-762.

4. Craigen MA, Clarke NM. Familial congenital pseudarthrosis of the ulna [J]. J Hand Surg [Br], 1995, 20:331-332.

5. Crawford AH, Schorry EK. Neurofibromatosis in children: the role of the orthopaedist [J]. J Am AcadOrthopSurg, 1999, 7:217-230.

6. Fragniere B, Wicart P, Mascard E, et al. Prevention of ankle valgus after vascularized fibular grafts inchildren [J]. ClinOrthopRelat Res, 2003, 408:245-251.

7. Lee EH, Goh JC, Helm R, et al. Donor site morbidity following resection of the fibula [J]. J Bone JointSurg Br, 1990, 72:129-131.

8. Mathoulin C, Gilbert A, Azze RG. Congenital pseudarthrosis of the forearm: treatment of six caseswith vascularized fibular graft and a review of the literature [J]. Microsurgery, 1993, 14:252-259.

9. Ostrowski DM, Eilert RE, Waldstein G. Congenital pseudarthrosis of the ulna: a report of two casesand a review of the literature [J]. J PediatrOrthop, 1985, 5:463-467.

10. Pacelli LL, Gillard J, McLoughlin SW, et al. A biomechanical analysis of donor-site ankle instabilityfollowing free fibular graft harvest [J]. J Bone Joint Surg Am, 2003, 85:597-603.

11. Paley D, Catagni M, Argnani F, et al. Treatment of congenital pseudoarthrosis of the tibia using thellizarov technique [J]. ClinOrthopRelat Res, 1992, 280:81-93.

12. Peterson CA, Maki S, Wood MB. Clinical results of the one-bone forearm [J]. J Hand Surg [Am], 1995, 20:609-618.

13. Ramelli GP, Slongo T, Tschappeler H, et al. Congenital pseudarthrosis of the ulna and radius in twocases of neurofibromatosis type 1 [J]. PediatrSurgInt, 2001, 17:239-241.

14. Sellers DS, Sowa DT, Moore JR, et al. Congenital pseudarthrosis of the forearm [J]. J Hand Surg[Am], 1988, 13:89-93.

15. Suzuki O, Ishida O, Sunagawa T, et al. Congenital pseudoarthrosis of the ulna treated with a freevascularized fibular graft [J]. PlastReconstrSurg, 2005, 115:1379-1384.

16. Vitale MG, Guha A, Skaggs DL. Orthopaedic manifestations of neurofibromatosis in children: anupdate [J]. ClinOrthopRelat Res, 2002, 401:107-118.

17. Witoonchart K, Uerpairojkit C, Leechavengvongs S, et al. Congenital pseudarthrosis of the forearmtreated by free vascularized fibular graft: a report of three cases and a review of the literature [J]. J HandSurg [Am], 1999, 24:1045-1055.

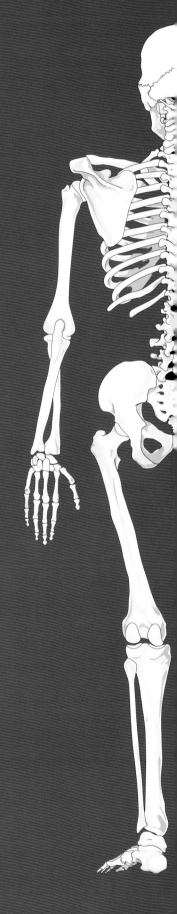

| 第22章 |

肘关节及前臂
的功能康复

张力丹

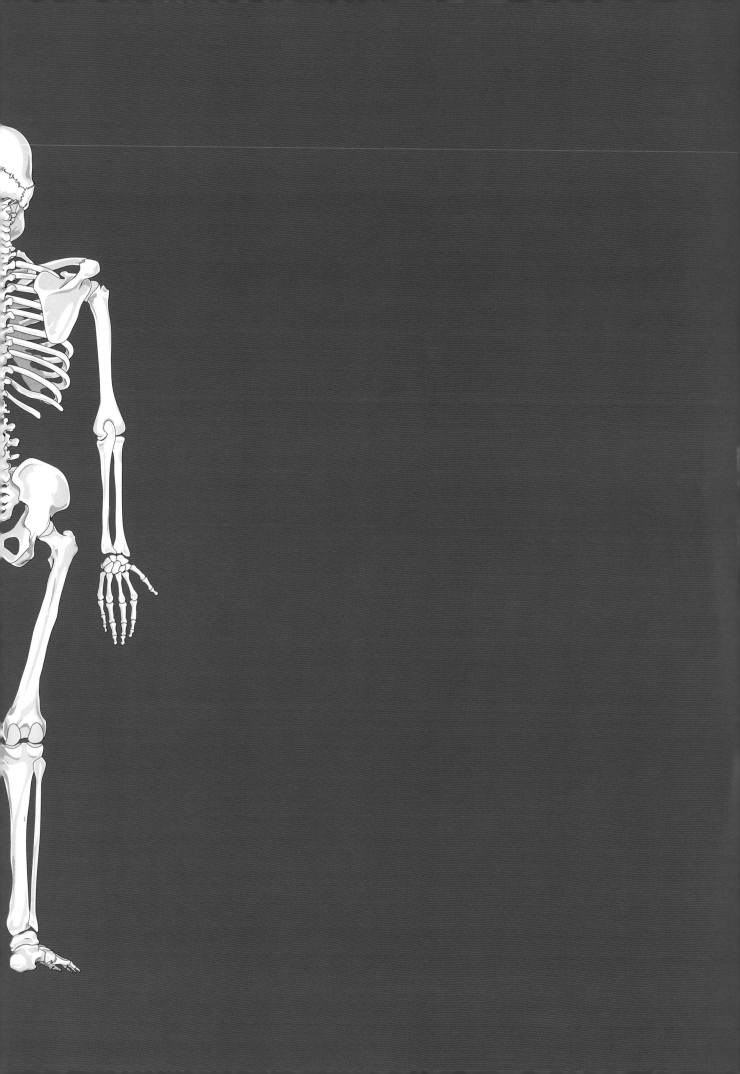

肘关节创伤后最常见的并发症是肘关节僵硬，使肘关节屈伸活动受到不同程度的影响。到目前为止，创伤及手术后肘关节的功能康复仍然是临床工作中的棘手问题。肘关节创伤手术后的效果不但取决于手术操作的成功，更取决于术后康复的最终结果。

上肢关节的作用，都是为了手的劳作功能的发挥。肩关节的作用是将手置于躯体的前后、左右、上下等位置，而肘关节的作用是控制手到躯体之间的距离。同时，肘关节与下尺桡关节相互配合，来控制手的朝向。

肘关节的功能评定方法有很多种。评价指标多以疼痛与活动度为主，辅以力量、稳定性和畸形指标。日常活动指标主要反映了肘关节的活动度，也综合了力量和稳定性指标（表22-1）。

表22-1　肘关节的功能评价指标举例

作者	指标						总分
	疼痛	运动	力量	稳定性	日常活动	畸形	
Inglis and Pellicci	30	28	10	-	20	12（挛缩）	100
Ewald et al	50	10	-	-	30	5（挛缩） 5（内外翻）	100
Prichard	50	25	25	-	-	-	100
Brumfield	20	10	-	10	10	10	60
Broberg and morrey	40	25	10	10	15	-	100
JOA	30	30	-	10	20	10	100
Morrey	45	20	-	10	25	-	100

我们日常工作中最常应用的是Mayo肘关节功能评分（表22-2）。

表22-2　Mayo肘关节功能评分

	最高分	程度	分值
疼痛	45	无	45
		轻度	30
		中度	15
		重度	0
活动	20	活动度>100°	20
		活动度50° ~100°	15
		活动度<50°	5
稳定性	10	稳定	10
		中度不稳	5
		明显不稳	0
功能	25	梳头	5

续表

最高分	程度	分值
	自己吃饭	5
	排便卫生	5
	穿衣	5
	穿鞋	5

总计100分

注：总分≥90分为"优"；75-89分为"良"；60-74分为"可"；<60分为"差"。

　　Mayo评分于1981年由美国肘关节专家Morrey发表在*JBJS*杂志上。此评分以疼痛评价为主，占45分，肘关节活动度占20分，稳定性占10分，日常活动功能占25分。这个评分发表时间较早，简单实用，应用广泛。此评分的初衷是评价人工TEA术后的临床效果，所以疼痛的评分所占比例较大。肘关节活动度也只评价了肘关节的伸屈功能。日常生活功能（梳头、排便卫生、穿衣穿鞋等）基本涉及的也是肘关节伸屈功能和手的旋后位置，对旋前活动评价是有缺陷的。对中国人来讲，如果能够用筷子夹菜并送到口中，就能够说明肘关节的伸屈和旋转功能良好。用手抓饭的吃法，对肘关节的伸屈旋转功能要求更高。

　　疼痛和炎症反应是肘关节创伤和手术后的病理生理反应，是肘关节康复中需要面对和克服的主要问题。在骨关节术后康复过程中，为克服疼痛和炎症反应，PRICEMM原则值得推荐。"PRICEMM"是Protection（保护）、Rest（休息）、Ice（冷敷）、Compression（加压）、Elevation（抬高患肢）、Medication（用药）和Modalities（辅助用具）的缩写。保护：保护不是指患肢的制动和不允许关节的活动。保护是要在患肢的功能锻炼过程中通过对患者的教育和指导，必要时应用相应的辅助用具，使患肢在功能锻炼过程中，既得到了关节功能的康复，又要避免造成不必要的进一步损伤。休息：是指功能锻炼要循序渐进地进行，不能急于求成。在功能锻炼过程中肢体要有充分的休息时间，特别是在术后早期和创伤急性期。在受伤关节休息的同时，还要鼓励正常的相邻关节的功能活动。合理的动静结合是一种功能锻炼的艺术。冷敷：冷敷对减轻术后和创伤后早期的疼痛和炎症反应十分有效，且简单易行。对肘关节的术后康复效果更为明显。加压：特别是术后加压包扎，对减少伤口出血和减轻肢体肿胀是有效的预防措施。冷敷和加压相结合会有更好的临床效果。对肘关节的加压治疗包括静态持续加压包扎或间断气囊加压治疗。抬高患肢：抬高患肢是肢体外伤和术后制动的基本临床原则。抬高患肢有利于肢体静脉回流，从而减轻肢体肿胀。肘关节创伤后或术后大多数情况下要制动于屈肘90°位置，使肘关节和前臂位于心脏水平或之上。在肘关节能锻炼过程中，肘关节上举，不但能辅助静脉回流，还可保持肩关节的活动度，防止并发肩关节僵硬。用药：非甾体类抗炎止痛药物在肘关节功能康复中可以适当应用，如吲哚美辛或氨糖美辛，不但可起到抗炎止痛作用，还有防止肘关节周围异位骨化的作用。阿司匹林由于有抗凝作用，在手术后早期慎用。辅助用具：对于一些术后需要关节制动保护的病例，应用带关节的可活动的肘关节支具或可穿戴的低温热塑板材支具，可兼顾肘关节活动和制动的需要。应尽量避免应用石膏对肘关节进行长期固定。一些电疗、理疗方法对减轻创伤后炎症反应也有积极效果。

肘关节的功能康复要强调早期进行，且以主动活动为主，被动活动为辅作为基本原则。同时医师对患者的康复指导要保持足够的耐心。医师对患者的康复指导不仅是行为上的，还要有心理上的。在肘关节康复训练过程中，局部疼痛不可避免。疼痛通常会引起患者对病情不利的担心及对疼痛的抗拒。患者多数不愿自觉接受这种康复过程。这时医师对患者进行行为和心理上的指导十分重要。

肘关节的早期活动是以外科手术完成骨折复位"坚强"内固定为基础的。肘关节重建手术后，术中应尽量达到正常关节的活动范围，且在这个活动范围内骨折端及肘关节对位稳定。如重建手术后，肘关节仍未完全恢复正常的活动范围，术者应记录好术中骨折端及肘关节能维持正常对位的活动范围。这是提供术后康复的重要依据。

肘关节术后功能康复的时机应是越早越好，通常在术后第一天就开始。多数情况下，肘关节术后应用颈腕吊带制动于屈肘90°位，以此位置开始肘关节的伸屈练习。肘关节功能练习的次数与强度应循序渐进地增加。主动握拳练习有利于血液回流和肌肉运动感知恢复，每天练习应不少于500次。术后麻醉恢复后即可开始练习。术后3天内，肘关节应以休息为主，每天早晚各进行1次功能活动练习，每次功能活动仅进行1~2次全范围的关节活动即可。这个全范围是指术中能达到的活动范围。这种活动以主动活动辅助被动推拿的方式进行（图22-1）：将患肢的肩肘关节同时放置在桌面上，通过手的运动提示患者的肘关节运动范围，告知患者手逐渐靠近鼻、嘴、同侧耳、颈、肩时，是肘关节屈曲功能的逐渐进步。腕关节逐渐靠近桌面的过程（保持肩肘同时触及桌面！），是肘关节逐渐伸展的过程（图22-2）。在进行伸屈练习的同时，肩肘关节同时放置在桌面上，屈肘90°的位置，眼看手心再看手背的练习，是进行前臂旋转功能的康复。同时应明确告知患者在指导的活动范围内进行功

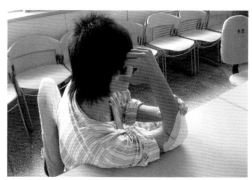

图22-1　肘关节屈曲练习

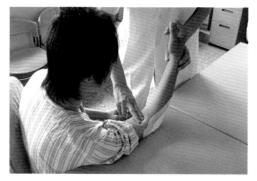

图22-2　肘关节伸展练习

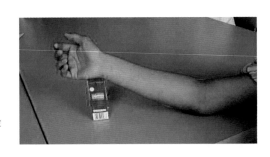

图22-3　伸肘患者自我检
　　　　测小方法

能康复，引起的疼痛是不会影响手术效果的。

在肘关节的康复训练过程中，要教会患者明确实用的观察指标，以保证患者自我监督疗效进步的客观性。如前所述，伸屈及旋转功能观察相对实用客观，对肘关节伸展的观察相对还不够客观。在此我们提供一个方法来辅助患者进行肘关节伸展练习的自我监督（图22-3）。通过应用在日常生活中方便易得的饮料盒来对腕关节与桌面的距离进行观察，可以客观地检测肘关节伸展进步的情况。这种饮料盒的三个边长分别为105、63和40mm，对应前臂尺骨长度在230～300mm的范围内，如腕关节接触到105mm高度，肘关节伸直受限在30°范围内；同理，63mm对应在20°范围内，40mm对应在10°的范围内（图22-4）。这样就给患者在功能康复过程中提供了明确、客观、实用的方法来进行自我监督。

在术后早期，通常需要医师辅助被动推拿来使患侧肘关节达到术中的活动范围。在此过程中，手术医师亲手进行指导操作不仅会使患者学会正确的行为方法，还会在心理上增加术后康复的信心，得到心理的安慰。这对患者后期康复训练的顺利进行十分重要。

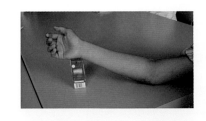

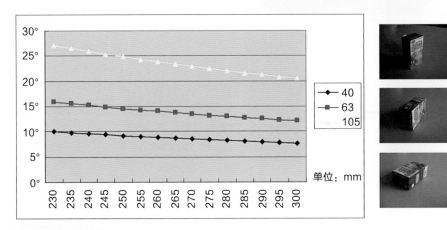

图22-4　饮料盒边长与伸
　　　　肘角度关系

医师在给患者进行肘关节被动推拿时，要避免暴力操作，应在患者主动进行肘关节伸屈活动基础上进行辅助推拿。当患者肩肘关节同时放在桌面（或其他平面）上时，患者练习主动屈曲时，医师应一手手指触及患者肘窝处肱二头肌肌腱或肌腹，另一手握住患者腕部，医师在感到肱二头肌收缩时辅以推力，使肘关节达到

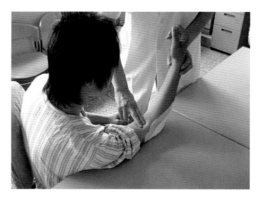

图22-5 屈肘时医师探及
肱二头肌收缩

最大屈曲角度；同理，医师在感到肱二头肌放松时辅以拉力，使肘关节达到最大伸展角度（图22-5）。医师在给患者进行被动推拿过程中，应避免与患者角力。

在术后前3周，患者应坚持此方法进行康复训练，并随时间的延长，逐渐增加活动次数。每天肘关节的活动范围不应小于前一天，并且同时要逐渐延长肘关节在最大屈曲位置和最大伸展位置的持续时间，必要时可应用辅助支具（见后述）。

教会患者前臂旋转的功能的自我练习（图22-6）：患肢屈肘90°，健侧手指一定放到桡骨远端而不是手掌上，进行患肢前臂旋转活动的辅助练习。

另一种肩肘关节联合运动康复的方法，可在术后早期（肘关节内侧结构损伤者除外）应用，并可长期日常应用（图22-7）。以此法双手置于头顶、脑后、颈部，可进行肘关节屈曲练习，并同时防止肩关节僵硬。此法对保持肘关节伸展范围有益，但不是练习肘关节伸展的有效方法。患者术后3周可经常应用此法进行肘关节康复训练。

患者术后早期，在肘关节功能训练以外，肘关节应置于布兜样颈腕吊带中（图22-8）。患肢应屈肘90°，完全放松地放在颈腕吊带中，同时可进行握拳和主动屈肘练习。

旋转的练习

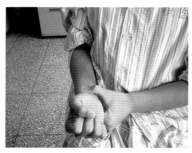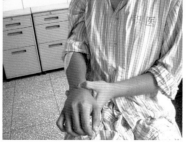

图22-6 前臂旋转功能的自我练习

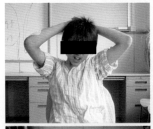
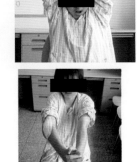
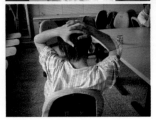

图22-7　肩肘联合练习方法

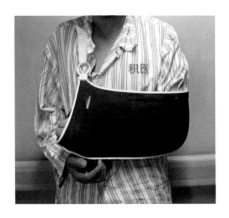
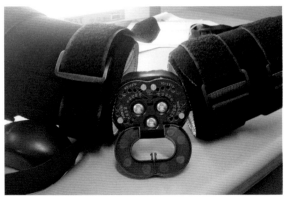

图22-8　布兜样颈腕吊带
　　　　（左）
图22-9　带铰链肘关节支
　　　　具（右）

　　低温热塑板目前已在我院普遍使用。它不但具有石膏的制动作用和塑形能力，更具有清洁轻便、便于穿戴和拆下的优势，并可反复使用、反复塑形。在一些肘关节术后需要保护性制动的病例的康复过程中，有其独到的应用价值。

　　带铰链关节的支具（图22-9）可控制肘关节伸屈的活动范围，在部分病例中可替代可活动的肘关节外固定架。它的应用优势在于可控制肘关节在一定范围内活动，并对肘关节的侧方稳定性进行支撑保护。

　　最近国内厂家研发出了患者主动的肘关节被动活动练习器（图22-10）。它的基本结构也是一个带铰链的肘关节支具。患者可用健侧手转动练习器手柄，对患侧肘关节进行被动伸屈练习，并可在最大伸肘位和最大屈肘位进行长时间制动。同时此活动器带有电子传输设备，可通过显示屏显示肘关节的活动角度，也可有康复指导文件供患者阅读，并可通过网络将患者的康复信息传输到医师的手机APP中。

　　对于连续被动活动（continuous passive motion, CPM）在肘关节康复中的应用我们持谨慎的态度（图22-11）。Morrey在其肘关节专著中"肘关节辅助用具"章节中论述了CPM在肘关节康复中的应用。 Morrey 强调CPM的应用目的是维持已获得的肘关节活动度，而不是能够增加肘关节活动度，并且在CPM的应用中必须得到患者对此应用的充分理解和配合，同时需要医师的密切关注和指导。

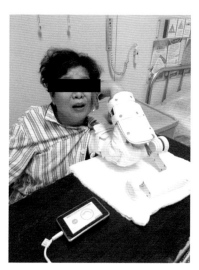
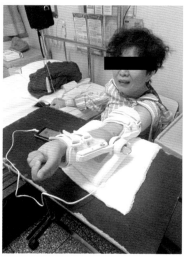

图22-10 带显示屏的患者自主练习肘关节支具

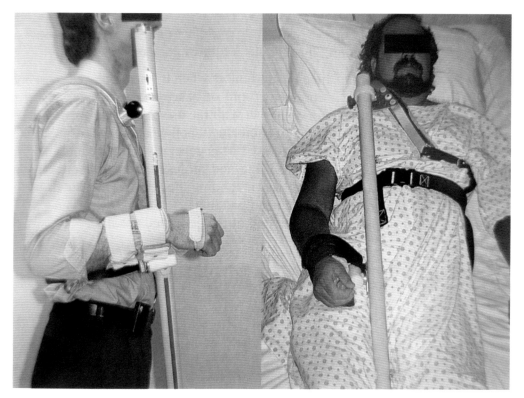

图22-11 肘关节连续被动活动

▍参考文献

1. Evans PJ, Nandi S, Maschke S, et al. Prevention and treatment of elbow stiffness[J]. Journal of Hand Surgery, 2013, 38(12):2496-2507.

2. Culmer PR, Jackson AE, Makower S, et al. A Control Strategy for Upper Limb Robotic Rehabilitation With a Dual Robot System[J]. IEEE/ASME Transactions on Mechatronics, 2010, 15(4):575-585.

3. Braidot AA, Cifuentes CC, Neto AF, et al. ZigBee Wearable Sensor Development for Upper Limb Robotics Rehabilitation[J]. IEEE Latin America Transactions, 2013, 11(1):408-413.

4. 蒋协远, 张力丹, 公茂琪, 等. 单纯肘关节后脱位需要严格制动吗?[J]. 中华外科杂志, 2000, 38(10):736-738.

5. Huang Z, Zhao N, Su Z, et al. [Effects of pricking and cupping combined with rehabilitation training on elbow flexion spasticity of upper limb after stroke and its IEMG value][J]. Zhongguo zhen jiu = Chinese acupuncture & moxibustion, 2018, 38(2):119.

6. Song Z, Zhang S. Preliminary Study on Continuous Recognition of Elbow Flexion/Extension Using sEMG Signals for Bilateral Rehabilitation[J]. Sensors, 2016, 16(10):1739.